ATLAS DE
Histologia Descritiva

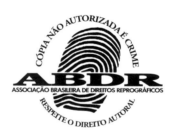

R825a Ross, Michael H.
         Atlas de histologia descritiva / Michael H. Ross, Wojciech
      Pawlina, Todd A. Barnash ; tradução: André Hinsberger, Maria
      Augusta de Oliveira ; revisão técnica: José Manoel dos Santos ;
      consultoria: Carlos Augusto Borba Meyer Normann. – Porto
      Alegre : Artmed, 2012.
         xvi, 368 p. : il. color. ; 28 cm.

         ISBN 978-85-363-2627-6

         1. Medicina. 2. Histologia. I. Pawlina, Wojciech.
      II. Barnash, Todd A. III. Título.

                                              CDU 611.018(084.4)

Catalogação na publicação: Fernanda B. Handke dos Santos – CRB 10/2107

Michael H. Ross | Wojciech Pawlina | Todd A. Barnash

University of Florida College of Medicine
Gainesville, Florida

Mayo Medical School
College of Medicine, Mayo Clinic
Rochester, Minnesota

University of Florida College of Medicine
Gainesville, Florida

ATLAS DE Histologia Descritiva

Tradução:

André Hinsberger
Maria Augusta de Oliveira

Revisão técnica:

José Manoel dos Santos
Biólogo. Professor da Universidade Anhembi Morumbi e da Faculdade de Medicina do ABC.
Coordenador do Curso de Ciências Biológicas da Universidade Anhembi Morumbi.
Mestre em Morfologia pela Universidade Federal de São Paulo (UNIFESP)
e Doutor em Ciências pela UNIFESP.

Consultoria e supervisão desta edição:

Carlos Augusto Borba Meyer Normann
Biólogo da Secretaria de Meio Ambiente de Novo Hamburgo/RS.
Professor no Centro Universitário Metodista do Instituto Porto Alegre (IPA)
e na Faculdade Nossa Senhora de Fátima de Caxias do Sul.
Mestre em Ciências Biológicas, com ênfase em Biologia Celular,
pela Universidade Estadual de Campinas (UNICAMP).

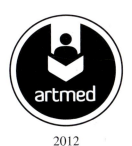

2012

Obra originalmente publicada sob o título
Atlas of Descriptive Histology
ISBN 9780878936960

Copyright © 2009 by Sinauer Associates, Inc.
All rights reserved.

Capa: *Márcio Monticelli*

Preparação de original: *Amanda Corrêa*

Leitura final: *Cecília Jabs Eger*

Editora responsável por esta obra: *Simone de Fraga*

Gerente Editorial – Biociências: *Letícia Bispo de Lima*

Projeto e editoração: *Techbooks*

Reservados todos os direitos de publicação, em língua portuguesa, à
ARTMED EDITORA LTDA., uma empresa do GRUPO A EDUCAÇÃO S.A.
Av. Jerônimo de Ornelas, 670 – Santana
90040-340 – Porto Alegre – RS
Fone: (51) 3027-7000   Fax: (51) 3027-7070

É proibida a duplicação ou reprodução deste volume, no todo ou em parte, sob quaisquer
formas ou por quaisquer meios (eletrônico, mecânico, gravação, fotocópia, distribuição na Web
e outros), sem permissão expressa da Editora.

Unidade São Paulo
Av. Embaixador Macedo Soares, 10.735 – Pavilhão 5 – Cond. Espace Center
Vila Anastácio – 05095-035 – São Paulo – SP
Fone: (11) 3665-1100   Fax: (11) 3667-1333

SAC 0800 703-3444 – www.grupoa.com.br

IMPRESSO NO BRASIL
PRINTED IN BRAZIL

Autores

Michael H. Ross, Ph.D., é Professor e Chefe Emérito do Departamento de Anatomia e Biologia Celular da University of Florida College of Medicine, Gainesville, Flórida. Há quase meio século, contribui para o ensino de histologia como autor não apenas de um popular livro-texto de histologia, mas também de um atlas igualmente reconhecido. Apaixonado professor e mentor de várias gerações de estudantes de medicina, colegas e funcionários, seu interesse em pesquisar o sistema genital masculino gerou estudos pioneiros sobre a barreira hematotesticular e o papel das células de Sertoli em sua manutenção. Hoje aposentado, dedica seu tempo a novas edições do seu manual de histologia e na produção deste *Atlas de histologia descritiva*.

Wojciech Pawlina, M.D., é Professor e Chefe do Departamento de Anatomia da Mayo Medical School, College of Medicine, Mayo Clinic, em Rochester, Minnesota. É assistente decano para Desenvolvimento Curricular e Inovação na Mayo Medical School e Diretor Médico do Procedural Skills Laboratory. Ensina as disciplinas Histologia, Anatomia Macroscópica e Embriologia a estudantes de medicina, residentes, colegas e a outros profissionais da saúde. Seu interesse em pesquisar a educação médica é dirigido a estratégias para implementar o profissionalismo, a liderança e o trabalho em equipe no currículo de educação médica inicial. É editor-chefe do periódico *Anatomical Sciences Education*.

Todd A. Barnash é Especialista em Suporte Técnico de Informática do Departamento de Anatomia e Biologia Celular da University of Florida College of Medicine, Gainesville, Flórida. Desde 1993, dedica-se a tecnologia primária de informação, segurança da informação e captação de imagem digital, além de colaborar com o Dr. Ross, bem como com outros membros da faculdade, em numerosos projetos.

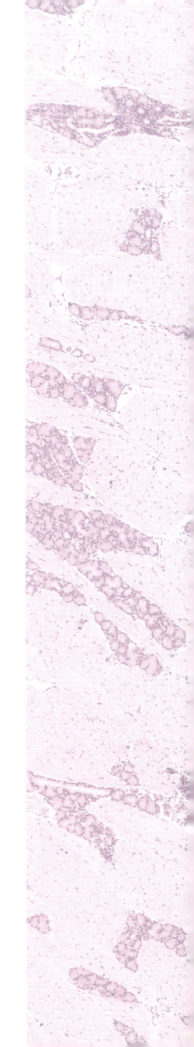

Para
Jan S. Moreb, M.D.
Médico, Pesquisador, Professor e Acadêmico
com grande admiração
M.H.R.

e

Nossos Alunos do Passado, do Presente e do Futuro

Recurso Didático para o Professor

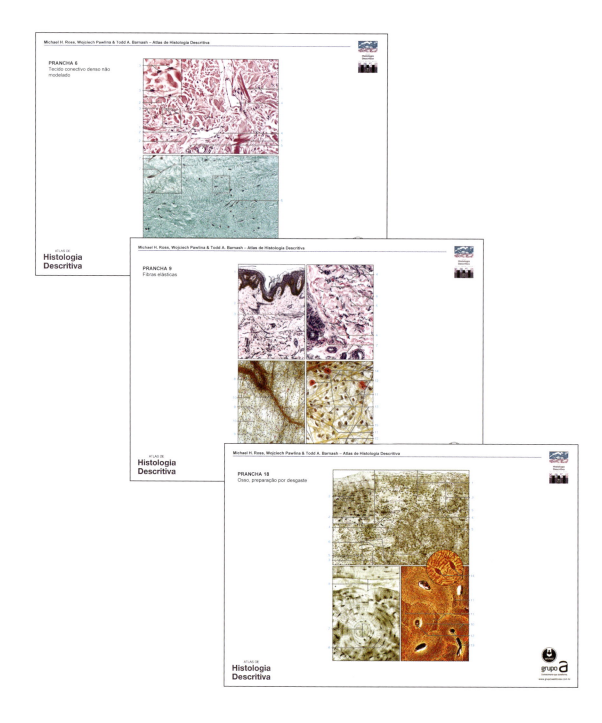

Prefácio

"Uma imagem vale mais que mil palavras." Há muito tempo as pessoas citam essa frase, por vezes atribuída a um velho provérbio chinês. Professores de histologia a utilizam quando conceitos complexos e difíceis sobre os tecidos humanos podem ser explicados com uma única imagem. Historicamente, exigiu-se de estudantes em aulas de histologia o desenho da imagem observada sob microscopia, proporcionando ao professor de histologia uma oportunidade para discutir e associar o desenho ao conhecimento do estudante. Entretanto, com os conhecimentos avançados em biologia celular e molecular e em genética, com as novas tecnologias educacionais, o rápido desenvolvimento, o currículo integrado e a interação estudante-professor reduzida, essa se tornou uma prática esquecida. É comum encontrarmos estudantes lutando com a sobrecarga de informações, e é desse modo que a visualização torna-se muito importante. É fato bem conhecido que a cognição, de acordo com a teoria do código dual, envolve a atividade de dois sistemas distintos: um sistema verbal, representado pelo texto ou por impulsos auditivos, e um sistema não verbal (impulsos visuais). Quando esses impulsos são processados simultaneamente, apresentam efeito aditivo sobre a aprendizagem e a memorização da informação aprendida. Frequentemente, observamos essa teoria na prática durante as atividades no laboratório de histologia, onde os estudantes, refletindo sobre um problema específico de histologia, resolvem suas questões com a ajuda de uma imagem e de uma simples explicação.

A ideia de unir imagens histológicas (atualmente obtidas por microscopia ou por computador, usando sistemas virtuais de microscopia) com uma explicação acessível é anterior à criação do *Atlas de histologia descritiva*. A primeira edição desta obra, por Edward J. Reith e Michael H. Ross, foi publicada em 1965 com pranchas de fotomicrografias com uma descrição geral das estruturas histológicas nas páginas ao lado. Esse atlas também se tornou o núcleo para o desenvolvimento de um livro intitulado *Histology, a text and atlas*. Atualmente escrito por Michael H. Ross e Wojciech Pawlina, *Histology, a text and atlas with correlated cell and molecular biology* orienta estudantes em cursos de histologia desde sua primeira edição, em 1985.

Como o livro se tornou um texto abrangente de histologia orientada para a clínica, com correlações com a biologia celular e molecular, recebemos muitas consultas de colegas e professores de histologia em relação à publicação de um atlas colorido de histologia descritiva conciso, similar em clareza e objetividade ao atlas em preto e branco dos anos 1970. Aqueles que possuem esse *Atlas* em preto e branco muitas vezes nos presenteiam orgulhosamente com suas cópias do livro, por vezes mostrando os sinais reveladores do uso intenso ao longo dos anos. Após cuidadosa consideração, o Dr. Ross decidiu digitalizar suas lâminas histológicas, colecionadas durante toda a sua vida profissional, e seguiu com este projeto. Certamente, além da cor, o aprimoramento tecnológico na obtenção de imagens digitais de alta resolução a partir de antigas lâminas de vidro auxiliou o autor a alcançar seu objetivo inicial.

Este livro representa uma combinação bem projetada de uma seleção cuidadosa de imagens coloridas com qualidade excepcional com legendas explicativas acessíveis. O diagrama do atlas original, que tão bem auxiliou os estudantes no passado, foi fielmente mantido nesta edição. A apresentação das páginas, entretanto, é mais atraente e incorpora novos elementos ao projeto gráfico como as caixas de texto amarelas, fotomicrografias para orientação e as páginas de abertura dos capítulos.

Esperamos que este *Atlas de histologia descritiva* alcance o mesmo sucesso das edições anteriores e se torne uma companhia útil a qualquer manual de histologia ou de laboratório, bem como encontre seu lugar próximo a todo microscópio ou computador com lâminas virtuais de histologia – ou mesmo um iPod com aulas ou apresentações de histologia gravadas.

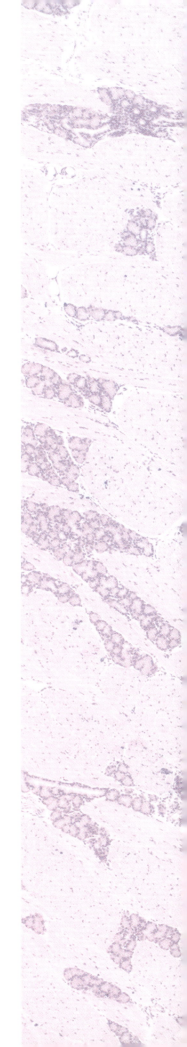

Concluimos com uma citação da introdução do clássico trabalho de histologia do professor Pio del Rio-Hortega, de 1933, intitulado "Arte e artifício da ciência histológica":

A histologia é uma refeição exótica, mas pode ser tão repulsiva quanto uma dose de medicamento para os estudantes que são obrigados a estudá-la, e mal amada por médicos que finalizaram seu estudo precipitadamente. Tomada obrigatoriamente em altas doses, é impossível digeri-la, mas, depois de repetidas degustações em pequenos goles, torna-se completamente agradável e mesmo viciante. Aquele que possuir uma sensibilidade apurada para manifestações artísticas avaliará que, na ciência da histologia, existe um foco inerente de emoções estéticas.

Esperamos que "degustações" repetidas deste atlas tornem-se viciantes a seus usuários.

Michael H. Ross. Ph.D.
Wojciech Pawlina, M.D.
Todd A. Barnash

Agradecimentos

Produzir um atlas atraente como este requer o esforço combinado de uma equipe muito grande de profissionais, para além de nós três, que fomos privilegiados ao ter nossos nomes na capa. Os membros do quadro de funcionários da Sinauer Associates produziram, com grande eficiência e bom humor, o que consideramos um atlas de qualidade visual e valor educacional marcantes. Aqueles com os quais tivemos um contato mais contínuo foram o editor, Andy Sinauer, e a editora de projeto, Julie HawkOwl, mas muitos outros trabalharam nos bastidores para garantir um livro de alta qualidade e a sua produção no prazo. São eles: Joan Gemme, Joanne Delphia e Christopher Small. Somos muito gratos a todos eles. Agradecemos também Julie HawkOwl, Jason Dirks, Mara Silver, Suzanne Carter, Nate Nolet, Ann Chiara, Tom Friedmann, Marie Scavotto e Linda VandenDolder.

Sumário

CAPÍTULO 1 **Tecido Epitelial** **1**

PRANCHA 1   Epitélios simples pavimentoso e cúbico   **2**
PRANCHA 2   Epitélios simples cilíndrico e pseudoestratificado   **4**
PRANCHA 3   Epitélios estratificados   **6**
PRANCHA 4   Epitélio de transição e tecidos epitelioides   **8**

CAPÍTULO 2 **Tecido Conectivo** **11**

PRANCHA 5   Tecidos conectivos frouxo e denso não modelado   **12**
PRANCHA 6   Tecido conectivo denso não modelado   **14**
PRANCHA 7   Tecido conectivo, microscopia eletrônica de transmissão   **16**
PRANCHA 8   Tecido conectivo denso modelado   **18**
PRANCHA 9   Fibras elásticas   **20**
PRANCHA 10   Fibras reticulares   **22**

CAPÍTULO 3 **Tecido Adiposo** **25**

PRANCHA 11   Tecido adiposo I   **26**
PRANCHA 12   Tecido adiposo II   **28**

CAPÍTULO 4 **Cartilagem** **31**

PRANCHA 13   Cartilagem hialina I   **32**
PRANCHA 14   Microscopia eletrônica de transmissão da cartilagem hialina II   **34**
PRANCHA 15   Cartilagem hialina III e o esqueleto em desenvolvimento   **36**
PRANCHA 16   Fibrocartilagem e cartilagem elástica   **38**

CAPÍTULO 5 **Osso** **41**

PRANCHA 17   Osso e tecido ósseo   **42**
PRANCHA 18   Osso, preparação por desgaste   **44**
PRANCHA 19   Osso, microscopia eletrônica de transmissão   **46**

xii Sumário

	PRANCHA 20	Formação óssea endocondral I **48**
	PRANCHA 21	Formação óssea endocondral II **50**
	PRANCHA 22	Formação óssea endocondral III **52**
	PRANCHA 23	Formação óssea intramembranosa **54**
	PRANCHA 24	Desenvolvimento ósseo I, microscopia eletrônica de transmissão **56**
	PRANCHA 25	Desenvolvimento ósseo II, microscopia eletrônica de transmissão **58**

CAPÍTULO 6 — Sangue e Medula Óssea   61

PRANCHA 26	Eritrócitos e granulócitos **62**
PRANCHA 27	Agranulócitos e medula vermelha **64**
PRANCHA 28	Eritropoiese **66**
PRANCHA 29	Granulopoiese **68**

CAPÍTULO 7 — Tecido Muscular   71

PRANCHA 30	Músculo esquelético I **72**
PRANCHA 31	Músculo esquelético II, microscopia eletrônica **74**
PRANCHA 32	Músculo esquelético III, microscopia eletrônica **76**
PRANCHA 33	Junção musculotendínea **78**
PRANCHA 34	Fusos musculares e músculo esquelético em desenvolvimento **80**
PRANCHA 35	Junção neuromuscular **82**
PRANCHA 36	Músculo cardíaco **84**
PRANCHA 37	Disco intercalar cardíaco, microscopia eletrônica **86**
PRANCHA 38	Músculo cardíaco, fibras de Purkinje **88**
PRANCHA 39	Músculo liso I **90**
PRANCHA 40	Músculo liso II **92**
PRANCHA 41	Músculo liso III, microscopia eletrônica **94**

CAPÍTULO 8 — Tecido Nervoso   97

PRANCHA 42	Nervo periférico **98**
PRANCHA 43	Nervo periférico e colorações **100**
PRANCHA 44	Perineuro, microscopia eletrônica **102**
PRANCHA 45	Gânglios simpáticos e da raiz dorsal **104**
PRANCHA 46	Gânglio simpático, microscopia eletrônica **106**
PRANCHA 47	Cérebro **108**
PRANCHA 48	Cerebelo **110**
PRANCHA 49	Medula espinal **112**

CAPÍTULO 9 — Sistema Cardiovascular   115

PRANCHA 50	Coração, parede atrioventricular **116**
PRANCHA 51	Artérias coronárias e seio coronário **118**
PRANCHA 52	Aorta **120**

	PRANCHA 53	Artérias musculares e veias	**122**
	PRANCHA 54	Arteríolas e vasos linfáticos	**124**
	PRANCHA 55	Ducto torácico	**126**
	PRANCHA 56	Arteríola, microscopia eletrônica de transmissão	**128**

CAPÍTULO 10   Tecido e Órgãos Linfáticos   131

PRANCHA 57	Tonsila palatina	**132**
PRANCHA 58	Linfonodo I	**134**
PRANCHA 59	Linfonodo II	**136**
PRANCHA 60	Linfonodo III, microscopia eletrônica de transmissão	**138**
PRANCHA 61	Baço I	**140**
PRANCHA 62	Baço II	**142**
PRANCHA 63	Timo, criança	**144**
PRANCHA 64	Timo, adolescente e adulto	**146**

CAPÍTULO 11   Sistema Tegumentar   149

PRANCHA 65	Pele espessa	**150**
PRANCHA 66	Pele fina	**152**
PRANCHA 67	Células epidérmicas	**154**
PRANCHA 68	Pele fetal e derme	**156**
PRANCHA 69	Glândulas sudoríparas écrinas e apócrinas I	**158**
PRANCHA 70	Glândulas sudoríparas écrinas e apócrinas II	**160**
PRANCHA 71	Glândulas sebáceas	**162**
PRANCHA 72	Folículo piloso e unha	**164**
PRANCHA 73	Órgãos sensoriais da pele	**166**

CAPÍTULO 12   Sistema Digestório I: Cavidade Oral   169

PRANCHA 74	Lábio, uma junção mucocutânea	**170**
PRANCHA 75	Língua I	**172**
PRANCHA 76	Língua II, musculatura e papilas filiformes	**174**
PRANCHA 77	Língua III, papilas fungiformes e circunvaladas	**176**
PRANCHA 78	Língua IV, papilas foliáceas e botões gustatórios	**178**
PRANCHA 79	Glândula parótida	**180**
PRANCHA 80	Glândula submandibular	**182**
PRANCHA 81	Glândula sublingual	**184**
PRANCHA 82	Dente e gengiva	**186**
PRANCHA 83	Desenvolvimento do dente	**188**

CAPÍTULO 13   Sistema Digestório II: Esôfago e Trato Gastrintestinal   191

PRANCHA 84	Esôfago	**192**
PRANCHA 85	Junção gastresofágica	**194**

PRANCHA 86	Estômago, fundo	**196**
PRANCHA 87	Junção gastroduodenal	**198**
PRANCHA 88	Duodeno	**200**
PRANCHA 89	Jejuno	**202**
PRANCHA 90	Íleo	**204**
PRANCHA 91	Junção ileocecal	**206**
PRANCHA 92	Colo	**208**
PRANCHA 93	Apêndice	**210**
PRANCHA 94	Canal anal e junção anocutânea	**212**

CAPÍTULO 14 Sistema Digestório III: Fígado e Pâncreas 215

PRANCHA 95	Fígado I	**216**
PRANCHA 96	Fígado II	**218**
PRANCHA 97	Fígado III e fígado fetal	**220**
PRANCHA 98	Fígado IV, microscopia eletrônica de transmissão	**222**
PRANCHA 99	Vesícula biliar	**224**
PRANCHA 100	Pâncreas I	**226**
PRANCHA 101	Pâncreas II	**228**
PRANCHA 102	Pâncreas III	**230**

CAPÍTULO 15 Sistema Respiratório 233

PRANCHA 103	Mucosa olfatória	**234**
PRANCHA 104	Laringe	**236**
PRANCHA 105	Epiglote	**238**
PRANCHA 106	Traqueia	**240**
PRANCHA 107	Epitélio respiratório, microscopia eletrônica de transmissão	**242**
PRANCHA 108	Brônquio e bronquíolos	**244**
PRANCHA 109	Bronquíolos terminais e respiratórios, alvéolos	**246**

CAPÍTULO 16 Sistema Urinário 249

PRANCHA 110	Rim I	**250**
PRANCHA 111	Rim II	**252**
PRANCHA 112	Rim III	**254**
PRANCHA 113	Rim IV	**256**
PRANCHA 114	Rim fetal	**258**
PRANCHA 115	Ureter	**260**
PRANCHA 116	Bexiga urinária	**262**
PRANCHA 117	Uretra	**264**

Sumário **XV**

CAPÍTULO 17 Sistema Endócrino **267**

PRANCHA 118   Glândula hipófise I   **268**
PRANCHA 119   Glândula hipófise II   **270**
PRANCHA 120   Glândula pineal   **272**
PRANCHA 121   Glândula tireoide I   **274**
PRANCHA 122   Glândula tireoide II   **276**
PRANCHA 123   Glândula paratireoide   **278**
PRANCHA 124   Glândula suprarrenal   **280**
PRANCHA 125   Glândula suprarrenal fetal   **282**

CAPÍTULO 18 Sistema Genital Masculino **285**

PRANCHA 126   Testículo I   **286**
PRANCHA 127   Testículo II   **288**
PRANCHA 128   Testículo III, testículo pré-púbere e rede testicular   **290**
PRANCHA 129   Epidídimo e dúctulos eferentes   **292**
PRANCHA 130   Funículo espermático e ducto deferente   **294**
PRANCHA 131   Corpo do pênis   **296**
PRANCHA 132   Próstata   **298**
PRANCHA 133   Vesícula seminal   **300**

CAPÍTULO 19 Sistema Genital Feminino **303**

PRANCHA 134   Ovário I   **304**
PRANCHA 135   Ovário II   **306**
PRANCHA 136   Ovário III   **308**
PRANCHA 137   Corpo lúteo   **310**
PRANCHA 138   Corpo lúteo e corpo albicans   **312**
PRANCHA 139   Tuba uterina   **314**
PRANCHA 140   Útero I   **316**
PRANCHA 141   Útero II   **318**
PRANCHA 142   Cérvice   **320**
PRANCHA 143   Placenta I   **322**
PRANCHA 144   Placenta II   **324**
PRANCHA 145   Cordão umbilical   **326**
PRANCHA 146   Vagina   **328**
PRANCHA 147   Vulva   **330**
PRANCHA 148   Glândula mamária, repouso   **332**
PRANCHA 149   Glândula mamária, fase proliferativa   **334**
PRANCHA 150   Glândula mamária, lactação   **336**
PRANCHA 151   Mamilo   **338**

CAPÍTULO 20   Olho   341

PRANCHA 152   Estrutura geral do olho   **342**
PRANCHA 153   Segmento anterior do olho   **344**
PRANCHA 154   Esclera, córnea e cristalino   **346**
PRANCHA 155   Segmento posterior do olho   **348**
PRANCHA 156   Desenvolvimento do olho   **350**
PRANCHA 157   Pálpebra   **352**

CAPÍTULO 21   Orelha   355

PRANCHA 158   Orelha   **356**
PRANCHA 159   Órgão espiral   **358**

ÍNDICE   361

CAPÍTULO 1
Tecido Epitelial

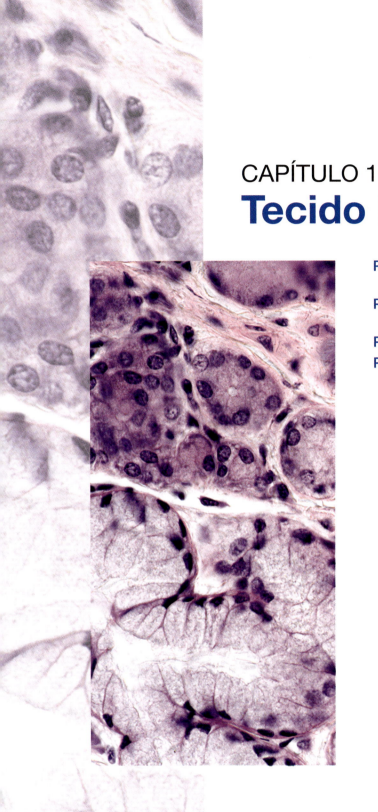

PRANCHA 1   Epitélios simples pavimentoso e cúbico   **2**
PRANCHA 2   Epitélios simples cilíndrico e pseudoestratificado   **4**
PRANCHA 3   Epitélios estratificados   **6**
PRANCHA 4   Epitélio de transição e tecidos epitelioides   **8**

2 CAPÍTULO 1 Tecido epitelial

PRANCHA 1 Epitélios simples pavimentoso e cúbico

Os tecidos epiteliais são formados por tipos celulares de diferentes origens embrionárias, cada qual com características funcionais específicas. As células que formam um determinado epitélio estão arranjadas em íntima aposição umas às outras e são geralmente encontradas nas chamadas superfícies livres do corpo. Tais superfícies livres incluem o exterior do corpo, a superfície externa de muitos órgãos internos e o revestimento das cavidades, assim como tubos e ductos corporais. Epitélios estão sobre uma malha proteica, a lâmina basal, que a integra ao tecido conectivo subjacente.

O epitélio é classificado com base no arranjo e na forma de suas células. Se as células se organizam em uma camada simples, formam um epitélio simples. Se elas estão presentes em camadas múltiplas, formam um epitélio estratificado. Em geral, a forma das células é descrita como pavimentosa, se sua largura é maior que sua altura; cúbica, se sua altura e largura apresentam aproximadamente a mesma dimensão; e cilíndrica, se a célula for mais alta do que larga. As fotomicrografias desta Prancha apresentam exemplos de epitélios simples pavimentoso e cúbico.

Epitélio simples pavimentoso, mesovário, ser humano, H&E, 350x; figura menor, 875x.

Este espécime apresenta o epitélio da superfície do mesovário. O mesovário é coberto por mesotélio, nome especial dado ao epitélio simples pavimentoso que recobre as cavidades fechadas internas do corpo. As **células mesoteliais** (1) são reconhecidas pelos seus núcleos, quando vistas em pequeno aumento. Abaixo das células mesoteliais pavimentosas há uma camada fina de **tecido conectivo** frouxo (2), e, abaixo destas, observam-se **células adiposas** (3). A **figura menor** exibe em maior aumento os **núcleos das células mesoteliais** (1). Observe sua maior largura em comparação com sua altura.

Epitélio simples pavimentoso, mesentério, rato, impregnação por prata, 350x; figura menor, 700x.

Aumento intermediário de um pequeno fragmento de mesentério. A amostra fina de mesentério foi colocada sobre uma lâmina e preparada para o exame microscópico. O microscópio de luz foi focado na superfície do mesentério. Por esse método, os **limites** da superfície das células mesoteliais (4) aparecem como linhas pretas do precipitado de prata. Note que as células estão em íntima aposição umas às outras e que apresentam uma forma poligonal. A **figura menor** apresenta várias células mesoteliais, cada uma delas exibindo um **núcleo** (5) com um contorno redondo ou oval. Em função da forma pavimentosa das células mesoteliais, seus núcleos não são esféricos, mas apresentam forma discoide.

Epitélio pavimentoso simples, rim, ser humano, H&E, 350x.

Essa amostra apresenta um corpúsculo de um fragmento de rim. A parede do corpúsculo renal, conhecida como membrana parietal da cápsula de Bowman, é uma estrutura esférica que consiste em **epitélio pavimentoso simples** (6). O interior do corpúsculo renal contém uma rede de capilares por onde o fluido é filtrado para o **espaço urinário** (7) e deste, para o **túbulo contorcido proximal** (8). Os **núcleos** (9) das células pavimentosas da membrana parietal da cápsula de Bowman têm forma discoide e parecem se projetar ligeiramente em direção ao espaço urinário. Sua distribuição irregular é um reflexo da probabilidade de secção do núcleo de qualquer célula. A superfície livre deste epitélio simples pavimentoso está voltada para o espaço urinário, enquanto a superfície basal das células epiteliais repousa sobre uma fina lâmina basal, ligada ao **tecido conectivo** (10).

Epitélio simples cúbico, pâncreas, ser humano, H&E, 700x.

O fragmento apresenta dois **ductos pancreáticos** (11) revestidos por um epitélio simples cúbico. Os **núcleos celulares** dos ductos (12) tendem a ser esféricos, uma característica condizente com a forma cúbica da célula. A **superfície livre** das células epiteliais (13) está voltada para o lúmen do ducto, e a superfície basal repousa sobre o **tecido conectivo** (14). Um exame minucioso da superfície livre das células epiteliais revela algumas **barras terminais** (15) entre as células adjacentes.

Epitélio simples cúbico, pulmão, ser humano, H&E, 175x; figura menor, 525x.

Este fragmento revela o epitélio dos menores bronquíolos condutores dos pulmões. O epitélio na porção distal da árvore brônquica consiste em uma **camada simples de células epiteliais cúbicas** (16). A **figura menor** mostra as células cúbicas em maior aumento. Observe os núcleos esféricos. Por estas células serem pequenas e conterem relativamente pouco citoplasma, os núcleos parecem próximos uns aos outros. A superfície livre das células epiteliais está voltada para as **vias aéreas** (17), enquanto a superfície basal destas células repousa sobre sua membrana basal e o **tecido conectivo** denso subjacente (18).

Epitélio cúbico simples, fígado, ser humano, H&E, 450x; figura menor, 950x.

O fragmento de fígado mostrado aqui revela os cordões de **células cúbicas** (19), conhecidas como hepatócitos, que compõe o parênquima hepático. Em geral, os cordões hepáticos estão separados uns dos outros pelos **sinusoides** sanguíneos (20). Entre os hepatócitos e o endotélio dos sinusoides há uma camada extremamente fina de tecido conectivo, contendo macrófagos e células estreladas. A **figura menor** mostra um hepatócito em maior aumento e revela uma característica incomum dessas células: elas possuem um sulco em algumas regiões da superfície, que correspondem a uma superfície celular livre. Onde o sulco de uma célula se alinha ao sulco da célula adjacente, um pequeno canal é formado, o **canalículo biliar** (21), para os quais a bile é secretada.

PRANCHA 1   Epitélios simples pavimentoso e cúbico   **3**

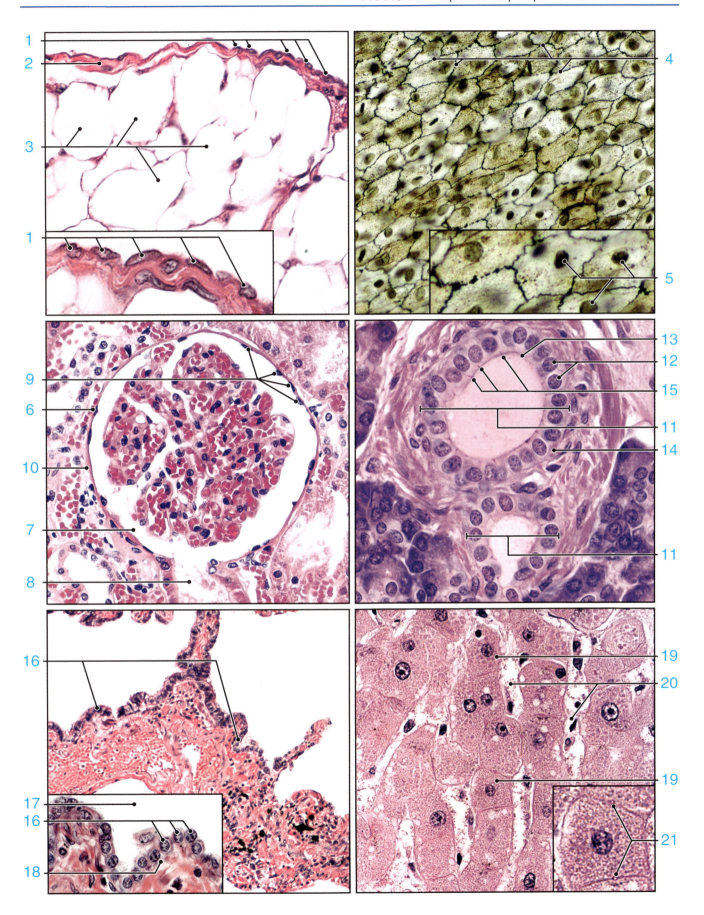

4 CAPÍTULO 1 Tecido epitelial

PRANCHA 2 Epitélios simples cilíndrico e pseudoestratificado

O epitélio pseudoestratificado é aquele no qual, ao microscópio de luz, as células apresentam arranjo estratificado, pois os núcleos aparentam estar em mais de uma camada. Na verdade, este epitélio é comparável ao epitélio simples, porque todas as suas células repousam sobre a membrana basal. Células mais baixas estão intercaladas entre células mais altas, de modo que seus núcleos podem aparecer em diferentes níveis dentro da espessura do epitélio. Além disso, os limites celulares podem não ser evidentes, tornando difícil a distinção entre os epitélios pseudoestratificado e estratificado. Felizmente, há relativamente poucos locais em que o epitélio pseudoestratificado está presente. Ele é visto em grandes ductos excretores de certas glândulas exócrinas, na uretra masculina, nas passagens excretoras do sistema reprodutor masculino, na tuba faringotimpânica, na cavidade timpânica, no saco lacrimal e em grande parte das membranas mucosas das passagens respiratórias. Em todos estes locais, com exceção da uretra masculina e dos grandes ductos excretores das glândulas exócrinas, as células epiteliais exibem cílios ou estereocílios.

Epitélio simples cilíndrico, jejuno, ser humano, H&E, 525x.

A fotomicrografia mostra a extremidade de uma vilosidade intestinal com a superfície coberta por um epitélio simples cilíndrico. O epitélio é formado por dois tipos de células – as células absortivas intestinais, ou **enterócitos** (1), e, em menor número, as **células caliciformes** mucossecretoras (2). Ambos os tipos celulares são altos, por isso a denominação cilíndrica, e estão arranjados em uma camada simples, sendo, portanto, um epi-

télio simples. Os **núcleos** (3) de ambas as células são alongados, característica condizente com o formato das células. Note que os grânulos de secreção das células caliciformes não se coram com H&E, aparentando estarem vazias. Vários **linfócitos** (4), que migraram ao epitélio a partir do **tecido conectivo** (5) da vilosidade, podem ser identificados por seus núcleos densos e arredondados. Eles não são células epiteliais e estão presentes transitoriamente no compartimento epitelial.

Epitélio simples cilíndrico, colo, ser humano, H&E, 440x.

Observa-se, nessa amostra, o epitélio simples cilíndrico que reveste a superfície luminal do **colo** (6) e as **glândulas intestinais** (7) (criptas de Lieberkühn), que são contínuas com as

células da superfície. Nestas células, a quantidade de grânulos de secreção aumenta conforme elas sofrem maturação e migração da porção inferior da cripta para a superfície luminal. Os colchetes indicam a altura total das células – elas são mais altas do que largas, sendo, portanto, cilíndricas, organizadas em uma só camada.

Epitélio simples cilíndrico, língua, glândulas salivares, ser humano, H&E, 725x; figura menor, 1.450x.

Nesse fragmento, há um tecido glandular mucossecretor à esquerda e um tecido glandular de secreção serosa à direita. As células de ambos os tipos de glândulas são mais altas do que largas e, assim, classificadas como cilíndricas. Note que as células mucossecretoras apresentam principalmente **núcleos achatados** (8), enquanto as células de secreção serosa apresentam **núcleos arredondados** (9). Da mesma forma, as células serosas apresentam

uma forma cônica ou piramidal. A superfície apical é relativamente menor em comparação à superfície basal. A **figura menor** apresenta os **complexos juncionais** celulares (10), corpos escuros corados em vermelho; o espaço entre um par de complexos representa a superfície apical de uma célula. Essas células formam um lóbulo secretor semelhante a uma esfera. Em contraste, as células mucossecretoras formam lóbulos alongados e ramificados, com um lúmen grande (indicado por asteriscos). Não obstante, em ambos exemplos, as células glandulares são cilíndricas e formam uma única camada.

Epitélio pseudoestratificado, ducto deferente, ser humano, H&E, 700x.

As células altas apresentadas neste fragmento são as **células principais** (11) que revestem o ducto deferente. Note seus núcleos altos e alongados e os **estereocílios** (12) (na verdade, microvilosidades longas) na superfície celular apical. Também estão presentes pequenas **células basais** (13). Os núcleos pequenos

e arredondados das células basais são circundados por uma fina margem de citoplasma. Estas células pequenas se diferenciam e substituem as células principais. Tanto as células principais como as células basais repousam sobre a membrana basal. Embora sua aparência possa sugerir duas camadas de células, este é na verdade um epitélio simples; desta forma, ele é designado como epitélio pseudoestratificado.

Epitélio pseudoestratificado, epiglote, ser humano, Mallory-Azan, 700x.

O epitélio pseudoestratificado nesta fotomicrografia também dá a impressão de ser um epitélio estratificado, com base na localização e aparência dos núcleos das células epiteliais. Três tipos de células constituem este epitélio, todas repousando sobre a membrana basal. A maior parte dos núcleos que estão imediatamente adjacentes à membrana basal pertence a células indiferen-

ciadas, denominadas **células basais** (14). Estas células dão origem a outros dois tipos celulares, as **células caliciformes** mucossecretoras (15) e as **células ciliadas** (16). Nas células caliciformes, somente a região com grânulos de secreção pode ser vista com nitidez. Os **cílios** (17) das células ciliadas se estendem a partir de seus **corpos basais** (18) que, em conjunto, têm a aparência de uma linha escura densamente corada.

PRANCHA 2 Epitélios simples cilíndrico e pseudoestratificado 5

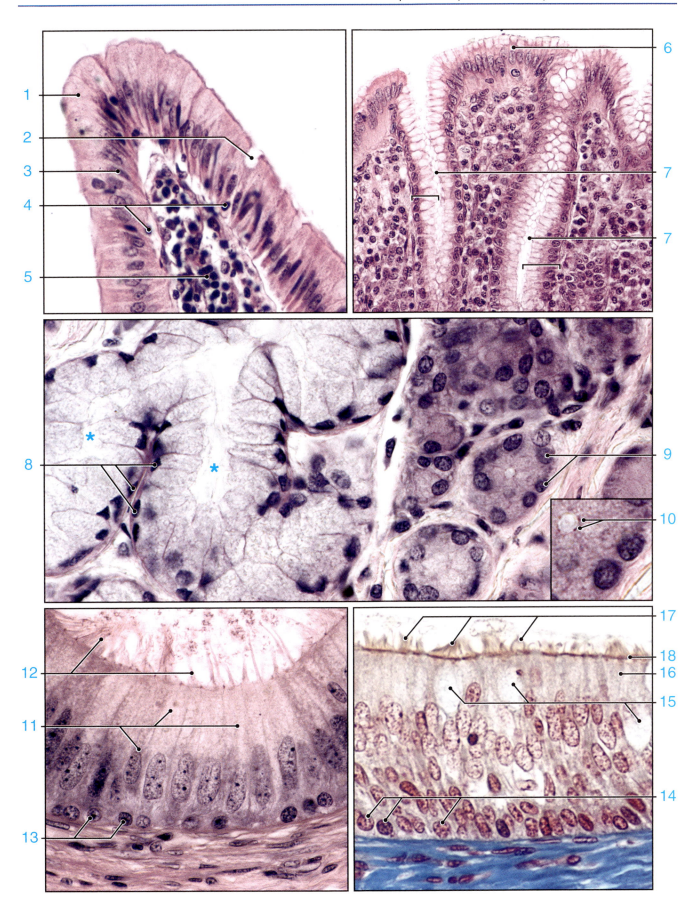

PRANCHA 3   Epitélios estratificados

Os epitélios estratificados estão presentes em várias regiões do corpo. O número de camadas de células e a espessura deste epitélio variam consideravelmente. A epiderme, por exemplo, tem o maior número de camadas de células, podendo alcançar uma espessura de aproximadamente 1,5 mm. Já em muitos locais ocorrem somente duas camadas de células – por exemplo, nos pequenos mas não nos menores ductos das glândulas exócrinas. Outra variação é observada no formato das células que compõem um epitélio estratificado. Em geral, essas células variam na forma, que pode ser pavimentosa, cúbica ou cilíndrica. No caso da epiderme, as células basais (aquelas que repousam sobre a membrana basal) são cúbicas e aquelas próximas à superfície, pavimentosas. Assim, a epiderme é descrita como epitélio estratificado pavimentoso. Nas duas fotomicrografias inferiores, são apresentados dois ductos. Um exibe duas camadas de células cúbicas, com ligeira diferença de tamanho. Este epitélio é classificado como estratificado cúbico. O outro ducto exibe células basais pavimentosas e células superficiais cilíndricas, tendo seu epitélio classificado como estratificado cilíndrico. É sempre a célula superficial que determina a classificação de um epitélio estratificado.

Epitélio estratificado pavimentoso (não queratinizado), esôfago, ser humano, H&E, 140x; figura menor, 350x.

A fotomicrografia apresenta o **epitélio estratificado pavimentoso (1)** que reveste o esôfago. É um epitélio estratificado onde somente as **células basais (2)** repousam sobre a membrana basal. A estratificação do epitélio é mantida por meio da atividade mitótica das células basais. Por fim, as células superficiais descamam para o lúmen. As células basais são pequenas, cúbicas e possuem pouco citoplasma. Conforme as células se movem em direção à superfície, sua forma muda de cúbica para pavimentosa. A forma dos núcleos também muda nos diferentes níveis. As **células mais superficiais (3)** apresentam núcleos alongados ou discoides, um reflexo da forma pavimentosa adquirida pela célula. A figura menor mostra uma célula pavimentosa superficial e próximo a ela, uma célula em descamação.

Epitélio estratificado pavimentoso (queratinizado), pele, ser humano, H&E, 140x; figura menor, 350x.

Na amostra, um **epitélio estratificado pavimentoso (4)**, o qual difere do anterior apenas por ser queratinizado. As **células basais (5)** são pequenas e cúbicas. Conforme as células recém-formadas são empurradas para a superfície, elas adquirem uma **forma pavimentosa (6)**. Como exibido na figura menor, essas células que se aproximam da superfície passam por um processo de queratinização, no qual o citoplasma é preenchido por queratina e o núcleo desaparece. Esse processo é caracterizado pela produção de **grânulos de queratina (7)**, o que se reflete pela coloração azul-escuro do citoplasma. As **células maduras totalmente queratinizadas (8)**, que eventualmente se desprendem da superfície corporal, estão coradas com eosina.

Epitélios estratificados pavimentoso e cúbico, glândula mamária, ser humano, Mallory, 120x; figura menor, 350x.

A fotomicrografia mostra a porção terminal de um ducto excretor de um mamilo feminino. A porção mais distal do ducto tem um **epitélio estratificado pavimentoso queratinizado (9)**. À direita, onde dois ductos pequenos se unem para formar um ducto maior, vê-se um **epitélio estratificado cúbico (10)** em um dos ductos e um **epitélio estratificado pavimentoso (11)** no outro. A ampliação da figura menor inferior revela o epitélio estratificado cúbico do ducto menor. Observe que há duas camadas de células, sendo a camada superficial composta de células cúbicas. Na figura menor superior, que exibe o epitélio estratificado pavimentoso, observe que há uma camada de células basais cúbicas, e, por cima, uma ou duas camadas de células pavimentosas, evidenciadas pela forma de seus núcleos. Como as células superficiais são claramente pavimentosas, este epitélio é classificado como estratificado pavimentoso.

Epitélio estratificado cúbico, língua, ser humano, H&E, 275x.

A fotomicrografia revela, em corte transversal, um ducto de glândula salivar. O **epitélio do ducto (12)** constitui-se de duas camadas de células. As células da camada basal são cúbicas, assim como as da camada superficial, contudo, estas últimas são maiores. Algumas das células nesta camada parecem ter um **núcleo alongado (13)** em vez de esférico, sugerindo que essas poucas células sejam cilíndricas. Uma vez que a maioria das células superficiais é cúbica, o epitélio deste ducto é classificado como estratificado cúbico.

Epitélio estratificado cilíndrico, língua, ser humano, H&E, 425x

O ducto visto nesta fotomicrografia é do mesmo fragmento da fotomicrografia anterior. Repare que a maioria das células basais parece ser pavimentosa, com base na forma dos seus núcleos. A maioria das células da camada superficial exibe **núcleos altos e alongados (15)**, indicativo de um tipo cilíndrico de célula. Assim, neste caso, o epitélio do ducto é descrito como estratificado cilíndrico.

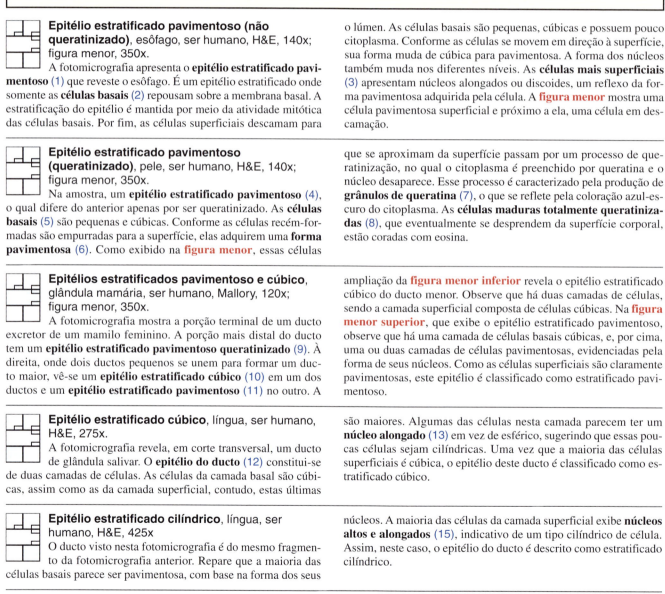

PRANCHA 3 Epitélios estratificados

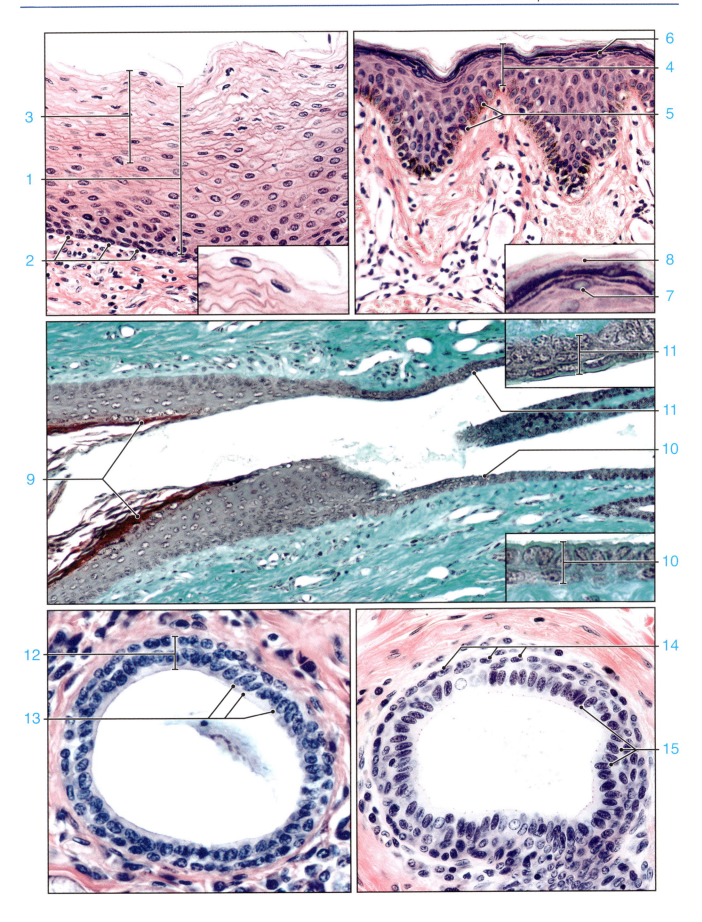

8 CAPÍTULO 1 Tecido epitelial

PRANCHA 4 Epitélio de transição e tecidos epitelioides

Epitélio de transição é um termo atribuído, a princípio, ao epitélio que reveste órgãos que são submetidos a grande distensão, tal como a bexiga urinária. Conforme a bexiga se enche, as células na camada superior do epitélio que forra este órgão estão sujeitas à transição entre a forma cúbica e a forma pavimentosa. O epitélio é estratificado, mas sua classificação, com base na forma das células superficiais, poderia ser alterada em um determinado momento. Desse modo, ele é chamado de epitélio de transição.

Já os tecidos epitelioides são aqueles que são assim denominados por apresentar suas células em aposição, similar a um epitélio típico. Uma vez que esses tecidos não possuem alguma catacterística típica de epitélios, são classificados como uma categoria à parte. A principal diferença reside no fato de não existir uma superfície livre. O epitélio dos orgãos endócrinos tipicamente se desenvolve em uma superfície livre migrando a partir daí. Em outros casos, como o perineuro dos nervos, as células surgem de um sítio mesodérmico ao invés da ectoderma ou endoderma.

Epitélio de transição, bexiga urinária, ser humano, H&E, 140x

A fotomicrografia apresenta **epitélio de transição** (1) de uma bexiga urinária contraída, formado por quatro ou cinco camadas de células epiteliais. As **células superficiais** (2), exibidas também na **figura menor**, são relativamente grandes e muitas vezes apresentam uma superfície ligeiramente arredondada ou em forma de cúpula. As células em contato com a membrana basal são menores, e aquelas entre as células basais e as células superficiais

tendem a ter um tamanho intermediário. Quando a bexiga está relaxada, as células mais superficiais são esticadas, apresentando a aparência de célula pavimentosa. Neste estado, o epitélio parece ter uma espessura menor, de aproximadamente três células. Em geral, quando a bexiga é removida, sua parede contrai, a menos que processos especiais sejam feitos para preservá-la em estado relaxado. Assim, sua aparência é normalmente similar à observada nesta fotomicrografia.

Epitélio de transição, uretra, ser humano, H&E, 140x; figura menor, 350x.

A fotomicrografia apresenta o epitélio de transição da uretra na parte distal do pênis. Este **epitélio de transição** (3) é similar ao da fotomicrografia da figura anterior. Da mesma forma, as **células superficiais** (4) são grandes e revelam uma curvatura na superfície apical. A **figura menor** mostra as células superficiais

em maior aumento (observe sua forma cilíndrica). Um **linfócito** (5) pode ser visto entre as células epiteliais superficiais. Também estão presentes, nesta parte do epitélio uretral, ilhas de **células mucossecretoras** (6). Elas apresentam um citoplasma claro e podem estar dispostas como um epitélio simples ou em grandes agrupamentos, formando estruturas alveolares.

Células intersticiais (de Leydig), testículos, ser humano, H&E, 200x

A fotomicrografia revela um grupo de **células intersticiais** (7) localizadas entre dois **túbulos seminíferos** (8). As células intersticiais possuem algumas características epiteliais,

mas não possuem uma superfície livre. Elas são epitelioides, porque estão em íntimo contato umas com as outras, como as células de um epitélio verdadeiro. As células intersticiais dos testículos formam um tecido endócrino e se desenvolvem a partir do mesênquima e de tecidos embrionários não superficiais.

Ilhotas pancreáticas (de Langerhans), pâncreas, H&E, 400x.

A fotomicrografia revela as **ilhotas de Langerhans** (10) do pâncreas endócrino. Estas células também apresentam um arranjo epitelioide. As células estão em contato umas com as outras, mas não apresentam superfície livre. Neste caso, elas se desenvolveram a partir de uma superfície epitelial por invaginação. Já

as estruturas alveolares circunjacentes do **pâncreas exócrino** (11), que se desenvolveram a partir da mesma superfície epitelial, apresentam células com uma superfície livre, por onde seu produto de secreção é liberado. Exemplos semelhantes de tecidos epitelioides são vistos nas glândulas adrenais, paratireoides e hipófise, todas elas endócrinas.

Nervo mielinizado, ser humano, tricromo, 350x.

Na fotomicrografia, vemos parte de um nervo mielinizado. As **fibras nervosas** (12) são vistas em corte transversal. Em volta destes feixes de fibras nervosas encontra-se o **perineuro** (13) do nervo, constituído por várias camadas de células achatadas, similares às pavimentosas. Os núcleos dessas células se coram em vermelho. As células perineurais dentro de cada camada

estão dispostas em íntima aposição umas às outras. Diferentemente das células de um epitélio verdadeiro, as células perineurais não têm superfície livre. Além disso, elas exibem características citoplasmáticas similares às das células musculares lisas, sabidamente células contráteis. Dentro de cada camada, as células criam uma estrutura em forma de bainha, laminar e semipermeável. Desta forma, seu arranjo é epitelioide.

Timo, ser humano, H&E, 500x.

Outro exemplo de um tecido epitelioide é visto no timo. Um estroma reticular de sustentação é formado a partir do epitélio endodérmico. Linfócitos situam-se entre essas células epiteliais, separando-as amplamente para formar um retículo celular. Essas células são chamadas de **células reticulares epiteliais** (14). Observe como os linfócitos estão agrupados entre

as células reticulares epiteliais. Algumas vezes elas aparecem em pequenos aglomerados de células e, outras vezes, como células individuais, totalmente isoladas de outras células reticulares epiteliais. Embora não seja visível neste corte, elas estão conectadas, formando o estroma do órgão. Pelo fato de as células reticulares epiteliais não estarem mais na superfície da qual se originaram, este tecido é considerado epitelioide.

PRANCHA 4 Epitélio de transição e tecidos epitelioides

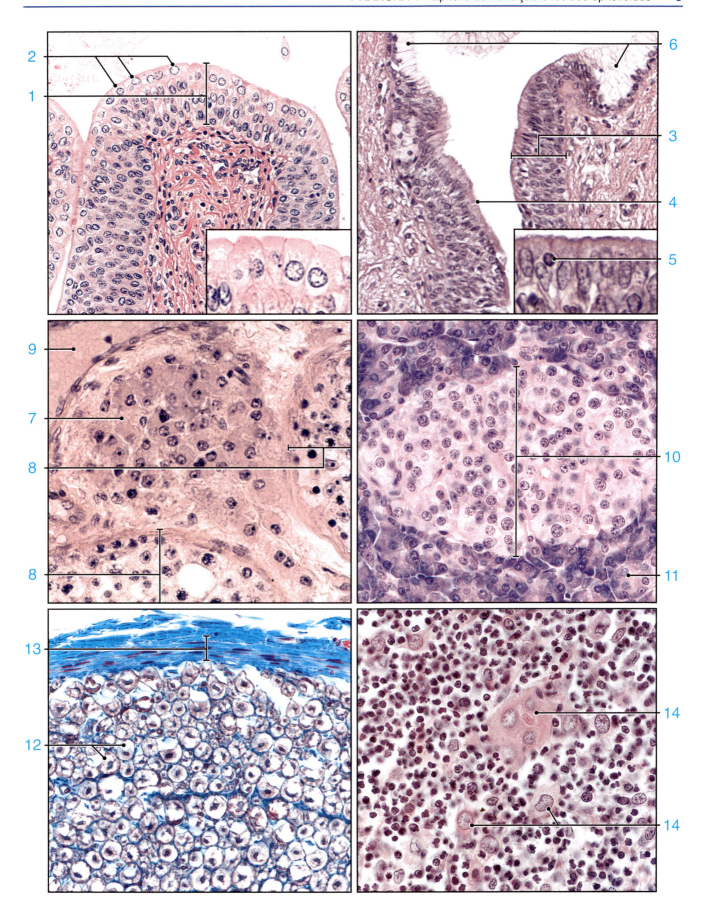

CAPÍTULO 2
Tecido Conectivo

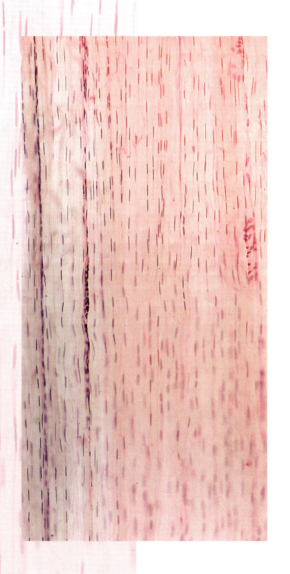

PRANCHA 5	Tecidos conectivos frouxo e denso não modelado	**12**
PRANCHA 6	Tecido conectivo denso não modelado	**14**
PRANCHA 7	Tecido conectivo, microscopia eletrônica de transmissão	**16**
PRANCHA 8	Tecido conectivo denso modelado	**18**
PRANCHA 9	Fibras elásticas	**20**
PRANCHA 10	Fibras reticulares	**22**

PRANCHA 5 Tecidos conectivos frouxo e denso não modelado

Os tecidos conectivos frouxo e denso representam dois dos vários tipos de tecidos conectivos. Outros tipos incluem cartilagem, osso, sangue, tecido adiposo, tecido mucoide e tecido reticular. O tecido conectivo frouxo caracteriza-se pela quantidade relativamente alta de células em uma matriz com fibras colágenas delgadas e esparsas. Ao contrário deste, o tecido conectivo denso contém poucas células, em sua maioria fibroblastos, responsáveis pela formação, modelagem e manutenção de fibras colágenas abundantes, as quais formam a matriz desse tecido. Os fibroblastos (células que sintetizam elementos da matriz extracelular) e as células do sistema imune são geralmente associados ao tecido conectivo frouxo. Portanto, no tecido conectivo frouxo, encontram-se quantidades variáveis de linfócitos, macrófagos, eosinófilos, plasmócitos e mastócitos.

Glândula mamária, ser humano, H&E, 175x; figuras menores, 350x.

Para melhor comparação, essa fotomicrografia de pequeno aumento apresenta o **tecido conectivo frouxo** (1) e o **tecido conectivo denso não modelado** (2). O tecido conectivo frouxo circunda o **epitélio glandular** (3). O tecido conectivo denso é formado principalmente de feixes grossos de fibras colágenas, além de poucas células, enquanto o tecido conectivo frouxo tem relativa escassez de fibras e um número considerável de células. A **figura menor superior** mostra um aumento maior do tecido conectivo denso. Note a diferença entre o baixo número de núcleos celulares e a grande quantidade de fibras colágenas. Na **figura menor inferior**, vê-se o epitélio glandular circundado pelo tecido conectivo frouxo, com poucas fibras presentes e um grande número de células. Normalmente, o conteúdo celular do tecido conectivo frouxo é composto de quantidades relativamente pequenas de fibroblastos e de um grande número de linfócitos, plasmócitos e outros tipos de células do tecido conectivo.

Colo, macaco, tricrômico de Mallory, 250x.

Esta fotomicrografia apresenta **tecido conectivo frouxo não modelado** (4) com alta densidade celular, também denominado lâmina própria, localizado entre as glândulas intestinais do colo. As células mucossecretoras do tecido epitelial simples cilíndrico representam o tecido glandular. Pelo método de coloração de Mallory, os núcleos são corados em vermelho, e o colágeno, em azul. As células encontram-se cercadas por uma matriz de fibras colágenas coradas em azul. Esta fotomicrografia também evidencia um feixe de músculo liso, a **muscular da mucosa** (5) do colo e, logo abaixo, uma parte de **tecido conectivo denso não modelado** (6), que forma a submucosa do colo. Normalmente, as **fibras colágenas** (7) situadas logo abaixo das **células epiteliais** (8) da superfície luminal são mais concentradas e, por essa razão, mais visíveis na fotomicrografia.

Colo, macaco, tricrômico de Mallory, 700x.

Esta fotomicrografia corresponde a um aumento maior da área delimitada na imagem anterior. As superfícies basais das células epiteliais aparecem dos dois lados da fotomicrografia. As **fibras colágenas** (9) aparecem como espirais delgadas, formando um estroma que envolve as células. A maioria das células presentes são linfócitos e **plasmócitos** (10). Outras células presentes dentro do estroma são fibroblastos, células de músculo liso, macrófagos e alguns mastócitos.

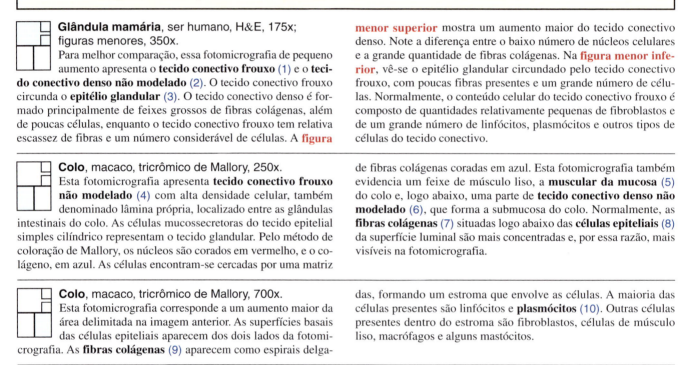

PRANCHA 5 Tecidos conectivos frouxo e denso não modelado **13**

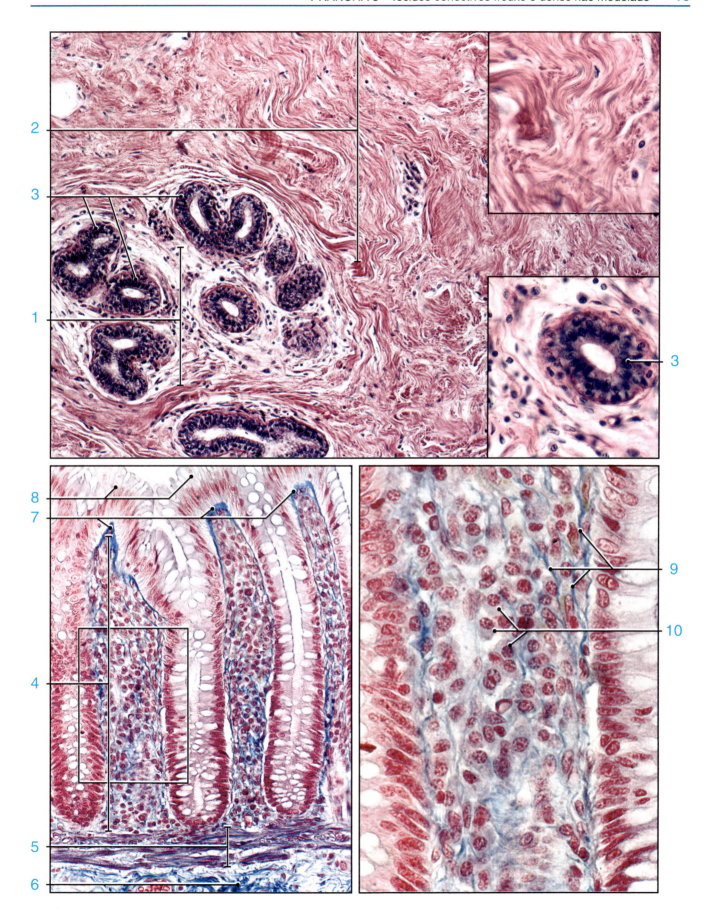

PRANCHA 6 Tecido conectivo denso não modelado

O tecido conectivo denso não modelado caracteriza-se por uma abundância de fibras colágenas densamente arranjadas e pela presença de poucas células. Os fibroblastos são quase as únicas células observadas. Eles são responsáveis pela produção e manutenção do colágeno. Eventualmente, alguns macrófagos podem estar presentes, assim como os fibrócitos, os fibroblastos quiescentes. Usa-se o termo "não modelado" quando as fibras colágenas estão arranjadas em um padrão irregular, ou seja, quando seus percursos seguem várias direções. O tecido conectivo denso não modelado é encontrado em locais onde há necessidade de resistência e integridade estrutural. É organizado para resistir a forças físicas, as quais algum órgão pode ser exposto. A derme do couro cabeludo e o menisco da articulação do joelho foram selecionados para ilustrar esse tipo de tecido conectivo.

FOTOMICROGRAFIAS PARA ORIENTAÇÃO: A *fotomicrografia superior* exibe o **tecido conectivo denso não modelado** (1) situado abaixo do tegumento do couro cabeludo. Na imagem, aparece também o **tecido adiposo** (2), que é outro tipo de tecido conectivo, bem como uma **veia** (3) e um pequeno **nervo** (4).

A *fotomicrografia inferior* de menor aumento revela a porção superficial de um dos meniscos da articulação do joelho. A superfície do menisco é encontrada na parte superior da fotomicrografia. A maior parte do menisco presente nesta fotomicrografia, corada mais levemente, consiste em **tecido conectivo denso não modelado** (5). Já a parte mais profunda do menisco, a qual apresenta coloração mais intensa, é composta de **fibrocartilagem** (6).

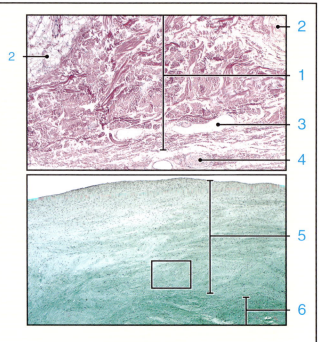

Couro cabeludo, tecido conectivo denso não modelado, ser humano, H&E, 375x; figura menor, 700x.

Esta fotomicrografia apresenta uma área de tecido conectivo denso não modelado do couro cabeludo humano. Sua principal característica é a presença de inúmeros feixes espessos de fibras colágenas, ocupando a maior parte da área. Alguns dos feixes foram **seccionados longitudinalmente** (1), enquanto a maioria dos **feixes colágenos** (2) aparece em secção transversal. O tecido conectivo denso, apresentado na Prancha anterior, contém poucas células, das quais praticamente todas são **fibroblastos** (3). Na maioria das preparações que usam a coloração H&E, apenas o núcleo do fibroblasto aparece. O citoplasma das células geralmente se mistura com as fibras colágenas adjacentes, pois os dois são corados pela eosina. Na **figura menor**, em aumento maior, vários fibroblastos podem ser observados. O citoplasma dos fibroblastos, observados mais acima, é visível pelo fato de estas células estarem separadas das fibras adjacentes. Os núcleos dos outros fibroblastos podem ser claramente reconhecidos, mas seu citoplasma não é distinguível. O tecido conectivo denso não modelado não dispõe de abundante vascularização; mesmo assim, neste fragmento, vários **vasos linfáticos** (4) e pequenos **vasos sanguíneos** (5) podem ser vistos.

Menisco, tecido conectivo denso não modelado, ser humano, tricrômico de Masson, 375x; figura menor, 700x.

Este fragmento apresenta outro exemplo de tecido conectivo denso não modelado. Essa imagem de tecido situado na porção mais superficial do menisco é um aumento da área delimitada na fotomicrografia para orientação inferior, exibida acima. Nesta área, as fibras colágenas correspondem à maior parte do tecido e estão dispostas em feixes densos de colágeno não modelados. O componente celular consiste em **fibroblastos** (6), cujos núcleos apresentam contorno alongado ou oval, dependendo do plano de secção da célula. A figura menor mostra um aumento da área delimitada, evidenciando vários fibroblastos. As fibras colágenas aparecem em azul-esverdeado, enquanto as células têm uma coloração preta contrastante. A vantagem da coloração de Masson reside na fácil diferenciação entre o **citoplasma** delgado e alongado **dos fibroblastos** (7) e as fibras colágenas. Conforme citado na seção anterior, na coloração com H&E, o núcleo do fibroblasto é facilmente distinguido, mas o citoplasma, que se cora com eosina, mistura-se com as fibras de colágeno.

PRANCHA 6 Tecido conectivo denso não modelado

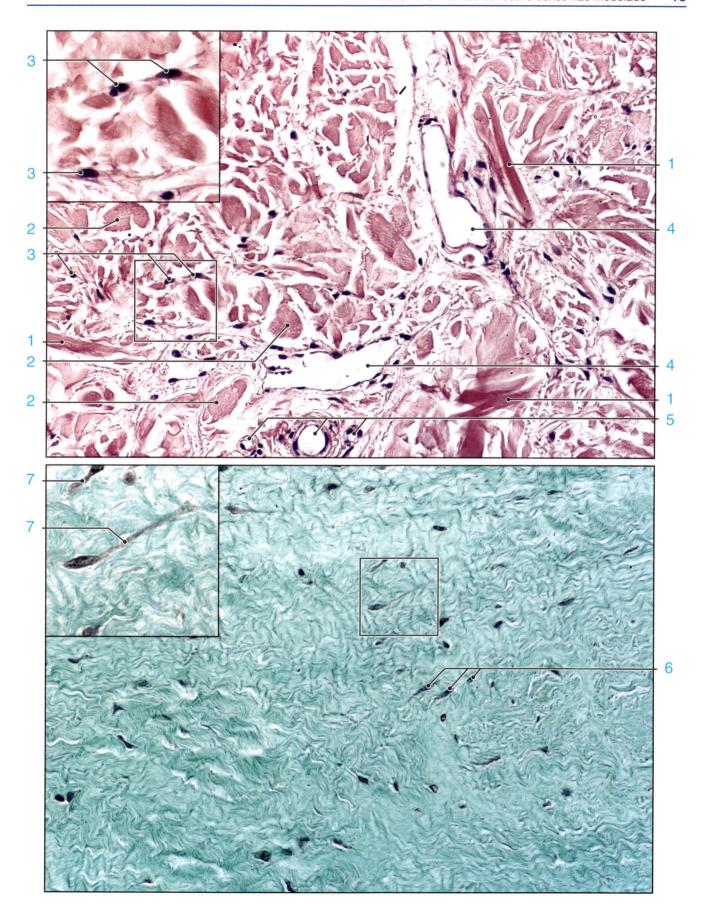

16   CAPÍTULO 2   Tecido conectivo

PRANCHA 7   Tecido conectivo, microscopia eletrônica de transmissão

Tuba uterina, ser humano, eletromicrografia, 4.100x.

Os elementos que constituem um tecido conectivo, ou seja, as fibras e células, são facilmente identificáveis por microscopia eletrônica de transmissão. O fragmento apresentado é uma secção da parede da tuba uterina. O tecido é basicamente celular, mas também contém uma quantidade considerável de material fibroso. Em relação aos seus elementos constituintes, é comparável ao tecido conectivo presente na área delimitada da fotomicrografia inferior da Prancha 6. Os **fibroblastos** (1), que constituem a maioria das células do tecido conectivo, geralmente apresentam prolongamentos citoplasmáticos que passam entre os feixes de colágeno. Estes prolongamentos se estendem por distâncias indeterminadas e podem se tornar tão delgados (2) que não há possibilidade de visualização no microscópio de luz. A **figura menor** revela parte de dois fibroblastos, incluindo o núcleo de um deles. Essas células podem ser facilmente identificadas como fibroblastos devido à presença de uma grande quantidade de **retículo endoplasmático** rugoso (3). Repare que as cisternas do retículo endoplasmático estão dilatadas, especialmente na célula à direita, e contêm uma substância homogênea de densidade moderada. Essa substância é o produto da atividade sintética dos ribossomos na superfície do retículo e, primeiramente, representa um precursor para a produção do colágeno. Na mesma célula, uma parte do **complexo de Golgi** (4) é visível. Este é composto por inúmeras estruturas vesiculares achatadas e vesículas menores.

Além dos fibroblastos, este fragmento apresenta mais dois tipos celulares de tecido conectivo: um deles é uma célula que apresenta tanto características de células mioides quanto de fibroblastos, denominada **miofibroblasto** (5). O miofibroblasto se diferencia do fibroblasto pelo fato de seu citoplasma possuir um vasto componente filamentoso que poderia ser evidenciado em um aumento maior. Essas células também apresentam corpos densos citoplasmáticos. A combinação dos filamentos e dos corpos densos citoplasmáticos é um padrão característico de células musculares lisas. O miofibroblasto funciona tanto como fibroblasto quanto como célula contrátil. O outro tipo de célula apresenta certas características que sugerem se tratar de um **monócito** (6). Na microscopia de luz, essa célula poderia parecer um fibroblasto. Contudo, sua aparência nesta imagem a caracteriza como citologicamente diferente do fibroblasto – o núcleo é alongado, mas há pouco citoplasma ao seu redor. Provavelmente, essa célula é um monócito que está se transformando em um macrófago tecidual.

Neste fragmento, quase todas as **fibras colágenas** (7) foram cortadas transversalmente, resultando em perfis finalizados das fibrilas colágenas individuais. Desta forma, é possível distinguir seus diferentes tamanhos e formas. Essas fibrilas espiraladas agregam-se em feixes e formam uma fibra visível ao microscópio de luz.

Durante a fixação e a desidratação para a preparação de uma lâmina para microscopia de luz, pode ocorrer uma retração significativa do tecido inicialmente hidratado. O resultado desse processo é a separação artificial das fibras colágenas. Portanto, na microscopia de luz, as fibras aparecem como elementos delgados, filiformes e isolados, em vez de fibras distribuídas mais uniformemente vistas na microscopia eletrônica.

Normalmente, encontram-se pequenos vasos sanguíneos que atravessam o tecido conectivo. Nessa imagem, observa-se um **capilar** (8) e uma **vênula** (9) seccionada longitudinalmente, a qual contém vários **eritrócitos** (10).

PRANCHA 7   Tecido conectivo, microscopia eletrônica de transmissão   17

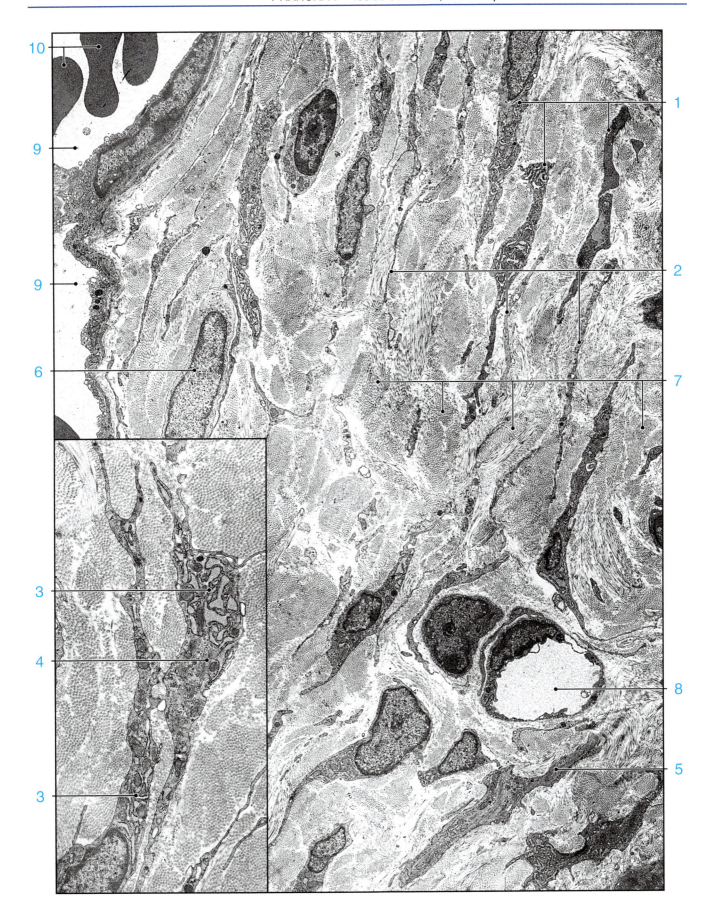

PRANCHA 8 Tecido conectivo denso modelado

O tecido conectivo denso modelado se caracteriza pelo arranjo ordenado das fibras colágenas. O constituinte celular desse tecido consiste exclusivamente em fibroblastos. As fibras de colágeno são constituídas de fibrilas colágenas compactadas bem ordenadas. Os fibroblastos aparecem em fileiras alinhadas, entremeados entre as fibras colágenas. Tendões que unem os músculos aos ossos, bem como ligamentos que unem dois ossos, são exemplos de tecido conectivo denso modelado. A diferença entre essas duas estruturas teciduais consiste no fato de que tendões, quando comparados a ligamentos, geralmente apresentam um arranjo mais ordenado das fibras colágenas. Ambos em geral são cobertos por um tecido conectivo denso não modelado. Em tendões, o envoltório de tecido conectivo pode ser denominado epitendíneo. O epitendíneo também penetra o tendão, criando fascículos ou feixes de fibras colágenas. O tecido conectivo é chamado de endotendíneo.

Tanto o epitendíneo quanto o endotendíneo contêm vasos e nervos. Os fibroblastos em tendões podem ser denominados de tendinócitos. São células alongadas, cujo citoplasma se alonga em prolongamentos extremamente finos entre as fibras de colágeno. Quando vistos em secção longitudinal, os núcleos aparecem como estruturas uniformemente alongadas. Em preparações com H&E, o citoplasma tende a se misturar com o colágeno, dificultando sua detecção. Os prolongamentos citoplasmáticos de fibroblastos adjacentes tendem a formar contato em suas extremidades, formando uma estrutura reticular que lembra um sincício.

FOTOMICROGRAFIA PARA ORIENTAÇÃO: A fotomicrografia para orientação revela parte de um tendão cortado transversalmente. Em um dos lados do tendão, há uma camada de tecido conectivo denso não modelado, o **epitendíneo (1)**. Dentro do tendão, situam-se septos de tecido conectivo, o **endotendíneo (2)**, que alcançam o epitendíneo e dividem o tendão em fascículos de vários tamanhos.

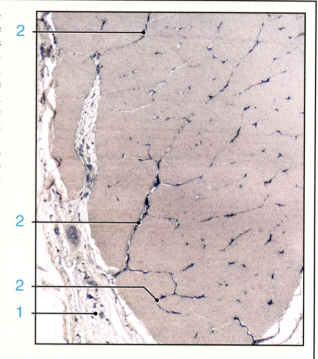

Tendão, ser humano, H&E, 175x; figura menor, 350x.

A fotomicrografia mostra o corte longitudinal de um tendão cujo tamanho é similar ao apresentado na fotomicrografia para orientação. A direção das fibras no tendão seccionado é revelada pela aparência dos **núcleos dos fibroblastos (tendinócitos) (1)**, os quais são arranjados em fila e apresentam aspecto delgado e alongado. Visualmente, o citoplasma dessas células costuma se misturar com as fibrilas colágenas que compõem as fibras do tendão. O **endotendíneo (2)**, que separa os fascículos do tendão, consiste em tecido conectivo denso não modelado. Nas regiões em que há vasos sanguíneos, o endotendíneo apresenta mais células. A figura menor exibe os núcleos alongados dos tendinócitos em maior aumento. Neste aumento, o **citoplasma (3)** de alguns tendinócitos é apenas um pouco visível. Um pequeno segmento de uma **arteríola (4)**, seccionada ligeiramente na diagonal, aparece na fotomicrografia.

Tendão, ser humano, H&E, 180x; figura menor, 350x

Esta fotomicrografia é uma ampliação de parte do tendão seccionado transversalmente da fotomicrografia para orientação. O tecido conectivo denso não modelado na porção superior da fotomicrografia é o **epitendíneo (5)**. Junto ao epitendíneo, há vários vasos sanguíneos que percorrem entre o epitendíneo e o tendão subjacente. Os inúmeros núcleos nessa imagem do epitendíneo se relacionam aos vasos sanguíneos, fornecendo a essa parte do epitendíneo uma coloração mais intensa. O **endotendíneo (6)** aparece em vários locais dentro do tendão. Novamente, as áreas mais coradas se devem aos abundantes núcleos associados aos vasos sanguíneos.

Neste aumento, os núcleos dos fibroblastos dentro do tendão, quando seccionados transversalmente, aparecem como estruturas irregulares e puntiformes. Compare sua forma com os núcleos do tendão longitudinalmente seccionado na fotomicrografia acima. A figura menor apresenta um aumento maior da área delimitada por um retângulo nesta fotomicrografia, revelando a forma geral dos núcleos celulares do tendão; eles realmente apresentam uma forma angular, devido ao fato de os tendinócitos estarem comprimidos entre feixes de fibras colágenas adjacentes. Um dos **vasos sanguíneos (7)** também aparece nessa imagem. Por fim, há os **núcleos (8)** circundantes, que fazem parte do tecido conectivo denso modelado do endotendíneo.

PRANCHA 8   Tecido conectivo denso modelado

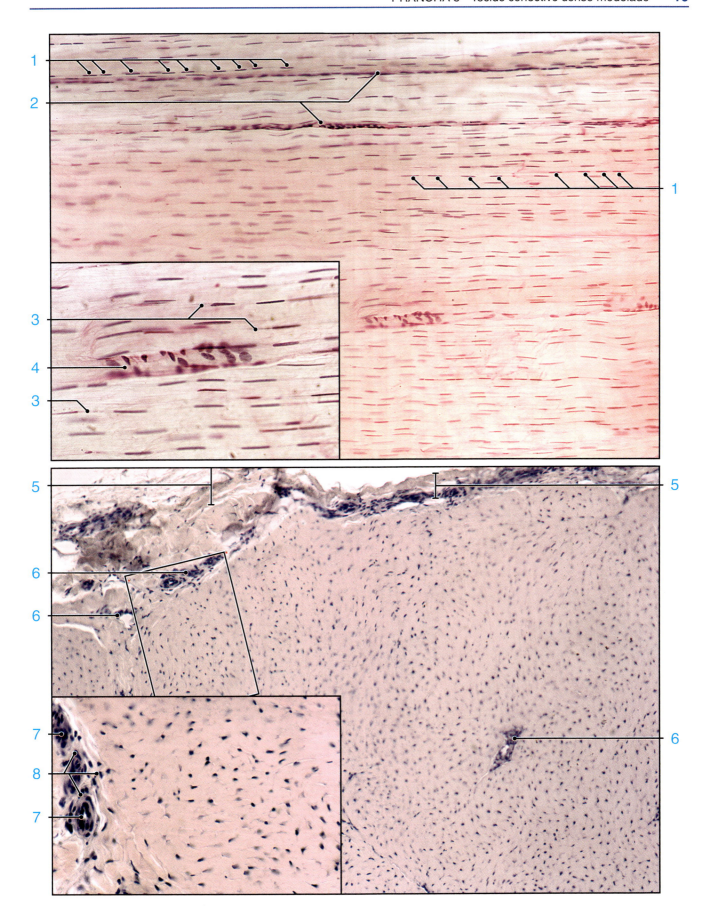

20 CAPÍTULO 2 Tecido conectivo

PRANCHA 9 Fibras elásticas

As fibras elásticas estão presentes em vários órgãos. Elas proporcionam ao tecido a capacidade de responder à distensão e ao estiramento. São mais delgadas que as fibras colágenas e seu arranjo espacial apresenta um padrão ramificado. Estas fibras se entrelaçam com fibras colágenas, o que delimita o grau de distensão do tecido. Em geral, as fibras elásticas não são satisfatoriamente coradas com eosina, exigindo colorações especiais, como a coloração de resorcina-fucsina de Weigert ou a coloração de Verhoeff.

As fibras elásticas são produzidas por fibroblastos e, em alguns locais, por células musculares lisas. Estruturalmente, as fibras elásticas são compostas por dois componentes. Apresentam uma estrutura central de elastina circundada por microfibrilas de fibrilina. A elastina é uma proteína rica em prolina e glicina, mas, diferentemente do colágeno, é pobre em hidroxiprolina e não contém hidroxilisina. A fibrilina é uma glicoproteína que forma as microfibrilas ou fibrotúbulos. Durante a formação de fibras elásticas, inicialmente as microfibrilas são depositadas, seguidas da deposição da elastina. As microfibrilas de fibrilina ajudam a organizar a elastina em forma de fibras.

O tecido elástico se encontra em vários locais como estrutura não fibrosa. Nos vasos sanguíneos, por exemplo, a elastina apresenta formato de lâminas ou lamelas. Nesse caso, a elastina é produzida por células musculares lisas. Da mesma forma, as microfibrilas de fibrilina não são associadas à formação lamelar da elastina.

Pele, fibras elásticas, macaco, coloração de Weigert, contracoloração com eosina, 125x.
Este fragmento mostra em menor aumento o **epitélio** (1) da pele e o **tecido conectivo denso** subjacente (2). Um aspecto especial evidenciado pela coloração de Weigert são as **fibras elásticas** (3). As fibras elásticas aparecem como filamentos filiformes corados de preto e azul, dispersos como uma rede de elementos ramificados.

Pele, fibras elásticas, macaco, coloração de Weigert, 200x.
Esta fotomicrografia exibe um aumento maior do tecido conectivo denso e de fibras elásticas do mesmo fragmento da imagem anterior. Neste aumento, percebe-se claramente que as fibras elásticas filiformes estão seccionadas em vários planos. Algumas **fibras elásticas** (4) foram cortadas longitudinalmente, enquanto outras **fibras elásticas** (5) aparecem em secção transversal, revelando, assim, sua estrutura filiforme. Feixes espessos de **fibras colágenas** (6) coradas por eosina ocupam a maior parte do tecido conectivo. Os **núcleos** (7) na metade inferior da fotomicrografia pertencem a células epiteliais de glândulas sudoríparas que foram seccionadas em vários planos.

Mesentério, rato, coloração para tecido elástico de Verhoeff e contracoloração laranja de safranina, 125x.
Esta fotomicrografia em menor aumento revela uma **veia e suas tributárias** (8) situadas dentro da espessura do mesentério. As **fibras elásticas** (9) aparecem como linhas negras e delgadas dispersas por toda a extensão do fragmento. Observam-se várias **fibras colágenas** (10) levemente alaranjadas. As estruturas pequenas, escuras e redondas são os núcleos das células da superfície mesotelial (epitelial) e das células do tecido conectivo.

Mesentério, rato, coloração para tecido elástico de Verhoeff e contracoloração laranja de safranina, 200x.
O aumento maior dessa fotomicrografia destaca as **fibras elásticas** (11), que aparecem como linhas pretas bem definidas. Algumas das fibras são relativamente espessas se comparadas às fibras delgadas, que aparentam uma coloração mais clara, menos intensa. Note o aspecto ramificado das fibras mais espessas. As **fibras colágenas** (12) aparecem como faixas alaranjadas mais largas, que cruzam o fragmento e, diferentemente das fibras elásticas, não se ramificam. Como visto na fotomicrografia anterior, os núcleos pertencem a células do tecido conectivo e do mesotélio. Neste fragmento, inúmeras células mesoteliais foram perdidas durante a preparação do tecido. Os núcleos com aparência mais clara ou menos densa provavelmente pertencem às **células mesoteliais** (13). Nesta fotomicrografia, os **mastócitos** (14) são identificados com facilidade devido à coloração de seu citoplasma. A **figura mitótica** (15) provavelmente representa uma célula mesotelial em divisão.

PRANCHA 9 Fibras elásticas

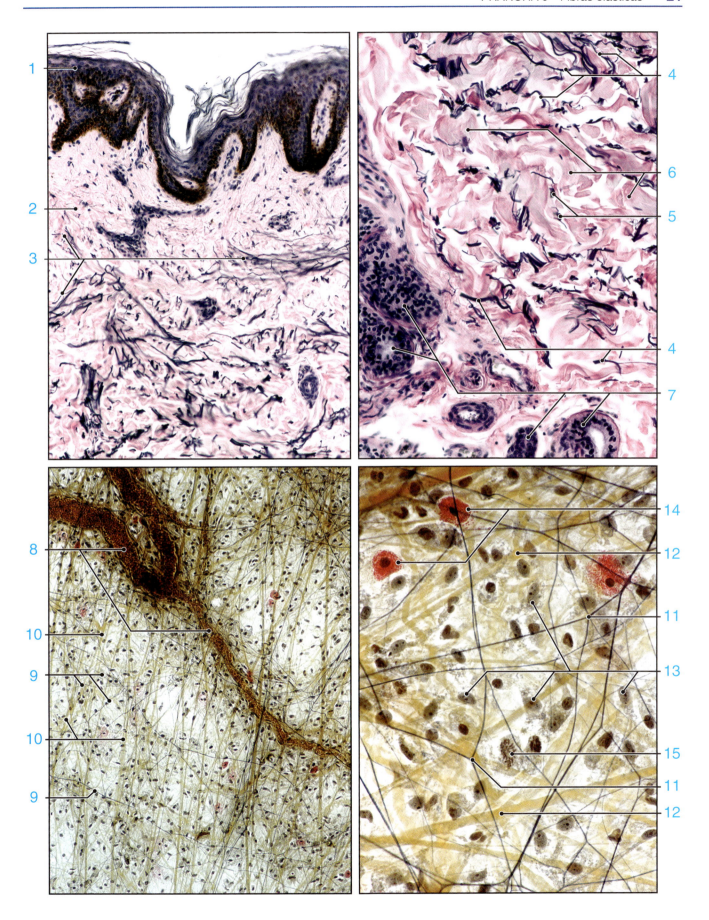

PRANCHA 10 Fibras reticulares

As fibras reticulares são fibras colágenas diferentes daquelas encontradas em tendões e outras estruturas (colágeno I) constituídas de colágeno III e apresentam um padrão de bandeamento de 68 nm. As fibrilas reticulares, portanto, apresentam colágeno tipo III em vez do tipo I, presente nas fibrilas de colágeno maiores. Em geral, fibras reticulares oferecem uma matriz delicada de suporte para os componentes celulares dos diversos tecidos. Elas não podem ser evidenciadas em preparações rotineiras com H&E, necessitando de colorações especiais para serem visualizadas. Os métodos de coloração de Gomori e Wilder são impregnações com prata, que permitem a visualização das fibrilas reticulares. Na impregnação por esses métodos, as fibras reticulares formam uma estrutura reticular filiforme, delgada e corada em preto. Nestas preparações, as fibras colágenas são substancialmente mais espessas em sua aparência e apresentam uma coloração castanha.

Na maioria dos locais, as fibras reticulares são produzidas por fibroblastos, exceto nos tecidos hematopoiéticos e linfáticos, em que as fibras reticulares são sintetizadas por células reticulares. Nesses órgãos, as células reticulares mantêm uma relação especial com as fibras que formaram; o citoplasma dessas células forma uma bainha em volta da fibra, similar a um isolamento em volta de um fio elétrico, isolando-a de outros constituintes do tecido. Outras exceções incluem nervos periféricos, onde as células de Schwann produzem as fibras reticulares, além de células musculares lisas que produzem fibras reticulares na túnica média dos vasos sanguíneos e nas camadas musculares do tubo digestório.

Coração, fibras reticulares, ser humano, coloração de Wilder, 500x.
Esta fotomicrografia do músculo cardíaco foi corada para evidenciar fibras reticulares que unem as **fibras musculares** (células) (1) do coração. As fibras musculares foram cortadas longitudinalmente e, na fotomicrografia, estão orientadas horizontalmente. Os múltiplos **núcleos** (2) de cada fibra muscular aparecem com clareza. Outra característica típica da fibra muscular cardíaca é seu **padrão de estriação** (3). As **fibras reticulares** (4) surgem como linhas pretas, das quais muitas parecem envolver as fibras musculares.

Linfonodo, fibras reticulares, ser humano, coloração de Wilder, 125x.
Este fragmento é exibido em um aumento menor para orientação. Revela a porção externa de um linfonodo, incluindo a **cápsula do linfonodo** (5) e o **seio subcapsular** (6) subjacente por onde flui a linfa, além de exibir parte do **córtex do linfonodo** (7). Para fins de orientação, este fragmento pode ser comparado com o linfonodo corado com H&E da Prancha 60.

Linfonodo, fibras reticulares, ser humano, coloração de Wilder, 500x; figura menor, 1.000x.
Este é um aumento da área delimitada na fotomicrografia anterior. A **cápsula** do linfonodo (8), o **seio subcapsular** (9) e o **tecido cortical** (10) apresentam **fibras reticulares** (11) que aparecem como linhas finas e pretas. Elas formam o estroma de suporte em toda extensão do órgão. As fibras reticulares são mais proeminentes na cápsula e no seio subjacente. Um exame cuidadoso evidencia essas fibras também dentro da substância do córtex. As **células reticulares** (12), que produzem as fibras reticulares, são melhor visualizadas no seio onde não estão obstruídas por outras células, especialmente pelos linfócitos do tecido cortical ou pelas fibras colágenas densas da cápsula. As células reticulares de dentro do seio se distinguem pelos seus núcleos alongados, em contraste com o pequeno número de **linfócitos** (13), cujos núcleos são esféricos. A figura menor apresenta os núcleos de três células reticulares em aumento maior. As fibras parecem partir da região nuclear das células reticulares, cujo citoplasma não é perceptível nesta preparação. No caso da cápsula do linfonodo, as fibras reticulares são produzidas pelos fibroblastos e não dispõem de um envoltório de citoplasma.

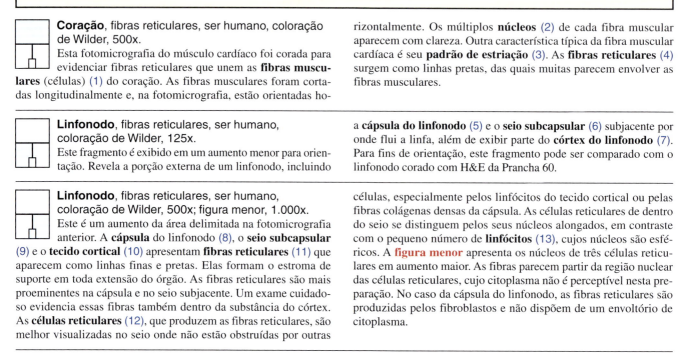

PRANCHA 10 Fibras reticulares

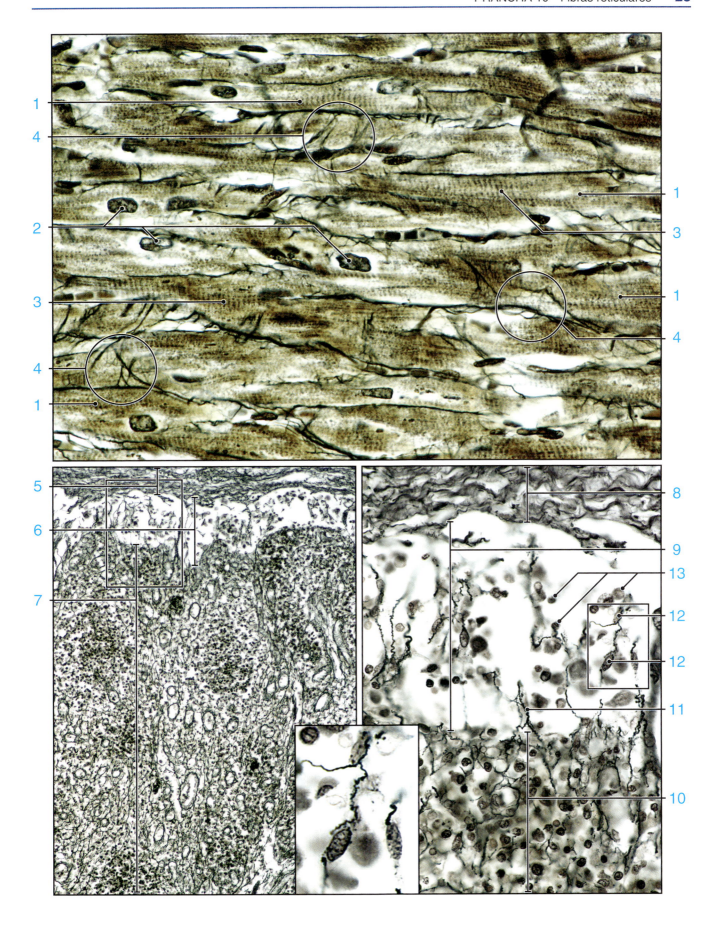

CAPÍTULO 3
Tecido Adiposo

PRANCHA 11 Tecido adiposo I **26**
PRANCHA 12 Tecido adiposo II **28**

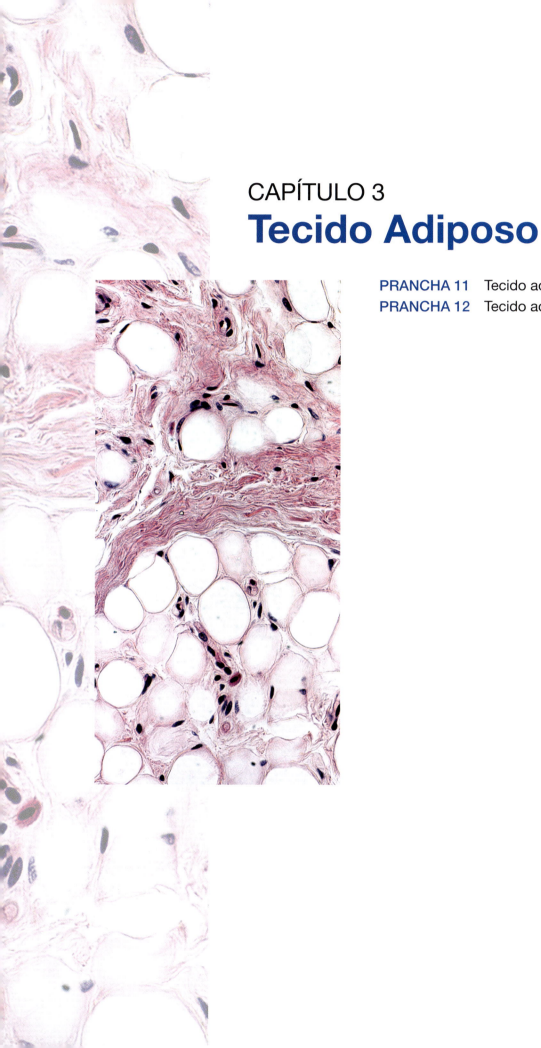

PRANCHA 11 Tecido adiposo I

O tecido adiposo é um tecido conectivo especializado amplamente distribuído pelo organismo. Dois tipos de tecido adiposo são descritos: o tecido adiposo unilocular, ou branco, e o tecido adiposo multilocular, ou marrom. O tecido adiposo unilocular é mais comum. Sua distribuição varia entre diferentes indivíduos, dependendo de sexo, estado nutricional e hormonal. A principal função do tecido adiposo unilocular é armazenar gordura na forma de triacilgliceróis. São células bastante grandes, cujo citoplasma contém, portanto, um único e grande acúmulo de lipídeos em forma de triglicerídeos. O tecido adiposo multilocular ou marrom é formado por células menores, cujo citoplasma é caracterizado por inúmeras gotículas lipídicas que ocupam a maior parte do volume da célula. Ambos os tecidos são abundantemente vascularizados.

FOTOMICROGRAFIA PARA ORIENTAÇÃO: Esta fotomicrografia apresenta o tecido adiposo unilocular da hipoderme, constituído por vários adipócitos compactados em lóbulos. O **tecido conectivo denso não modelado** (1) envolve o tecido adiposo. Quando observado em uma secção típica de H&E, a perda de lipídeos do interior das células dá ao tecido adiposo um aspecto reticular. Os **vasos sanguíneos** menores (2), presentes na periferia do tecido, criam uma grande rede capilar no tecido adiposo. Também estão presentes no tecido conectivo, entre os lóbulos gordurosos, vários **ductos de glândulas sudoríparas** (3).

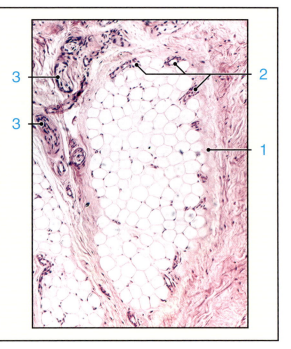

Tecido adiposo unilocular, ser humano, H&E, 363x; figura menor, 700x.

Essa fotomicrografia exibe um aumento do tecido adiposo branco da fotomicrografia para orientação, revelando partes de vários lóbulos de células adiposas. O **tecido conectivo denso não modelado** (1) separa os lóbulos das estruturas adjacentes. Em amostras bem conservadas, os **adipócitos** (2) apresentam um perfil esférico, com uma borda delgada de citoplasma circundando uma única e grande gotícula lipídica. Uma vez que os lipídeos se perdem durante a preparação do tecido, só se pode ver a borda de citoplasma e um espaço praticamente vazio. Entre as células, há um estroma extremamente delgado e delicado de tecido conectivo, o qual mantém os adipócitos unidos. Dentro desse estroma, existem pequenos **vasos sanguíneos** (3) – principalmente capilares e vênulas. A maioria dos núcleos vistos no tecido adiposo branco é de fibroblastos, adipócitos ou células dos pequenos vasos sanguíneos. Em geral, a distinção entre os núcleos dos fibroblastos e dos adipócitos é difícil. A figura menor apresenta um adipócito cujo **núcleo** (4) é facilmente identificado. Ele parece estar situado dentro da borda de **citoplasma** (5), atribuindo ao adipócito um típico aspecto de "anel de sinete". Um segundo **núcleo** (6), parcialmente fora do plano de secção, parece situar-se entre as bordas citoplasmáticas de duas células adjacentes. Provavelmente, é o núcleo de um fibroblasto. Devido ao tamanho relativamente grande dos adipócitos, seus núcleos não costumam aparecer no plano de secção de uma dada célula. Outras células que podem ser vistas dentro do delicado estroma de tecido conectivo são os **mastócitos** (7).

Tecido adiposo multilocular, ser humano, H&E, 450x; figura menor, 1.100x.

O tecido adiposo marrom mostrado no fragmento consiste em pequenas células densamente agrupadas, com espaços intercelulares mínimos. Devido a esse arranjo, esse aumento não permite identificar células individuais. Uma célula, cujos limites foram identificados em aumento maior, está circunscrita por uma *linha pontilhada*, e seu **núcleo** (8) é visível nessa imagem. Cada célula contém várias gotículas lipídicas pequenas inseridas no citoplasma. O tecido adiposo marrom é abundantemente vascularizado.

Observe a grande quantidade de **vasos sanguíneos** (9), evidenciada pelos eritrócitos neles contidos. Dentro do lóbulo, é ainda mais difícil diferenciar os núcleos de fibroblastos dos núcleos de adipócitos. Mesmo com aumento (figura menor), é difícil identificar a que células os núcleos pertencem. Mais uma vez, um **capilar** (10) pode ser identificado na figura menor pela presença de eritrócitos. Nos locais onde os lóbulos são **ligeiramente separados** (11), pequenos núcleos alongados podem ser vistos, pertencentes aos fibroblastos do tecido conectivo que forma os septos.

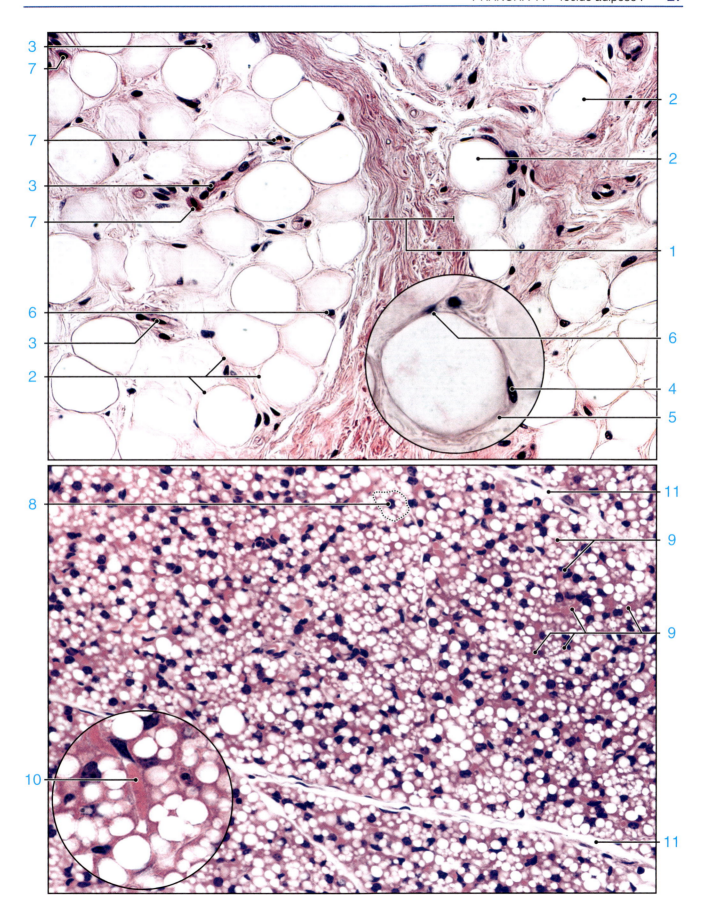

PRANCHA 11 Tecido adiposo I

PRANCHA 12 Tecido adiposo II

Tecido adiposo unilocular, rato, H&E, 1.325x.

O tecido adiposo apresentado é de um fragmento bem conservado, fixado em glutaraldeído e incluído em plástico. O conteúdo lipídico das células adiposas, como o de tecidos incluídos em formaldeído ou parafina, se perdeu na preparação, aparecendo, por isso, como espaços vazios. O citoplasma é bem definido e aparece como uma borda delgada de espessura variada. Em alguns locais, **vesículas** (1) extremamente pequenas e aparentemente vazias podem ser vistas no citoplasma. Elas contêm lipídeos e acabarão por se unir, formando vesículas maiores. Devido ao grande tamanho dessas células, seus **núcleos** (2) podem ser vistos apenas ocasionalmente. O espaço intercelular é preenchido por várias células do tecido conectivo, tais como **fibroblastos** (3) e alguns **mastócitos** (4). Várias outras células de tecido conectivo são visualizadas nessa preparação, mas sua distinção é difícil. As **fibras colágenas** (5) são visíveis no interstício como um material corado menos intensamente. Há também a presença de **capilares** (6) e **vênulas** (7) dentro do estroma do tecido adiposo.

Tecido adiposo unilocular, rato, fotomicrografia eletrônica, 15.000x; figura menor superior, 65.000x; figura menor inferior, 30.000x.

Esta eletromicrografia apresenta partes de duas células adiposas adjacentes e os prolongamentos delgados de vários **fibroblastos** (8). No citoplasma dos adipócitos, podem ser visualizadas **mitocôndrias** (9) e **glicogênio** (10). O glicogênio aparece como grânulos escuros bastante densos. A **figura menor superior** revela o **citoplasma tênue** (11) de duas células adiposas vizinhas. As células são separadas por um espaço estreito contendo **material da lâmina basal** (12). A **figura menor inferior** mostra a **lâmina basal** (13) de células adiposas formando uma camada discreta no lado onde as duas células são claramente separadas uma da outra.

PRANCHA 12   Tecido adiposo II   **29**

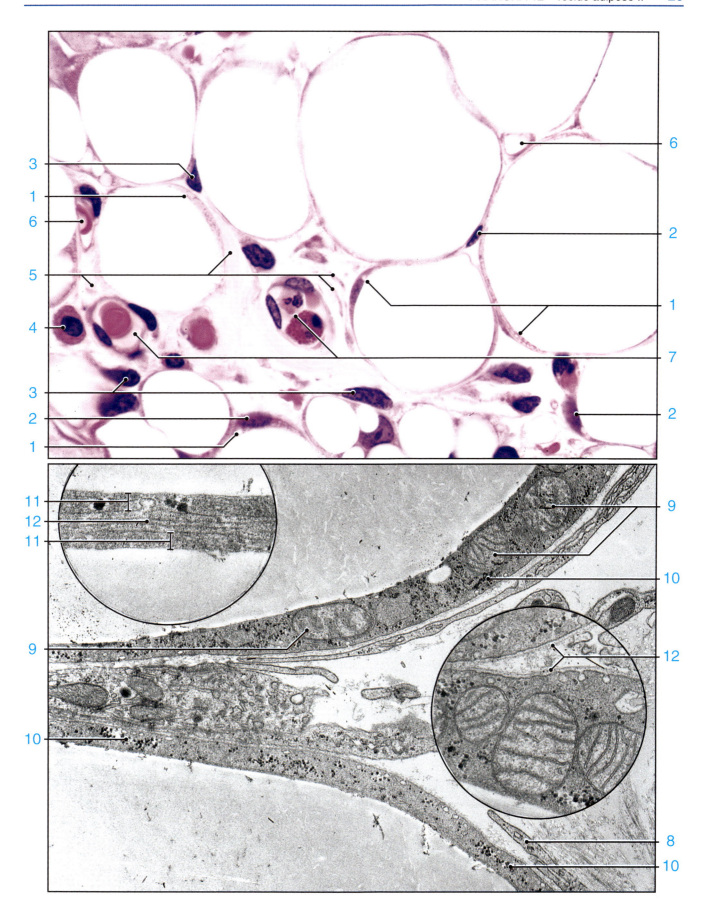

CAPÍTULO 4
Cartilagem

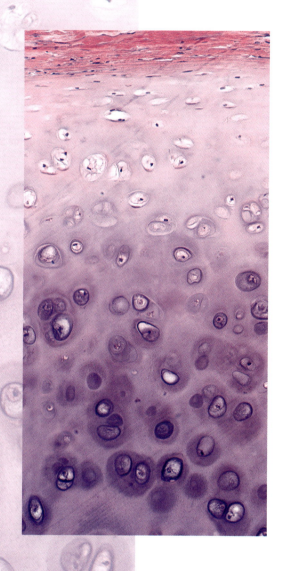

PRANCHA 13 Cartilagem hialina I **32**
PRANCHA 14 Microscopia eletrônica de transmissão da cartilagem hialina II **34**
PRANCHA 15 Cartilagem hialina III e o esqueleto em desenvolvimento **36**
PRANCHA 16 Fibrocartilagem e cartilagem elástica **38**

PRANCHA 13 Cartilagem hialina I

A cartilagem hialina é um tecido branco-azulado e avascular que, embora ofereça solidez contra impacto, é flexível e resistente à deformação. É composta de células denominadas condrócitos, envolvidas por uma matriz amorfa que contém fibrilas de colágeno tipo II; é rica em agregados de proteoglicanas e glicoproteínas multiadesivas. Além disso, é altamente hidratada – mais da metade de seu peso líquido consiste em água, que, em sua maior parte, está ligada aos agregados de proteoglicanas e dá à cartilagem seu caráter resistente. Uma parte da água não está ligada e proporciona um meio de difusão de metabólitos até os condrócitos imersos na matriz.

Na maioria dos locais, a cartilagem hialina é envolvida por tecido conectivo denso não modelado, o pericôndrio. Quando a cartilagem cresce ativamente, a parte mais próxima à matriz de cartilagem hialina (a camada celular interna do pericôndrio) ganha condrócitos formativos capazes de sintetizar uma nova matriz cartilaginosa. A camada fibrosa externa do pericôndrio é similar ao tecido conectivo denso não modelado que forma a cápsula de outros órgãos. Além da capacidade de crescimento cartilaginoso a partir de sua periferia (crescimento aposicional), a cartilagem hialina consegue crescer de dentro para fora, dividindo os condrócitos preexistentes (crescimento intersticial). As células recém-formadas continuam produzindo matriz cartilaginosa adicional e, portanto, aumentando o volume da cartilagem.

FOTOMICROGRAFIA PARA ORIENTAÇÃO: Essa fotomicrografia apresenta a porção terminal de um dos anéis em forma de C da traqueia. Essa imagem inclui o **revestimento epitelial** (1) da traqueia. Abaixo dele encontra-se o **tecido conectivo denso não modelado** (2) e a **cartilagem hialina** (3) do anel traqueal. Do lado oposto, abaixo da bainha de tecido conectivo, há **tecido adiposo** (4).

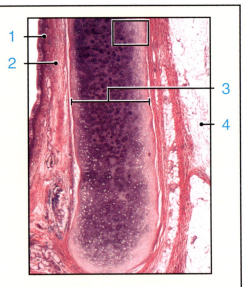

Traqueia, cartilagem hialina, ser humano, HE, 180x; figura menor, 550x.

A fotomicrografia é um aumento maior da área delimitada na fotomicrografia para orientação. O **pericôndrio** (1) é composto de tecido conectivo denso não modelado e é corado por eosina. O restante da fotomicrografia consiste em cartilagem, que apresenta mais afinidade para hematoxilina. A camada interna do pericôndrio mostra a área de transição com presença de **condrócitos formativos** (2). Eles se encontram em uma fase inicial de produção da matriz. A figura menor exibe os condrócitos formativos em um aumento maior. O núcleo é menos alongado e um traço de citoplasma aparece nas duas extremidades. A matriz cartilaginosa está sendo produzida, pois o material extracelular visto nas imediações da célula se mostra homogêneo e de coloração clara. Um pouco mais para dentro da matriz cartilaginosa, há um **condrócito** (3), cujo núcleo tem aspecto levemente oval. Essas células são responsáveis pelo crescimento aposicional da cartilagem. O restante da área corada menos intensamente da matriz cartilaginosa revela condrócitos com núcleos redondos. O **citoplasma** (4) dessas células não é bem preservado e dá a impressão de um espaço vazio. Ao se aprofundar na cartilagem, a matriz torna-se mais basofílica, e os **condrócitos** (5), maiores. A matriz que envolve o condrócito nessa área se cora mais intensamente. Trata-se da **matriz capsular** ou **pericelular** (6), que possui a maior concentração de proteoglicanos sulfatados e biglicanos de hialuronano, bem como várias glicoproteínas multiadesivas. Encontra-se também colágeno tipo IX que une a matriz ao condrócito. O restante da matriz intensamente corada refere-se à **matriz territorial** (7), que contém uma rede de fibrilas de colágeno tipo II, arranjadas em um padrão aleatório, e um pouco de colágeno tipo IX. Alguns dos condrócitos podem ser vistos em aposição uns aos outros, sendo envolvidos por uma matriz territorial comum. Esses conjuntos de células são denominados **grupos isogênicos** (8), que representam células que se dividiram recentemente. À medida que amadurecem e produzem matriz adicional, se afastam e são envolvidas pela própria matriz territorial. Essa divisão e a produção de novo material matricial possibilitam o crescimento intersticial. O restante da matriz cartilaginosa menos corada que ocupa os espaços entre os condrócitos é chamado de matriz interterritorial.

Vértebra, cartilagem hialina, ser humano, H&E, 160x.

A fotomicrografia mostra a cartilagem hialina de um **corpo vertebral em desenvolvimento** (9) e seu **processo transverso** (10). Os condrócitos do corpo da vértebra, que cresce rapidamente, são pequenos e muito próximos uns dos outros. Nesse estágio, apenas pouca matriz foi produzida. Já os **condrócitos** (11) da parte do processo transverso mais distal em relação ao corpo da vértebra são maiores e, portanto, produziram mais matriz. Essa parte do processo transverso, ao final, será substituída pelo osso; a cartilagem serve apenas como molde das vértebras em desenvolvimento. O mesmo processo já foi iniciado na parte da vértebra que formará o **arco vertebral** (12).

Vértebra, cartilagem hialina, H&E, 340x.

A fotomicrografia apresenta um aumento maior da cartilagem hialina do processo transverso da vértebra em desenvolvimento. Um exame cuidadoso revela feixes delgados de **matriz cartilaginosa** (13) envolvendo os condrócitos. Ela apresenta coloração azulada. O início da **formação óssea** (14) aparece na área superior da fotomicrografia. A formação óssea endocondral será explicada mais adiante, na Prancha 20.

PRANCHA 13 Cartilagem hialina I

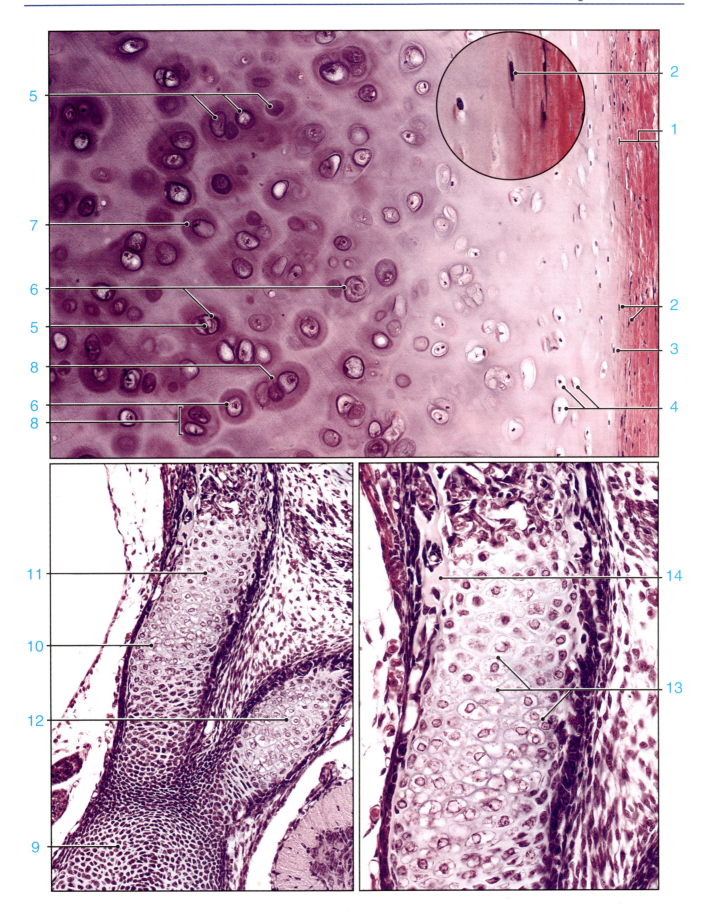

PRANCHA 14   Microscopia eletrônica de transmissão da cartilagem hialina II

FOTOMICROGRAFIA PARA ORIENTAÇÃO: Esta eletromicrografia corresponde à área da figura menor da fotomicrografia superior exposta na prancha anterior. O **pericôndrio** (1) consiste em fibroblastos e fibrilas de colágeno I, que ocupam o espaço intercelular. Os núcleos dos fibroblastos aparecem achatados e envolvidos por um citoplasma escasso, mas dispõem de prolongamentos longos, delgados e em forma de lâmina, que se estendem entre as fibrilas colágenas. Embora essas células sejam, em aspecto morfológico, típicos fibroblastos, elas são chamadas de células pericondriais, pois constituem o conteúdo celular do pericôndrio. Já os **condrócitos** maduros (2) exibem núcleos redondos ou ovais, com uma quantidade moderada de citoplasma circundante. A cartilagem apresentada aqui, por encontrar-se em fase de crescimento, permite observar as mudanças que ocorrem durante o processo de crescimento aposicional. Entre essas duas camadas bem definidas, o pericôndrio e a própria cartilagem, inúmeras células estão presentes, indicando uma transição do **fibroblasto** (3), morfologicamente identificável, para uma **célula cartilaginosa jovem**, o condroblasto (4). Há também uma **célula cartilaginosa diferenciada** (5) em um estágio mais avançado de desenvolvimento. Esta célula cartilaginosa, apesar de possuir um núcleo alongado, já dispõe proporcionalmente de mais citoplasma em relação ao núcleo.

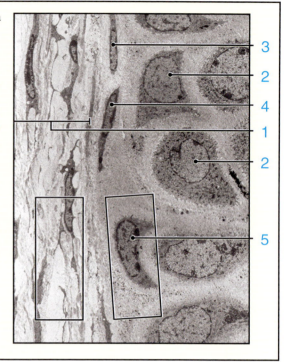

Cartilagem, eletromicrografia, camundongo, 16.000x; figura menor, 31.000x.

Esta eletromicrografia é um aumento da área delimitada pelo retângulo à esquerda na fotomicrografia para orientação. O pericôndrio revela partes de vários fibroblastos, ou células pericondriais. Uma das células apresenta múltiplas redes de **retículo endoplasmático rugoso** (1), um aspecto característico dos fibroblastos. A superfície da célula é relativamente lisa. Outra característica dos fibroblastos são os **prolongamentos citoplasmáticos** (2), longos e tênues, que se estendem entre os feixes de fibrilas de colágeno. A **figura menor inferior** é um aumento maior da área delimitada pelo círculo e mostra bem as fibrilas colágenas seccionadas transversalmente. Também aparecem na matriz vários contornos de **fibras elásticas** (3), formadas por uma substância central eletrolúcida e envolvidas por inúmeras fibrilas eletrodensas.

Cartilagem, eletromicrografia, camundongo, 16.000x; figura menor, 31.000x.

Esta eletromicrografia é um aumento da área delimitada pelo retângulo à direita na fotomicrografia para orientação. A célula apresentada é um condroblasto. As **projeções** (4) pequenas e irregulares na superfície do condroblasto recém-diferenciado atribuem uma aparência ondulada ou recortada. Essas projeções aparecem, inicialmente, quando a formação da matriz cartilaginosa se inicia. O citoplasma das células cartilaginosas não parece muito diferente do citoplasma de fibroblastos, exceto pelo acúmulo de lipídeos e **glicogênio** (5). No condrócito ativo, o retículo endoplasmático rugoso é especialmente bem desenvolvido, porém não aparece neste condrócito devido ao plano do corte. Essa fotomicrografia mostra uma parte levemente proeminente do **complexo de Golgi** (6) da célula. A **figura menor superior** representa um aumento da área delimitada pelo círculo. As fibrilas da matriz, extremamente delgadas (5-20 nm), são primeiro compostas por colágeno tipo II. Têm diâmetro menor e padrões de bandeamento periódico menos discerníveis, em comparação ao colágeno tipo I. Observe como nessa imagem as fibrilas colágenas geram uma aparência fina e pontilhada, quando comparada ao colágeno tipo I do pericôndrio exibido na figura menor inferior. A relativa homogeneidade da matriz cartilaginosa, como vista aqui, é responsável por sua aparência amorfa na microscopia de luz.

PRANCHA 14   Microscopia eletrônica de transmissão da cartilagem hialina II   35

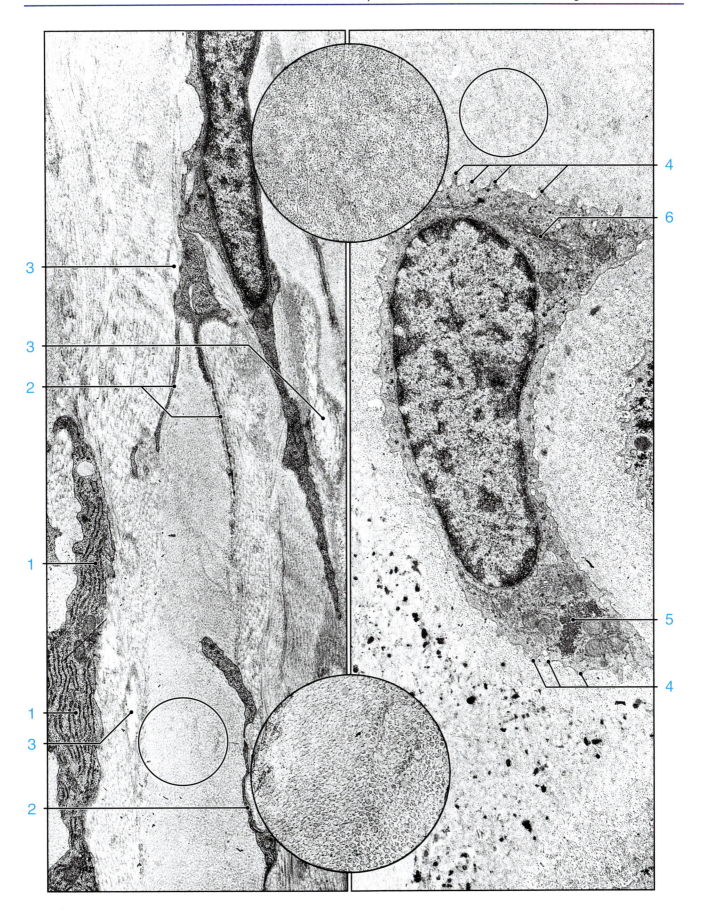

PRANCHA 15   Cartilagem hialina III e o esqueleto em desenvolvimento

Durante o início do desenvolvimento fetal, a cartilagem hialina é a precursora dos ossos que se desenvolvem por meio do processo de formação óssea endocondrial (ver Prancha 20). Inicialmente, a cartilagem assume uma aparência que lembra o osso maduro. No decorrer do desenvolvimento e crescimento do indivíduo, a cartilagem serve, no começo, como molde para o futuro osso que substituirá a maior parte da cartilagem. Aquela que permanece em ossos longos forma o disco epifisário, local onde uma nova cartilagem será produzida para permitir o crescimento dos ossos e a criação de suas superfícies articulares. O crescimento ósseo cessa quando as células da cartilagem no disco epifisário não dividem-se nem crescem mais, não produzindo nova cartilagem, portanto. As áreas remanescentes de cartilagem hialina são as superfícies articulares dos ossos e na caixa torácica, onde resta cartilagem hialina na cartilagem costal. As cartilagens articulares oferecem uma superfície lisa e bem lubrificada, sobre a qual a extremidade de um osso se move contra o outro, dentro de uma articulação.

FOTOMICROGRAFIA PARA ORIENTAÇÃO: Essa fotomicrografia é um corte horizontal de uma vértebra torácica em desenvolvimento. A **medula espinal** (1) está parcialmente envolvida por cartilagem hialina em sua fase inicial. As partes identificáveis da vértebra são o **corpo vertebral** em desenvolvimento (2) e seus **processos costais** (3). A fotomicrografia também inclui uma parte do **pulmão em desenvolvimento** (4).

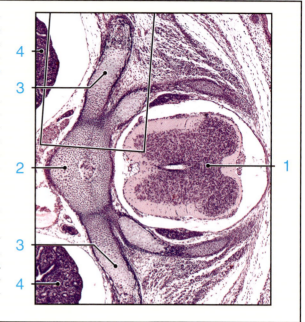

Cartilagem hialina, feto humano, H&E, 125x.
A fotomicrografia exibe uma ampliação da área delimitada por um retângulo na fotomicrografia para orientação. Apresenta o **processo transverso** (1), parte do **corpo da vértebra** (2) e uma pequena parte da **medula espinal** (3). A porção distal do processo costal revela o **tecido ósseo** (4) em formação sobre a superfície da massa de cartilagem. As células que formam o tecido ósseo surgiram das **células mesenquimais osteoprogenitoras** (5), que envolvem a cartilagem do processo costal.

Cartilagem hialina, feto humano, H&E, 270x.
A fotomicrografia mostra uma ampliação da porção distal do processo costal. A substância com aparência amorfa na superfície da cartilagem é **matriz óssea** (6). As células que aparecem inseridas na matriz óssea são **osteócitos** (7) – as células responsáveis pela manutenção da matriz óssea. Concomitantemente, na área da produção óssea, a matriz cartilaginosa encontra-se em degeneração e está sendo substituída por vasos sanguíneos que migraram a partir do mesênquima, juntamente com outras células mesenquimais. A figura menor é um aumento da área delimitada por um retângulo nessa fotomicrografia. Apresenta com clareza a **matriz óssea** (6) e inúmeros **vasos sanguíneos** (8) que foram incorporados ao osso.

Cartilagem hialina, feto humano, H&E, 180x.
A fotomicrografia é um corte transversal de um osso longo fetal em desenvolvimento. Nesse estágio, a maioria das estruturas é composta por **cartilagem hialina** (9). As primeiras células cartilaginosas formadas são relativamente grandes, ao contrário das células cartilaginosas mais recentes, menores e homogêneas, que aparecem na periferia da massa cartilaginosa. No estágio aqui apresentado, o **tecido ósseo** (10) é produzido na superfície da cartilagem. A matriz óssea é prontamente reconhecida devido à sua aparência eosinofílica. As células inseridas na matriz óssea são os **osteócitos** (11). O contínuo acréscimo de tecido ósseo é produzido por **osteoblastos** (12), células que se desenvolvem a partir do mesênquima circundante; depois de produzir a matriz óssea que as envolve, passam a ser chamados de osteócitos. Os osteoblastos são identificados pela aparência redonda ou cúbica de seus núcleos e sua distribuição linear no local onde produzem ativamente matriz óssea. Outro aspecto de interesse nessa fotomicrografia é a presença de **músculo em desenvolvimento** (13), próximo ao osso em desenvolvimento. Nesse estágio, o músculo consiste em um arranjo linear de células (mioblastos) que foram cortadas transversalmente. Para melhor entendimento e orientação sobre as fibras musculares em desenvolvimento, ver Prancha 34.

PRANCHA 15   Cartilagem hialina III e o esqueleto em desenvolvimento   37

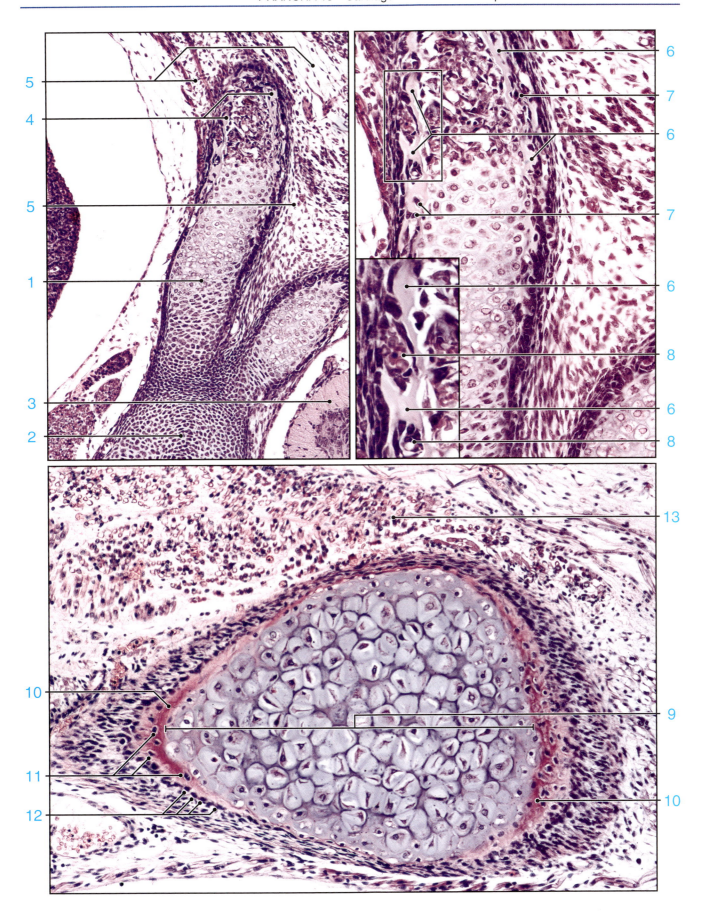

PRANCHA 16   Fibrocartilagem e cartilagem elástica

A fibrocartilagem é composta de tecido conectivo denso não modelado e de cartilagem em quantidades variadas. Está presente no disco intervertebral, na sínfise púbica, nos meniscos da articulação do joelho, na articulação temporomandibular, nas articulações esternoclavicular e do ombro, bem como nas junções entre alguns tendões e ligamentos com os ossos. Essas células cartilaginosas aparecem em pequenos grupos (grupos isogênicos) entremeados entre fibras colágenas. A presença de matriz cartilaginosa entre as fibras colágenas ajuda no amortecimento de impactos físicos abruptos; assim, a cartilagem é capaz de comprimir e absorver forças de tração, reduzindo o impacto excessivo sobre as fibras colágenas. Diferentemente da cartilagem hialina, na fibrocartilagem não há pericôndrio.

A cartilagem elástica contém fibras elásticas e lamelas elásticas, além dos elementos típicos encontrados na cartilagem hialina. O pavilhão auricular, a tuba auditiva, a epiglote e parte da laringe contêm cartilagem elástica. As fibras elásticas na cartilagem elástica atribuem à matriz cartilaginosa uma resistência maior contra forças de tração, enquanto, na cartilagem hialina, a matriz oferece apenas resistência a forças físicas. A cartilagem hialina geralmente calcifica-se com a idade, ao contrário do que ocorre com as fibras elásticas, que resistem a esse processo. A cartilagem elástica, como a hialina, dispõe de um pericôndrio.

FOTOMICROGRAFIA PARA ORIENTAÇÃO: A *fotomicrografia para orientação superior* apresenta parte do menisco da articulação do joelho, incluindo sua superfície. A *fotomicrografia para orientação inferior* mostra um corte sagital da epiglote.

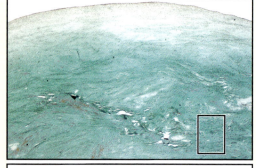
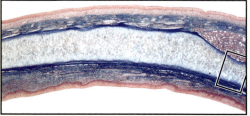

Menisco, ser humano, coloração de Masson, 114x.
Esta fotomicrografia para pequeno aumento exibe a área delimitada por um retângulo na fotomicrografia para orientação superior. Observe a aparência ondulada das fibras colágenas que compõem a maior parte do tecido. Numerosos **núcleos** (1), principalmente em pequenos grupos isogênicos, podem ser vistos entre as fibras do tecido conectivo. Estes são núcleos de condrócitos. Fibroblastos também estão presentes, embora em número menor. Quando identificados (preferencialmente em aumento maior), os núcleos dos fibroblastos, de forma alongada, aparecem dispersos no tecido.

Menisco, ser humano, coloração de Masson, 1.030x.
A área delimitada no quadro do lado esquerdo na fotomicrografia superior à esquerda é apresentada em aumento maior. Mostra um aglomerado de condrócitos envolvidos por **fibras colágenas** (2). A maioria dos **núcleos dos condrócitos** (3) exibe um contorno redondo. O **citoplasma** (4) dessas células é relativamente escasso. Devido à localização excêntrica dos núcleos, em relação ao núcleo de cada célula, diferentes quantidades de citoplasma são observadas. A maioria dos núcleos presentes apresenta tanto eucromatina quanto heterocromatina, um reflexo da atividade dessas células. A **matriz cartilaginosa** (5) encontra-se entremeada entre os condrócitos, corada levemente.

Menisco, ser humano, coloração de Masson, 1.030x.
A área delimitada no quadro do lado direito na fotomicrografia superior à esquerda é apresentada em aumento maior. Nesta imagem, é possível reconhecer os fibroblastos em função da forma de seus núcleos. Os **núcleos dos fibroblastos** (6) apresentam uma forma alongado característica. Os condrócitos têm **núcleos redondos** (7) e exibem tanto eucromatina quanto heterocromatina. A coloração escura dos núcleos dos fibroblastos, ao contrário, demonstra principalmente heterocromatina, um reflexo do estado menos ativo dessas células. O núcleo dos condrócitos é envolvido por uma pequena quantidade de **citoplasma** (8). Nesta fotomicrografia, os **processos citoplasmáticos** (9) dos fibroblastos também podem ser vistos, aparecendo entre as fibras colágenas como faixas finas preto-azuladas.

Epiglote, ser humano, tricrômico de Mallory-Azan, 113x.
A fotomicrografia é um aumento maior da área delimitada na fotomicrografia para orientação inferior. A **cartilagem elástica** (10) que forma a epiglote é coberta por um **pericôndrio** (11) similar ao pericôndrio presente na cartilagem hialina. A coloração de Mallory-Azan cora as fibras colágenas do pericôndrio em azul-escuro. A matriz da cartilagem elástica contém fibras elásticas, que são coradas de amarelo, e cartilagem, em azul-claro.

Epiglote, ser humano, tricrômico de Mallory-Azan, 320x.
A imagem é um aumento maior da área delimitada na fotomicrografia inferior à esquerda. A fotomicrografia revela o **pericôndrio** (12), composto de tecido conectivo denso, e vários **fibroblastos** (13) com núcleos pequenos e alongados. Os núcleos vistos próximos à interface da matriz cartilaginosa dão origem a condrócitos, à medida que a cartilagem cresce. O restante da fotomicrografia, abaixo do pericôndrio, consiste em cartilagem elástica. A substância elástica está corada de laranja e varia de fibras bem delgadas a lamelas grossas. Os **condrócitos** (14) na porção mais profunda da cartilagem são grandes e, com exceção dos núcleos em vermelho, parecem vazios. Esse "vazio" deve-se à perda de lipídeos acumulados no citoplasma e à preservação insuficiente do citoplasma.

PRANCHA 16 Fibrocartilagem e cartilagem elástica

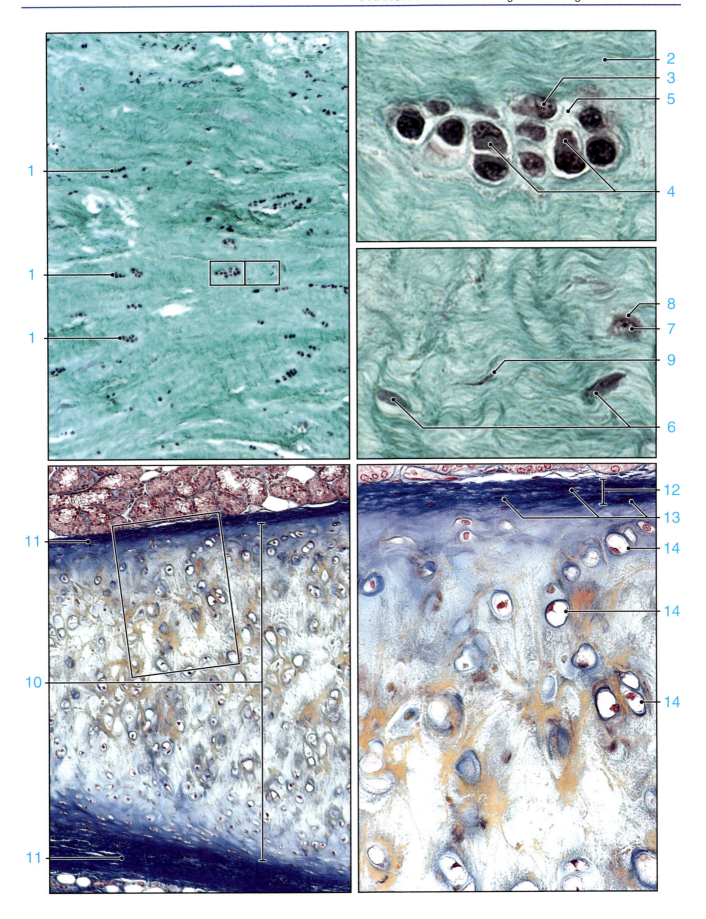

CAPÍTULO 5
Osso

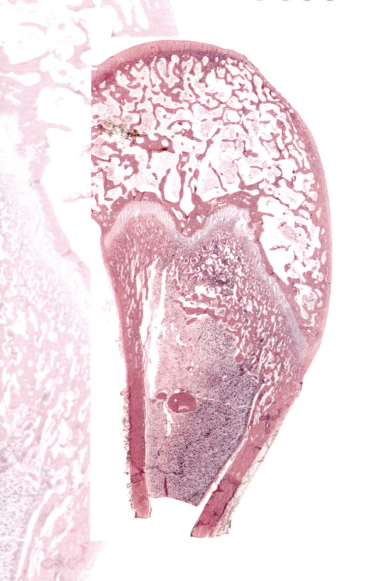

PRANCHA 17	Osso e tecido ósseo	**42**
PRANCHA 18	Osso, preparação por desgaste	**44**
PRANCHA 19	Osso, microscopia eletrônica de transmissão	**46**
PRANCHA 20	Formação óssea endocondral I	**48**
PRANCHA 21	Formação óssea endocondral II	**50**
PRANCHA 22	Formação óssea endocondral III	**52**
PRANCHA 23	Formação óssea intermembranosa	**54**
PRANCHA 24	Desenvolvimento ósseo I, microscopia eletrônica de transmissão	**56**
PRANCHA 25	Desenvolvimento ósseo II, microscopia eletrônica de transmissão	**58**

PRANCHA 17 Osso e tecido ósseo

O osso é um tecido conectivo especializado, caracterizado por uma matriz extracelular mineralizada. É a mineralização da matriz que diferencia o tecido ósseo dos outros tecidos conectivos, formando um tecido extremamente rígido, capaz de oferecer suporte e proteção ao corpo. O mineral é o fosfato de cálcio, na forma de cristais de hidroxiapatita. O osso também é um local de armazenamento de cálcio e fosfato: ambos podem ser mobilizados da matriz óssea e captados pelo sangue, de forma a manter os níveis plasmáticos normais. A matriz óssea contém colágeno tipo I e outros tipos em menor quantidade (i.e., tipos V, III, XI e XIII). Outras proteínas da matriz que constituem substâncias básicas do osso incluem as macromoléculas proteoglicanas, glicoproteínas multiadesivas, fatores de crescimento e citocinas. Normalmente, o osso é estudado em preparações histológicas removendo-se o seu conteúdo de cálcio (osso descalcificado), permitindo, assim, que ele seja cortado como os tecidos moles.

FOTOMICROGRAFIA PARA ORIENTAÇÃO: A fotomicrografia para orientação mostra a extremidade proximal do úmero descalcificado de uma criança. O interior da cabeça do osso, a **epífise** (1), consiste em osso esponjoso trabecular formado por uma rede de **trabéculas** (2) anastomosadas na forma de espículas de tecido ósseo. A parte externa consiste em uma camada densa de tecido ósseo conhecida como **osso compacto** (3). Sua espessura varia em diferentes partes do osso. O corpo deste osso, a **diáfise** (4), também apresenta **osso compacto** (5) e, no seu interior, **osso esponjoso** (6). No interior da diáfise encontra-se a **medula óssea** (7), que, neste estágio de vida, apresenta-se na forma de tecido hematopoiético. A cartilagem também é um componente do osso, presente na forma de **superfície articular** (8) e como a **placa de crescimento** (9). Esta última é descrita na Prancha 21.

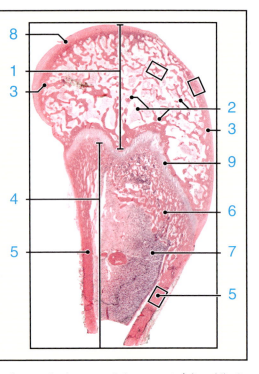

Osso, ser humano, H&E, 178x.
A região delimitada na fotomicrografia para orientação pelo retângulo superior à direita, contendo osso compacto da epífise, é exibida aqui em maior aumento. A área de coloração mais clara é a **cartilagem** (1) da superfície articular da epífise. Estão presentes alguns grupos isogênicos de **condrócitos** (2), uma característica típica de cartilagens em crescimento. O **tecido ósseo** (3) está abaixo da cartilagem. Pode-se distingui-lo da cartilagem pelo arranjo de suas células, os **osteócitos** (4). Os osteócitos localizam-se dentro da matriz óssea, mas normalmente são reconhecidos somente por seus núcleos. Como a matriz óssea é fixada em camadas (lamelas), o osso costuma mostrar padrões lineares ou circulares, que aparecem como estriações. Os espaços irregulares dentro do tecido ósseo são os **canais vasculares** (5), que contêm tecido ósseo em formação, bem como vasos.

Osso, ser humano, H&E, 135x.
O osso da diáfise, delimitado no retângulo inferior da fotomicrografia para orientação, é apresentado aqui em maior aumento. A superfície externa do osso é coberta por tecido conectivo denso conhecido como **periósteo** (6). O tecido remanescente na fotomicrografia é osso compacto. Os **osteócitos** (7) são reconhecidos por seus núcleos no interior da matriz óssea. Outro aspecto interessante percebido neste osso em crescimento é a presença de células ósseas reabsortivas, conhecidas como **osteoclastos** (8). São células grandes, multinucleadas, encontradas em locais onde ocorre remodelação óssea.

Osso, ser humano, H&E, 135x.
A área delimitada no retângulo superior à esquerda na fotomicrografia para orientação, contendo osso esponjoso da epífise, é exibida aqui em aumento maior. Embora o tecido ósseo neste local forme uma estrutura tridimensional constituída de trabéculas ramificadas, sua organização estrutural e seus componentes são os mesmos do osso compacto. Repare nos **núcleos dos osteócitos** (9). À medida que o osso amadurece, o tecido ósseo se organiza e forma os **ósteons** (10), que consistem em um canal vascular central circundado por camadas (lamelas) de matriz óssea. Os dois espaços circulares vistos na figura são locais onde o tecido ósseo está sendo removido, para ser substituído por tecido novo na forma de ósteons. Os espaços em volta do osso trabecular contêm medula óssea, constituída principalmente por adipócitos. Também estão presentes células capazes de formar osso ou tecido hematopoiético.

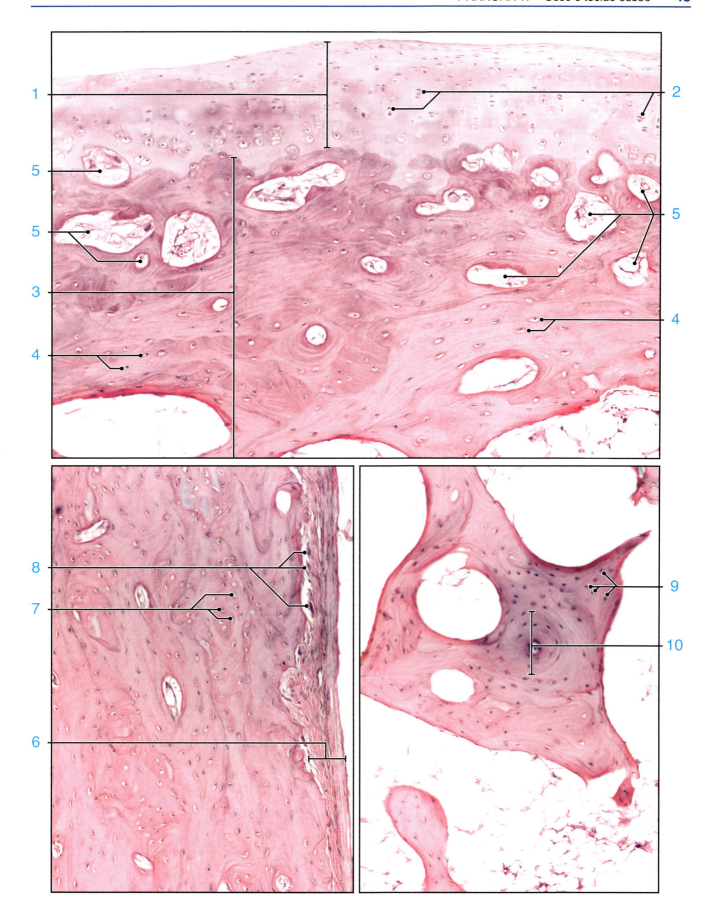

PRANCHA 17 Osso e tecido ósseo

44 CAPÍTULO 5 Osso

PRANCHA 18 **Osso, preparação por desgaste**

O tecido ósseo também pode ser examinado por um procedimento que não o descalcifica. Este método, referido como osso desgastado, é realizado coletando-se um pedaço de osso que, após estar seco, é cortado em fatias finas com uma pequena serra. O osso seco seccionado é desgastado usando-se uma superfície plana abrasiva para diminuir a espessura, de modo a permitir sua visualização ao microscópio de luz. Este procedimento provoca a perda dos componentes celulares do osso que eventualmente estejam presentes, mas permite uma melhor visualização da organização estrutural da matriz óssea. Quando o fragmento é colocado em uma lâmina e coberto por um meio de montagem e uma lamínula, o ar fica aprisionado nos espaços previamente ocupados pelos osteócitos. Deste modo, estes espaços aparecem em preto, expondo os locais dos corpos celulares dos osteócitos e de seus processos extremamente finos dentro da estrutura lamelar do osso.

Outra técnica que permite a visualização dos osteócitos é tratando os ossos descalcificados com tionina e ácido pícrico (técnica de Schmorl). Por este método, as lacunas, onde ficam os osteócitos, e os canalículos, onde se localizam os processos celulares, aparecem em vermelho ou em castanho escuro. A matriz óssea é vista em amarelo e os núcleos dos osteócitos são visualizados em vermelho. Na técnica de Schmorl, não ocorre coloração de fato; as cores visualizadas nas lacunas e nos canalículos são precipitados de material corado. Este precipitado também ocorre em considerável extensão nos espaços vasculares do osso, dificultando a diferenciação entre estes e os componentes estruturais.

Osso desgastado, ser humano, não corado, 90x; figura menor, 200x.

A fotomicrografia é de um osso longo seco que, após ser cortado transversalmente, teve um pequeno pedaço da parte externa cortado. Este pedaço foi desgastado até se alcançar a espessura apropriada para observação ao microscópio. A porção externa do osso revela uma camada externa de lamelas de matriz óssea, orientadas concentricamente, referidas como **lamelas circunferenciais** (1). A **figura menor** mostra as lamelas circunferenciais em aumento maior. As estruturas escuras e alongadas são as **lacunas** (2), espaços anteriormente ocupados pelos osteócitos. Note como a lacuna aparece em formação linear. O material circundante é a matriz óssea. A disposição das camadas de células está relacionada à sua idade. Conforme o osso cresce em diâmetro, novas camadas de matriz são depositadas sobre a camada preexistente; assim, as células mais jovens estão na periferia do osso. Abaixo das lamelas circunferenciais, a matriz óssea se organiza em **ósteons** (3) e remanescentes de ósteons preexistentes.

Os ósteons são estruturas cilíndricas orientadas na direção do eixo longitudinal do osso. Eles consistem em camadas concêntricas de matriz mineralizada. No centro de cada ósteon está o **canal osteonal (de Havers)** (4), que contém pequenos vasos sanguíneos, capilares linfáticos, fibras nervosas e uma variedade de outros tipos celulares, incluindo macrófagos, células osteoprogenitoras e osteoclastos. Durante o período de crescimento de um indivíduo, bem como durante a vida adulta, ocorre constante remodelamento interno do osso, o que envolve a destruição e a formação de novos ósteons. Normalmente, a destruição ou desconstrução de um ósteon não é completa, e parte dele pode permanecer intacta. Os ósteons preexistentes remanescentes são chamados de **lamelas intersticiais** (5). Os vasos no interior dos canais de Havers são abastecidos por vasos sanguíneos oriundos da medula, via canais perforantes (de Volkmann), que percorrem entre os canais de Havers. Um pequeno segmento de um **canal de Volkmann** (6) é visto neste fragmento. Note sua orientação perpendicular com relação aos canais de Havers.

Osso desgastado, ser humano, não corado, 300x

O ósteon dentro do retângulo da fotomicrografia acima é apresentado aqui em aumento maior. O **canal de Havers** (7) aparece contendo células desidratadas e outros materiais precipitados. Em volta do canal, encontram-se camadas de matriz óssea nas quais podemos ver facilmente as **lacunas** (8) que continham osteócitos. Há também finas estriações escuras, que emanam das lacunas e se estendem de uma camada a outra. Esses contornos

filamentosos são canalículos, espaços na matriz óssea que continham os processos citoplasmáticos dos osteócitos. Os canalículos de cada lacuna comunicam-se com canalículos das lacunas vizinhas, criando um sistema tridimensional de canais por toda a matriz óssea. Na parte superior da fotomicrografia, vê-se um **canal de Volkmann** (9). Este espaço vascular não é circundado por anéis concêntricos de matriz óssea, como no canal de Havers. Isso o identifica, portanto, como canal de Volkmann.

Osso, técnica de Schmorl, 150x; figura menor, 1.100x.

A técnica usada neste fragmento foi desenvolvida para visualizar lacunas e canalículos com osteócitos intactos. Neste aumento, os **ósteons** (10) e as **lamelas intersticiais** (11) estão claramente delimitados. Como na fotomicrografia anterior, os ósteons são vistos em corte transversal com um **canal de Havers** central (12). O material dentro do canal está corado intensa-

mente, dificultando a definição das estruturas ali presentes. Também evidente nesta fotomicrografia é um **canal de Volkmann** (13) atravessando as lamelas intersticiais e entrando em um ósteon para juntar-se a um canal de Havers no interior do ósteon. A **figura menor** revela dois **osteócitos** (14) em lamelas adjacentes. Examine os processos citoplasmáticos que se estendem por meio das lamelas de cada um destes osteócitos.

PRANCHA 18 Osso, preparação por desgaste

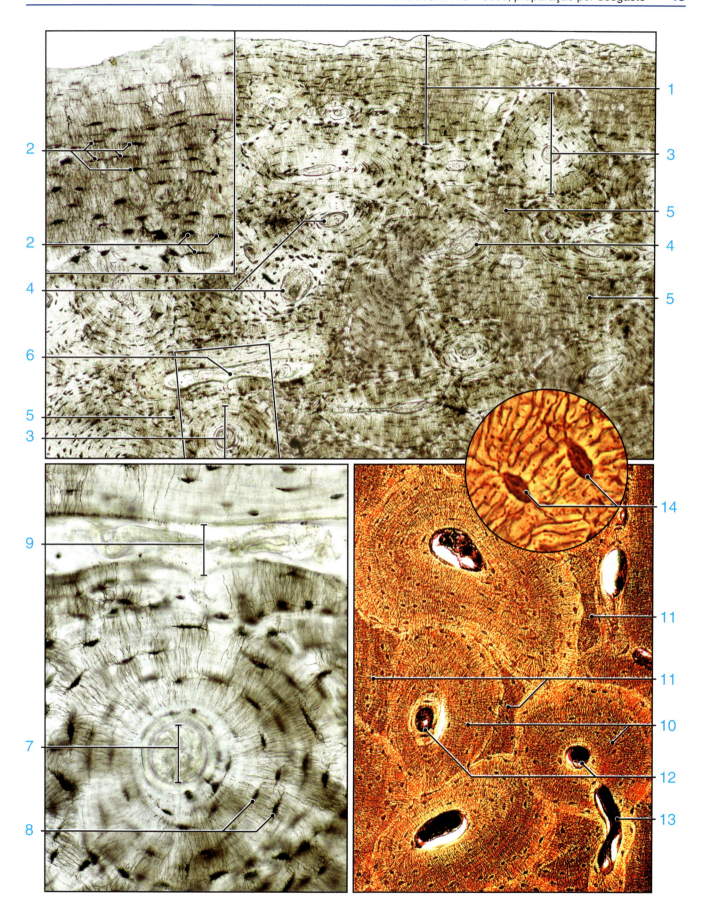

PRANCHA 19 Osso, microscopia eletrônica de transmissão

Osso cortical, coelho, eletromicrografia, 3000x; figura menor, 10.000x.

A eletromicrografia mostra, em aumento menor, um ósteon de fêmur de um coelho jovem. O osso foi descalcificado, deixando as células e os componentes extracelulares moles do tecido (colágeno) essencialmente intactos. O ósteon exibido aqui se constitui em três lamelas completas, numeradas de (1) a (3), e em uma lamela incompleta (indicada por *asterisco*) circundando o **canal de Havers** (4). O limite externo do ósteon está marcado por uma **linha de cimento** (5) e, próxima a ele, está uma **lamela intersticial** (6).

As estruturas mais evidentes no canal de Havers são os vasos sanguíneos. Ambos são **capilares** (7). O vaso menor está circundado por pericitos, enquanto o maior não possui este revestimento celular adicional. Se observadas ao microscópio de luz, as **células osteoprogenitoras** (8) justapostas em volta dos capilares poderiam ser facilmente confundidas com células musculares lisas de grandes vasos sanguíneos. Entretanto, o microscópio eletrônico mostra que o canal de Havers não apresenta veias e artérias. As células dentro do canal (mais externas àquelas associadas aos capilares) são endosteais ou osteoprogenitoras. As **células endosteais** (9) revestem o canal de Havers, enquanto as células osteoprogenitoras diferenciam-se em osteoblastos para repor aqueles que se incorporaram à matriz óssea por eles produzida. Examinando os osteócitos, deve-se notar que um deles exibe um processo se prolongando em um canalículo (*setas duplas*) da lamela incompleta. Do mesmo modo, o **osteócito** (10) na parte inferior da figura também apresenta processos citoplasmáticos entrando em canalículos (*setas*). O osteócito dentro da área delimitada é mostrado em aumento maior na **figura menor**. Pode-se ver, também, um **processo citoplasmático** (11) projetando-se do corpo celular e entrando em um canalículo.

Os **canalículos** (12) no interior das lamelas, bem como aqueles se projetando entre as lamelas, são menos numerosos nesta fotomicrografia do que em uma fotomicrografia de luz (ver a prancha anterior). Esta diferença deve-se à espessura do corte; há mais canalículos em um corte mais espesso, feito para o microscópio de luz, do que no corte mais fino usado na microscopia eletrônica.

PRANCHA 19 Osso, microscopia eletrônica de transmissão

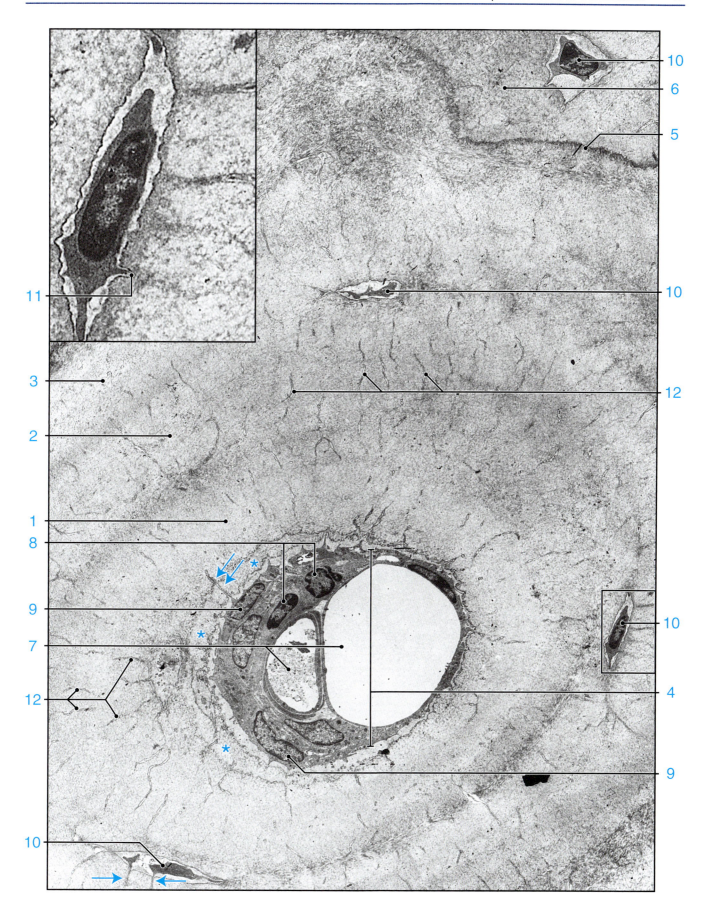

PRANCHA 20 Formação óssea endocondral I

A formação óssea endocondral envolve um molde de cartilagem, que é produzido como um precursor do osso que será formado. Este molde é uma versão em miniatura do futuro osso. A cartilagem está presente durante todo o período de crescimento de um indivíduo. Os ossos que surgem por este processo incluem os das extremidades e os das vértebras que suportam peso. O primeiro sinal de formação óssea é o aparecimento de células formadoras de osso em volta da diáfise do molde de cartilagem. As células formadoras de osso, conhecidas como osteoblastos, surgem do mesênquima circundante. Os osteblastos secretam colágeno, sialoproteínas ósseas, osteocalcina e outros constituintes da matriz óssea. A deposição inicial desses componentes é referida como osteoide; depois, o osteoide é calcificado. O crescimento do osso em seu diâmetro é realizado por deposição contínua, sendo chamado de crescimento aposicional. Com o estabelecimento inicial do colar ósseo periosteal, os condrócitos no centro do molde de cartilagem tornam-se hipertróficos (ver a fotomicrografia superior), levando-os à morte, e a matriz cartilaginosa na região torna-se calcificada. Concomitantemente, vasos sanguíneos crescem por meio do fino colar ósseo diafisário, irrigando o local e permitindo assim a produção de medula óssea e de células formadoras de ossos. Mais tarde, no caso dos ossos longos, esse processo se repete nas epífises do molde de cartilagem (ver a fotomicrografia inferior). O processo de deposição óssea é descrito e ilustrado na Prancha 21.

Osso em desenvolvimento, macaco, H&E, 240x.
A fotomicrografia revela o processo de formação endocondral em fase inicial. A região central deste osso longo apresenta **condrócitos** (1) que passaram por hipertrofia acentuada. Os citoplasmas destes condrócitos parecem muito claros, ou descolorados. Seus núcleos, quando incluídos no plano do corte, aparecem como pequenos corpos basofílicos, não muito diferentes em tamanho dos núcleos dos condrócitos localizados nas regiões distais do molde de cartilagem. Observe como a matriz da cartilagem foi comprimida em faixas estreitas em torno do condrócitos. Neste estágio do desenvolvimento, o tecido ósseo é produzido a fim de formar o **colar ósseo** (2) ao redor do molde de cartilagem. Este tecido ósseo é produzido por crescimento aposicional, a partir de células formadoras de osso derivadas do mesênquima no tecido em volta da cartilagem. Este processo está associado à formação óssea intramembranosa, que será descrita posteriormente (ver Prancha 23).

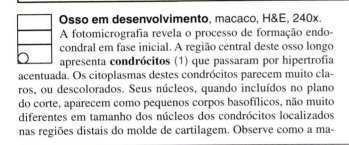

Osso em desenvolvimento, ser humano, H&E, 60x.
A fotomicrografia exibe um osso em estágio mais tardio de desenvolvimento. A maior parte da diáfise do osso contém **medula** (3), parte dela altamente celular, apresentando medula óssea hemopoiética. As áreas não coradas consistem em **tecido adiposo** (4), o qual ocupa grande parte do restante da cavidade medular. O fino colar ósseo, visto anteriormente, tornou-se uma massa espessa de **osso diafisário** (5). A região do osso em que ocorre **formação óssea endocondral** (6) é vista nas extremidades da cavidade medular. Note que seu caráter eosinofílico é similar ao do osso diafisário.

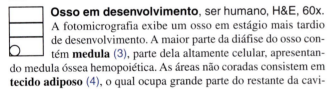

Osso em desenvolvimento, ser humano, H&E, 60x.
O fragmento apresenta o desenvolvimento ósseo em estágio mais avançado, com relação ao osso da fotomicrografia anterior. Formou-se um **centro de ossificação secundário** (7) na epífise proximal deste osso longo. Algum tempo depois, um centro de ossificação semelhante se formará na epífise distal do osso. O processo é idêntico ao que ocorre na diáfise, descrito na introdução. Com o tempo, esses centros de ossificação epifisários aumentam em tamanho e formam grandes cavidades. A consequência desta atividade é a formação do disco epifisário. A *linha tracejada* contorna uma área que, após a expansão do centro de ossificação secundário, apresentará o **disco epifisário** (8). Este disco de cartilagem separa os centros de ossificação nas extremidades distais do centro de ossificação na diáfise do osso. Ele é essencial para o crescimento longitudinal do osso e perdura até que o crescimento ósseo cesse. A **figura menor** exibe o centro de ossificação secundário em aumento maior. Nesta área, já se observa um **osso recém-formado** (9), que, em contraste com a coloração mais clara da **cartilagem** (10) circundante, aparece eosinofílico. Essa coloração característica é idêntica à do **osso endocondral** (11), presente em maior quantidade na extremidade superior da diáfise.

PRANCHA 20 Formação óssea endocondral I

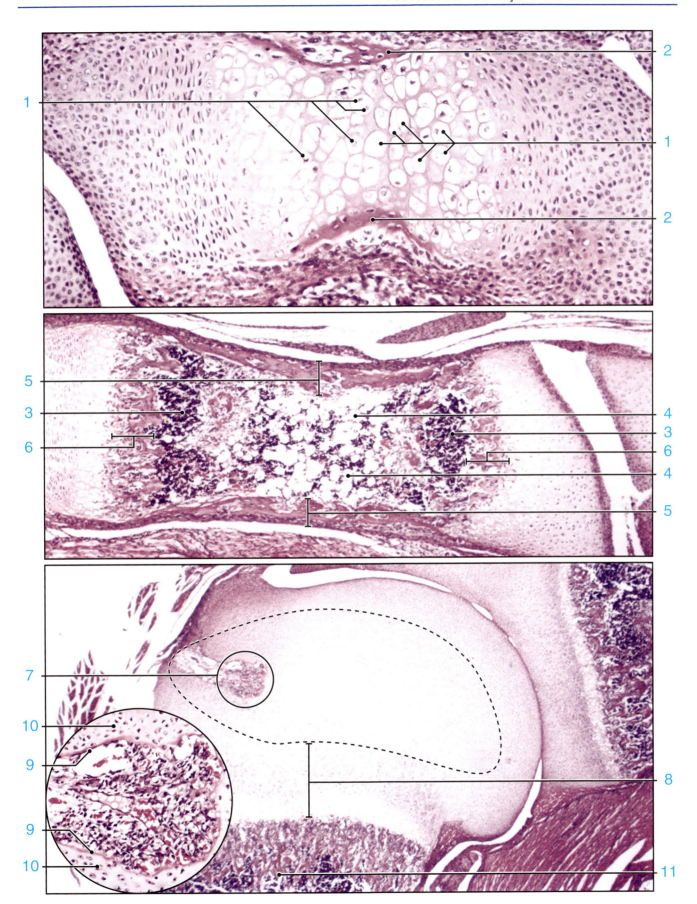

PRANCHA 21 Formação óssea endocondral II

Durante o tempo em que o osso é produzido pelo processo de formação óssea endocondral, diferentes zonas podem ser reconhecidas na cartilagem epifisária de ambas as extremidades da cavidade medular recém-formada. Na região da cartilagem mais distante da cavidade medular, em ambas as extremidades do osso em crescimento, pode-se observar condrócitos individuais separados pela matriz cartilaginosa. Devido à natureza de sua distribuição, esta região é definida como zona de cartilagem de repouso. Adjacente a esta zona, em direção à cavidade da medula, as células da cartilagem passaram por divisão e estão organizadas em colunas distintas. Essas células são maiores que as da zona de reserva e produziram nova matriz cartilaginosa. Esta área é conhecida como zona de proliferação. A produção de matriz cartilaginosa nesta área provoca o crescimento linear do osso. A próxima zona é chamada de zona de hipertrofia. Nesta região, os condrócitos sofrem um aumento considerável. O citoplasma do condrócito é claro – reflexo da quantidade abundante de glicogênio acumulado nessas células. A matriz cartilaginosa entre as colunas formadas por esses condrócitos hipertrofiados está comprimida e forma faixas lineares. Na próxima zona, chamada de zona de calcificação da cartilagem, as faixas de matriz cartilaginosa se calcificaram e as células hipertrofiadas se degeneraram. Os condrócitos localizados na parte mais proximal desta zona (mais próximos à cavidade medular) sofreram apoptose. A cartilagem calcificada localizada nesta área servirá como um molde inicial para a deposição do osso em formação. A última zona, chamada de zona de reabsorção, está em contato direto com o tecido conectivo da cavidade medular. Vasos sanguíneos e tecido conectivo anexado invadem esta região. Estes vasos sanguíneos são a fonte de células osteoprogenitoras que se diferenciam em células produtoras de osso, se instalam no molde de cartilagem calcificada e produzem matriz óssea. Na avaliação desses eventos, deve-se reconhecer que, conforme as novas células cartilaginosas são produzidas na zona de proliferação, submetidas a uma série de mudanças (i.e., hipertrofia e morte), sem se moverem. Mais uma vez, é apenas a produção de novas células cartilaginosas e o material matricial que permitem o crescimento linear do osso. Antes do nascimento, os centros de ossificação secundários iniciam a formação das epífises, criando o disco epifisário e permitindo o subsequente crescimento subsequentedo osso epifisário.

FOTOMICROGRAFIA PARA ORIENTAÇÃO: A fotomicrografia exibe, em aumento muito pequeno, uma parte do **fêmur** (1), da **tíbia** (2) e da **patela** (3) na articulação do joelho de um feto quase a termo (aproximadamente 37 semanas). Também vemos o **desenvolvimento muscular inicial** (4).

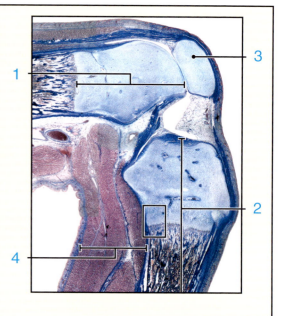

Osso em desenvolvimento, ser humano, Mallory, 90x.

Esta é a área delimitada pelo retângulo na fotomicrografia para orientação. Inclui parte da **cartilagem epifisária** (1) e a porção superior da **cavidade medular** (2), onde o osso está sendo produzido. Também são visíveis parte de um **tendão** (3) e do **músculo em desenvolvimento** (4) adjacente. Dentro da cartilagem epifisária, são vistos **elementos vasculares** (5). Este é o estágio inicial da formação do centro de ossificação secundário. A coloração de Mallory cora em azul os elementos do tecido conectivo. Assim, a cartilagem aparece em azul claro e, conforme ela se calcifica (6), torna-se azul escura. O elemento em azul mais escuro no interior da medula é o **osso** (7). Em contrapartida, as células medulares e as células formadoras de osso se coram em vermelho.

Osso em desenvolvimento, ser humano, Mallory, 160x.

A área delimitada pelo retângulo à esquerda da fotomicrografia acima é vista aqui, apresentando a **zona de reserva de cartilagem** (8) em aumento maior. Próximo a ela vê-se a **zona de proliferação** (9). As células cartilaginosas estão organizadas em matrizes colunares, com seus núcleos alongados parecendo discos empilhados. Mais uma vez, esta é a zona onde nova matriz cartilaginosa foi produzida pela proliferação de novos condrócitos.

Osso em desenvolvimento, ser humano, Mallory, 160x.

A fotomicrografia mostra a área delimitada pelo retângulo à direita da fotomicrografia superior. Sob este ponto de vista, a **zona de hipertrofia** (10) é facilmente reconhecida. Os condrócitos desta zona estão em processo de degeneração. Aqueles que estão próximos à parte superior da fotomicrografia apresentam núcleos relativamente intactos, enquanto aqueles que estão na parte inferior da cartilagem aparecem com aumento de volume. Nessa região, a matriz da cartilagem se torna calcificada (11). Abaixo deste local, as **espículas cartilaginosas** (12) calcificadas são circundadas pela medula, que invadiu a área previamente ocupada por condrócitos em degeneração.

PRANCHA 21   Formação óssea endocondral II   **51**

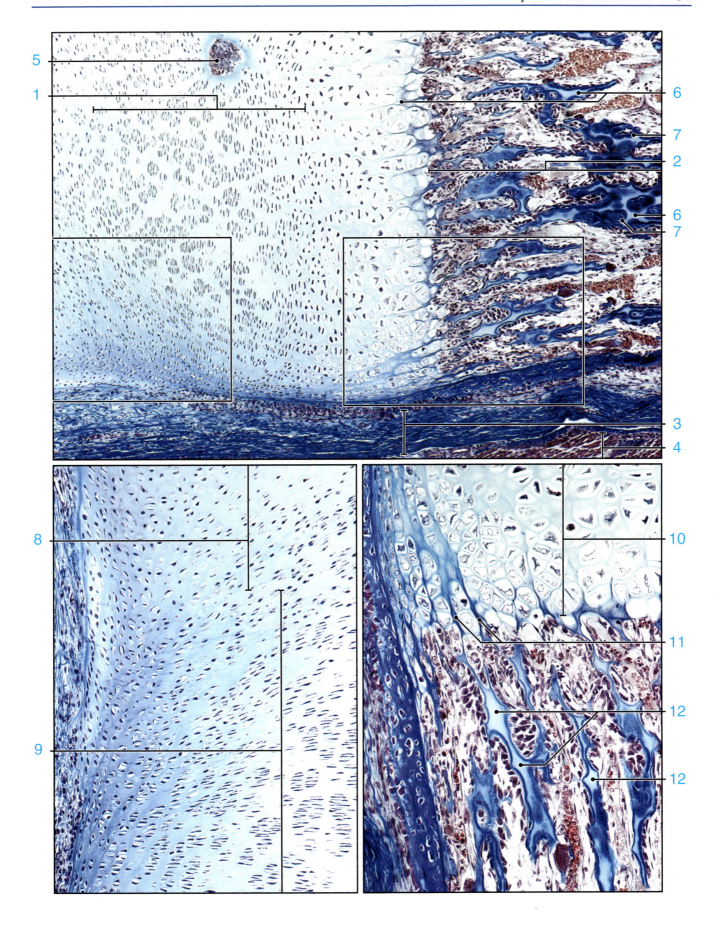

PRANCHA 22 Formação óssea endocondral III

Desde o início da sua formação e ao longo da vida, o osso passa por alterações constantes, conhecidas como remodelamento. Durante o desenvolvimento fetal e os períodos subsequentes do desenvolvimento, o remodelamento ósseo permite o aumento contínuo da estrutura esquelética. Assim que se inicia a produção de osso, o processo de remodelamento depende dos osteoclastos, grandes células multinucleadas capazes de reabsorver o osso. Eles se originam da fusão de células progenitoras mononucleares da medula. Os osteoclastos também dão origem ao granulócito neutrofílico e ao monócito. A atividade cooperativa entre osteoblastos e osteoclastos promove o remodelamento da estrutura óssea. Conforme o osso cresce em comprimento, ele também deve crescer em espessura. Isto ocorre por atividade osteoblástica na superfície do osso (crescimento aposicional); entretanto, o tecido ósseo antigo deve ser concomitantemente removido da superfície interna (medular), a fim de evitar massa óssea excessiva. Da mesma forma, os ósteons produzidos durante a formação óssea secundária são reorganizados conforme novos ósteons de reposição são formados para se adaptarem ao estresse natural aplicado ao osso. Durante a vida adulta, o remodelamento continua, embora em ritmo mais lento, especialmente durante o envelhecimento.

Osso em desenvolvimento, ser humano, Mallory, 255x.
A fotomicrografia mostra um aumento maior do fragmento visto na figura inferior, à direita da Prancha 21. As principais características estruturais identificáveis são as **espículas ósseas** (1) e várias **espículas cartilaginosas calcificadas** (2). As espículas ósseas são prontamente identificadas pelos **osteócitos** (3) no interior de sua matriz. Já a cartilagem calcificada não apresenta células em sua matriz. Vários **osteoblastos** (4) estão presentes em um dos lados da espícula óssea, indicando crescimento do osso. O outro lado é essencialmente livre de atividade osteoblástica. Grande parte da superfície das espículas cartilaginosas exibe produção óssea. A área azul clara, que representa a cartilagem calcificada, está circundada em muitos pontos por uma **camada de osso** (5) (azul escuro). As células em aposição a este tecido ósseo são **osteoblastos** (6). Também é relevante notar que, em vários locais, vê-se um único **osteócito** (7) dentro da matriz óssea bastante escassa. Conforme o crescimento da espícula continua, outros osteoblastos serão incorporados à matriz óssea por eles produzida.

Osso em desenvolvimento, ser humano, Mallory, 535x.
A fotomicrografia é um aumento maior da espícula óssea delimitada na fotomicrografia superior à esquerda. Um lado da espícula óssea encontra-se revestido por numerosos osteo- blastos (8), indicando uma superfície de crescimento. Do mesmo lado, observam-se numerosas células alongadas, associadas ao desenvolvimento do **periósteo** (9). Mais distante, vê-se um **tecido conectivo denso** (10) bem desenvolvido. A vascularização do osso em desenvolvimento é evidenciada por um **capilar sanguíneo** (11).

Osso em desenvolvimento, ser humano, Mallory, 500x.
A fotomicrografia, originária do mesmo fragmento da fotomicrografia superior à esquerda, mostra vários **osteoclastos** (12) removendo osso das espículas. As espículas apresentam uma região central de **cartilagem calcificada** (13) circundada por matriz óssea. O osteoclasto delimitado pelo retângulo é exibido em aumento maior na **figura menor**. O osteoclasto removeu a matriz óssea, formando uma depressão rasa de reabsorção também conhecida como lacuna de Howship. A **borda pregueada** (14) dos osteoclastos aparece como uma faixa de luz adjacente à matriz óssea da lacuna de Howship. A borda pregueada consiste em numerosas invaginações da membrana plasmática, que produzem dobramentos do citoplasma livres de organelas, adjacentes à membrana. Observe também o grande número de **núcleos** (15) nos osteoclastos.

Osso descalcificado, eletromicrografia, 4800x; figura menor, 12000x.
Esta é a eletromicrografia de uma região similar à área delimitada pelo retângulo na figura menor da fotomicrografia inferior à esquerda. A área mais clara representa a **matriz óssea** (16) após a remoção do cristal de cálcio pelo processo de descalcificação. Uma fina camada de **matriz calcificada** (17) permanece no local onde o citoplasma do osteoclasto está em aposição ao osso. A frente de reabsorção do osteoclasto é marcada por numerosas **invaginações da membrana plasmática** (18). Essas invaginações produzem a aparência de borda pregueada observada no microscópio de luz. A **figura menor** oval mostra a presença de cristais de hidroxiapatita reabsorvidos do osso e localizados entre as invaginações da membrana. Eventualmente, os componentes do cálcio e do fosfato entrarão na corrente sanguínea para sua mobilização.

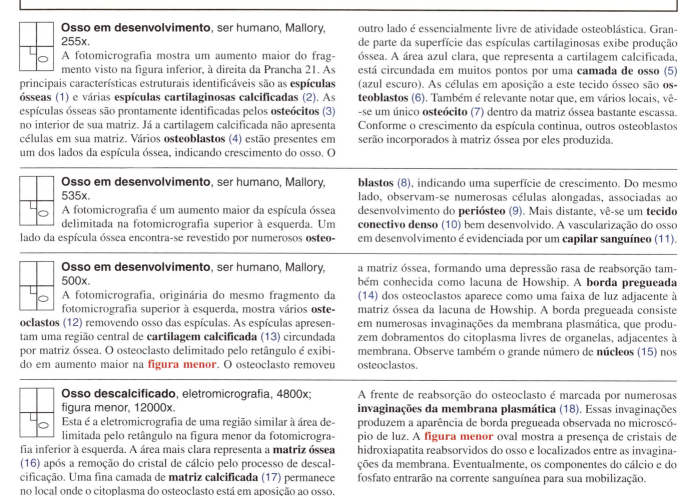

PRANCHA 22 Formação óssea endocondral III

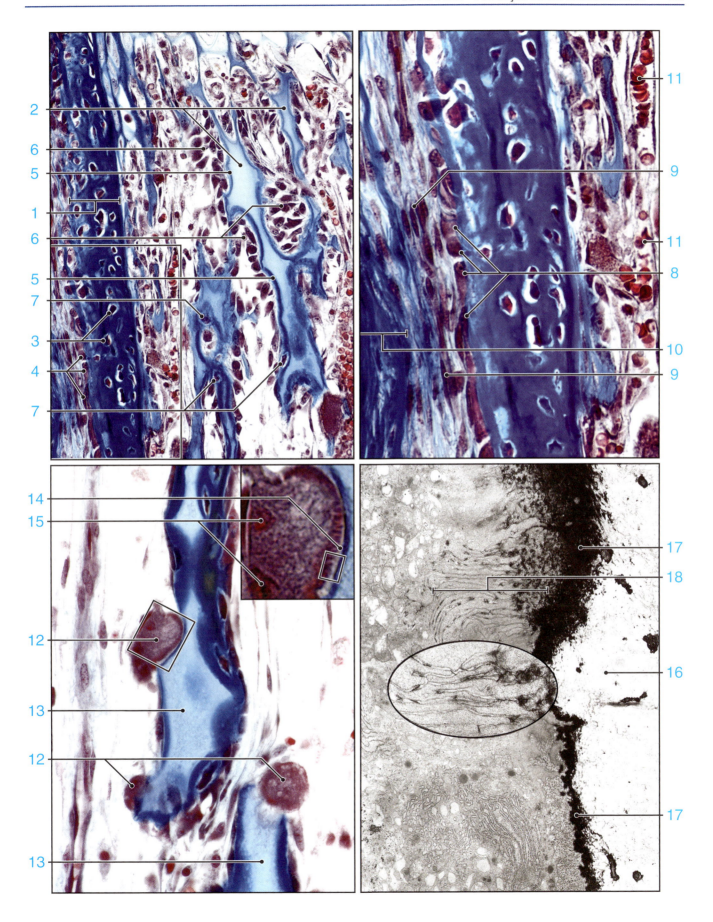

PRANCHA 23 Formação óssea intramembranosa

A ossificação intramembranosa é um processo no qual o osso se desenvolve inicialmente por proliferação e diferenciação de células mesenquimais, que se tornam osteoblastos. Não há um molde prévio de cartilagem como precursor da formação óssea. A ossificação intramembranosa ocorre em locais onde não é necessário suportar peso, tais como os ossos planos do crânio e da face, a mandíbula e a clavícula. Nos seres humanos, este processo inicia-se por volta da oitava semana de gestação. Nesse momento, algumas das células mesenquimais migram ao local requerido e se multiplicam. A condensação, ou acúmulo de células mesenquimais, inicia o processo de ossificação por sua diferenciação em células osteoprogenitoras. Esses locais se vascularizam, e as células osteoprogenitoras ficam maiores e mais arredondadas, com citoplasmas que mudam de eosinófilos para basófilos. As alterações citológicas resultam em osteoblastos diferenciados que, então, secretam os componentes da matriz óssea. Conforme a matriz é produzida, os osteoblastos se distanciam uns dos outros, mantendo-se unidos por finos processos cito-

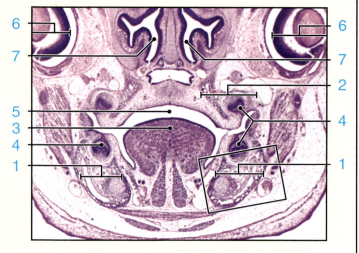

plasmáticos. A matriz é então calcificada e os processos de interconexão das células formadoras de osso, agora chamadas de osteócitos, são enclausurados dentro dos canalículos. Conforme isto ocorre, as células mesenquimais circundantes se proliferam e produzem mais células osteoprogenitoras. Algumas destas células ficam em aposição ao osso calcificado inicialmente formado, tornam-se osteoblastos e produzem mais matriz óssea. Por este processo de crescimento aposicional, as espículas tornam-se maiores e formam uma rede trabecular que terá a forma característica do osso maduro. Deve-se salientar que o crescimento contínuo do osso é o mesmo, tanto na formação óssea endocondral, como na intramembranosa; a única distinção é que a produção de osso na formação endocondral usa um molde de cartilagem, enquanto, na formação intramembranosa, não há o desenvolvimento de um molde prévio de cartilagem.
   FOTOMICROGRAFIA PARA ORIENTAÇÃO: O fragmento apresentado é um corte frontal da cabeça de um feto tardio. Algumas das características estruturais que podem ser identificadas incluem a **mandíbula em desenvolvimento** (1), o **maxilar superior** (2), a **língua** (3), **dentes em desenvolvimento** (4), a **cavidade oral** (5), **olhos em desenvolvimento** (6) e a **cavidade nasal** (7).

Ossificação intramembranosa, ser humano, H&E, 90x.
A área delimitada pelo retângulo, na fotomicrografia para orientação, é exibida aqui em aumento maior. O **tecido ósseo** (1) já se formou, criando um molde incompleto da mandíbula (a *linha tracejada* envolve a área que se tornará a mandíbula definitiva). Com exceção da **cartilagem de Meckel** (2), que serve como um molde estrutural temporário posteriormente removido, não há cartilagem associada com o desenvolvimento da mandíbula. **Células mesenquimais comissionadas** (3) proliferam-se, dando origem a células osteoprogenitoras nos locais onde os ossos são continuamente formados. Estas células se diferenciam em **osteoblastos** (4) e produzem a matriz óssea.

Ossificação intramembranosa, ser humano, H&E, 180x.
A área delimitada pelo retângulo na fotomicrografia acima é apresentada em aumento maior. Neste aumento, o **tecido ósseo** (5), com seus osteócitos aprisionados, é facilmente reconhecido. A área onde o osso foi recém-formado é vista na área superior à direita da fotomicrografia. Na região circundada por uma linha (6), as células estão em processo de transformação em osteoblastos. A população de células adjacente a esta área já pode ser identificada como de **osteoblastos** (7), que ali formam a matriz óssea. Outros pontos de interesse são o **mesênquima** (8) e um local com **músculo em desenvolvimento** (9).

Ossificação intramembranosa, ser humano, H&E, 180x.
A fotomicrografia apresenta uma área no lado oposto da mandíbula com uma delgada **espícula óssea** (10) recém-formada. **Vasos sanguíneos** (11) são vistos em um dos lados da espícula. Do lado oposto da espícula, veem-se **osteoblastos** (12) produzindo mais matriz óssea. Um osteoblasto está se cercando de matriz óssea, tornando-se um **osteócito** (13). Em outros locais ao longo da espícula não há matriz produzida. As células em aposição à espícula podem ser caracterizadas como **células osteoprogenitoras** (14). Repare em seus núcleos achatados em comparação aos núcleos dos osteoblastos, que têm forma cúbica. Depois, as células osteoprogenitoras serão sinalizadas a produzir matriz óssea, assumindo, assim, aspectos característicos de um osteoblasto. Outros elementos relevantes incluem o **periósteo recém-formado** (15) e o **mesênquima** (16), com células alongadas, similares a fibroblastos.

PRANCHA 23 Formação óssea intramembranosa

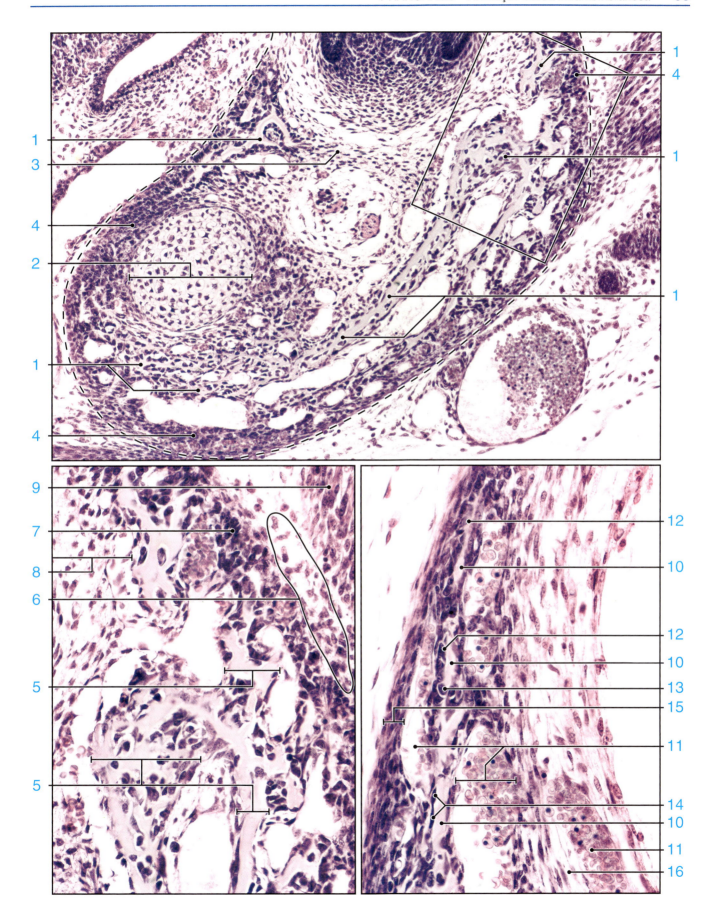

PRANCHA 24 Desenvolvimento ósseo I, microscopia eletrônica de transmissão

Osso em desenvolvimento, coelho, eletromicrografia, 3.000x; figura menor, 10.000x.

A eletromicrografia exibe a superfície periosteal de um osso longo em crescimento. Deriva da porção média da diáfise, uma região do osso que se desenvolve por ossificação intramembranosa. Caracteristicamente, nenhuma cartilagem está presente. A parte superior da fotomicrografia mostra **fibroblastos** (1) característicos e feixes de **fibras colágenas** (2). Eles formam a camada que é chamada de **porção fibrosa do periósteo** (3). Abaixo, observa-se a **camada celular do periósteo** (4), que contém **células osteoprogenitoras** (5) e **osteoblastos** (6).

Os osteoblastos estão alinhados ao longo da superfície do osso em desenvolvimento, apresentando forma aproximadamente cúbica. Os limites laterais dos osteoblastos adjacentes não são muito evidentes, mas a distinção entre as células adjacentes é facilitada por diferenças na eletrodensidade da matriz citoplasmática. Os osteoblastos apresentam grande quantidade de **retículo endoplasmático rugoso** (7) e um extenso complexo de Golgi (ver Prancha 25), aspecto indicativo de células muito ativas em síntese proteica e secreção. Observe que o osteoblasto em diferenciação possui mais citoplasma do que o fibroblasto, mas seu retículo endoplasmático rugoso não é tão desenvolvido quanto o do osteoblasto.

Abaixo dos osteoblastos há um **osteoide** (8), um osso não mineralizado que, no microscópio de luz, aparece como uma faixa homogênea pouco corada entre os osteoblastos e o osso. A área delimitada pelo retângulo é mostrada em aumento maior na **figura menor**. Neste aumento, fica evidente que o osteoide consiste em fibrilas de colágeno. Algumas das fibrilas de colágeno foram seccionadas transversalmente, aparecendo como estruturas puntiformes, enquanto outras foram cortadas obliquamente ou longitudinalmente, aparecendo como fitas lineares de vários comprimentos. Um **processo citoplasmático** (9) se projetando do osteoblasto também é visível nesta micrografia.

Para entender a biologia do crescimento ósseo, é necessário compreender que os osteoblastos se afastam do osso conforme secretam seu produto, o osteoide. Pouco depois de ser produzido, o osteoide se calcifica por uma onda de mineralização que acompanha o movimento dos osteoblastos. O cálcio é encontrado na forma de cristais de hidroxiapatita. Neste fragmento, a maior parte dos sais de cálcio se perdeu do **osso** (10); consequentemente, ele apresenta uma aparência relativamente eletrolúcida. Entretanto, restam sais de cálcio na frente de mineralização, onde são vistos como um material escuro e elétron-opaco (indicado por *asteriscos*).

Em intervalos regulares, determinados osteoblastos já não se afastam do osso e, consequentemente, as células ficam cercadas pelo osteoide produzido. Conforme a frente de mineralização avança, a célula fica cercada pelo osso. Dessa forma, contida em uma lacuna, a célula é chamada de osteócito. Um **osteócito** (11) recém-formado é exibido na fotomicrografia. Como se pode ver, a matriz óssea que beira a lacuna reteve seus sais de cálcio. Os processos citoplasmáticos do osteócito estão contidos em **canalículos** (12).

Muitos osteoblastos tornam-se osteócitos da mesma maneira. Assim, conforme o osso vai se espessando, as camadas de osteoblastos tendem a se esgotar. Este esgotamento, entretanto, é balanceado pela proliferação de células do tecido conectivo que se diferenciam em pré-osteoblastos e, depois, em osteoblastos.

PRANCHA 24   Desenvolvimento ósseo I, microscopia eletrônica de transmissão

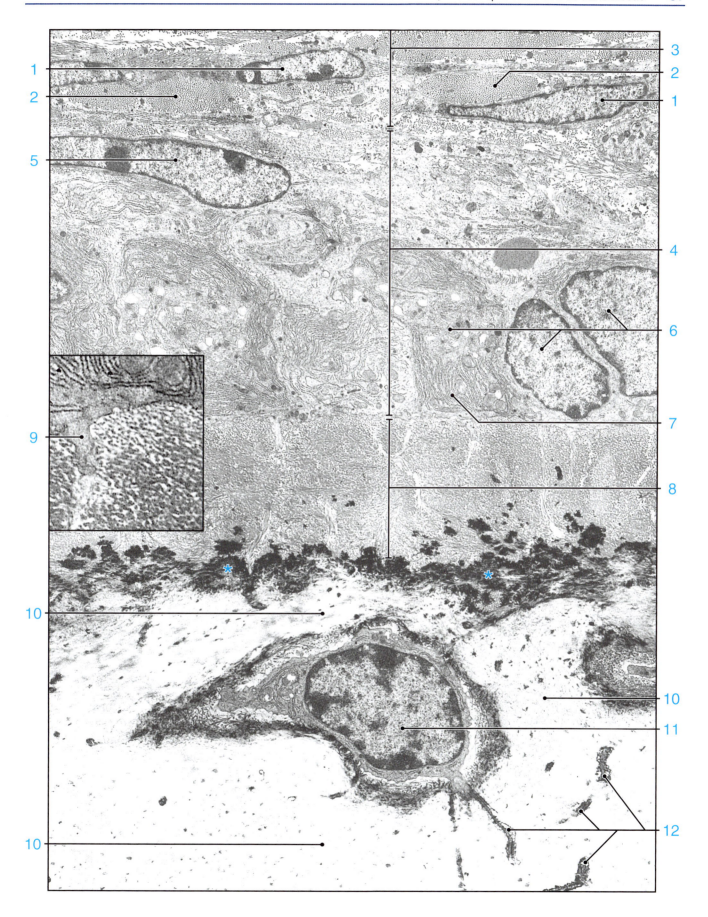

58 CAPÍTULO 5 Osso

PRANCHA 25 Desenvolvimento ósseo II, microscopia eletrônica de transmissão

Osso em desenvolvimento, eletromicrografia, 14.000x.

A eletromicrografia mostra vários osteoblastos. Um único osteoblasto de forma cúbica ocupa a maior parte da fotomicrografia. Vê-se, na extremidade esquerda, uma pequena parte de um osteoblasto adjacente, e, na extremidade direita, outro osteoblasto, cujo **núcleo** (1) é visível. Na parte superior da eletromicrografia vê-se parte de uma **célula osteoprogenitora** (2) e, na parte inferior da fotomicrografia, um pouco do **osteoide** (3) que está sendo secretado pelo osteoblasto. O osteoblasto apresentado nesta eletromicrografia é similar àquele mostrado na Prancha 24. O aumento maior desta fotomicrografia revela detalhes citológicos das células.

Para caracterizar o osteoblasto, bem como entender a natureza de seu produto, é importante compreender que os osteoblastos derivam de células do tecido conectivo que são indistinguíveis dos fibroblastos. Elas mantêm muito da morfologia citológica dos fibroblastos, evidenciada nesta fotomicrografia. Nos fibroblastos ativos, há uma grande quantidade de retículo endoplasmático rugoso e um extenso complexo de Golgi. Os osteoblastos mostrados nesta fo-

tomicrografia também contêm uma grande quantidade de **retículo endoplasmático rugoso** (4) e um proeminente **complexo de Golgi** (5), indicativos de seu papel na produção de osteoide. O complexo de Golgi, visível no osteoblasto, contém vesículas achatadas características e vesículas de transporte. Apresenta também vesículas maiores, que contêm material de várias densidades. Duas dessas vesículas maiores e alongadas (*setas*) contêm um componente filamentoso. Com base em técnicas de marcação especiais para microscopia eletrônica, sabe-se que esses componentes filamentosos são precursores de colágeno.

Esses osteoblastos (e aqueles vistos na Prancha 24) são cúbicos e, por causa de sua íntima aposição, lembram as células cúbicas de uma camada epitelial. Embora os osteoblastos estejam realmente dispostos sobre a superfície do osso em desenvolvimento de modo semelhante a uma camada, eles exibem propriedades similares de células do tecido conectivo, e não do tecido epitelial. Pode-se notar que não há lâmina basal associada aos osteoblastos. Ocasionalmente, observam-se entre os osteoblastos fibrilas de colágeno. Os osteoblastos são altamente polarizados; a superfície que defronta o osteoide é a face secretora (ou polo secretor) da célula.

Osso em desenvolvimento, eletromicrografia, 30.000x.

A eletromicrografia apresenta em aumento maior a face secretora do osteoblasto adjacente ao osteoide. Todos os contornos arredondados do osteoide, com formas e tamanhos irregulares, são **fibrilas de colágeno** (6). A substância fundamental ocupa o espaço entre as fibrilas de colágeno. Lembre-se que o osteoblasto se afasta do osso, deixando seu produto para trás. As fibrilas de colágeno mais próximas da célula apresentam diâmetro menor, tendo sido formadas mais recentemente. Ao longo do

tempo, conforme a célula se afasta e a frente de mineralização se aproxima, as fibrilas de colágeno aumentam em diâmetro. Uma vez terminada a mineralização, as fibrilas não aumentam mais em diâmetro. A mineralização resulta em uma impregnação de hidroxiapatita de cálcio, tanto nas fibrilas de colágeno como na substância fundamental.

A imagem também exibe os processos citoplasmáticos das células formadoras de osso (*setas*). Conforme o osteoclastos se transformam em osteócitos, seus processos citoplasmáticos ficam incluídos em canalículos.

PRANCHA 25   Desenvolvimento ósseo II, microscopia eletrônica de transmissão

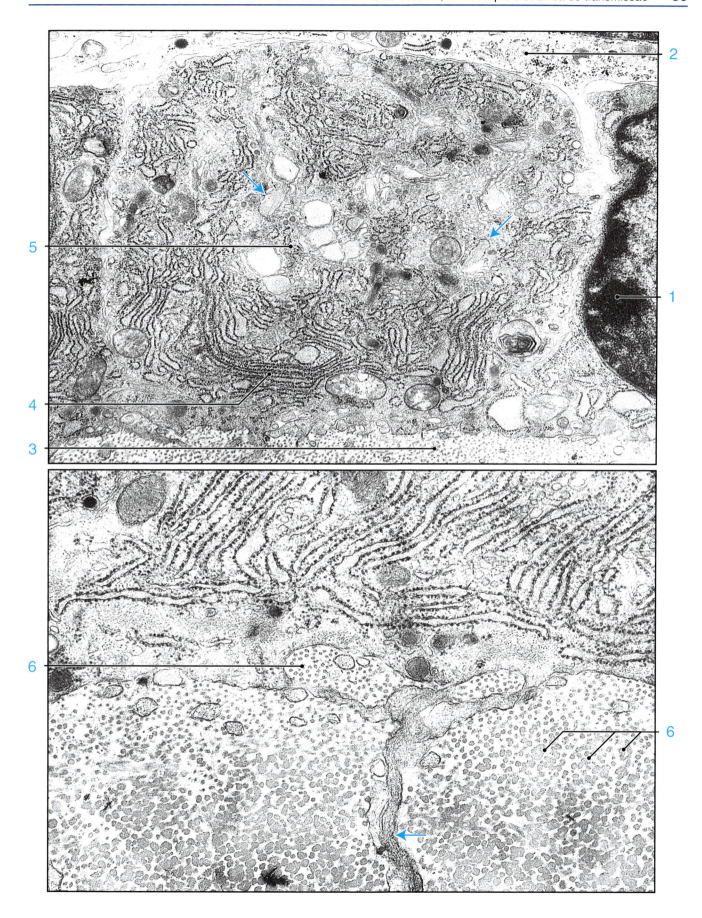

CAPÍTULO 6
Sangue e Medula Óssea

PRANCHA 26 Eritrócitos e granulócitos **62**
PRANCHA 27 Agranulócitos e medula vermelha **64**
PRANCHA 28 Eritropoiese **66**
PRANCHA 29 Granulopoiese **68**

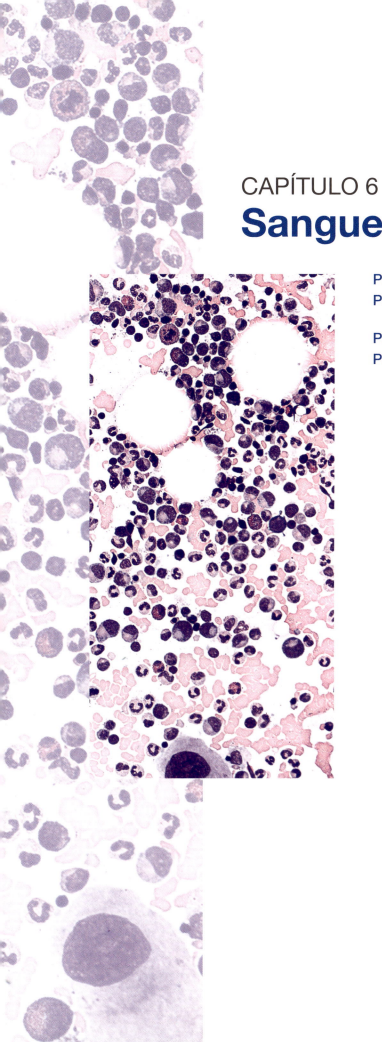

PRANCHA 26 Eritrócitos e granulócitos

O sangue é considerado um tecido conectivo. Apresenta caráter fluido e é composto de plasma e elementos figurados, que consistem nos glóbulos vermelhos (eritrócitos), glóbulos brancos (leucócitos) e plaquetas. Coletivamente, perfaz 45% de todo o volume sanguíneo. Os eritrócitos transportam e permutam oxigênio e dióxido de carbono, correspondendo a 99% de todas as células sanguíneas. Os leucócitos são subdivididos em granulócitos e agranulócitos, estes últimos ainda classificados como linfócitos ou monócitos. Os granulócitos, assim denominados em função dos grânulos visíveis em seu citoplasma, dividem-se em neutrófilos, eosinófilos e basófilos. Cada tipo de leucócito exerce um papel específico nas respostas imune e preventiva do organismo. Em geral, deixam a circulação a fim de entrar no tecido conectivo para executar suas funções específicas. Os eritrócitos, ao contrário, atuam apenas no tecido vascular. As plaquetas são responsáveis pela coagulação sanguínea e, consequentemente, têm papel fundamental em caso de lesão de pequenos vasos.

As extensões sanguíneas são usadas para exame microscópico e identificação do número relativo de leucócitos na circulação sanguínea. A extensão de sangue é preparada colocando-se uma pequena gota de sangue em uma lâmina de vidro, que é, então, espalhada com a extremidade de outra lâmina. Quando executado adequadamente, esse método apresenta uma camada única e uniforme de células sanguíneas, que devem estar secas antes de serem coradas. Geralmente, usa-se a coloração de Wright, uma coloração de Romanovsky modificada. Quando se examina a extensão ao microscópio, um aumento menor ajuda a encontrar áreas com distribuição uniforme das células sanguíneas, como aquela observada na extensão da fotomicrografia superior dessa Prancha. Usando um aumento maior, pode-se identificar os vários tipos de glóbulos brancos e, de fato, determinar o número relativo de cada um deles. A contagem celular normal é de 48,6 a 66,7% de neutrófilos, de 1,4 a 4,8% de eosinófilos, de 0 a 0,3% de basófilos, de 25,7 a 27,6% de linfócitos e de 8,6 a 9% de monócitos.

Extensão sanguínea, ser humano, coloração de Wright, 200x.
A fotomicrografia apresenta, em pequeno aumento, parte de uma extensão onde as células sanguíneas são distribuídas uniformemente. A maioria delas são eritrócitos. Devido a sua forma bicôncava, a maioria dos eritrócitos aparece em forma de rosca. Dois leucócitos, ambos granulócitos, são visíveis. Um dos granulócitos é um **neutrófilo** (1); o outro, um **eosinófilo** (2). Neste aumento, entretanto, a principal diferença é a coloração de seus citoplasmas. Aumentos maiores, como na imagem abaixo, permitem uma caracterização mais precisa do tipo celular.

Extensão sanguínea, neutrófilos, ser humano, coloração de Wright, 2.200x.
Os neutrófilos apresentam variação no tamanho e na morfologia nuclear, dependendo de sua idade. A fotomicrografia à esquerda exibe o núcleo de um neutrófilo que acabou de passar pelo estágio do núcleo em bastão e, recentemente, entrou na corrente sanguínea. A célula é relativamente pequena, e seu citoplasma possui grânulos finos característicos. O neutrófilo na fotomicrografia do meio é consideravelmente maior, e seu citoplasma contém grânulos mais finos. Embora o núcleo ainda tenha formato em U, ele já começa a apresentar **lobulação** (setas), pela sua constrição em vários pontos. O neutrófilo da fotomicrografia à direita mostra um estágio de maturação mais avançado, pois já apresenta lobulação característica. Aqui, os lóbulos são ligados por uma "ponte" nuclear extremamente fina. Um aspecto característico associado ao núcleo dessa célula é a presença de uma "**baqueta**" (ponta da seta), indicador de que o sangue foi retirado de uma mulher.

Extensão sanguínea, eosinófilos, ser humano, coloração de Wright, 2.200x.
Os eosinófilos dessa fotomicrografia também representam diferentes estágios da maturação. O eosinófilo da fotomicrografia à esquerda é relativamente pequeno e está iniciando o processo de lobulação. O citoplasma é preenchido quase completamente por grânulos eosinófilos, característicos deste tipo celular. A área menos corada, sem grânulos, representa, provavelmente, o local do **complexo de Golgi** (seta). O eosinófilo da fotomicrografia central é maior e seu núcleo já é claramente bilobado. Em certa região, vê-se três **grânulos** distintos (ponta da seta), de formato esférico e tamanho relativamente uniforme. O eosinófilo da fotomicrografia à direita está mais maduro, exibindo pelo menos três lóbulos. Quando executamos um ajuste focal ao observar essas células, os grânulos eosinófilos, em geral, parecem acender, devido à sua estrutura cristalina.

Extensão sanguínea, basófilos, ser humano, coloração de Wright, 2.200x.
As células aqui apresentadas são basófilos e também representam diferentes estágios de maturação. O basófilo na fotomicrografia à esquerda é relativamente jovem e pequeno. Os grânulos apresentam tamanhos variáveis e tendem a obscurecer a morfologia do núcleo. Além disso, são menos cheios do que os grânulos vistos nos eosinófilos. O núcleo do basófilo, na fotomicrografia do meio, aparece bilobado, mas os grânulos que se encontram sobre o núcleo, mais uma vez, obscurecem seu formato verdadeiro. O basófilo da fotomicrografia à direita é, provavelmente, mais maduro. A forma do núcleo é quase toda obscurecida pelos grânulos. As **plaquetas** (pontas das setas) estão presentes em várias fotomicrografias. Em geral, aparecem como corpos pequenos, de formato irregular.

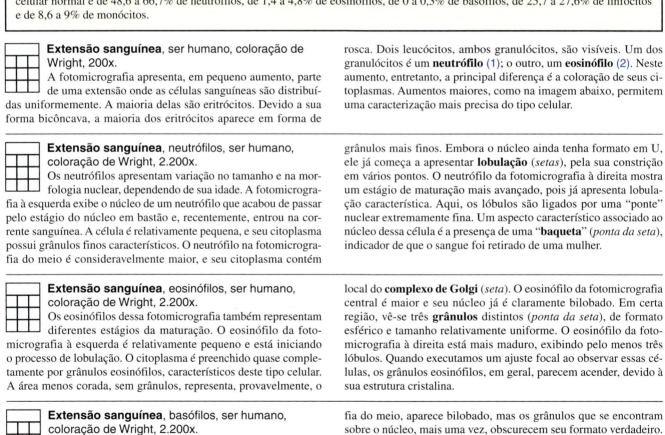

PRANCHA 26 Eritrócitos e granulócitos   **63**

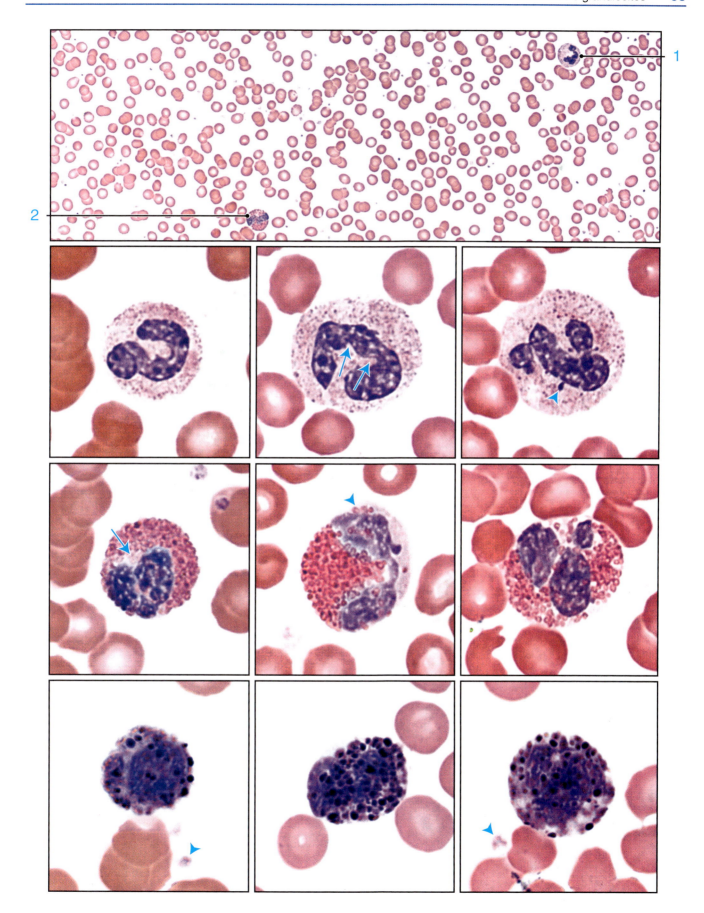

PRANCHA 27 Agranulócitos e medula vermelha

Extensão sanguínea, linfócitos, ser humano, coloração de Wright, 2.150x.

Os linfócitos aqui expostos variam em tamanho, mas todos representam uma célula madura. Os linfócitos circulantes costumam ser descritos como pequenos, médios ou grandes. Um linfócito pequeno é exibido na figura à esquerda. O tamanho dos linfócitos dessa categoria varia entre 7 e 9 μm. O linfócito da figura central tem tamanho médio, enquanto um linfócito grande aparece na figura à direita. O tamanho dessas células é de mais ou menos 16 μm. A diferença de tamanho dos linfócitos pode ser atribuída principalmente à quantidade de citoplasma presente; o núcleo, por sua vez, também contribui para o tamanho da célula, embora em menor grau. Em contagens diferenciais, o tamanho dos linfócitos não é avaliado. As **plaquetas** (*setas*) aparecem na figura à esquerda.

Extensão sanguínea, monócitos, ser humano, coloração de Wright, 2.150x.

As células brancas nestas figuras são monócitos maduros. O tamanho dos monócitos varia de aproximadamente 13 a 20 μm, estando a maioria no terço superior dessa faixa de tamanho. O núcleo exibe o aspecto mais característico do monócito, ou seja, uma indentação às vezes tão proeminente que apresenta formato em U, como na fotomicrografia à direita. O citoplasma é fracamente basófilo. Grânulos pequenos, azurófilos (lisossomos) também são característicos do citoplasma e são similares àqueles vistos nos neutrófilos. As fotomicrografias à esquerda e central apresentam **plaquetas** (*setas*).

Extensão da medula óssea, ser humano, Giemsa, 180x.

A fotomicrografia mostra uma extensão de medula óssea em pequeno aumento. Esse tipo de preparação permite o exame de células vermelhas e brancas em desenvolvimento. A extensão da medula óssea é preparada de forma similar à do sangue periférico. Uma amostra da medula óssea é aspirada de um osso, colocada sobre a lâmina e espalhada, formando uma camada única de células. A extensão da medula óssea apresenta uma grande variedade de tipos celulares.

A maioria das células são granulócitos e eritrócitos em desenvolvimento. Os **eritrócitos maduros** (1) também estão presentes em grande número. São prontamente identificados pela falta de um núcleo e pela coloração eosinófila. Geralmente, essas células estão misturadas com pequenos grupos de reticulócitos. Os reticulócitos são eritrócitos muito jovens, que contêm polirribossomos residuais em seu citoplasma. A presença dos polirribossomos dá ao reticulócito uma coloração azulada quase imperceptível, quando comparado ao eritrócito maduro eosinofílico. Os reticulócitos são melhor diferenciados em aumentos maiores. Observa-se um número variado de **adipócitos** (2). Em amostras como esta, o conteúdo lipídico se perde durante a preparação e o reconhecimento da célula se baseia na presença de espaços redondos, claros ou incolores. Outra grande célula que costuma estar presente é o **megacariócito** (3). O megacariócito é uma célula poliploide que mostra um perfil nuclear grande e irregular. É a célula responsável pela produção das plaquetas.

Esse aumento menor dificulta a identificação de estágios iniciais do desenvolvimento das células. Contudo, as Pranchas 28 e 29 apresentam estágios iniciais do desenvolvimento em ambas as linhagens celulares. Em contrapartida, várias células em seus estágios finais de desenvolvimento, especialmente os granulócitos, podem ser identificadas com certo grau de certeza, mesmo em pequenos aumentos. Por exemplo, alguns **neutrófilos com núcleos em bastão** (4) e **eosinófilos** jovens (5) podem ser identificados devido a sua morfologia e características de coloração.

PRANCHA 27 Agranulócitos e medula vermelha

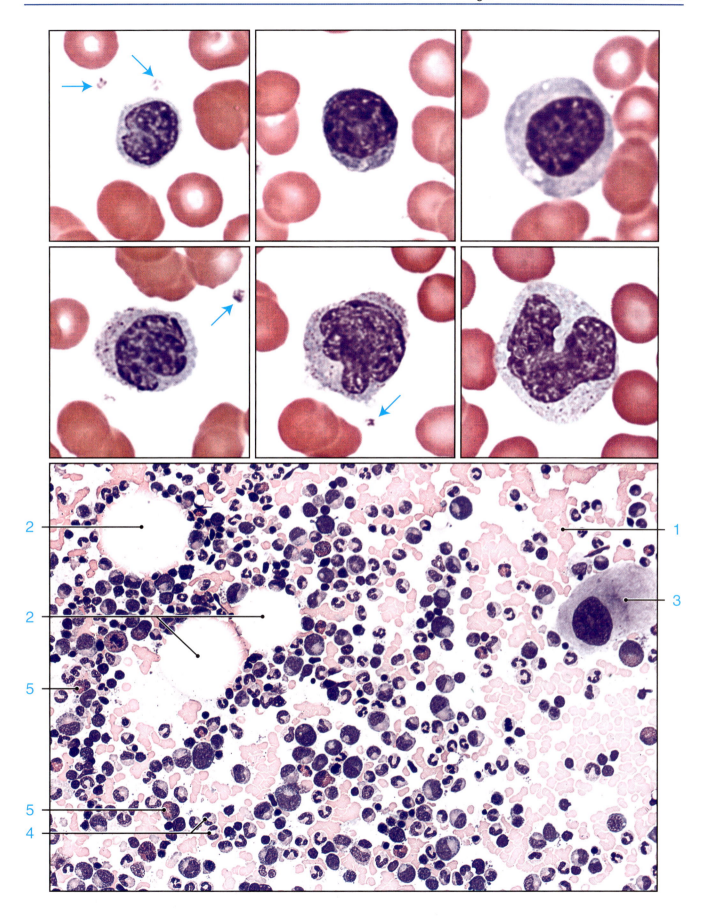

PRANCHA 28 Eritropoiese

A eritropoiese é o processo que, sob condições normais, mantém a concentração dos eritrócitos no sangue circulante periférico em um nível constante. A estimulação hormonal de células-tronco eritroides resulta em uma proliferação de células precursoras que sofrem diferenciação e maturação na medula óssea. O precursor dos eritrócitos identificado mais cedo é o proeritroblasto, também denominado pronormoblasto ou rubriblasto. Estas células não dispõem de hemoglobina. Seu citoplasma é basófilo e o núcleo apresenta uma estrutura densa de cromatina, além de vários nucléolos. O complexo de Golgi, quando visível, aparece como área de fraca coloração. O eritroblasto basofílico é menor do que o proeritroblasto, do qual deriva por divisão mitótica. Seu núcleo é menor. O citoplasma mostra forte basofilia devido ao número crescente de ribossomos envolvidos na síntese de hemoglobina. O acúmulo de hemoglobina na célula altera gradativamente a reação citoplasmática à coloração, começando a reagir com eosina. A presença da hemoglobina na célula é identificada pela sua coloração um pouco mais acidófila e indica a transição da célula para o eritroblasto policromatofílico. O citoplasma, na fase inicial deste estágio, pode apresentar uma coloração azul-acinzentada. Com o crescente número de hemoglobina sintetizada, o número dos ribossomos decresce. O núcleo do eritroblasto policromatofílico é menor do que o do eritroblasto basofílico, e a heterocromatina é mais grosseira. No final desse estágio, o núcleo tornou-se bem menor e o citoplasma mais eosinofílico. Este é o último estágio em que ocorre mitose. O próximo estágio identificável é o eritroblasto ortocromatofílico, também denominado de normoblasto. Seu núcleo é menor do que o dos estágios anteriores e é extremamente condensado. O citoplasma é consideravelmente menos azulado, mais inclinado ao rosa, ou eosinofílico. É moderadamente maior do que o de um eritrócito maduro. Nesse estágio, não é mais capaz de se dividir. No próximo estágio, o eritrócito policromatofílico, mais comumente chamado de reticulócito, perde seu núcleo e está pronto para entrar nos sinusoides sanguíneos da medula óssea vermelha. Alguns ribossomos que ainda podem sintetizar hemoglobina estão presentes na célula. Os ribossomos atribuem uma leve basofilia à célula. A comparação entre esta célula e eritrócitos normais maduros na extensão da medula óssea mostra uma pequena diferença na coloração.

Extensão da medula óssea, proeritroblasto, ser humano, Giemsa, 2.200x.

O proeritroblasto é uma célula grande, maior do que as células subsequentes no seu processo de desenvolvimento. Observe o grande tamanho do núcleo, ocupando a maior parte do volume celular. Vários **nucléolos** (1) aparecem. O citoplasma é basófilo. A divisão dessa célula resulta no eritroblasto basofílico.

Extensão da medula óssea, eritroblasto basofílico, ser humano, Giemsa, 2.200x.

O eritroblasto basofílico é menor do que seu predecessor e tem proporção núcleo-citoplasma reduzida. A maior parte do citoplasma apresenta coloração basofílica intensa quando comparada ao do proeritroblasto. Geralmente não existem nucléolos e, no decorrer da maturação, a célula diminui de tamanho.

Extensão da medula óssea, eritroblasto policromatofílico, ser humano, Giemsa, 2.200x.

Dois eritroblastos policromatofílicos aparecem nessa fotomicrografia. A célula maior e menos madura apresenta cromatina mais aglutinada. O citoplasma é basófilo, mas é consideravelmente mais claro em sua coloração do que o do eritroblasto basofílico. O citoplasma também mostra alguma eosinofilia, que indica a produção de hemoglobina. A célula menor representa um estágio mais tardio do eritroblasto policromatofílico. Observe que, quanto menor o núcleo se torna, mais densa é a aparência da cromatina. Além disso, apesar de alguma basofilia ainda estar presente, o citoplasma agora facilita a eosinofilia.

Extensão da medula óssea, eritrócito ortocromatofílico, ser humano, Giemsa, 2.200x.

A fotomicrografia mostra dois eritrócitos ortocromatofílicos. Seus núcleos tornaram-se ainda menores e exibem uma coloração densa e compacta. O citoplasma é predominantemente eosinofílico, mas ainda dispõe de certa basofilia. Em geral, a célula é moderadamente maior que o eritrócito maduro. Nesse estágio, a célula não tem mais capacidade para divisão.

Extensão da medula óssea, eritrócito policromatofílico, ser humano, Giemsa, 2.200x.

Essa fotomicrografia exibe um **eritrócito policromatofílico** (2), sem núcleo presente e de citoplasma levemente basofílico, e vários **eritrócitos** maduros (3). Compare a coloração do eritrócito policromatofílico com a do eritrócito maduro. Os eritrócitos policromatofílicos podem ser prontamente apresentados por colorações especiais que causam uma aglomeração dos ribossomos remanescentes no citoplasma, formando uma estrutura reticulada visível; consequentemente, o eritrócito policromatofílico é também denominado de reticulócito.

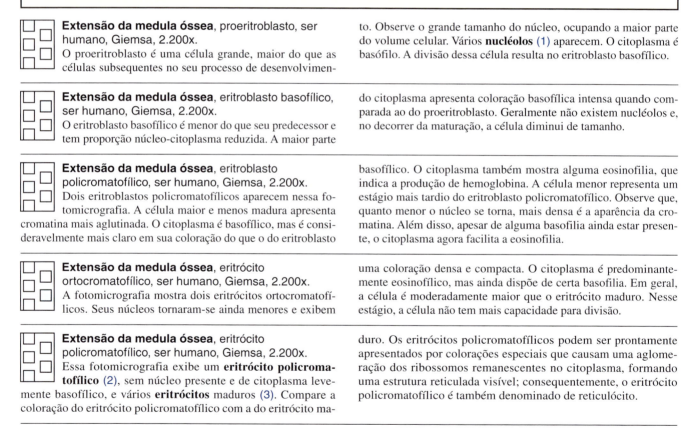

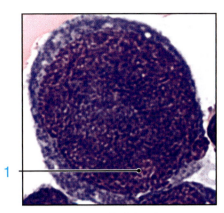

proeritoblasto
(pronormoblasto)

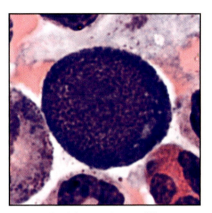

eritoblasto basofílico
(normoblasto basofílico)

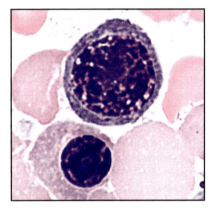

eritoblasto policromatofílico
(normoblasto policromatofílico)

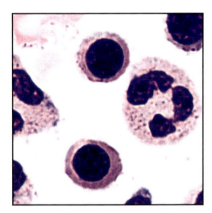

eritrócito ortocromatofílico
(normoblasto)

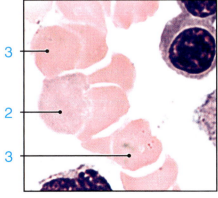

eritrócito policromatofílico
(reticulócito)

68 CAPÍTULO 6 Sangue e medula óssea

PRANCHA 29 **Granulopoiese**

A granulopoiese é o processo de diferenciação e maturação dos leucócitos granulócitos (neutrófilos, eosinófilos e basófilos) na medula óssea. O estágio mais precocemente reconhecido é o do mieloblasto, seguido pelo promielócito, pelo mielócito, pelo metamielócito, pela célula em bastão e, finalmente, pelo granulócito maduro. Não é possível diferenciar, morfologicamente, os precursores eosinófilos, basófilos ou neutrófilos até o estágio do mielócito – quando grânulos específicos característicos de cada tipo celular aparecem. As células da linhagem basofílica são extremamente difíceis de serem localizadas em uma extensão de medula óssea, devido ao número mínimo dessas células nesse tecido.

O mieloblasto é caracterizado pelo núcleo grande, eucromático e esférico que contém de três a cinco nucléolos. O diâmetro da célula é de 14 a 20 μm. O citoplasma basofílico se cora intensamente. A presença de uma área mais clara ou fracamente corada indica um complexo de Golgi. O promielócito exibe tamanho similar, entre 15 e 21 μm; nucléolos estão presentes. O citoplasma dos promielócitos se cora de forma similar ao dos mioblastos, mas difere do citoplasma destes pela presença de grandes grânulos primários azurófilos, preto-azulados, também denominados grânulos inespecíficos. O mielócito varia de 16 a 24 μm. Sua cromatina é mais condensada do que a dos precursores, com ausência de nucléolos. O citoplasma dos mielócitos neutrofílicos se caracteriza por grânulos específicos, pequenos rosa-avermelhados, com presença de alguns grânulos azurófilos. A linhagem dos eosinófilos tem um núcleo com aparência semelhante, mas seus grânulos específicos são grandes. O metamielócito varia de 12 a 18 μm. A proporção citoplasma-núcleo é ainda mais reduzida e o núcleo assume um formato reniforme. Nesse estágio, há poucos grânulos azurófilos e predominância de grânulos específicos, pequenos e rosa-avermelhados. O metamielócito eosinofílico mostra um número elevado de grânulos específicos, quando comparado ao metamielócito neutrofílico. As células em bastão são mais reduzidas em tamanho, medindo de 9 a 15 μm. A cromatina do núcleo apresenta mais condensação e um formato de ferradura. Nas células neutrofílicas em bastão, os grânulos específicos, pequenos e rosa-avermelhados, são os únicos tipos presentes. A célula eosinofílica em bastão mostra pouca ou nenhuma mudança em relação aos grânulos específicos, mas o núcleo apresenta um formato reniforme. Os granulócitos maduros são exibidos na Prancha 26.

Extensão da medula óssea, mieloblasto, ser humano, Giemsa, 2.200x.

O mieloblasto exibe um citoplasma azul escuro, com uma região mais clara que representa o **complexo de Golgi (1)**. O núcleo é redondo e vários **nucléolos (2)** estão presentes.

Extensão da medula óssea, promielócito, ser humano, Giemsa, 2.200x.

O promielócito exibe um núcleo redondo, com um ou mais **nucléolos (3)**. O citoplasma é basofílico e apresenta **grânulos azurófilos (4)** relativamente grandes, preto-azulados.

Extensão da medula óssea, mielócito eosinofílico, ser humano, Giemsa, 2.200x.
O mielócito eosinofílico mostra um núcleo similar ao do mielócito neutrofílico. O citoplasma, entretanto, contém

grânulos específicos e grandes, característicos dos eosinófilos, mas em número menor do que no eosinófilo maduro.

Extensão da medula óssea, mielócito neutrofílico, ser humano, Giemsa, 2.200x.

O mielócito neutrofílico preserva o núcleo redondo, mas não há mais nucléolos. O citoplasma apresenta grânulos específicos, pequenos e rosa-avermelhados.

Extensão da medula óssea, metamielócito eosinofílico, ser humano, Giemsa, 2.200x.
O metamielócito eosinofílico apresenta um núcleo cujo formato lembra um rim ou um grão de feijão. O citoplas-

ma apresenta inúmeros grânulos eosinófilos característicos, espalhados por toda a extensão do citoplasma.

Extensão da medula óssea, metamielócito neutrofílico, ser humano, Giemsa, 2.200x.
O metamielócito neutrofílico se diferencia de seu antecessor pela presença de um núcleo em formato de rim ou de

grão de feijão. No citoplasma, aparecem agora os grânulos específicos, pequenos e rosa-avermelhados, além de pouco ou nenhum grânulo azurófilo.

Extensão da medula óssea, célula eosinofílica bastonada, ser humano, Giemsa, 2.200x.

A célula eosinofílica bastonada mostra um núcleo em formato de ferradura. Seu citoplasma é preenchido por grânulos eosinófilos.

Extensão da medula óssea, célula neutrofílica bastonada, ser humano, Giemsa, 2.200x.

O neutrófilo bastonado ou não segmentado mostra um núcleo em formato de ferradura com abundantes grânulos específicos, pequenos e rosa-avermelhados.

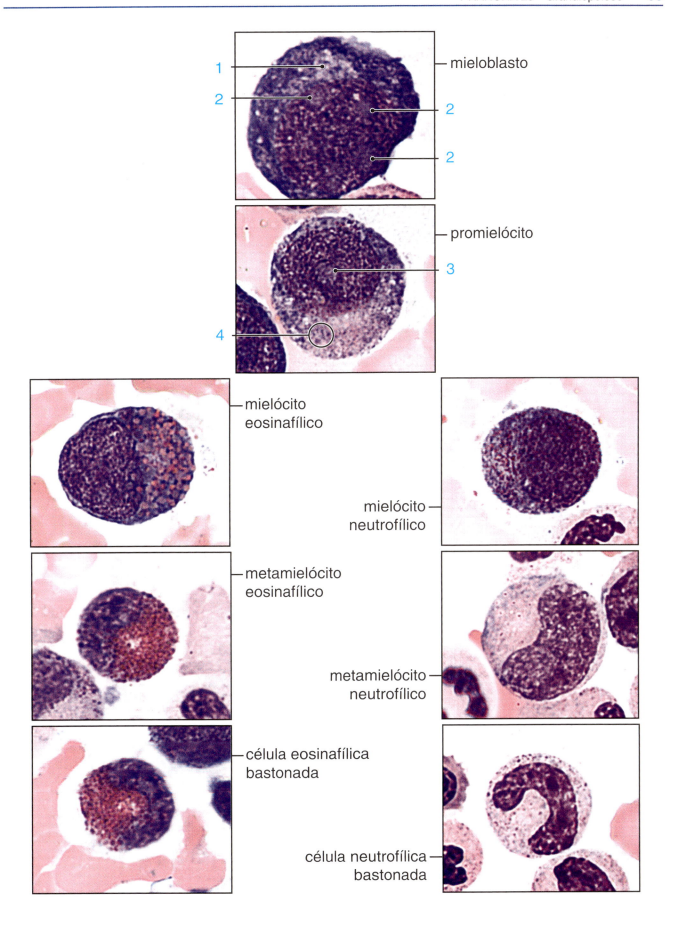

CAPÍTULO 7
Tecido Muscular

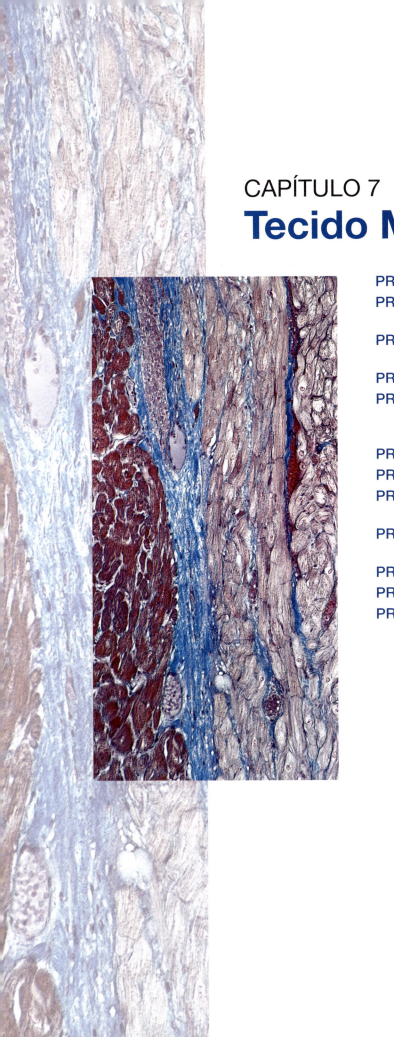

PRANCHA 30	Músculo esquelético I	72
PRANCHA 31	Músculo esquelético II, microscopia eletrônica	74
PRANCHA 32	Músculo esquelético III, microscopia eletrônica	76
PRANCHA 33	Junção musculotendínea	78
PRANCHA 34	Fusos musculares e músculo esquelético em desenvolvimento	80
PRANCHA 35	Junção neuromuscular	82
PRANCHA 36	Músculo cardíaco	84
PRANCHA 37	Disco intercalar cardíaco, microscopia eletrônica	86
PRANCHA 38	Músculo cardíaco, fibras de Purkinje	88
PRANCHA 39	Músculo liso I	90
PRANCHA 40	Músculo liso II	92
PRANCHA 41	Músculo liso III, microscopia eletrônica	94

PRANCHA 30 **Músculo esquelético I**

O tecido muscular é classificado com base na aparência de suas células contráteis. Dois tipos principais são identificados: músculo estriado, onde as células apresentam estriações transversais quando observadas ao microscópio de luz, e músculo liso, cujas células não apresentam estriações.

O músculo estriado é subclassificado com base em sua localização, a saber, músculo esquelético, músculo estriado visceral e músculo cardíaco. O músculo esquelético está unido ao osso e é responsável pelo movimento do esqueleto axial e perpendicular e pela manutenção da posição e postura do corpo. O músculo estriado visceral é morfologicamente idêntico ao músculo esquelético, mas é restrito a tecidos moles, como a língua, a faringe, a parte superior do esôfago e o diafragma. O músculo cardíaco encontra-se no coração e na base de grandes veias que desembocam neste.

As estrias transversais no músculo estriado devem-se à organização dos elementos contráteis presentes na célula muscular, como os filamentos finos, compostos principalmente pela proteína actina, e os filamentos grossos, compostos pela proteína miosina II. Esses dois tipos de miofilamentos ocupam a maior parte do citoplasma. A célula muscular esquelética e estriada visceral, comumente chamada de fibra, é um sincício multinucleado, formado pela fusão de pequenas células musculares individuais, chamadas de mioblastos.

Para que as células musculares individuais trabalhem coletivamente para gerar transdução de força, elas são unidas em feixes por fibras colágenas. Em volta de cada fibra muscular há uma malha fina de fibrilas colágenas, denominada endomísio. Estes feixes de fibras musculares que formam unidades funcionais dentro do músculo são envolvidos por uma camada mais grossa de tecido conectivo, denominado perimísio. Finalmente, a bainha de tecido conectivo denso que envolve o músculo é chamada de epimísio. A força gerada por fibras musculares individuais é transferida aos elementos colágenos de cada uma dessas bainhas de tecido conectivo que, coletivamente, terminam em um tendão.

Músculo esquelético, H&E, 33x.
A fotomicrografia de pequeno aumento mostra um corte longitudinal do músculo estriado. O tecido muscular dentro do músculo é arranjado em uma série de **fascículos** (1). As fibras musculares individuais dentro de um fascículo estão em tão íntima proximidade que não é possível distingui-las individualmente. As estruturas pequenas, azuis e puntiformes são os núcleos das fibras musculares. Entre os fascículos, apesar da difícil visualização nesse aumento, encontra-se um tecido conectivo, o **perimísio** (2). A fotomicrografia mostra também um **nervo** (3).

Músculo esquelético, H&E, 33x.
A fotomicrografia mostra parte do músculo cortado transversalmente. Mais uma vez, feixes de fibras musculares, ou **fascículos** (4), podem ser prontamente identificados. Ao contrário da fotomicrografia anterior, as **fibras musculares** individuais (5) podem ser identificadas em vários dos fascículos. O formato geral do corte transversal do fascículo também está claramente visível. Cada um é unido pelo tecido conectivo que constitui o **perimísio** (6). Essa fotomicrografia também apresenta um tecido conectivo denso envolvendo o músculo, chamado de **epimísio** (7).

Músculo esquelético, H&E, 256x; figura menor, 700x.
Aumento maior de um corte longitudinal do músculo, exibindo duas **fibras musculares** (8). Nesse aumento, o padrão de bandeamento transversal já é perceptível. Com poucas exceções, os **núcleos** (9), que tendem a se dispor em ordem linear, fazem parte das fibras musculares. Eles são maiores do que os núcleos dos fibroblastos presentes no endomísio, os quais estão em número relativamente pequeno dentro de um dado corte. A fotomicrografia também mostra um pequeno **vaso sanguíneo** (10). A **figura menor** apresenta um aumento bem maior de uma parte de duas fibras musculares, obtidas de um fragmento fixado em glutaraldeído e incluído em plástico. As principais bandas são prontamente identificadas nesse aumento e em um fragmento bem preservado. As bandas grossas e escuras são as bandas A. Entre as bandas A, existem áreas moderadamente coradas, as bandas I, que são longitudinalmente divididas no meio por uma linha Z. Os dois **núcleos** alongados (11) fazem parte da fibra muscular. Os núcleos das células musculares exibem mais eucromatina com um pontilhado de heterocromatina, atribuindo a ele uma coloração menos intensa. Abaixo deles, situam-se **capilares** (12) e parte do **núcleo de uma célula endotelial** (13). Nesse aumento maior, os núcleos endoteliais e os núcleos dos fibroblastos podem ser diferenciados dos núcleos das células musculares, por seu tamanho menor e pela coloração mais escura da heterocromatina.

Músculo esquelético, H&E, 256x.
O músculo dessa imagem foi cortado transversalmente. Neste plano, as **fibras musculares** individuais (14) são prontamente identificadas, diferentemente do que ocorre em cortes longitudinais. Por exemplo, ao observar um corte longitudinal de várias células (ver *linha pontilhada*), a íntima proximidade das células musculares pode esconder o limite de cada célula dentro de um fascículo. O **tecido conectivo** (15), facilmente identificável, faz parte do perimísio que separa os fascículos. Os núcleos das fibras individuais situam-se na periferia das células. Esse aumento dificulta a distinção entre os núcleos de fibroblastos ocasionais do endomísio e os núcleos das células musculares.

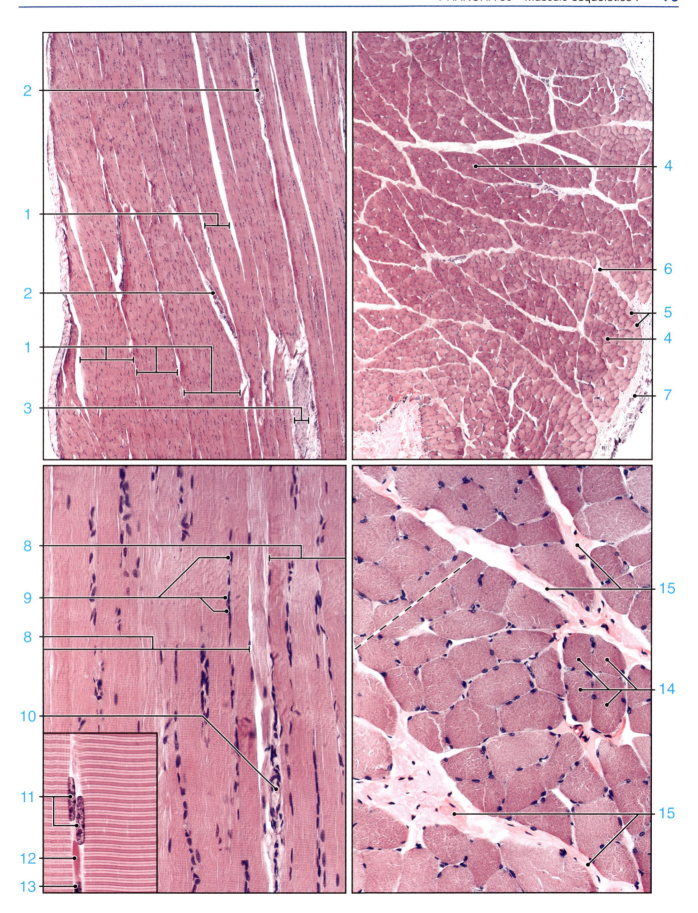

74 CAPÍTULO 7 Tecido muscular

PRANCHA 31 Músculo esquelético II, microscopia eletrônica

A miofibrila é a subunidade estrutural e funcional de uma fibra muscular. No microscópio de luz, as miofibrilas são melhor visualizadas em aumentos maiores, em cortes transversais, onde as células aparecem como estruturas puntiformes. Sua presença dá ao citoplasma uma aparência pontilhada. Cada miofibrila é composta de um feixe de dois tipos de miofilamentos: o primeiro, um filamento grosso, chamado miosina II. O segundo, um filamento fino, composto por actina e suas proteínas associadas. O arranjo dos filamentos grossos e finos produz padrões de coloração diferentes, que resultam em estriações transversais da miofibrila quando vista em corte longitudinal. A sobreposição de filamentos grossos e finos produz a banda A escura. A banda I, de aparência mais clara, contém apenas filamentos finos. A observação cuidadosa em microscópio de luz mostra uma área de coloração moderada no meio da banda A. Esta é denominada banda H – uma área ocupada por filamentos grossos e sem presença de filamentos finos. No meio de cada banda I encontra-se a linha Z, densa e delgada, à qual os filamentos finos se aderem.

A distância entre duas linhas Z é chamada de sarcômero. Quando um músculo contrai, os sarcômeros e as bandas I encurtam. Os filamentos, entretanto, mantêm um comprimento constante. Desta forma, a contração é produzida por um aumento na sobreposição entre os dois tipos de filamentos.

Músculo esquelético, H&E, 512x; figura menor, 985x.

A fotomicrografia apresenta um corte transversal de um fascículo muscular. As **fibras musculares** individuais (1) apresentam uma forma poligonal, mas variam pouco em largura. Dos muitos núcleos visíveis nesse corte, apenas alguns fazem parte da fibra muscular. Os **núcleos** (2) que fazem parte das fibras musculares parecem estar incorporados na porção mais externa da periferia da fibra. Ao contrário, os **núcleos dos fibroblastos** (3) fazem parte do endomísio, situando-se claramente fora da fibra muscular. Em geral, são menores e exibem maior densidade do que os núcle-

os das fibras musculares. **Capilares** (4) cortados transversalmente também estão presentes entre as fibras musculares. Os **núcleos das células endoteliais** (5) também são relativamente densos. Outros núcleos eventualmente presentes, mas de difícil identificação, fazem parte das células satélites. A **figura menor**, um aumento maior da área delimitada, apresenta inúmeros núcleos; dois fazem parte das fibras musculares (2). O núcleo pequeno, bastante denso (3), provavelmente é de um fibroblasto do endomísio. A característica marcante deste aumento são as miofibrilas da célula muscular, que aparecem como estruturas puntiformes.

Músculo esquelético, H&E, 512x; figura menor, 985x.

A fotomicrografia é um corte longitudinal de um fragmento fixado em glutaraldeído e incluído em plástico. Apresenta quatro **fibras musculares** (6). Embora se pareçam bastante diferentes em largura, esta diferença se deve principalmente ao nível em que cada fibra foi seccionada. Como os núcleos das fibras musculares se localizam na periferia das células, sua posição parece variar quando observados em corte longitudinal. Por exemplo, três **núcleos** (7) são vistos no que parece ser o centro da fibra. Isto acontece porque o corte foi feito na superfície periférica dessa fibra. O espaço claro em cada extremidade de dois desses núcleos mostra a área citoplasmática da célula que contém organelas, mas

não miofibrilas. Outros **núcleos** (8) podem ser vistos na periferia das fibras musculares. Observe que eles exibem um padrão de cromatina similar ao dos três núcleos acima descritos. Vê-se, também, um **capilar** (9) percorrendo o centro da fotomicrografia. Nesse plano de corte, é difícil distinguir claramente entre os núcleos das células endoteliais e os núcleos dos fibroblastos do endomísio. Possivelmente, a característica mais significativa do corte longitudinal de uma fibra muscular seja as estriações que ela exibe. A **figura menor** apresenta em aumento maior o padrão de bandeamento da fibra muscular. As linhas coradas mais intensamente são as bandas A, enquanto as áreas coradas menos intensamente são as bandas I, divididas pela linha escura Z.

Músculo esquelético, eletromicrografia, 5.000x.

Compare essa eletromicrografia de baixa resolução com as fibras musculares cortadas longitudinalmente da figura menor da fotomicrografia superior direita. Esta eletromicrografia mostra parte de três **fibras musculares** (10), duas das quais apresentam um **núcleo** (11). Entre as células situam-se vários grupos de fibras colágenas, representando o **endomísio** (12). A fotomicrografia ilustra claramente o padrão de bandeamento das miofibrilas. Ao contrário do músculo seccionado longitudinalmente na figura menor superior direita, nesta eletromicrografia as **miofibrilas** individuais (13) podem ser identificadas: elas correspondem às estruturas puntiformes da figura

menor superior esquerda, que apresenta fibras musculares cortadas transversalmente. Repare que as miofibrilas adjacentes estão alinhadas entre si, em relação ao seu padrão de bandeamento, e que também mostram diferentes larguras. Cada miofibrila é, basicamente, uma estrutura cilíndrica, lembrando um pino; por essa razão, quando cortadas longitudinalmente, a largura de cada miofibrila varia em função do plano em que a estrutura cilíndrica foi cortada. O retículo sarcoplasmático, que consiste em um sistema de membranas situado entre as miofibrilas e a natureza das bandas em uma miofibrila, é melhor visualizado na próxima prancha.

PRANCHA 31 Músculo esquelético II, microscopia eletrônica

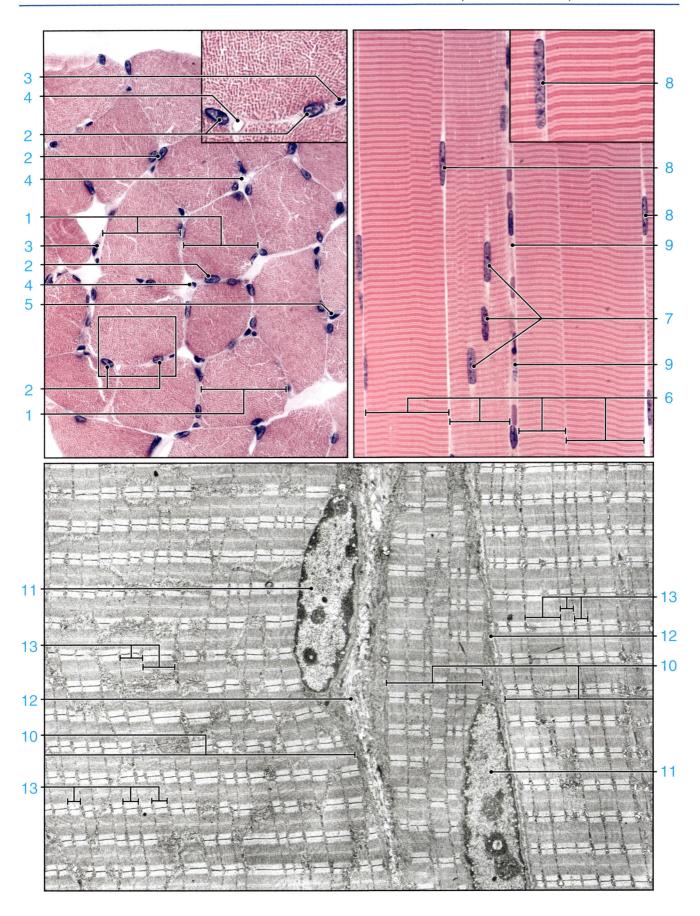

PRANCHA 32 Músculo esquelético III, microscopia eletrônica

Músculo esquelético, eletromicrografia, 45.000x; figuras menores, 52.000x.

A eletromicrografia exibida aqui ilustra a natureza do sarcoplasma, especialmente do sistema de membrana que o permeia, bem como mostra os componentes filamentosos que constituem as miofibrilas. Após ser seccionada longitudinalmente, a fibra muscular foi girada, de forma que sua direção adotou uma orientação vertical. As várias bandas e linhas do **sarcômero** (1) estão indicadas na miofibrila, à esquerda da imagem. Os filamentos finos de actina aparecem em boa resolução na **banda I** (2), no canto esquerdo inferior, e podem ser facilmente comparados aos filamentos de miosina mais grossos da **banda A** (3). O local de junção ou de inserção dos filamentos de actina à **linha Z** (4) também aparece com nitidez.

Ao contrário do caráter relativamente indefinido do sarcoplasma visto na microscopia de luz, a microscopia eletrônica evidencia um sistema membranar bem desenvolvido, designado retículo sarcoplasmático. O retículo sarcoplasmático consiste em segmentos de túbulos anastomosados que formam uma rede em volta de cada miofibrila. Felizmente, a fotomicrografia mostra uma grande área do **sarcoplasma** (5) em um plano entre duas miofibrilas. Nessa área, há várias partículas proeminentes de glicogênio, que aparecem como estruturas puntiformes e densas, além de **mitocôndrias** (6). Um pouco menos aparentes, mas mesmo assim evidentes, são os túbulos anastomosados do **retículo sarcoplasmático** (7). Próximo à junção das bandas A e I, os túbulos do retículo tornam-se confluentes, formando estruturas saculares achatadas, conhecidas como **cisternas terminais** (8). Essas cisternas situam-se próximas a outro sistema membranar, o **sistema T** (**tubular transverso**) (9).

O sistema T consiste em estruturas tubulares membranosas, com cada túbulo originando-se de uma invaginação do sarcolema. Os túbulos rumam transversalmente por meio da fibra muscular. Devido à relação uniforme das miofibrilas, cada túbulo T envolve as miofibrilas perto da junção das bandas A e I.

Na verdade, o sistema T não é simplesmente um túbulo reto, mas representa um sistema em rede que envolve cada miofibrila na altura da junção A-I. Portanto, em um corte tangencial de uma miofibrila, como aparece no centro da fotomicrografia e na **figura menor superior**, o lúmen dos túbulos T pode aparecer como canais alongados, unidos por um par de membranas. O par de faces internas de membranas faz parte do túbulo T. As membranas externas, em ambos os lados, são das cisternas terminais do retículo sarcoplasmático. A comunicação entre a cisterna terminal e a parte tubular do retículo sarcoplasmático é marcada por uma *ponta de seta* na **figura menor superior**. Ao contrário, um corte longitudinal, passando por duas miofibrilas adjacentes (**figura menor inferior**), apresenta o túbulo T achatado com elementos terminais do retículo sarcoplasmático em cada lado. A combinação do túbulo T e das cisternas terminais dilatadas do retículo sarcoplasmático em cada lado é denominada **tríade** (10).

A natureza e a configuração geométrica da tríade ajudam a explicar a contração rápida e uniforme de uma fibra muscular. A despolarização do sarcolema continua ao longo das membranas dos túbulos T e, com isso, resulta em uma propagação interna da despolarização até atingir cada miofibrila no local de junção A-I. Isso inicia a primeira fase no processo de contração (i.e., a liberação de Ca^{2+} das cisternas terminais imediatamente adjacentes). O relaxamento se deve à recaptação de Ca^{2+} pelo retículo sarcoplasmático. Em termos energéticos, é também de interesse que as mitocôndrias ocupem um local preferencial no sarcoplasma, orientadas de forma circular em volta das miofibrilas na região da banda I.

PRANCHA 32 Músculo esquelético III, microscopia eletrônica

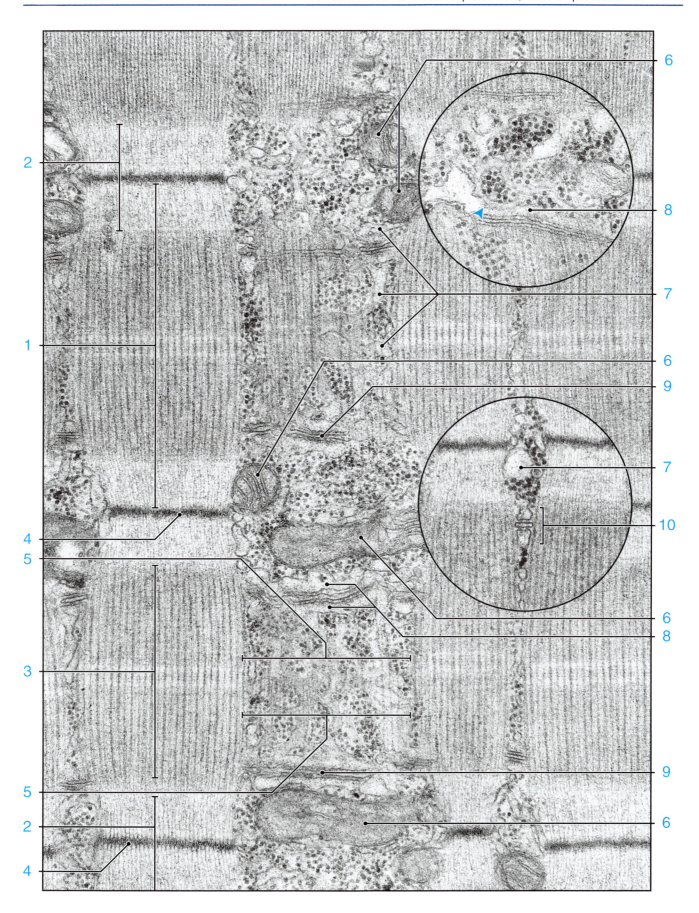

PRANCHA 33 Junção musculotendínea

Os músculos esqueléticos e os tendões, aos quais as fibras musculares são intimamente unidas, permitem o movimento do corpo. O local de união entre a fibra muscular e o colágeno de um tendão é referido como junção musculotendínea. Nela, as fibras musculares terminam em inúmeras projeções citoplasmáticas digitiformes. Na extremidade de cada projeção e entre as projeções, as fibrilas colágenas do tendão se unem à lâmina basal da célula muscular (ver a eletromicrografia no final desta Prancha). Ao microscópio de luz, essas projeções digitiformes parecem fundir-se com o tendão. Os detalhes dessa relação podem ser visualizados pela microscopia eletrônica. Os últimos sarcômeros na fibra muscular terminam onde as projeções digitiformes se iniciam. Nesse local, a extremidade do sarcômero não apresenta linha Z e os filamentos de actina da banda A continuam para dentro das projeções citoplasmáticas, terminando no sarcolema.

Junção musculotendínea, macaco, H&E, 365x.
A fotomicrografia de luz revela um **tendão** (1) e várias **fibras musculares** (2): o tendão contém tendinócitos dispersos, cujos **núcleos** (3) estão comprimidos entre os feixes colágenos do tendão; várias das **fibras musculares** (4) podem ser vistas no local onde terminam e se unem às fibras tendíneas. A área delimitada é exibida em aumento maior na fotomicrografia abaixo.

Junção musculotendínea, macaco, H&E, 1.560x.
A fotomicrografia mostra a **fibra muscular** (5) no local da junção musculotendínea. Observe o padrão de bandeamento da fibra muscular. Neste aumento, as projeções digitiformes (*setas*) na extremidade da fibra muscular são claramente visíveis. Entre as estruturas digitiformes, vemos fibras colágenas do tendão. Os núcleos dos **tendinócitos** (6) aparecem no tendão.

Junção musculotendínea, eletromicrografia, 24.000x.
A fotomicrografia apresenta a extremidade de um músculo. Note que o último **sarcômero** (7) não tem linha Z. Os filamentos de actina parecem estender-se da banda A, continuando ao longo das projeções digitiformes e, em seguida, unindo-se ao sarcolema. Entre as projeções digitiformes, fibrilas colágenas (*setas*) que formam o tendão estão presentes. (A fotomicrografia é uma cortesia de Douglas E. Kelly.).

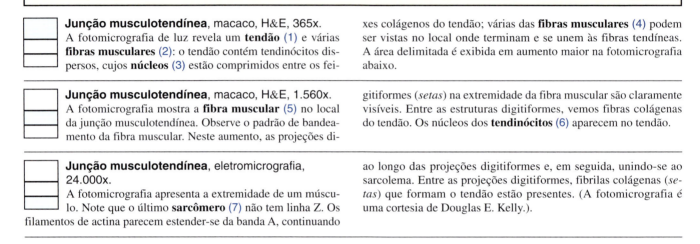

PRANCHA 33 Junção musculotendínea

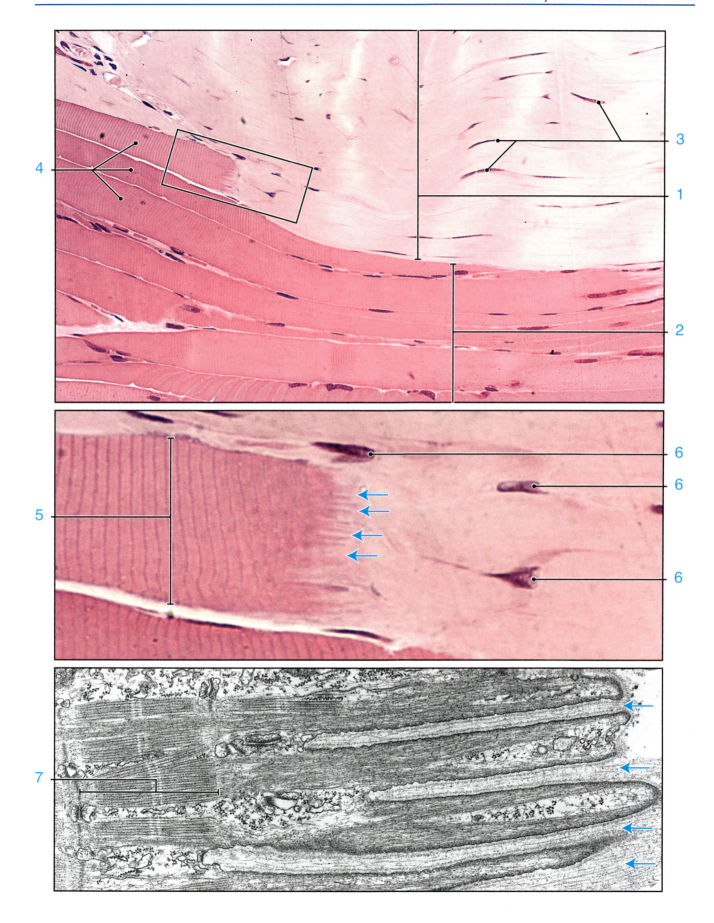

CAPÍTULO 7 Tecido muscular

PRANCHA 34 Fusos musculares e músculo esquelético em desenvolvimento

Os fusos musculares são estruturas estreitas e alongadas (0,75 a 7 mm e, às vezes, maiores), dilatadas em sua região medial. Estão arranjadas paralelamente aos feixes das fibras musculares e tendem a estar incorporados ao feixe muscular. Suas funções são motoras e sensoriais. Cada fuso é envolvido por uma cápsula de tecido conectivo, incluindo um número variável de fibras musculares e fibras nervosas individuais, além de vasos sanguíneos e terminações nervosas. Esses elementos estão contidos dentro de um meio fluido vinculado à cápsula. As fibras musculares do fuso são fibras estreitas, com diâmetro bem menor que o dos fusos das fibras musculares que envolvem o fuso. São denominadas fibras intrafusais. Cada fuso é inervado por neurônios motores que terminam nas fibras intrafusais, formando placas motoras típicas. Ademais, o fuso dispõe de uma ou mais fibras nervosas sensoriais mais grossas, cujos axônios são encobertos por uma camada fina de citoplasma de célula de Schwann. A identificação dos fusos musculares em cortes histológicos é melhor realizada pela observação de músculo estriado seccionado transversalmente.

O músculo estriado origina-se do mesoderma, que fornece uma população autorregeneradora de células-tronco miogênicas multipotentes. Essas células se diferenciam em mioblastos. Os fusos dos mioblastos jovens se unem por suas extremidades, formando miotubos primitivos ou primários, que são estruturas em forma de corrente. Os miotubos apresentam múltiplos núcleos centrais, e sua parte periférica apresenta miofilamentos. Subsequentemente, os miotubos são inervados por meio do contato direto com terminações nervosas, definindo assim os miotubos como tardios ou secundários. Os miotubos secundários continuam sua formação por fusão sequencial de mioblastos tardios dentro dos miotubos secundários já formados, em posições aleatórias ao longo de sua extensão e, com isso, alongando o miotubo. A fibra muscular madura e multinucleada surge quando os núcleos ocupam a posição periférica no sarcoplasma, logo abaixo da membrana plasmática.

Músculo esquelético, H&E, 128x.
Este aumento relativamente pequeno do músculo estriado revela um corte transversal de dois **fusos musculares** (1), que tendem a estar incorporados ao feixe muscular. Eles são mais facilmente encontrados em fragmentos em que o músculo é cortado transversalmente do que em fragmentos em que é cortado longitudinalmente.

Músculo esquelético, H&E, 512x.
O fuso muscular no canto inferior esquerdo da fotomicrografia anterior é exibido em maior aumento. O citoplasma extremamente delgado da **cápsula** (2) está bastante visível. As estruturas pequenas e circulares são as **fibras intrafusais** (3), as quais se encontram unidas por **tecido conectivo** (4). Um **capilar** (5) também pode ser visto. O material amorfo, corado por eosina, é **proteína precipitada** (6) do fluido no interior do fuso.

Fibra muscular em desenvolvimento, feto humano, tricrômico de Mallory-Azan, 128x.
A fotomicrografia de baixa resolução mostra vários **fascículos musculares** (7). As fibras de tecido conectivo do **epimísio** em desenvolvimento (8) e do **perimísio** (9) apresentam coloração azul clara. A fotomicrografia revela também um **tendão** em desenvolvimento (10). A presença abundante de fibras colágenas no tendão lhe atribui uma coloração azul mais escura. Nesse estágio de desenvolvimento, os fascículos musculares são feitos de miotubos cilíndricos.

Fibra muscular em desenvolvimento, feto humano, tricrômico de Mallory-Azan, 512x; figura menor, 1.000x.
A fotomicrografia mostra os miotubos de um fascículo muscular em aumento maior. Seus **núcleos** (11) ocupam uma posição central no miotubo. Em outros locais, o **padrão de bandeamento** (12) das miofibrilas é claramente observado. Entre os miotubos, observa-se o **endomísio** (13), corado com menos intensidade. Os núcleos alongados no endomísio fazem parte dos **fibroblastos** (14). A **figura menor** mostra em aumento maior um núcleo situado centralmente e miofibrilas perifericamente organizadas em um dos miotubos.

PRANCHA 34 Fusos musculares e músculo esquelético em desenvolvimento 81

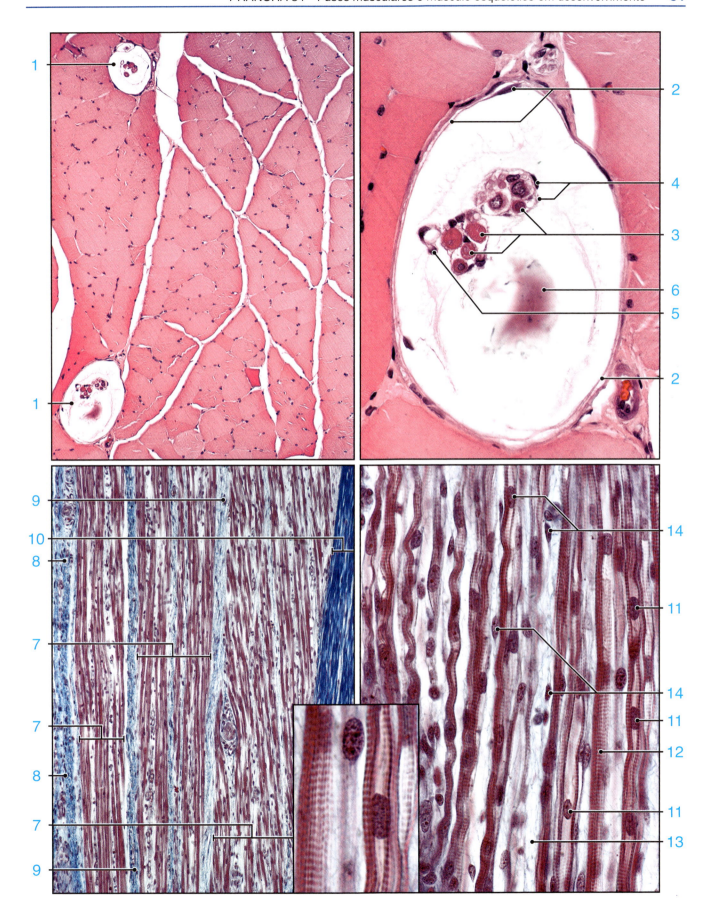

PRANCHA 35 Junção neuromuscular

A inervação do músculo esquelético é feita por nervos cerebroespinais mielinizados aferentes e eferentes. Cada músculo recebe um ou mais nervos, que contêm fibras motoras eferentes, fibras sensoriais aferentes para os fusos musculares e terminações sensoriais neurotendíneas, bem como terminações nervosas autônomas que suprem seus vasos sanguíneos. Funcionalmente, um músculo é composto de unidades motoras que consistem em uma única fibra nervosa e todas as fibras musculares por ela inervada. Em caso de movimento delicado, como o dos músculos dos olhos, uma única fibra nervosa pode suprir cada fibra muscular. Já em grandes músculos, como os do tronco do corpo humano, um nervo pode suprir várias fibras musculares. À medida que a fibra nervosa ou axônio aproxima-se da fibra muscular, ela perde sua bainha de mielina e é coberta apenas por uma camada extremamente fina de citoplasma da célula de Schwann e sua lâmina externa. Então, a terminação do axônio se divide em vários ramos terminais. Cada ramo terminal acaba em uma depressão rasa na fibra muscular e fornece um número de sítios receptores, ou junções neuromusculares. Nas junções, a membrana plasmática da fibra muscular apresenta várias dobras profundas, denominadas pregas juncionais ou pregas subneurais. Entre essa área da célula muscular e as junções mioneurais há um espaço estreito, denominado fenda sináptica. Dentro da fenda sináptica situa-se a lâmina externa, que se estende da célula de Schwann até a célula muscular. Quando observada por microscopia eletrônica, a terminação nervosa mostra-se amplamente preenchida por mitocôndrias e por vesículas pequenas. As vesículas contêm acetilcolina, cuja liberação na fenda sináptica inicia a despolarização da membrana plasmática da célula muscular, resultando em sua contração.

Junção neuromuscular, ser humano, impregnação por prata, 1.000x.

A fotomicrografia de luz exibe um **nervo (1)** que repousa sobre várias fibras musculares. O fragmento foi preparado por meio da dissociação de algumas fibras musculares de um músculo que foram preparadas para a microscopia de luz sem serem cortadas. Em certas áreas ao longo das extremidades da fibra muscular, as **estriações** características **(2)** aparecem. O nervo apresenta numerosos **axônios (3)**, dos quais vários podem ser vistos saindo do feixe nervoso e terminando sobre a fibra muscular. Em sua terminação, os ramos dos axônios e cada ramo (*setas*) continuam ao longo da superfície da fibra muscular, liberando sítios terminais de junções neuromusculares. As **junções neuromusculares (4)** aparecem como pontos densos e pretos.

Junção neuromuscular, ser humano, eletromicrografia, 45.000x.

A eletromicrografia de uma junção neuromuscular revela o **componente terminal de um axônio (5)**, que possui inúmeras **mitocôndrias (6)** e **vesículas sinápticas contendo acetilcolina (7)**. A parte da terminação do axônio motor que não se encontra em aposição à fibra muscular está coberta pelo **citoplasma da célula de Schwann (8)**, o qual consiste em uma camada muito fina, desprovida de cobertura de mielina. A fibra muscular apresenta várias **pregas juncionais (9)**. O espaço em volta das pregas juncionais e da terminação axônica é denominado **fenda sináptica (10)**. A lâmina externa da fibra muscular e a célula de Schwann são pouco visíveis nessa fotomicrografia, mas ocupam o espaço da fenda sináptica. (A eletromicrografia é uma cortesia de Dr. George Pappas.).

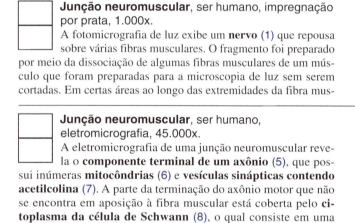

PRANCHA 35 Junção neuromuscular

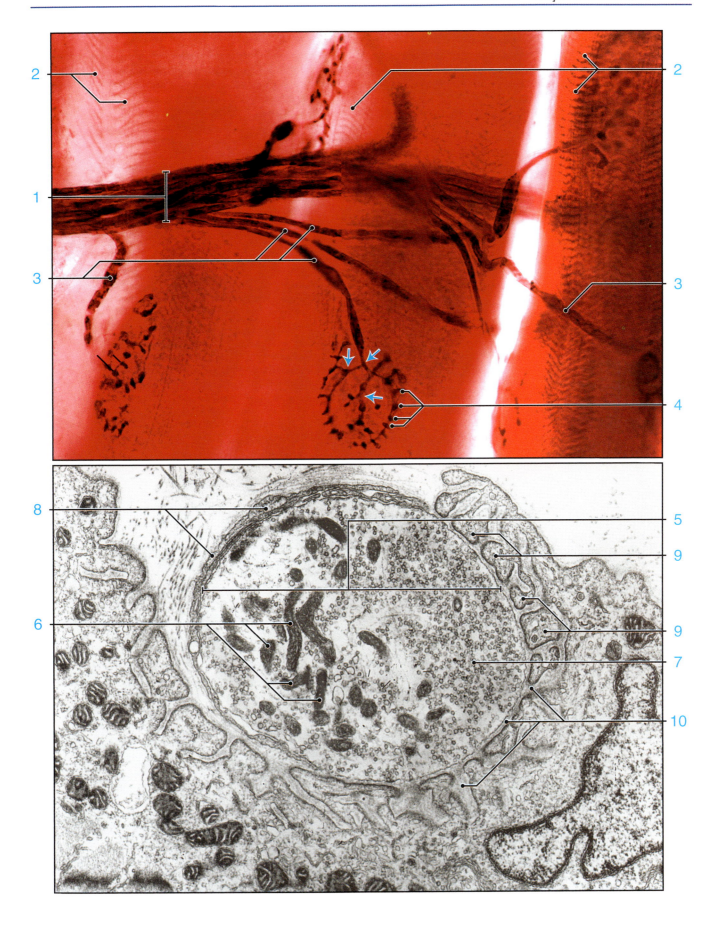

PRANCHA 36 Músculo cardíaco

O músculo cardíaco constitui-se de fibras compostas por células individuais que são unidas em suas extremidades, umas às outras, por junções especializadas. Cada célula muscular cardíaca exibe estriações organizadas da mesma maneira que as estriações do músculo esquelético. Diferentemente deste, o núcleo das células musculares cardíacas se localiza no centro. Algumas células podem se dividir parcialmente em uma extremidade para entrar em contato com outras células musculares, e com isso produzir uma rede de fibras ramificadas e anastomosadas. Entre as fibras, encontra-se um endomísio composto por fibroblastos, fibras colágenas e reticulares. De forma muito similar à músculo esquelético, várias fibras estão unidas em feixes pelo perimísio. Uma característica proeminente do músculo cardíaco é a junção entre as células, chamadas de discos intercalares. Estes são fortemente corados e aparecem como linhas retas cortando de maneira transversal a extremidade terminal da célula, ou, muitas vezes, como séries de linhas curtas, lembrando degraus em uma escada. Em microscopia eletrônica, as regiões longitudinais podem ser comparadas à parte horizontal ou ao degrau de uma escada. Esse local é ocupado por junções comunicantes entre as células contíguas. Sua presença permite a condução rápida do impulso elétrico entre as fibras, fazendo com que o músculo cardíaco atue como sincício. Também estão presentes desmossomos e zônulas aderentes.

Músculo cardíaco, ser humano, H&E, 256x.
A fotomicrografia apresenta um corte longitudinal do músculo cardíaco. As fibras musculares têm orientação vertical e, mesmo neste aumento pequeno, os **discos intercalares** (1) podem ser observados. A maioria dos núcleos próximos às fibras faz parte das células musculares cardíacas, localizados centralmente dentro de cada célula. Os outros núcleos visíveis são ou dos vasos sanguíneos menores, situados entre as fibras musculares, ou dos fibroblastos do endomísio. Neste aumento, porém, a identificação das células que contêm estes núcleos é difícil.

Músculo cardíaco, ser humano, H&E, 512x; figura menor, 900x.
Neste aumento maior, as fibras, orientadas longitudinalmente, são bem mais fáceis de serem distinguidas. No canto superior direito da fotomicrografia pode-se observar uma separação artificial das fibras, suficiente para identificá-las separadamente. Estriações esvaecidas atravessam as fibras. As marcas mais escuras representam os **discos intercalares** (2), junções intercelulares entre células musculares cardíacas adjacentes. Os **núcleos** (3) das células musculares que constituem as fibras tendem a adotar uma localização central. A **figura menor** mostra um aumento maior da área delimitada, tornando as estriações facilmente visíveis. Observe também os discos intercalares.

Músculo cardíaco, ser humano, H&E, 512x; figura menor, 1.100x.
A fotomicrografia apresenta um corte transversal de fibras musculares cardíacas. Os **núcleos da célula muscular** (4) encontram-se em uma localização central. Repare também no aspecto irregular das células musculares cortadas transversalmente. Algumas das **fibras com contornos complexos** (5) representam locais onde as fibras se ramificam. O exame cuidadoso mostra o **endomísio** (6), que aparece em cortes transversais do músculo cardíaco como estruturas filamentosas delgadas e irregulares. Os cortes longitudinais tendem a não revelar as fibras endomiosais. Além disso, a abundante vascularização do músculo cardíaco é melhor examinada em cortes transversais do tecido. Os vários **vasos sanguíneos** (7) consistem principalmente em capilares e vênulas maiores. A **figura menor** mostra várias fibras musculares, uma das quais revelando seu **núcleo** centralizado (8). Na microscopia eletrônica, o mesmo padrão de miofilamentos visto no músculo esquelético pode ser observado em células musculares cardíacas. Em preparações bem fixadas, entretanto, os filamentos que formam as miofibrilas costumam ser menos distintos do que aqueles visualizados no músculo esquelético.

Músculo cardíaco, ser humano, Masson, 512x; figura menor, 700x.
Esse fragmento de músculo cardíaco contém, na parte superior da fotomicrografia, fibras musculares cardíacas seccionadas transversalmente; logo abaixo, aparecem algumas fibras musculares cardíacas seccionadas de forma diagonal; e, na metade inferior da fotomicrografia, há fibras musculares seccionadas longitudinalmente. A coloração usada para o tecido conectivo evidencia o **endomísio** (9), corado em azul. Os **discos intercalares** (10) também são corados em azul (ver também a **figura menor**). O exame cuidadoso das fibras musculares seccionadas longitudinalmente mostra com clareza seu padrão de bandeamento. No exame das fibras musculares seccionadas transversalmente, as estruturas miofibrilares são mais visíveis do que na área inferior esquerda da fotomicrografia.

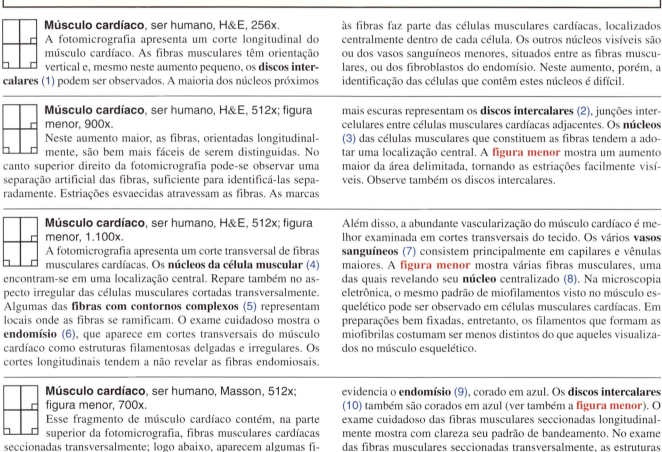

PRANCHA 36 Músculo cardíaco 85

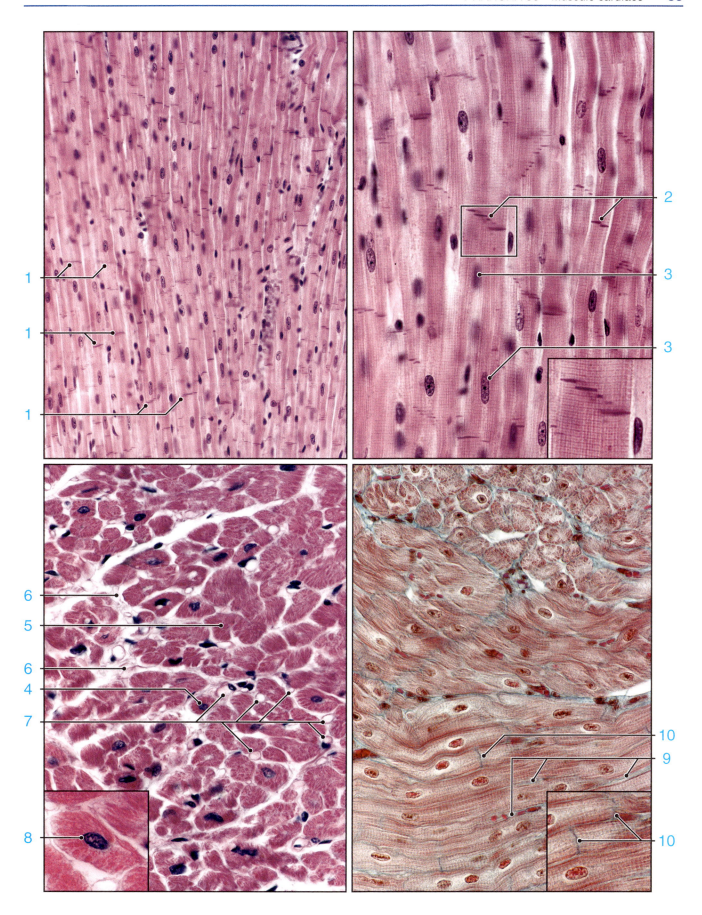

86 CAPÍTULO 7 Tecido muscular

PRANCHA 37 Disco intercalar cardíaco, microscopia eletrônica

Músculo cardíaco, macaco, eletromicrografia, 40.000x.

A eletromicrografia revela uma pequena parte de duas células do músculo cardíaco e do disco intercalar que as une. A fotomicrografia também mostra uma área com **superfícies laterais livres** (1) de cada célula. As **miofibrilas** (2) apresentam orientação diagonal ao longo da micrografia. Devido ao estado contraído da célula muscular, as **linhas Z** (3) são prontamente reconhecíveis, porém as bandas I adjacentes ficam quase obscurecidas. Outros aspectos rapidamente identificáveis incluem **mitocôndrias** (4), **túbulos T** (5) com contornos adjacentes de retículo sarcoplasmático (díades) e poucas **gotículas lipídicas** (6). O disco intercalar, que marca os limites da junção entre as duas células, tem um curso em degraus irregular, formando uma série de desvios em ângulo reto. Esse padrão oferece uma maior área de superfície entre as duas células, comparado a duas superfícies planas contíguas. Ao observar o complexo juncional, começando pela esquerda, a **mácula aderente a desmossomo** (7) é exibida em aumento maior na **figura menor superior**. Observe as densas **placas de ancoragem intracelular** (8) das células contíguas e a **linha intermediária** (9) no espaço extracelular. A **figura menor inferior** mostra um aumento maior da **fáscia de adesão** (10), que é consideravelmente mais extensa em relação à área superficial entre células contíguas do que é o desmossomo. No local onde as células se tocam perpendiculares à superfície acima mencionada (componente lateral do disco intercalar), as duas células formam uma **junção comunicante** (11). É importante pontuar que esta superfície não está exposta a forças contráteis das células adjacentes, e, portanto, não representa um ponto fraco na área de contato entre as duas células. A **figura menor central** mostra essa junção em um aumento maior. Três densos **grânulos de matriz** (12) aparecem na mitocôndria da célula à esquerda.

PRANCHA 37 Disco intercalar cardíaco, microscopia eletrônica

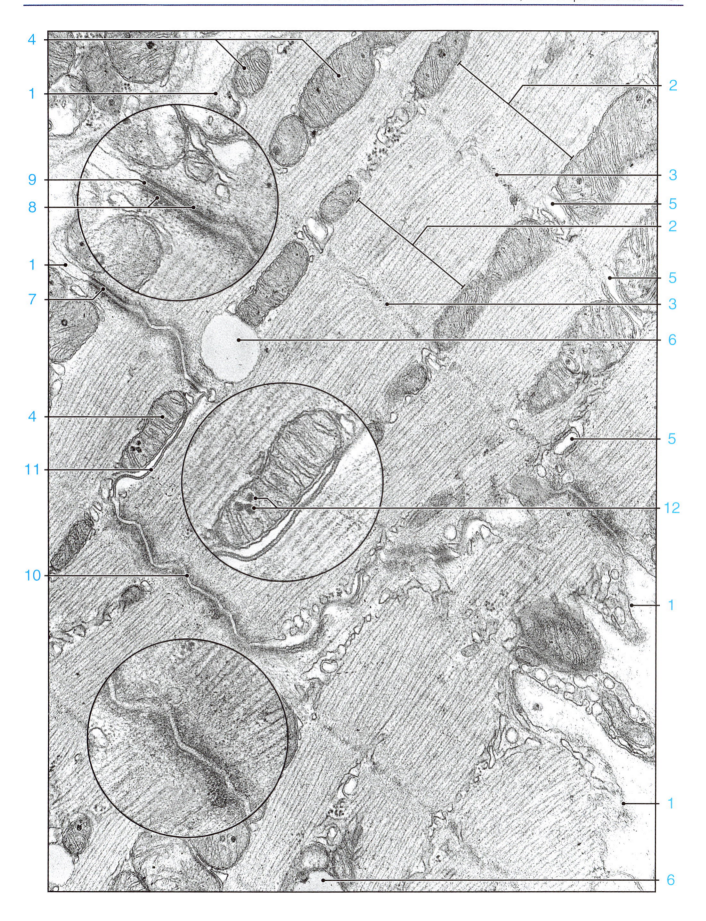

PRANCHA 38 Músculo cardíaco, fibras de Purkinje

As células musculares cardíacas possuem a habilidade de gerar contrações rítmicas espontâneas. A contração ou batimento do coração é regulado e coordenado por células musculares cardíacas especializadas, situadas em nodos e feixes musculares. O ritmo cardíaco se inicia no nodo sinoatrial (SA), que é composto de um grupo de células musculares cardíacas especializadas localizadas na junção entre veia cava superior e átrio direito. O impulso gerado neste nodo se espalha ao longo das fibras musculares cardíacas do átrio e, em seguida, o nodo atrioventricular (AV) recebe o impulso. Este nodo se situa na parte inferior do átrio direito no septo interatrial, adjacente à valva tricúspide. Células especializadas, que partem do nodo AV, estão agrupadas em um feixe, o feixe AV (ou de His). Este conduz os impulsos do nodo AV até os ventrículos. Este feixe, então, divide-se em dois ramos principais que descem ao longo do septo ventricular e para dentro das paredes ventriculares. O ramo esquerdo do feixe perfura o septo interventricular e segue para o ventrículo esquerdo, enquanto o ramo direito do feixe ruma para o ventrículo direito. As fibras condutoras especializadas transmitem o impulso aproximadamente quatro vezes mais rápido do que as fibras musculares cardíacas normais. Elas são responsáveis pela distribuição final do estímulo elétrico ao miocárdio. Embora o nodo SA gere um ritmo constante ou inerente, este pode ser modulado pelo sistema nervoso autônomo. Portanto, a frequência do batimento cardíaco pode ser reduzida por fibras parassimpáticas do nervo vago, ou pode ser aumentada por fibras de gânglios simpáticos. As células condutoras especializadas dentro dos ventrículos são denominadas fibras de Purkinje. As células que compõem as fibras de Purkinje diferenciam-se das células musculares cardíacas por serem maiores e suas miofibrilas serem situadas predominantemente na periferia da célula. Seus núcleos também são maiores. O citoplasma entre o núcleo e as miofibrilas, localizadas perifericamente, apresenta coloração pouco intensa, um reflexo, em parte, da grande quantidade de glicogênio presente nessa região da célula.

FOTOMICROGRAFIA PARA ORIENTAÇÃO: Este fragmento em corte sagital mostra parte da **parede** atrial (1) e da **parede ventricular** (2). Entre essas duas partes do coração localiza-se o **septo atrioventricular** (3). O espaço transparente é o interior do átrio.

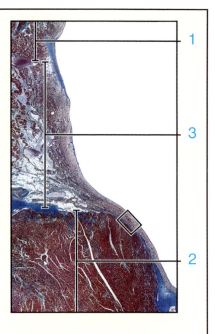

Fibras de Purkinje, ser humano, Masson, 180x.

A fotomicrografia mostra a área delimitada da fotomicrografia para orientação. Nesse local, o **endocárdio** (1) foi dividido por feixes das **fibras de Purkinje** (**feixe de His**) (2) percorrendo ao longo da parede ventricular. Geralmente, o endocárdio consiste em três camadas: o **endotélio** (3), que reveste o ventrículo, é a camada mais superficial, raramente detectada neste aumento; abaixo do endotélio situa-se uma camada intermediária, composta de **tecido conectivo denso não modelado** (4), que apresenta fibras elásticas e algumas células musculares lisas; a terceira camada é a **parte mais profunda do endocárdio** (5) e consiste em tecido conectivo arranjado mais irregularmente, contendo vasos sanguíneos e alguns adipócitos. Na parte inferior da fotomicrografia aparece o **miocárdio** (6), que contém fibras musculares cardíacas. Observe a coloração intensa das fibras musculares cardíacas, ao contrário das fibras de Purkinje.

Fibras de Purkinje, ser humano, Masson, 365x; figura menor, 600x.

Aqui temos um aumento maior da área delimitada na fotomicrografia superior. Mostra células endoteliais do **endocárdio** (7) e o tecido conectivo subjacente contendo **células musculares lisas** (8). Nos locais em que as fibras de Purkinje são seccionadas transversalmente ou diagonalmente, as **miofibrilas** (9) aparecem na periferia da célula. O citoplasma na porção interna da célula não apresenta coloração. Quando os núcleos estão incluídos no corte da célula, aparecem envolvidos por citoplasma claro. Na parte inferior da figura, várias fibras de Purkinje cortadas longitudinalmente podem ser observadas. Note os **discos intercalares** (10) que aparecem neste corte. A **figura menor** exibe com mais nitidez os discos intercalares e as miofibrilas, com seu bandeamento transversal. Observe o citoplasma claro e incolor ao redor dos núcleos.

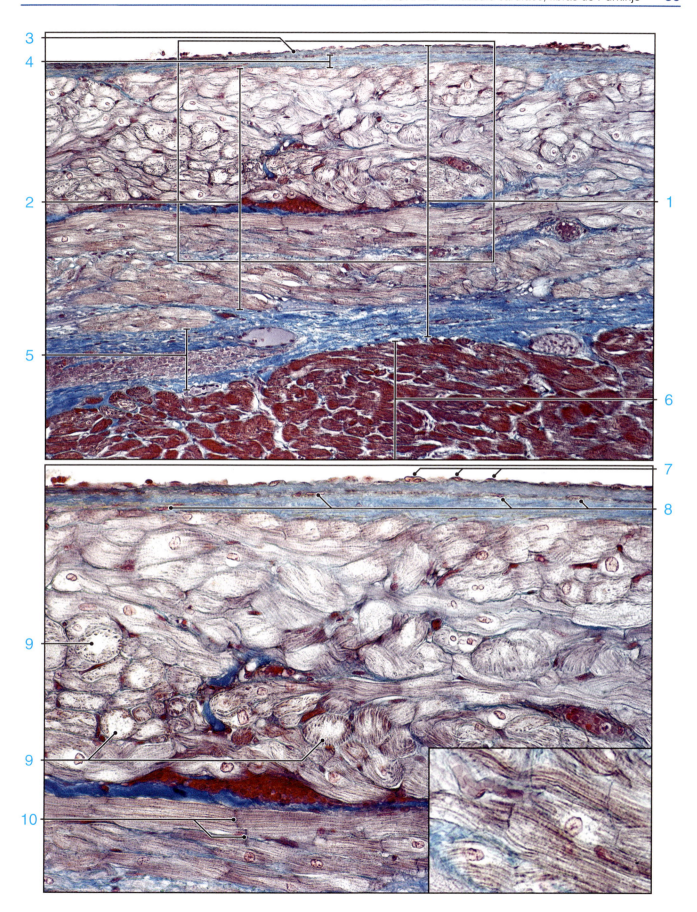

PRANCHA 39 Músculo liso I

Músculos lisos formam a camada muscular intrínseca do tubo digestório, dos vasos sanguíneos, dos tratos genito-urinário e respiratório e de outros órgãos ocos e tubulares. Também fazem parte dos mamilos, do saco escrotal, da pele (músculos piloeretores) e do olho (íris). Na maioria dos locais, o músculo liso consiste em feixes ou camadas de células alongadas e fusiformes. Seu comprimento varia de 20 μm, nas paredes dos vasos sanguíneos menores, a até 200 μm, na parede intestinal. No útero, podem chegar a até 500 μm durante a gravidez. As células musculares lisas estão unidas por junções comunicantes que permitem a passagem de moléculas pequenas e íons de célula para célula, além de permitir a regulação da contração do feixe ou da bainha inteira de músculo liso. Em colorações rotineiras com H&E, o citoplasma das células musculares lisas é corado uniformemente pela eosina, devido à concentração de actina e miosina presentes nessas células. O núcleo situa-se no centro da célula e é alongado, com extremidades afiladas, correspondendo ao formato da célula. Quando a célula se encontra em contração máxima, o núcleo apresenta um formato que lembra um saca-rolhas. Durante graus menores de contração, o núcleo pode apresentar um formato moderadamente espiralado. Muitas vezes, em preparações em H&E, o músculo liso se cora tanto quanto o tecido conectivo denso, e ambos parecem uniformes e alongados, quando seccionados longitudinalmente, ou circulares, quando seccionados transversalmente. Os núcleos do tecido conectivo denso, por sua vez, ocorrem em menor número por área determinada e aparecem em formatos variados em uma dada seção.

Músculo liso, intestino delgado, ser humano, H&E, 256x.

A fotomicrografia de baixa resolução revela parte da parede do intestino delgado, a muscular externa. O lado esquerdo da fotomicrografia apresenta dois **feixes longitudinalmente seccionados** (1), enquanto o lado direito mostra feixes de músculo liso em **corte transversal** (2). Observe que, nos feixes cortados longitudinalmente, os núcleos das células do músculo liso são alongados; já os núcleos dos feixes de músculo liso, cortados transversalmente, aparecem circulares. Entremeado entre os feixes, encontra-se o **tecido conectivo denso não modelado** (3). Embora as células do músculo liso e as do tecido conectivo denso corem com a eosina, o tecido conectivo denso apresenta poucos núcleos se comparado aos feixes de células musculares lisas.

Músculo liso, intestino delgado, ser humano, H&E, 512x.

A fotomicrografia de aumento maior mostra um feixe de **células musculares lisas** (4). Observe o formato ondulado dos núcleos, o que indica uma contração parcial das células. Os núcleos que aparecem no **tecido conectivo denso** (5), ao contrário, mostram uma variedade de formatos. As fibras colágenas, nessa fotomicrografia e na fotomicrografia superior esquerda, apresentam uma coloração vermelha mais clara que o citoplasma das células musculares lisas, permitindo melhor distinção entre os dois tipos de tecido. Isso, entretanto, nem sempre é o caso, pois os dois podem apresentar coloração similar.

Músculo liso, intestino delgado, ser humano, H&E, 256x.

A fotomicrografia exibe um aumento menor de vários feixes de **músculo liso** (6) cortados transversalmente. Os feixes de músculo liso são separados entre si por **tecido conectivo denso** (7). Observe também os numerosos contornos circulares dos núcleos das células musculares lisas.

Músculo liso, intestino delgado, ser humano, H&E, 512x; figura menor, 1.185x.

O músculo liso é visto novamente em corte transversal, em um aumento maior. Caracteristicamente, a distribuição dos núcleos das células musculares lisas não é uniforme. Assim, em algumas áreas, parece haver **aglomerados de núcleos** (8), enquanto outras áreas apresentam **escassez de núcleos** (9). Isso reflete a orientação em paralelo das células musculares lisas – nessa área, as células são alinhadas de tal forma que seus núcleos não foram incluídos no plano deste corte. A **figura menor** é um aumento maior desta área com poucos núcleos, revelando o contorno circular e a variabilidade de tamanho das células musculares lisas cortadas transversalmente.

PRANCHA 39 Músculo liso I

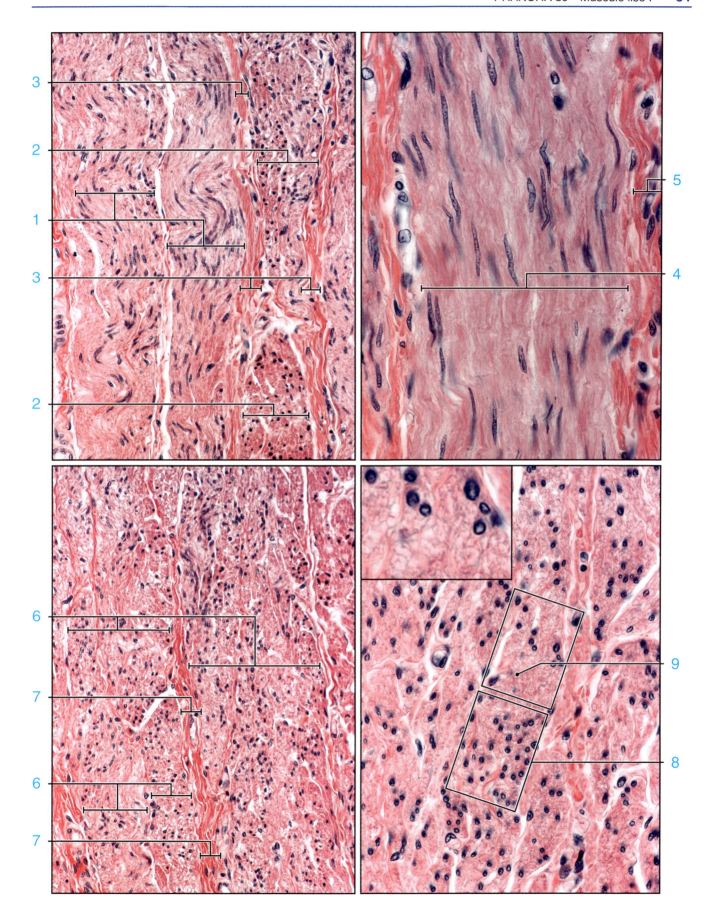

92 CAPÍTULO 7 Tecido muscular

PRANCHA 40 **Músculo liso II**

Músculo liso, cérvice uterino, ser humano, H&E, 256x.

O miométrio da cérvice uterina é o componente mais espesso e é arranjado em três camadas relativamente distintas, denominadas externa, média e interna. As camadas externa e interna são predominantemente compostas por fibras longitudinais, contendo a camada interna também fibras circulares proeminentes.

A camada média desta imagem não apresenta regularidade no arranjo de suas fibras. Feixes de células musculares lisas aparecem em **contornos longitudinais (1)**, **contornos transversais (2)**, e **contornos diagonais (3)**. Quantidades variáveis de **tecido conectivo denso não modelado (4)** separam esses feixes, dos quais pode ser discernido pela escassez de núcleos.

Músculo liso, cérvice uterino, ser humano, H&E, 512x.

Neste aumento, os núcleos dos feixes de músculo liso cortado longitudinalmente apresentam um **formato de saca-rolhas** característico (5). Já nas áreas onde as fibras musculares são cortadas transversalmente, os núcleos das células musculares lisas mostram um **contorno circular (6)**. Uma característica dos núcleos cortados nesse plano é a presença de diâmetros variáveis: núcleos aparentemente menores sofreram o corte em suas extremidades, que são mais estreitas.

Músculo liso, saco escrotal, ser humano, H&E, 256x.

O escroto é um saco tegumentar e fibromuscular que abriga os testículos. Consiste em pele e camadas subjacentes do músculo dartos. Este último é uma camada de fibras musculares lisas arranjadas em vários planos. Com isso, um corte em qualquer orientação mostra **feixes de fibras cortadas longitudinalmente (7)**, **transversalmente (8)** e **diagonalmente (9)**. Entre os feixes musculares há quantidades variáveis de tecido conectivo denso não modelado. Embora os feixes de fibras colágenas apareçam similares ao músculo liso, à medida que são cortados em vários planos, eles diferem pela relativa escassez de núcleos. Nesse fragmento, vários **vasos linfáticos (10)** podem ser observados.

Músculo liso, escroto, ser humano, H&E, 256x.

A fotomicrografia de aumento maior mostra uma área do escroto em que a maior parte do tecido é conectivo denso não modelado. Os **feixes de músculo liso (11)** podem ser melhor reconhecidos pela concentração de seus núcleos, quando comparado ao tecido conectivo denso em volta, do que pela sua coloração característica.

PRANCHA 40 Músculo liso II

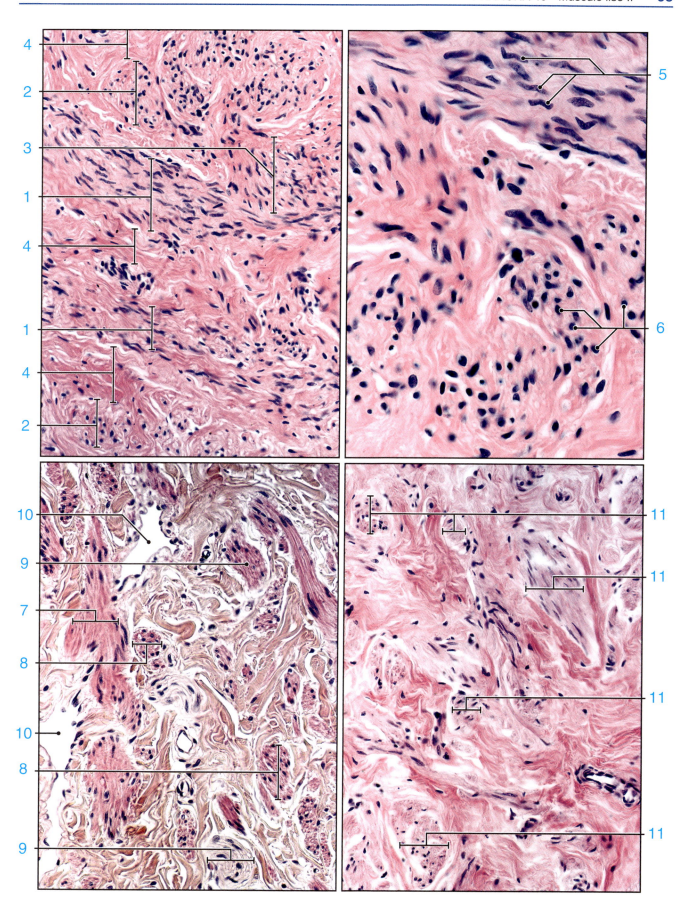

94 CAPÍTULO 7 Tecido muscular

PRANCHA 41 Músculo liso III, microscopia eletrônica

Tuba uterina, macaco, eletromicrografia, 5.500x; figura menor, 20.000x.

A microscopia eletrônica apresenta um músculo liso comparável àquele apresentado na fotomicrografia de luz superior direita da Prancha 39. As células musculares estão orientadas longitudinalmente e são vistas em estado relativamente relaxado, como mostra o contorno liso de seus núcleos. O espaço intercelular é ocupado por **fibrilas colágenas** (1) que seguem entre as células em vários planos.

No pequeno aumento usado aqui, a maior parte do citoplasma das células musculares apresenta aparência homogênea. Essa aparência homogênea deve-se aos componentes contráteis das células, especificamente, aos filamentos finos de actina. (Os filamentos mais grossos de miosina das células musculares lisas de mamíferos são extremamente lábeis e tendem a se perder durante a preparação do tecido.) As partes do citoplasma com aparência não homogênea contêm densidades citoplasmáticas (sítios de ancoramento dos filamentos de actina), mitocôndrias e outras organelas celulares. Para ilustrar essas diferenças, a área dentro do *círculo menor inferior à esquerda* é apresentada em aumento maior na **figura menor inferior**. O local particularmente selecionado mostra uma **área filamentosa** (2), uma região contendo **mitocôndrias** (3) e alguns contornos de retículo endoplasmático rugoso (REr) (*setas*). A distinção entre as regiões citoplasmáticas contendo filamentos e aquelas contendo organelas aparece claramente na microscopia

eletrônica; já na microscopia de luz rotineira, com preparação por H&E, o citoplasma aparece eosinofílico e homogêneo.

Em eletromicrografias, os fibroblastos e outras células do tecido conectivo, caso presentes, são facilmente identificadas entre as células musculares lisas. Vários **fibroblastos** (4) aparecem nesta eletromicrografia. Ao contrário da célula muscular lisa, seu citoplasma exibe inúmeros contornos de REr, bem como outras organelas, com exceção do citoplasma dos tênues processos citoplamáticos. Para comparação, a **figura menor superior** é um aumento da área do fibroblasto dentro do *círculo menor superior à direita*. Observe os contornos dilatados maiores e mais numerosos de retículo endoplasmático (*setas*). A presença de REr tanto nos fibroblastos como nas células musculares lisas é consistente com as descobertas de que, além de sua função contrátil, as células musculares lisas são capazes de produzir e manter fibras colágenas e elásticas.

O tecido visto nessa eletromicrografia é de um animal jovem e contém fibroblastos em estado relativamente ativo, resultando em um retículo endoplasmático bem desenvolvido e abundância de citoplasma. Na microscopia de luz, a pronta distinção entre fibroblastos e as células musculares lisas é pouco provável, como apresentada aqui. Fibroblastos menos ativos, como os presentes em tecidos mais maduros ou em indivíduos mais velhos, têm citoplasma menor e, consequentemente, são mais facilmente diferenciados das células musculares lisas.

Tuba uterina, macaco, eletromicrografia, 5.500x; figura menor, 30.000x.

A eletromicrografia de células musculares lisas cortadas transversalmente é oriunda do mesmo fragmento da fotomicrografia superior. A resolução maior revela várias características de células musculares lisas já aparentes na microscopia de luz. Por exemplo, as células musculares aparecem arranjadas em feixes, comparáveis àquelas vistas na parte inferior da Prancha 39. Mesmo na microscopia eletrônica, caso as células musculares sejam cortadas longitudinalmente, o arranjo em feixes não é evidente. Geralmente, as **células musculares lisas cortadas transversalmente** (5) apresentam contornos irregulares quando observadas ao microscópio eletrônico. Isso se deve, em parte, à melhor resolução obtida no microscópio eletrônico, mas, mais do que isso, reflete a ínfima espessura do corte. As imagens em corte transversal e com o maior diâmetro representam cortes pela porção média das células musculares e, portanto, mostram seus núcleos; as imagens de diâmetro menor representam cortes nas extremidades cônicas das células e mostram somente o citoplasma. As células musculares lisas exibem áreas citoplasmáticas que parecem homogêneas devido à presença de miofilamentos. A homogeneidade é evidente, mas os miofilamentos individuais não o são. Mitocôndrias também podem ser observadas no citoplasma. Outros componentes citoplasmáticos não aparecem nesse aumento de magnitude relativamente baixa.

Neste aumento, notam-se inúmeros locais onde a célula parece tocar a célula vizinha. A maioria desses locais não reflete contatos celulares verdadeiros. Contudo, há regiões em que as células

musculares lisas fazem contato entre si por meio de um nexo ou junção comunicante. Estes são os locais estruturais, que facilitam o movimento iônico de uma célula para outra e que permitem a condução de um impulso elétrico de uma célula para outra. Em preparações rotineiras da microscopia eletrônica, as junções comunicantes (*ponta da seta*, **figura menor**) aparecem nas membranas plasmáticas adjacentes que fazem este contato (ver Prancha 37).

A eletromicrografia também exibe células de tecido conectivo associadas aos feixes de células musculares lisas. Os fibroblastos são as células mais numerosas do tecido conectivo. Os prolongamentos dos fibroblastos tendem a delinear e definir os limites dos feixes de músculo liso. Observe os delgados **processos dos fibroblastos** (6) que percorrem ao longo da periferia de dois feixes musculares (um feixe ocupa a metade superior da fotomicrografia, o outro, a metade inferior). Embora os núcleos dos fibroblastos também apareçam na microscopia de luz, seus delgados processos nãos são visíveis. Além dos fibroblastos, células de outros tipos também aparecem entre os feixes de células musculares lisas. São **macrófagos** (7), prontamente identificados na microscopia eletrônica pela presença de corpos lisossomais dentro do citoplasma. Seria difícil identificar essas células na microscopia de luz, pois os lisossomos não aparecem sem o uso de procedimentos especiais de coloração histoquímica. Porém, se os macrófagos contiverem partículas fagocitadas de tamanho maior ou inclusões celulares (p. ex., hemossiderina), sua identificação na microscopia de luz, empregando técnicas imuno-histoquímicas, pode estabelecer precisamente sua natureza.

PRANCHA 41 Músculo liso III, microscopia eletrônica

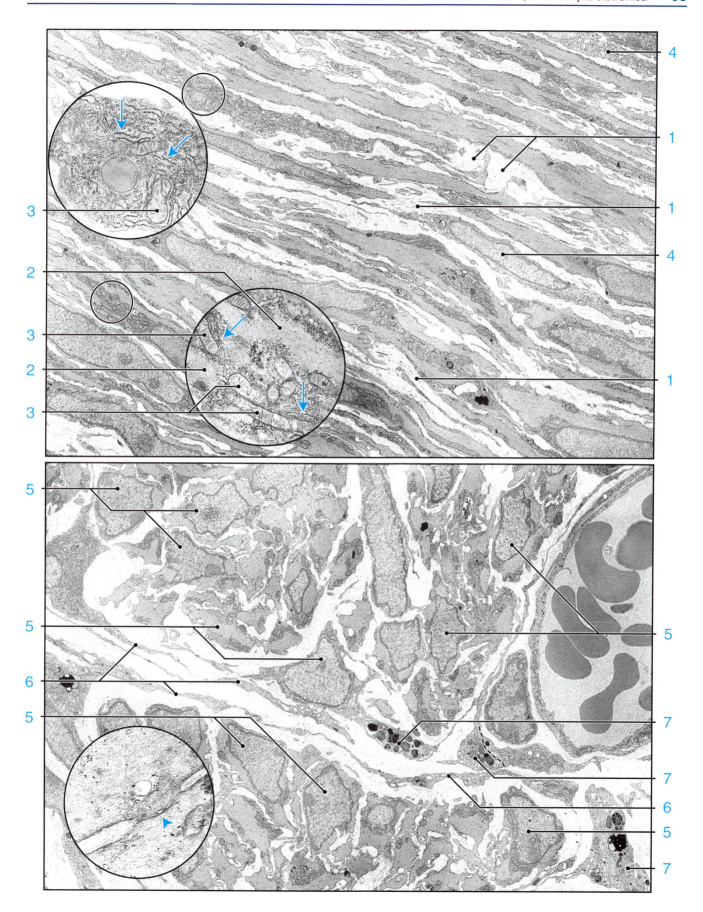

CAPÍTULO 8
Tecido Nervoso

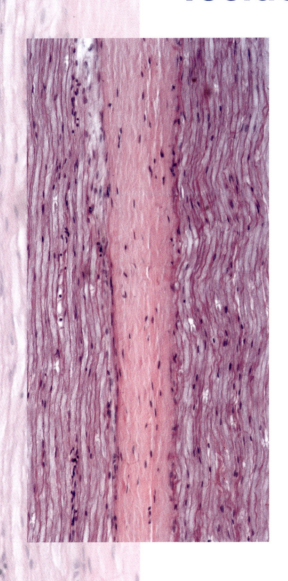

PRANCHA 42	Nervo periférico	**98**
PRANCHA 43	Nervo periférico e colorações	**100**
PRANCHA 44	Perineuro, microscopia eletrônica	**102**
PRANCHA 45	Gânglios simpáticos e da raiz dorsal	**104**
PRANCHA 46	Gânglio simpático, microscopia eletrônica	**106**
PRANCHA 47	Cérebro	**108**
PRANCHA 48	Cerebelo	**110**
PRANCHA 49	Medula espinal	**112**

PRANCHA 42 Nervo periférico

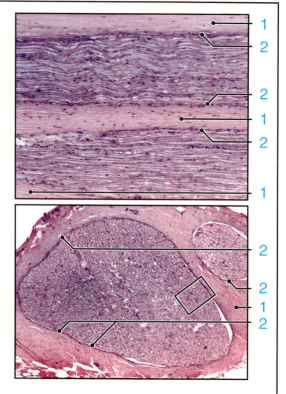

Os nervos periféricos consistem principalmente em fibras nervosas mantidas unidas por tecido conectivo. Os feixes nervosos são normalmente chamados de fascículos. Cada fibra nervosa em um feixe ou fascículo está envolvida pelo citoplasma de uma célula de Schwann. Estas, por sua vez, são circundadas por um delicado tecido conectivo chamado endoneuro, que mantém as fibras nervosas de um fascículo unidas. No fascículo, estão presentes fibroblastos, macrófagos e, ocasionalmente, mastócitos, associados ao tecido conectivo. Cada fascículo é circundado por um tecido conectivo especializado, composto por várias camadas celulares, as quais aumentam de acordo com a espessura do fascículo. Este tecido especializado é o perineuro, formado por células contráteis. Além disso, elas formam uma camada epitelial laminar de células unidas por junções oclusivas. De fato, as células do perineuro formam uma barreira hematoneural. Por fim, os fascículos, cada um com sua bainha de perineuro, são mantidos juntos pelo epineuro, tecido conectivo denso que forma o tecido mais externo de um nervo. Os vasos sanguíneos que irrigam o nervo percorrem o epineuro; seus ramos menores, revestidos por pelo menos uma camada de células perineurais, penetram no nervo e trafegam entre as fibras nervosas. Os corpos celulares dos neurônios localizam-se no sistema nervoso central ou em um gânglio periférico. Os gânglios contêm aglomerados de corpos celulares neuronais (ver Prancha 45) juntamente com suas fibras nervosas, que deixam ou chegam ao corpo celular.

FOTOMICROGRAFIA PARA ORIENTAÇÃO: A *fotomicrografia superior*, um corte longitudinal de um nervo periférico, revela dois feixes nervosos, cada um circundado por tecido conectivo denso, o **epineuro** (1). Entre o epineuro e as fibras nervosas, há uma camada fina de coloração escura, o **perineuro** (2). Um aspecto em geral visto em nervos seccionados longitudinalmente é a aparência das fibras nervosas em um padrão ondulado. Isto é particularmente evidente no feixe nervoso inferior e reflete a contração das células do perineuro durante a preparação do tecido. A *fotomicrografia inferior* mostra um nervo periférico cortado transversalmente. Dois nervos são exibidos; o nervo menor é um ramo do nervo maior. Cada um é circundado por tecido conectivo denso, o **epineuro** (1). Neste aumento menor, a camada de coloração mais escura, representando o **perineuro** (2), é vista circundando os feixes de fibras nervosas.

Nervo, corte longitudinal, ser humano, H&E, 145x
Neste aumento, o **epineuro** (1) é facilmente reconhecido como tecido conectivo denso não modelado. Observe os núcleos alongados que pertencem ao tecido conectivo. O **perineuro** (2) se cora mais intensamente que o epineuro, além de apresentar mais núcleos. Neste aumento, é difícil discriminar individualmente as fibras nervosas; contudo, é possível distinguir os numerosos núcleos alongados associados a elas. A maior parte deles são núcleos das células de Schwann. Estas células e as fibras nervosas apresentam melhor resolução na região inferior direita da fotomicrografia.

Nervo, corte longitudinal, ser humano, H&E, 725x
A fotomicrografia apresenta um aumento maior da área delimitada na fotomicrografia acima. A região superior desta fotomicrografia inclui uma porção muito pequena de **perineuro** (3), abaixo do qual se observa as fibras nervosas individuais. Duas destas fibras exibem uma **incisura de Schmidt-Lanterman** (4). Observe o estreitamento da fibra nervosa neste local. Nesta preparação, o axônio é evidenciado pela coloração azul claro de seu **citoplasma** (5). A **mielina** (6) dessas duas fibras nervosas lembra trilhos de uma ferrovia. Isto se deve à extração dos lipídeos da mielina, deixando um esqueleto de proteínas que se cora com eosina. O núcleo mais alongado pertence à **célula de Schwann** (7). Também estão presentes vários **núcleos de fibroblastos** (8) do endoneuro, que, apesar de menores do que os núcleos da célula de Schwann, nem sempre podem ser identificados com segurança.

Nervo, corte transversal, ser humano, H&E, 725x.
A área delimitada na fotomicrografia para orientação inferior é apresentada aqui em aumento maior. O **epineuro** (9) é visível no topo da fotomicrografia; abaixo, está o **perineuro** (10). Pelo menos três camadas de células estão presentes, com um **capilar** (11) correndo entre elas. Compare o número e a aparência dos núcleos das células do perineuro com os **núcleos dos fibroblastos** (12) no epineuro. Os **axônios** (13) aparecem como contornos circulares envolvidos por suas **bainhas de mielina** (14). A maior parte dos núcleos localizados entre as fibras nervosas são **núcleos dos fibroblastos do endoneuro** (15). As margens eosinofílicas observadas entre as fibras nervosas são **fibras colágenas do endoneuro** (16). Um núcleo que está intimamente relacionado com a mielina de uma das fibras pertence a uma **célula de Schwann** (17), a qual se encontra curvada ao redor da fibra.

PRANCHA 42 Nervo periférico

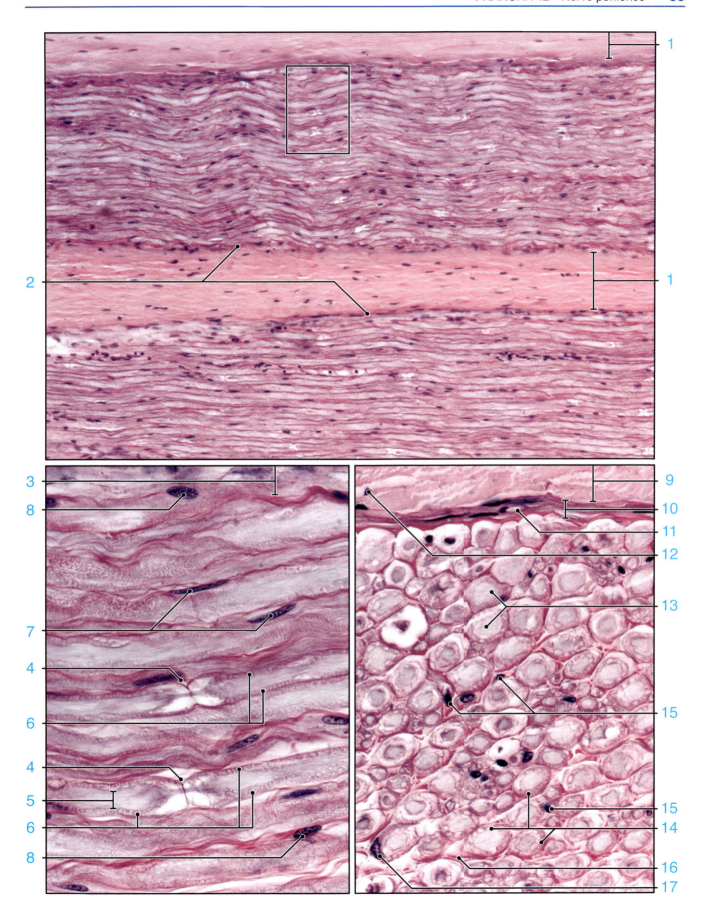

PRANCHA 43   Nervo periférico e colorações

A estrutura dos nervos pode ser melhor visualizada pelo uso de certas colorações que permitem a diferenciação entre células e demais componentes. O tetróxido de ósmio, por exemplo, é um fixador que estabiliza e impregna lipídeos, oferecendo uma forma melhor de examinar a bainha de mielina. Tal como a coloração de Mallory, o tricrômico permite uma melhor visualização dos componentes citoplasmáticos e de células perineurais, que podem ser facilmente distinguidas dos fibroblastos no epineuro adjacente. Comparado à coloração em H&E, também é mais adequado para identificar o endoneuro, seus componentes celulares e suas fibras de colágeno.

FOTOMICROGRAFIA PARA ORIENTAÇÃO: A *fotomicrografia superior* apresenta um **pequeno nervo** (1) e um **nervo maior** (2), fixados e corados com tetróxido de ósmio. Ambos foram cortados transversalmente. Entre os nervos e em volta de cada um deles, o tecido conectivo forma o **epineuro** (3). O nervo menor é, provavelmente, um ramo do nervo maior. O material escuro e denso é um **lipídeo** (4) preservado em adipócitos localizados no tecido conectivo que circunda o epineuro. A *fotomicrografia inferior* revela parte de três nervos cortados transversalmente e marcados com tricrômico de Mallory. O nervo maior parece estar circundado por uma camada relativamente espessa de **tecido conectivo** (5). Quando observada em aumento maior, fica evidente que esta camada é composta parcialmente de epineuro, com uma camada subjacente de perineuro.

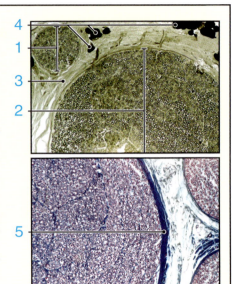

Nervo, corte transversal, ser humano, impregnação por tetróxido de ósmio, 1.000x.

A impregnação por ósmio neste fragmento destaca a **mielina** (1) em volta do axônio. Em contraste, os **axônios** (2) circundados pela bainha de mielina aparecem levemente corados e, em alguns casos, não corados. A mielina aparece como um anel escuro em volta do citoplasma do axônio. Observe as diferenças acentuadas no tamanho de vários axônios e nas bainhas de mielina. Como se pode ver, os axônios maiores apresentam as bainhas de mielina mais espessas. Em alguns locais dentro do feixe nervoso, encontram-se fibras sem mielina. Essas áreas, quando observadas em aumento maior, mostram a presença de **axônios amielinizados** (3) muito pequenos, cobertos pelo citoplasma de células de Schwann, mas sem mielina associada a eles. (Nervos contendo apenas axônios amielinizados serão descritos na Prancha 91). Nesta preparação, o **epineuro** (4) parece uma estrutura quase amorfa, enquanto o **perineuro** (5) aparece como uma estrutura em camadas, com coloração mais escura do que a do epineuro.

Nervo, corte longitudinal, ser humano, tetróxido de ósmio, 1.000x.

O corte longitudinal oferece uma melhor perspectiva da natureza da bainha de mielina em relação a seu axônio. Por exemplo, o **nódulo de Ranvier** (6) é claramente evidente neste corte. Observe como a mielina está ausente no nódulo. Da mesma forma, **incisuras de Schmidt-Lanterman** (7) são facilmente identificadas quando o axônio é cortado longitudinalmente em seu diâmetro maior. Observe como as incisuras não se coram e aparecem como entalhes ou fendas pareadas e angulares. A área clara representa o citoplasma da célula de Schwann, que é produzido durante a formação da mielina, conforme a célula de Schwann se enrola em volta do axônio. Elementos do tecido conectivo que formam o **endoneuro** (8) estão entre as fibras mielinizadas. No alto da fotomicrografia, vê-se parte do **epineuro** (9) e, abaixo dele, de coloração mais escura, o **perineuro** (10).

Nervo, corte transversal, ser humano, tricrômico, 320x.

Este corte inclui o **epineuro** (11) e, abaixo, o **perineuro** (12). O aspecto que distingue o perineuro do epineuro é a presença em maior número de células coradas em vermelho no perineuro. O restante da fotomicrografia mostra fibras nervosas em corte transversal, cujos axônios, apresentando aparência similar em um corte corado com H&E, aparecem como pontos circundados por uma área clara que representa a bainha de mielina que perdeu seu componente lipídico durante a preparação da lâmina.

Nervo, corte transversal, ser humano, tricrômico 640x.

Neste aumento, a distinção entre epineuro e perineuro pode ser melhor visualizada. Observe a abundância de **células perineurais** (13) no perineuro em comparação com a escassez de células no tecido conectivo denso não modelado que forma o **epineuro** (14). Examinando as fibras nervosas, os axônios são o aspecto mais proeminente. Como já mencionado anteriormente, a **mielina** (15) se perdeu durante a preparação, deixando um espaço claro ao redor do axônio; entretanto, o componente proteico, precipitado da **bainha de mielina** (16), deixa um esqueleto que parece similar àquele observado em preparações com H&E. O material corado em azul que circunda e segue entre as fibras nervosas é o tecido conectivo que forma o endoneuro. Por fim, vários **capilares** (17) bem definidos são também visíveis.

PRANCHA 43 Nervo periférico e colorações **101**

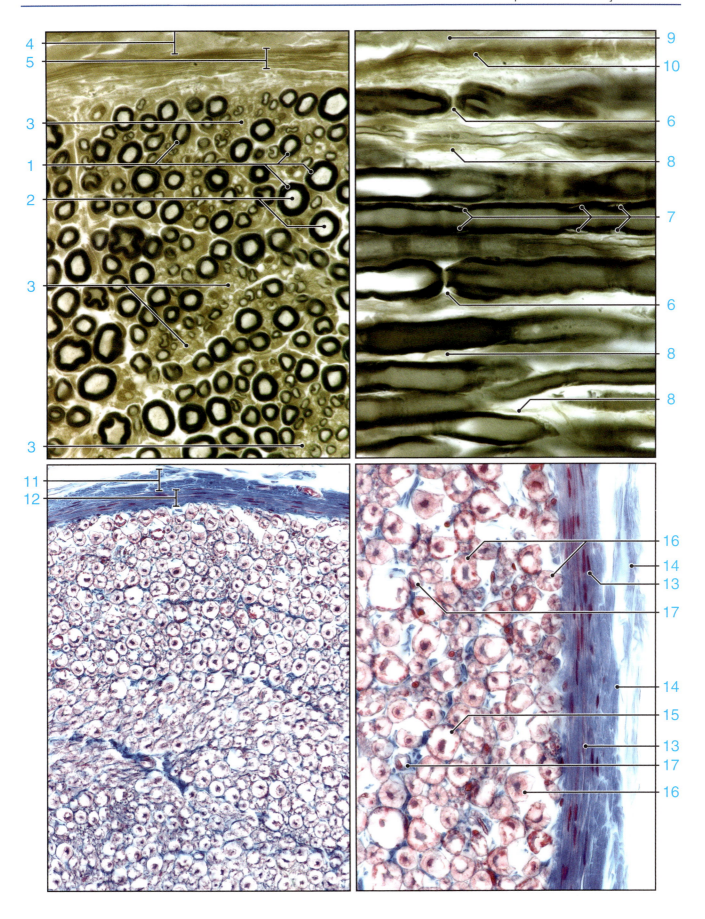

PRANCHA 44 **Perineuro, microscopia eletrônica**

Nervo periférico, ser humano, eletromicrografia, 7.000x; figura menor, 30.000x.

A eletromicrografia mostra a porção externa de um pequeno nervo cortado longitudinalmente. Um **axônio** (1) cortado diagonalmente e sua **bainha de mielina** (2) estão presentes no canto superior direito. O **perineuro** (3) está à esquerda do axônio, aparecendo como uma série ordenada de camadas de células. À esquerda do perineuro encontra-se o epineuro, que contém uma quantidade moderada de **colágeno** (4), **processos fibroblásticos epineurais** (5) e **material elástico** (6). O epineuro, diferentemente do perineuro, não é bem definido, pois tende a se misturar com o tecido conectivo mais afastado do nervo; assim, não há limite distinto entre o epineuro e o tecido conectivo circundante.

Examinando o perineuro nesse baixo aumento, a mais impressionante característica é a relativa uniformidade das camada celulares individuais, ou lamelas. As células que formam cada camada, na realidade, são contíguas uma com a outra, e unidas por junções íntimas. Em geral, a borda de uma célula está em aposição a suas vizinhas, assim, formando uma série de camadas celulares ininterruptas e concêntricas, todas rodeando o feixe nervoso.

Diferentemente das células perineurais, uma parte de um **fibroblasto endoneural** (7) pode ser vista ao longo da face interna do perineuro. Embora em íntima aposição ao perineuro, esta célula exibe características de um fibroblasto típico e, portanto, representa um fibroblasto endoneural. Observe que ele não forma uma estrutura laminar contínua; em vez disso, exibe uma margem lateral (*ponta de seta*) que não entra em contato ou forma junções com outra célula a fim de promover continuidade. Esta célula endoneural é morfologicamente idêntica à célula epineural; ambas são fibroblastos típicos.

A distinção citológica entre os fibroblastos do epineuro e do endoneuro e as células perineurais especializadas pode ser melhor visualizada em aumento maior (**figuras menores**). A **figura menor superior** apresenta uma pequena parte da célula perineural; a **figura menor inferior** mostra uma célula epineural. A localização específica de onde cada uma delas se localiza na fotomicrografia está delimitada pelas pequenas áreas ovais. Comparando as duas células, a célula perineural exibe **lâmina basal** (8) em ambas as superfícies; caracteristicamente, o fibroblasto não apresenta este material de cobertura. Ambas as células mostram vesículas pinocitóticas, bem como **mitocôndrias** (9). Entretanto, os citoplasmas nestas duas micrografias mostram uma diferença importante. A célula perineural apresenta numerosos filamentos delgados, que representam miofilamentos, e **densidades citoplasmáticas** (10). Estas duas características são típicas de célula muscular lisa. Mais uma vez, o fibroblasto não apresenta esses elementos. Embora não evidente nesta fotomicrografia, as células perineurais também exibem contornos de **retículo endoplasmático rugoso** (11), porém menos do que observado no fibroblasto. A presença de retículo endoplasmático rugoso na célula perineural sugere que ela, como o fibroblasto, produz colágeno e é, assim, responsável pela deposição de colágeno entre as lâminas celulares. A natureza contrátil das células perineurais, como evidenciada pelos miofilamentos e densidades citoplasmáticas, explica o encurtamento de um nervo quando ele é cortado de forma acidental ou cirúrgica. Por fim, o arranjo similar a um epitélio das células perineurais é visto como uma barreira com permeabilidade seletiva, que contribui com a barreira hematoneural.

PRANCHA 44 Perineuro, microscopia eletrônica

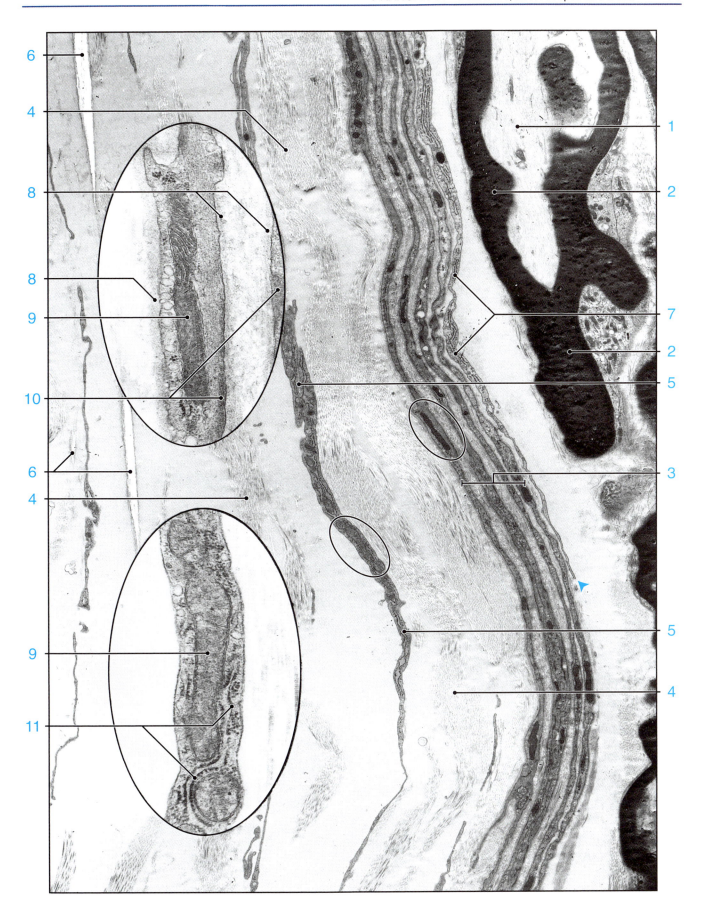

PRANCHA 45 Gânglios simpáticos e da raiz dorsal

Gânglios são grupos de corpos celulares de neurônios localizados fora do sistema nervoso central (SNC). (Dentro do SNC, um grupo de corpos celulares de neurônios é chamado de núcleo.). Com base na estrutura, bem como na função, os gânglios podem ser divididos em sensoriais, com neurônios pseudounipolares ou bipolares, e autônomos, com neurônios multipolares simpáticos e parassimpáticos. Os gânglios sensoriais estão próximos ao SNC e contêm os corpos celulares de neurônios sensoriais que carregam impulsos para o SNC. Os gânglios autonômicos são os gânglios motores periféricos do sistema nervoso autônomo e contêm os corpos celulares dos neurônios pós-sinápticos. Eles conduzem o impulso nervoso aos músculos liso e cardíaco, bem como às glândulas. Os gânglios simpáticos constituem a principal classe de gânglios autonômicos; os gânglios parassimpáticos e entéricos formam outras subclasses. Os gânglios simpáticos se localizam na cadeia simpática (gânglios paravertebrais) e na superfície anterior da aorta (gânglios pré-vertebrais). Os neurônios, nesses gânglios, possuem longos axônios pós-sinápticos, que se dirigem às vísceras. Os gânglios parassimpáticos (gânglios terminais) localizam-se nos órgãos inervados por seus neurônios pós-sinápticos. Os gânglios entéricos localizam-se nos plexos submucoso e mioentérico do tubo digestório (ver Prancha 91). Seus neurônios recebem impulsos pré-sinápticos do parassimpático, impulsos intrínsecos de outros gânglios entéricos e inervam o músculo liso do tubo digestório.

FOTOMICROGRAFIA PARA ORIENTAÇÃO: A *fotomicrografia superior* revela um gânglio simpático, um **nervo** contíguo (1) e os **tecidos adiposo e conectivo** circundantes (2). O lado direito da fotomicrografia mostra várias fibras nervosas entrando ou deixando o gânglio. Do lado esquerdo, uma parte do gânglio não é visível. A *fotomicrografia inferior* exibe um gânglio da raiz dorsal. A maior parte dos tecidos conectivo e adiposo circundantes foi removida. As células ganglionares são responsáveis pela forma expandida do gânglio.

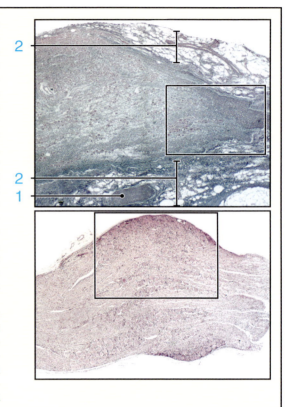

Gânglio simpático, ser humano, método de Bodian com contracoloração, 64x.
Esta fotomicrografia mostra a área delimitada na fotomicrografia para orientação superior; mostra parte do gânglio simpático e alguns **nervos** (1) deixando o gânglio. O gânglio é coberto por **tecido conectivo denso** (2), o epineuro, e um perineuro subjacente; ambos são contínuos com o epineuro e perineuro dos nervos que entram e saem do gânglio. Os **corpos celulares neuronais** (3), aglomerados em grupos entre **os feixes das fibras nervosas** (4), são facilmente vistos neste aumento menor em função de seu grande tamanho.

Gânglio simpático, ser humano, método de Bodian com contracoloração, 256x.
Esta fotomicrografia é um aumento maior da área delimitada na fotomicrografia superior direita. Os corpos celulares neuronais são claramente visíveis. A maior parte deles exibe um **núcleo** esférico (5) com um discreto nucléolo, que parece um ponto dentro do núcleo. Alguns dos **corpos celulares** (6) não exibem núcleos, o que pode ser atribuído ao plano em que estas grandes células foram seccionadas. Cada corpo celular é circundado por **pequenas células satélites (capsulares)** (7). Todavia, em geral elas não são facilmente visíveis neste tipo de gânglio. Alguns poucos **corpos celulares neuronais** (8) exibem vários prolongamentos junto a eles. São corpos celulares multipolares, que possuem muitos dendritos impregnados por prata nesta preparação, um componente do método de coloração de Bodian. As estruturas entre as células ganglionares que lembram ondas em sequência são **feixes nervosos** (9).

Gânglio da raiz dorsal, ser humano, H&E, 64x.
Esta fotomicrografia exibe a área delimitada na fotomicrografia para orientação inferior. Os gânglios da raiz dorsal diferem dos gânglios autônomos porque estes últimos contêm neurônios multipolares e apresentam conexões sinápticas, enquanto os gânglios da raiz dorsal contêm neurônios sensoriais pseudounipolares e não apresentam conexões sinápticas no seu interior. Mesmo neste aumento menor, o gânglio mostra **feixes nervosos** (10) e aglomerados de **corpos celulares neuronais** (11).

Gânglio da raiz dorsal, ser humano, H&E, 256x.
A área delimitada na fotomicrografia inferior direita é apresentada aqui em aumento maior. Alguns dos corpos celulares exibem um **núcleo** discreto (12), enquanto outros (13) parecem não ter núcleo – novamente, um fator relacionado ao plano de secção da célula. Uma camada de **células satélite (capsulares)** (14) circunda cada corpo celular. Elas representam uma continuação das células de Schwann que cobrem os axônios. A maioria das fibras nervosas, chegando e saindo dos corpos celulares neuronais nos gânglios da raiz dorsal, são mielinizadas. Uma **fibra nervosa** (15) única e bem definida é indicada na fotomicrografia.

PRANCHA 45 Gânglios simpáticos e da raiz dorsal

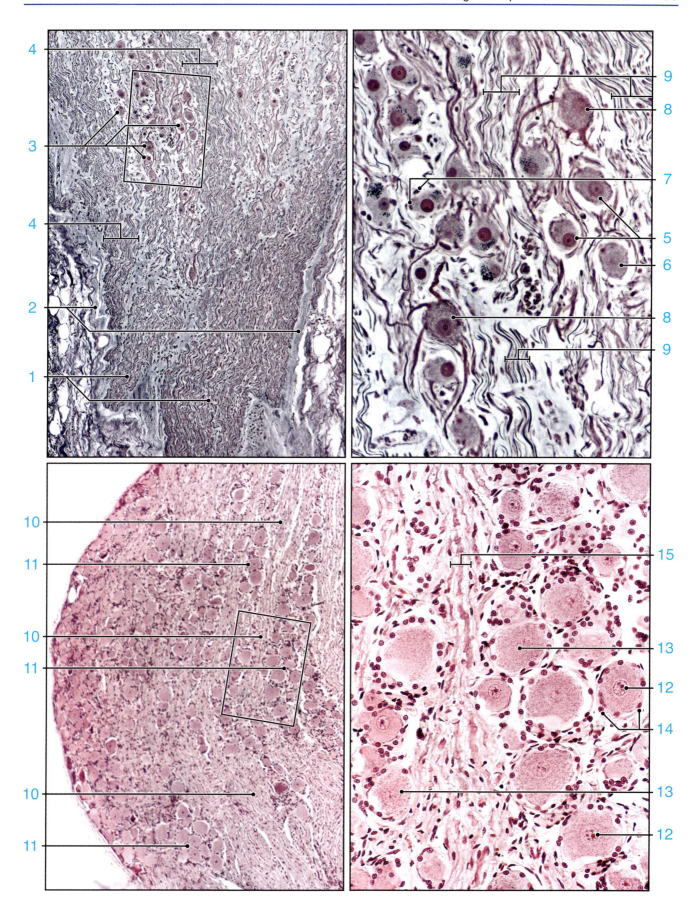

PRANCHA 46 Gânglio simpático, microscopia eletrônica

Gânglio, ser humano, eletromicrografia, 4.200x.

A eletromicrografia mostra um gânglio simpático similar ao mostrado na fotomicrografia de luz da Prancha 45. Neste aumento, os **corpos celulares neuronais** (1), juntamente com uma miríade de **fibras nervosas** (2), podem ser facilmente identificados. Dois dos corpos celulares foram cortados em um plano que incluiu o **núcleo** (3), e um deles também mostra um **nucléolo** (4). Outras células dentro do gânglio, um pouco mais difíceis de identificar neste aumento, incluem **fibroblastos** (5), **células de Schwann** (6) e **células satélites** (7). Alguns fibroblastos estão localizados em íntima aposição aos corpos celulares neuronais. Pela microscopia de luz seria difícil, se não impossível, distinguir o núcleo de um fibroblasto do núcleo de uma célula satélite. Um tecido conectivo especializado, o **perineuro** (8), circunda o gânglio; parte dele pode ser vista no canto superior esquerdo da fotomicrografia. Ele é contínuo com o tecido conectivo que cobre os feixes nervosos que entram no gânglio. Dentro do gânglio, o tecido conectivo ocupa o interstício dos elementos neurais. A relação do perineuro com os nervos é examinada em detalhes na Prancha 42 e ao nível da microscopia eletrônica, na Prancha 44. Também se vê no gânglio um pequeno **vaso sanguíneo** (9). A matriz intercelular consiste basicamente de colágeno que, junto com os fibroblastos, compreende o endoneuro do gânglio.

Uma característica não totalmente apreciada com a microscopia de luz, porém evidente na microscopia eletrônica, é a relação das células satélites com os corpos celulares neuronais. Cada corpo celular neuronal é circundado por uma fina bainha de citoplasma de células satélites que não somente cobrem os corpos celulares, mas também podem se estender por uma curta distância até os seus processos. O tênue **citoplasma da célula satélite** (10) é pouco visível neste pequeno aumento. Ele pode ser visto com mais nitidez em torno de dois corpos celulares na parte esquerda da eletromicrografia. O citoplasma da célula satélite tem eletrodensidade ligeiramente maior que o neurônio, dando a aparência de uma borda delgada em torno do corpo celular neuronal. Nos cortes finos empregados na microscopia eletrônica, a região nuclear da célula satélite nem sempre é incluída no plano de corte; nesta eletromicrografia, somente o núcleo (7) de uma célula satélite é visível.

Normalmente, estão presentes nos gânglios simpáticos fibras mielinizadas e amielinizadas. Apenas uma das várias fibras incluídas na porção do gânglio apresentado aqui é mielinizada. A **bainha de mielina** (11) que circunda esta fibra nervosa parece um anel oval escuro. Externamente à mielina pode-se identificar o núcleo da célula de Schwann (6). Todas as fibras nervosas amielinizadas também estão envolvidas pelo citoplasma da célula de Schwann; contudo, em vez do seu citoplasma circundar apenas um único axônio, como acontece com as fibras mielinizadas, as células de Schwann relacionadas às fibras nervosas não mielinizadas revestem, caracteristicamente, múltiplos axônios. De fato, a relação das células de Schwann com as fibras nervosas é a mesma das células satélites com os corpos celulares. Ambas formam uma íntima bainha celular em volta da célula. Embora sejam designadas por nomes diferentes e difiram em relação à sua localização, as células satélites e de Schwann têm, provavelmente, a mesma função.

Gânglio, ser humano, eletromicrografia, 22.000x; figura menor, 46.000x.

A eletromicrografia apresentada exibe em aumento maior a área delimitada na fotomicrografia acima. O citoplasma do corpo celular neuronal exibe várias **mitocôndrias** (12), aglomerados de **polirribossomos** (13) e contornos de **retículo endoplasmático de superfície rugosa** (14). Os ribossomos e elementos do retículo endoplasmático tendem a se agregar em massas reconhecíveis. Os limites dessas áreas ricas em ribossomos não são definidos com nitidez. Entretanto, uma dessas concentrações está contornada por uma *linha tracejada* (centro superior). Estas regiões concentradas do citoplasma, ricas em ribossomos, podem ser visualizadas por meio da microscopia de luz após coloração com um corante básico. A reação de coloração resulta em pequenos corpos basofílicos, chamados de corpos de Nissl.

As **células satélites** (15) podem ser distinguidas dos corpos celulares neuronais por sua aparência mais eletrodensa. Estas células cobrem completamente o corpo celular neuronal, embora em algumas áreas esta cobertura esteja bastante reduzida (*pontas de setas*). Da mesma forma, o processo nervoso que emana do corpo celular é envolvido pelo citoplasma da célula de Schwann de maneira idêntica à célula satélite.

As **fibras nervosas amielinizadas** (16) estão cortadas em vários planos. Cada uma está circundada pelo **citoplasma da célula de Schwann** (17), que apresenta a mesma eletrodensidade das células satélites. Algumas dessas fibras nervosas aparecem como estruturas individuais cobertas pelo citoplasma da célula de Schwann (indicadas por *asteriscos*). Entretanto, a maior parte das fibras nervosas está incorporada em grupos, dentro dos limites da célula de Schwann. Tanto a célula satélite como a célula de Schwann são circundadas por **lâmina basal** (18) (ver a **figura menor**).

Com relação às fibras individuais, nem sempre é possível distinguir entre um axônio e um dendrito. Uma regra geral, entretanto, é que, se a fibra apresenta vesículas sinápticas (pequenas estruturas redondas), ela é identificada como **terminal do axônio** (19); se a fibra apresenta contornos de retículo endoplasmático rugoso, ela é identificada como **dendrito** (20). As fibras que não exibem estas características específicas são mais adequadamente referidas como fibras nervosas. O **axônio** (21), que entrou na bainha de célula satélite em volta do corpo celular do neurônio, contém numerosas vesículas sinápticas. Presumivelmente, está em contato sináptico com o corpo celular nesta vizinhança (uma sinapse axossomática).

O *círculo menor* delimita uma sinapse que é apresentada em aumento maior na **figura menor** circular. O axônio (19) desta sinapse mostra numerosas vesículas sinápticas, muitas das quais parecem estar vazias; elas contêm o neurotransmissor acetilcolina. As vesículas com grânulos, várias delas visíveis na **figura menor**, contêm catecolaminas. O espaço (*seta*) entre o axônio e o dendrito (20) é uma fenda sináptica atravessada pelos neurotransmissores, a fim de estimular a membrana da célula pós-sináptica. A presença de ribossomos no citoplasma pós-sináptico indica ser um dendrito; assim, esta é uma sinapse axodendrítica.

PRANCHA 46 Gânglio simpático, microscopia eletrônica 107

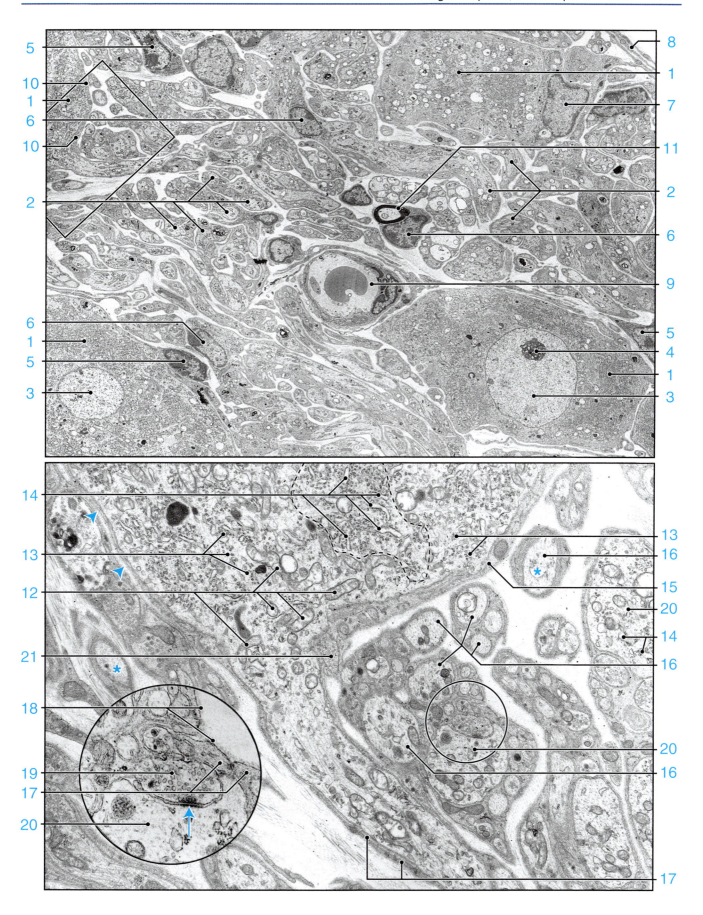

PRANCHA 47 Cérebro

O cérebro é a parte principal do encéfalo. Contém corpos celulares de neurônios que recebem e armazenam informações sensoriais, nervos que controlam a atividade motora voluntária, nervos que integram e coordenam a atividade de outros neurônios e vias neuronais que formam a memória.

O córtex cerebral está dividido em seis camadas, nomeadas e descritas a seguir:

I: A camada plexiforme (ou camada molecular) consiste basicamente em fibras, a maior parte delas trafegando paralelamente à superfície, e contém relativamente poucas células, que são, na maior parte, células da neuroglia, com ocasionais células horizontais de Cajal.

II: A camada das células piramidais pequenas (ou camada granular externa) consiste principalmente em pequenas células piramidais, assim chamadas em função da forma do seu corpo celular, e células granulares, também chamadas de estreladas.

III: A camada de células piramidais médias (ou camada piramidal externa) não é muito demarcada da camada II. De qualquer forma, as células piramidais são um pouco maiores e apresentam uma forma piramidal característica.

IV: A camada granular (ou camada granular interna) se caracteriza pela presença de várias células granulares pequenas (células estreladas).

V: A camada das células piramidais grandes (ou camada piramidal interna) contém células piramidais que, em muitas partes do cérebro, são menores do que as células piramidais da camada III; já na área motora, elas são extremamente grandes e designadas células de Betz.

VI: A camada de células polimórficas contém células com diversas formas, muitas das quais apresentam forma de fuso, sendo chamadas de células fusiformes.

Três tipos celulares foram citados acima: células piramidais, células granulares e células fusiformes. Dois outros tipos celulares estão também presentes no córtex cerebral, mas não são identificáveis nesta preparação: as células horizontais de Cajal, que estão presentes apenas na camada I e enviam seus prolongamentos lateralmente, e as células de Martinotti, que enviam seus axônios em direção à superfície (oposta à das células piramidais).

Cérebro, ser humano, Luxol Fast Blue – PAS, 65x.
A fotomicrografia mostra um panorama do **córtex cerebral** (1) em aumento menor. Inclui a totalidade da espessa substância cinzenta e uma pequena parte da **substância branca** (2) na parte inferior da fotomicrografia. É possível distinguir as duas áreas de relance porque a substância branca contém consideravelmente menos células por unidade de área; são células da neuróglia, em vez de células nervosas, que estão presentes no córtex. A **pia-máter** (3) recobre o córtex. Uma **veia** (4) pode ser vista incluída na pia-máter. Um pequeno **vaso sanguíneo** (5) pode ser visto entrando na substância cortical. As seis camadas do córtex são delimitadas por linhas pontilhadas. Deve-se salientar, entretanto, que não há limites nítidos entre as camadas; consequentemente, as linhas pontilhadas representam uma aproximação desses limites. Cada camada é diferenciada com base nos tipos celulares predominantes e arranjo de suas fibras (axônios e dendritos). A menos que as fibras sejam especificamente marcadas, tal como com corante de Weigert, elas não podem ser usadas para auxiliar na identificação das camadas. O perfil das camadas como identificadas aqui se baseia nos tipos celulares, especificamente suas formas e aparências.

Cérebro, ser humano, Luxol Fast Blue – PAS, 350x.
A fotomicrografia mostra a camada I, ou plexiforme, em maior aumento. Apresenta fibras nervosas, numerosas **células neurogliais** (6) e ocasionais células de Cajal horizontais. As células da neuróglia aparecem como núcleos nus, com citoplasma indistinguível das fibras nervosas que compõem a maior parte desta camada. Um **capilar** (7) também está presente. O traçado rosa do vaso se deve à reação de coloração ao PAS de sua membrana basal.

Cérebro, ser humano, Luxol Fast Blue – PAS, 350x.
A fotomicrografia mostra a camada II, de células piramidais pequenas. Como o nome sugere, muitas **células piramidais** pequenas (8) estão presentes. As **células granulosas** (9) também são numerosas, embora difíceis de serem identificadas nesta fotomicrografia.

Cérebro, ser humano, Luxol Fast Blue – PAS, 350x.
A fotomicrografia mostra a camada IV, camada granular. Muitas das células são granulosas, mas as células neurogliais também estão em grande número.

Cérebro, ser humano, Luxol Fast Blue – PAS, 350x.
A fotomicrografia mostra a camada VI, a camada de células polimórficas, assim chamada em função das diversas formas das células nesta região. As **células piramidais** (10) são facilmente reconhecidas. Outros tipos celulares presentes incluem **células fusiformes** (11), células granulosas e células de Martinotti.

Cérebro, ser humano, Luxol Fast Blue – PAS, 350x.
A fotomicrografia mostra a porção externa da substância branca. Os núcleos pequenos e redondos pertencem às **células neurogliais** (12). O citoplasma dessas células não é visível, fazendo com que elas apareçam como núcleos nus em uma "terra de ninguém", referida como o neurópilo. Este é essencialmente uma agregação densa de fibras nervosas e células neurogliais.

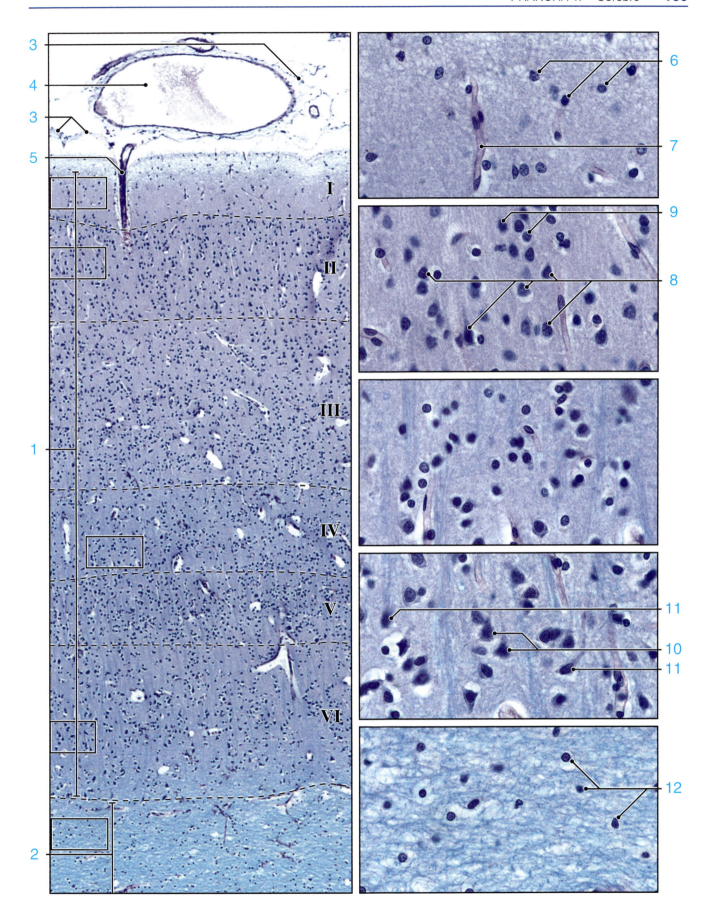

PRANCHA 48 Cerebelo

O cerebelo é uma porção do encéfalo localizada atrás e abaixo do cérebro. Ele coordena os movimentos voluntários e a função muscular na manutenção da postura normal. O cerebelo recebe um fluxo contínuo de informações sobre o estado dinâmico dos músculos, tendões e articulações, algumas vezes chamado de propriocepção inconsciente. Os receptores periféricos que fornecem estas informações incluem o sistema vestibular, os fusos neuromusculares, os órgãos tendinosos de Golgi, as terminações táteis e os receptores de pressão.

FOTOMICROGRAFIA PARA ORIENTAÇÃO: O cerebelo está organizado em giros paralelos achatados chamados de **folhas** (1). Aproximadamente 15% do córtex está exposto na superfície; o restante se encontra nos espaços invaginados dos sulcos. O córtex é inteiramente uniforme e consiste em duas camadas*: uma **camada molecular** superficial (2), contendo relativamente poucos neurônios e muitas fibras, e uma **camada granular** profunda (3), preenchida por pequenos neurônios. Na junção entre as duas camadas, encontram-se corpos celulares muito grandes, em forma de balão, das células de Purkinje, características do córtex cerebelar. Abaixo da camada granular, no centro de cada folha, está a **substância branca** (4), formada apenas por fibras nervosas, células gliais e vasos sanguíneos.

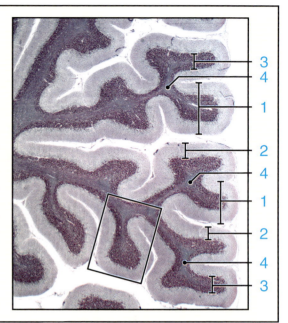

---
* N. de R.T.: Para alguns autores, o córtex do cerebelo é formado por três camadas de neurônios, incluindo as células de Purkinje como uma camada de neurônios.

Cerebelo, ser humano, Nissl, 90x.

A fotomicrografia exibe em aumento maior a folha da área delimitada na fotomicrografia para orientação. A **pia-máter** (1) é visível sobre a superfície e nos sulcos. A escassez relativa de corpos celulares de neurônios de células em cesto e **células estreladas** (2), embora não diferenciáveis nesta preparação, é evidente na **camada molecular** (3). Observe a maior densidade dos corpos celulares de neurônios granulares na **camada granular** (4). Os espaços aparentemente claros na camada granular são **glomérulos** (5): locais das sinapses entre axônios chegando ao cerebelo, vindos de outras partes do SNC, e os dendritos das células granulares (e axônios das células de Golgi Tipo II que se projetam da camada de células de Purkinje). Os corpos celulares de várias e enormes **células de Purkinje** (6) estão presentes na margem entre as camadas molecular e granular. Numerosos **dendritos** (7) são vistos se estendendo desses corpos celulares para se arborizarem na camada molecular, onde receberão sinapses excitatórias de axônios de células granulares se projetando para a camada molecular e sinapses inibitórias de dendritos de células em cesto localizadas na camada molecular. Os axônios das células em cesto projetam-se para a camada de células de Purkinje, onde formam sinapses axossomáticas inibitórias (terminações em cesto) sobre os corpos celulares de várias células de Purkinje. Nenhum corpo celular neuronal está presente na substância branca, ou **medula** (8).

Cerebelo, ser humano, Nissl, 350x.

A área delimitada na fotomicrografia acima é mostrada aqui em aumento maior. As **células de Purkinje** (9) enviam **dendritos** (10) para a **camada molecular** (11), onde sua arborização é evidente. Fibras coradas de células chegando às células de Purkinje podem ser vistas formando terminações em cesto sobre o **corpo celular** (12), enquanto outras fibras terminam sobre dendritos. As células na camada de Purkinje com núcleos maiores do que aqueles da camada granular são **células de Golgi Tipo II** (13).

Cerebelo, ser humano, impregnação por prata, 320x.

A fotomicrografia exibe um campo similar àquele à esquerda, mas a impregnação por prata enfatiza os processos celulares. Observe o corpo celular da célula de Purkinje quase todo envolvido por terminações nervosas, a complexidade e densidade de processos na **camada granular** (14) e a quantidade relativamente esparsa de fibras na **camada molecular** (15). Não é possível distinguir entre as arborizações dendríticas das células de Purkinje e as fibras de outros neurônios que chegam a elas. Uma parte da **substância branca** (16) mostra somente fibras densamente agrupadas.

PRANCHA 48   Cerebelo

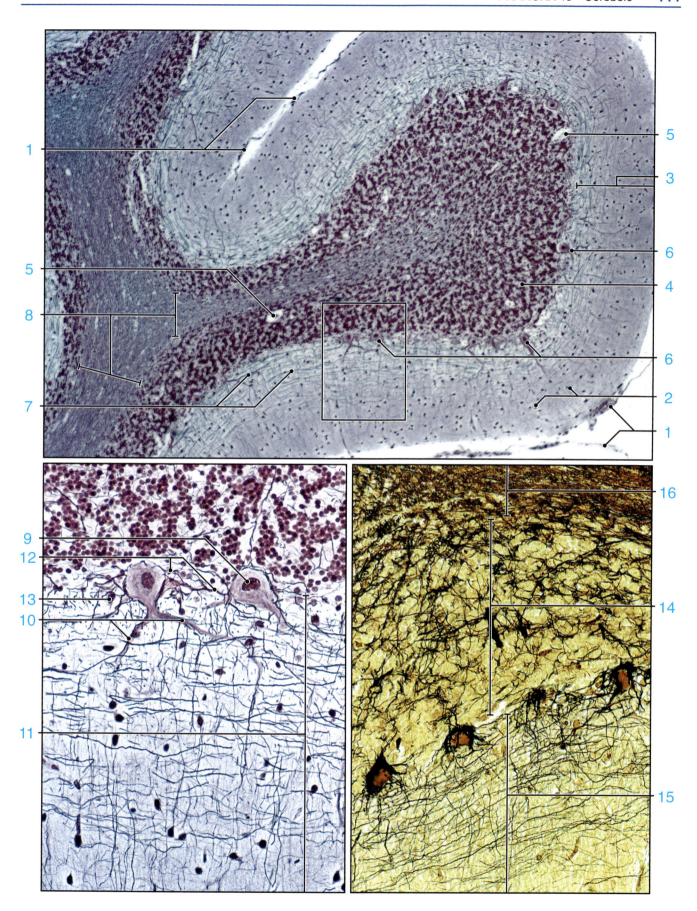

PRANCHA 49 Medula espinal

A medula espinal localiza-se dentro do canal vertebral e é parte do sistema nervoso central. Um corte transversal em qualquer nível da medula espinal apresenta sua organização em duas partes distintas. A parte externa é chamada de substância branca, um reflexo de sua aparência em fragmentos não fixados. Ela contém colunas de fibras nervosas ascendentes e descendentes, quase todas mielinizadas, daí a sua cor branca. Muitas das fibras vão e vêm do encéfalo; outras conectam diferentes níveis da medula espinal. A parte interna da medula espinal, a substância cinzenta, contém corpos celulares e fibras nervosas. Ela tem a forma de um H simétrico ou de uma borboleta. A substância cinzenta apresenta os cornos dorsal e ventral, bem como o corno lateral na região toracolombar. O corno ventral contém grandes corpos celulares de neurônios motores. O corno dorsal contém neurônios associados às vias sensoriais. Os corpos celulares dos neurônios sensoriais primários se localizam fora da medula espinal, no gânglio da raiz dorsal. O corno lateral contém células do sistema nervoso autônomo (simpático).

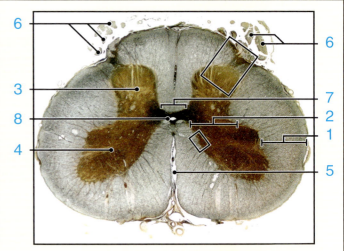

FOTOMICROGRAFIA PARA ORIENTAÇÃO: A fotomicrografia para orientação apresenta um corte longitudinal ao nível da região lombar de uma medula espinal humana. A área de coloração mais clara é a **substância branca** (1). A região mais escura, que apresenta a forma de H ou de borboleta, é a **substância cinzenta** (2). Nela, vê-se um **corno dorsal** (3) e um **corno ventral** (4) – neste nível, o corno lateral não existe. Na maior parte de seu comprimento, há uma fenda estreita, chamada **fissura ventral** (5), que permite a identificação rápida da orientação da medula espinal. É ocupada pela pia–máter, que circunda a medula espinal e mergulha na fissura carregando com ela vasos sanguíneos. A medula espinal foi cortada em um nível que inclui as **raízes nervosas dorsais** (6), podendo-se ver algumas entrando na medula espinal. Uma estrutura em ponte, chamada **comissura cinzenta** (7), conecta os cornos de ambos os lados da substância cinzenta. Dentro desta estrutura vê-se o **canal central** (8), que se estende longitudinalmente pela maior parte da medula espinal.

Medula espinal, ser humano, impregnação por prata, 75x.

A fotomicrografia revela a porção dorsolateral da medula espinal delimitada pelo retângulo maior na fotomicrografia para orientação. Casualmente mostra a entrada das **raízes dorsais** (1) do nervo espinal na **substância branca** (2). A maioria das fibras da raiz dorsal continua para dentro da substância branca, e algumas podem formar sinapse com corpos celulares na substância cinzenta. Entretanto, a maioria delas trafega na substância branca em direção ao encéfalo como fibras ascendentes. Embora tais conexões não sejam vistas aqui, um exame cuidadoso mostra que as fibras que perfazem a substância branca neste fragmento estão todas cortadas longitudinalmente, o que indica sua orientação vertical. Esta observação fica mais evidente no aumento maior da fotomicrografia abaixo. O restante desta fotomicrografia mostra parte **do corno dorsal** (3) da substância cinzenta. Neste aumento, vários **corpos celulares** (4) podem ser vistos. Também evidente é a **pia-máter** (5) circundante, que, além de envolver a medula, penetra nas substâncias branca e cinzenta, dividindo-as em tratos ou fascículos.

Medula espinal, ser humano, impregnação por prata, 225x.

A área delimitada no retângulo menor na fotomicrografia para orientação é exibida nesta fotomicrografia de grande aumento. A região superior da fotomicrografia mostra parte do **corno ventral** (6). A região inferior da fotomicrografia inclui tratos da **substância branca** (7). **Fibras nervosas mielinizadas** (8) cortadas transversalmente são claramente visíveis na substância branca. Os axônios aparecem como estruturas puntiformes escuras, circundadas por um espaço claro. Este espaço representa a bainha de mielina desses axônios, a qual se dissolveu durante a preparação da lâmina. Observe os diferentes diâmetros dos axônios e dos espaços da mielina circundante. Observe também como o **tecido conectivo** (9), uma extensão interna da pia-máter, forma fascículos, ou tratos, delimitados de fibras nervosas. O **corpo celular neuronal** (10), no corno ventral, apresenta numerosos **dendritos** (11) que se estendem para várias direções, por todo o neurópilo da substância cinzenta. Vários destes **dendritos** (12) apresentam extensões em direção à substância branca, onde podem entrar em contato sináptico com fibras descendentes do encéfalo. Uma análise cuidadosa da substância cinzenta permite observar numerosos dendritos passando em várias direções, sem qualquer continuidade visível com seus corpos celulares. A maioria dessas figuras dendríticas são amielinizadas; entretanto, um exame cuidadoso mostra algumas **fibras mielinizadas** (13) ocasionais dentro da substância cinzenta.

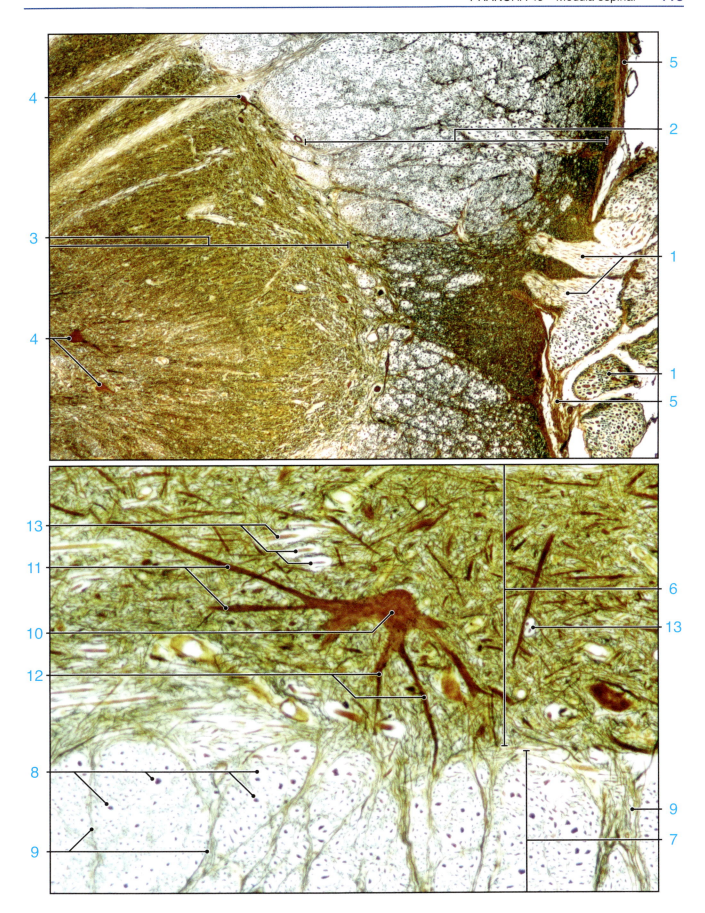

CAPÍTULO 9
Sistema Cardiovascular

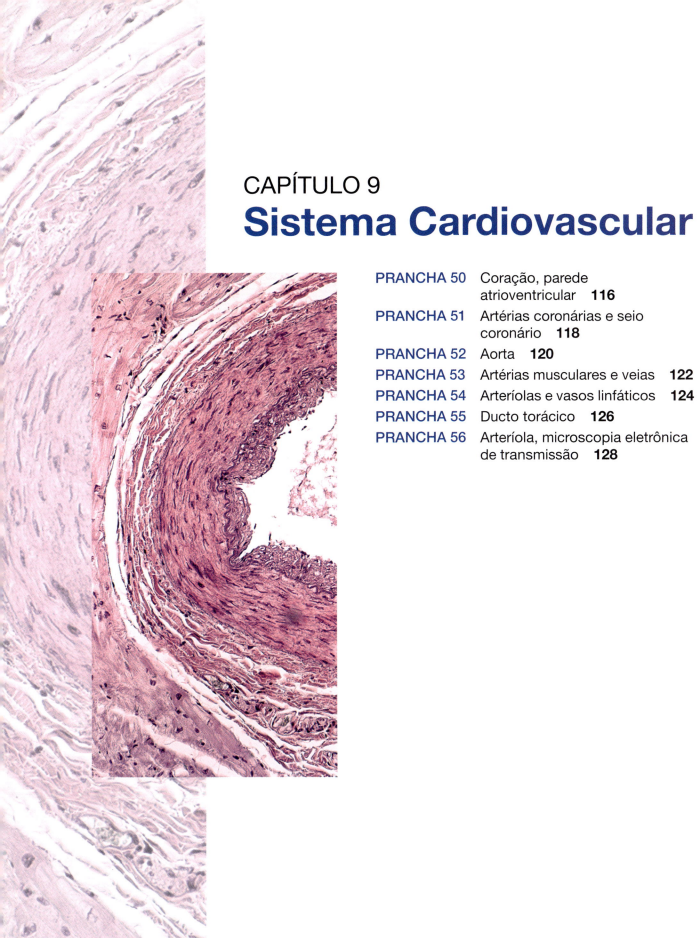

PRANCHA 50   Coração, parede atrioventricular   **116**
PRANCHA 51   Artérias coronárias e seio coronário   **118**
PRANCHA 52   Aorta   **120**
PRANCHA 53   Artérias musculares e veias   **122**
PRANCHA 54   Arteríolas e vasos linfáticos   **124**
PRANCHA 55   Ducto torácico   **126**
PRANCHA 56   Arteríola, microscopia eletrônica de transmissão   **128**

PRANCHA 50 Coração, parede atrioventricular

O sistema cardiovascular compreende uma bomba, isto é, o coração e os vasos sanguíneos, que oferecem meios para que o sangue circule para e a partir de todas as partes do corpo, além de vasos linfáticos, que carregam fluidos oriundos de tecidos (a linfa) devolvendo-os ao sistema vascular sanguíneo e transportando linfócitos para e a partir dos órgãos linfáticos.

O coração é uma bomba muscular aspirante e premente que mantém um fluxo unidirecional do sangue. É composto de quatro câmaras: os átrios direito e esquerdo e os ventrículos direito e esquerdo. O átrio direito recebe sangue do corpo. Saindo do átrio, o sangue entra no ventrículo direito e é bombeado para os pulmões para ser oxigenado. Dos pulmões, o sangue retorna ao átrio esquerdo para, em seguida, entrar no ventrículo esquerdo, de onde é bombeado para o restante do corpo. Durante o desenvolvimento embrionário, o coração se diferencia a partir de um tubo vascular reto e se desenvolve em uma estrutura contendo câmaras. Suas paredes apresentam a mesma estrutura básica de três camadas, como nos vasos sanguíneos, com exceção dos capilares e das vênulas pós-capilares. As camadas do coração consistem em endocárdio, composto de endotélio, tecido conectivo e células musculares lisas; miocárdio, composto do músculo cardíaco; e epicárdio, camada de células mesoteliais na superfície externa do coração e do tecido conectivo subjacente.

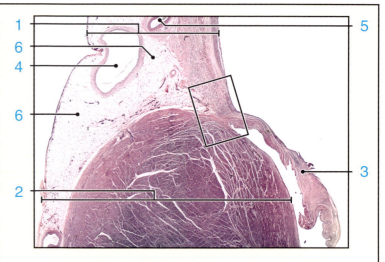

FOTOMICROGRAFIA PARA ORIENTAÇÃO: A fotomicrografia apresenta uma corte sagital da parede posterior do **átrio esquerdo** (1) e do **ventrículo esquerdo** (2), na altura do septo atrioventricular. Esse corte revela parte da **valva mitral** (3). O corte inclui o sulco coronário (A-V), que contém o **seio coronário** (4), uma veia que recebe o sangue da maior parte das veias cardíacas e esvazia seu conteúdo para dentro do átrio direito. Também é mostrado o **ramo circunflexo da artéria coronária esquerda** (5), situado no **epicárdio** (6), envolvido por tecido adiposo.

Coração, septo atrioventricular, ser humano, H&E, 45x.

A área delimitada na fotomicrografia para orientação é mostrada em aumento maior nesta fotomicrografia. Tanto as câmaras como as valvas são revestidas pelo endotélio simples pavimentoso do **endocárdio** (1). O corte mostra **fibras de Purkinje** (2) do sistema de condução cardíaco situado na parede atrial, localizadas abaixo do delgado **tecido conectivo subendocárdico** (3). O **tecido conectivo fibroso denso** (4), contínuo com o do septo e com o das camadas subendocardiais do átrio e do ventrículo, estende-se da raíz da **valva mitral** (5) para a cúspide valvar. A parede do ventrículo é composta principalmente de **músculo cardíaco** (6). Entre o músculo cardíaco do ventrículo e o tecido conectivo subendotelial, há uma camada relativamente espessa de **tecido conectivo denso** (7), que se estende a partir do tecido conectivo do septo e torna-se mais delgada ao continuar para dentro da parede ventricular. Dentro do epicárdio do sulco coronário, observa-se a presença de **tecido adiposo** (8).

Coração, septo atrioventricular, ser humano, H&E, 125x.

A área delimitada na fotomicrografia superior é exibida em aumento maior nesta fotomicrografia. Apresenta os núcleos do **revestimento endotelial** (9) do endocárdio. Uma camada fina de **músculo liso** (10) pode ser observada entre o **tecido conectivo denso** (11), situado abaixo do endocárdio, e o tecido conectivo do **subendocárdio** (12). Abaixo do tecido conectivo subendocárdico observam-se as **fibras de Purkinje** (13). A observação cuidadosa mostra alguns **discos intercalares** (14). Essas células musculares cardíacas modificadas são maiores do que as células musculares cardíacas normais. Em cortes corados com H&E, é comum a ocorrência de áreas claras, geralmente em volta do núcleo, que representam regiões ricas em glicogênio.

Coração, septo atrioventricular, ser humano, H&E, 125x.

A fotomicrografia mostra um corte de parte de uma das duas cúspides da valva mitral, próximo a sua junção ao anel fibroso. A superfície da valva vista nesta imagem está voltada para o ventrículo e é coberta pelo **endotélio** (15). O corte por meio da valva normalmente mostra três camadas. Uma delas é a camada **fibrosa** (16), que forma a área central da valva e contém extensões fibrosas do tecido conectivo denso não modelado dos anéis do esqueleto do coração. A camada **ventricular** (17) encontra-se imediatamente adjacente à superfície ventricular da valva e contém tecido conectivo denso com várias camadas de fibras elásticas. Estas fibras da camada ventricular continuam nas **cordas tendíneas** (18), cordas espiraladas cobertas com endotélio que se estendem da extremidade livre das valvas A-V até as projeções musculares da parede dos ventrículos, os músculos papilares. A terceira camada, chamada esponjosa, não aparece na fotomicrografia. Ela é composta de fibras colágenas frouxamente arranjadas e fibras elásticas infiltradas por grande quantidade de proteoglicanos. A camada esponjosa atua como amortecedor de choques, atenuando as vibrações decorrentes do fechamento das valvas.

PRANCHA 50   Coração, parede atrioventricular   117

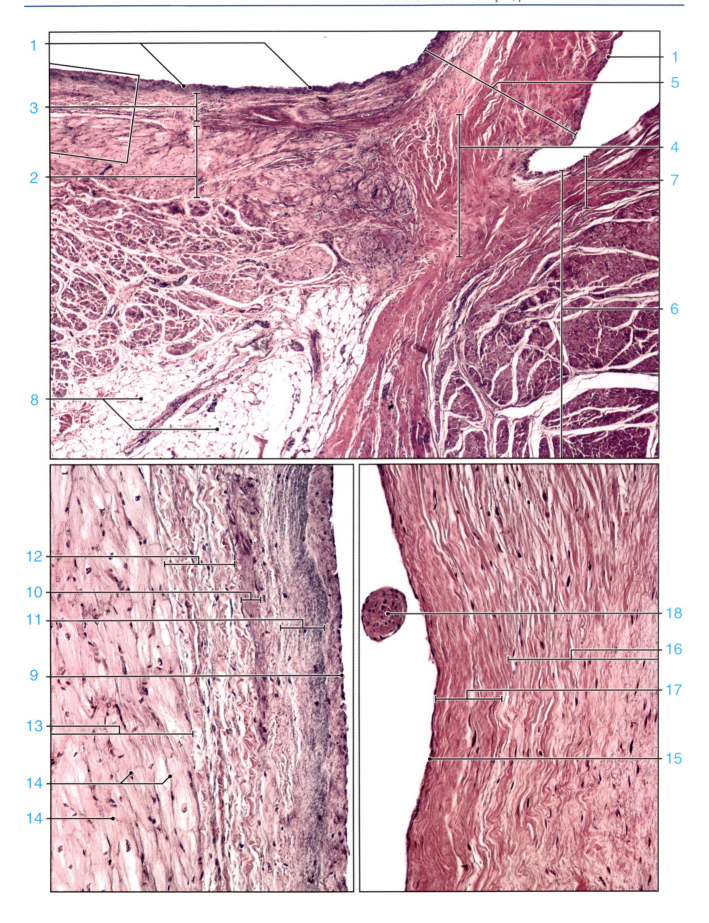

PRANCHA 51   Artérias coronárias e seio coronário

As artérias e veias, como o coração, são compostas de três camadas principais. Estes vasos são classificados pelo tamanho e pelas características das partes que compõem sua parede vascular. Assim, artérias são classificadas como artérias maiores condutoras ou elásticas, artérias médias distribuidoras ou musculares e artérias menores ou arteríolas. As artérias maiores e médias são vasos designados por nomes próprios (p. ex., aorta, artéria femoral). De maneira similar, as veias são classificadas pelo tamanho – maiores, médias e menores, com nomes próprios para as duas primeiras classes. Algumas das veias menores também são chamadas de vênulas, enquanto as vênulas menores são designadas vênulas pós-capilares. As três camadas principais da parede vascular, tanto em artérias quanto em veias, a partir do lúmen, são a túnica íntima, a túnica média e a túnica adventícia. A túnica íntima é ainda dividida em endotélio, uma lâmina basal pertencente às células endoteliais, e a camada subendotelial, composta de tecido conectivo frouxo. A túnica média, a camada intermédia, consiste principalmente em células musculares lisas com arranjo circunferencial. A túnica adventícia é a camada mais externa, constituída de tecido conectivo fundido com o tecido conectivo frouxo que envolve o vaso. A túnica adventícia é relativamente delgada na maior parte do sistema arteriolar, porém tende a ser um componente predominante, em relação à espessura, em vênulas e veias.

Coração, artéria coronária e seio coronário, ser humano, H&E, 30x.

Essa fotomicrografia é um aumento maior da artéria coronária e do seio coronário vistos no septo atrioventricular apresentado na fotomicrografia para orientação da Prancha 50. A artéria coronária aparece na região inferior esquerda da fotomicrografia. A **túnica íntima** (1) aparece como uma faixa de cor escura revestindo o vaso. A **túnica média** (2) é a parte mais espessa da parede. A **túnica adventícia** (3), composta de tecido conectivo denso, é a camada externa. Adjacente à artéria coronária, há uma faixa de **fibras condutoras** (4) compostas de células de Purkinje. O vaso maior, o seio coronário, tem uma parede delgada em relação ao seu tamanho, uma característica típica de veias em comparação às artérias. Mais uma vez, a **túnica íntima** (5) aparece como uma camada mais escura. Neste aumento, não é possível distinguir entre a túnica média e a túnica adventícia.

Coração, artéria coronária e seio coronário, ser humano, H&E, 125x; figura menor, 250x.

A fotomicrografia exibe um aumento maior da artéria coronária vista na área delimitada na fotomicrografia superior. Este aumento permite uma distinção entre as três camadas da parede vascular. A **túnica íntima** (6) é de espessura moderada e é separada da **túnica média** (7) pela **membrana interna elástica** (8). Quando se observa a parede vascular em corte transversal, a membrana interna elástica aparece como uma faixa ondulada delgada, composta de fibras elásticas. Sua natureza ondulada deve-se à contração do músculo liso da túnica média. As células musculares lisas são orientadas em um padrão circunferencial, como indica o aspecto alongado de seus núcleos. A **túnica adventícia** (9) consiste em tecido conectivo denso, marcado por relativa escassez de núcleos. Esta fotomicrografia também inclui uma faixa de fibras condutoras composta de **células de Purkinje** (10). A figura menor revela em aumento maior a **túnica íntima** (11). As **células endoteliais** (12) aparecem ao longo da superfície luminal do vaso. A **camada subendotelial** (13) da túnica íntima contém fibras colágenas, fibroblastos e algumas células musculares lisas. A **túnica média** (14) consiste em células musculares lisas. As fibras colágenas produzidas pelas células musculares lisas estão presentes, mas não há presença de fibroblastos.

Coração, artéria coronária e seio coronário, ser humano, H&E, 125x; figura menor, 250x.

Essa imagem é um aumento maior de parte da parede do seio coronário, incluída na área delimitada da fotomicrografia superior. A **túnica íntima** (15) é relativamente delgada. A **túnica média** (16) contém músculo liso, porém, diferentemente das artérias, há também presença de uma quantidade significativa de tecido conectivo denso. A **túnica adventícia** (17), similar à das artérias, consiste em tecido conectivo denso, mas é notavelmente mais grossa em relação à espessura da parede. Apesar de a túnica média e a túnica adventícia parecerem similares, a túnica média exibe mais núcleos por área, como reflexo do número de células musculares lisas presentes nesta camada. A figura menor mostra a delgada **túnica íntima** (18) e a **túnica média** (19) adjacente. O endotélio é representado pelos núcleos localizados na superfície luminal. A natureza fibrosa da túnica média torna-se evidente nesta imagem. Observe também as **fibras elásticas** (20), cuja presença ainda pode ser percebida nessa camada.

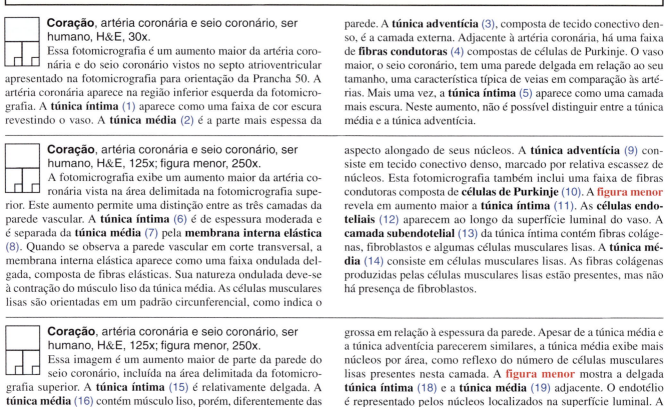

PRANCHA 51 Artérias coronárias e seio coronário

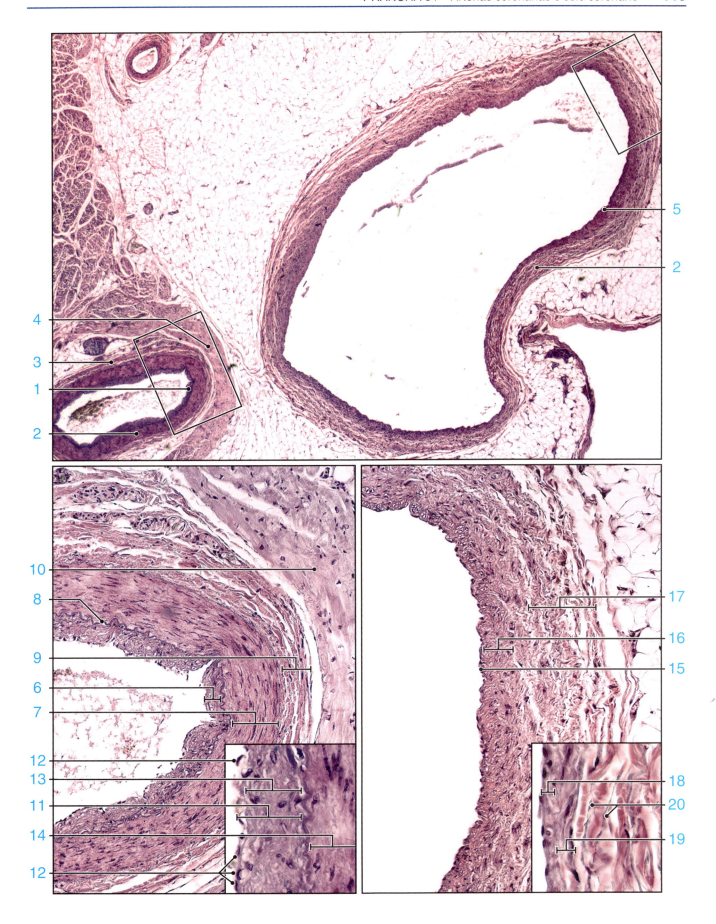

PRANCHA 52 Aorta

A aorta, principal artéria sistêmica do corpo, é o maior vaso arterial. É uma artéria elástica: a presença de inúmeras lamelas elásticas fenestradas permite a ela resistir a variações na pressão causadas pelas contrações do ventrículo esquerdo, bem como criar um fluxo relativamente estável de sangue para dentro do sistema arterial. Comparada à íntima das artérias musculares, esta é muito mais espessa. A camada subendotelial da íntima consiste em tecido conectivo com fibras colágenas e elásticas. O conteúdo celular é composto de células musculares lisas e fibroblastos. A margem externa da íntima é unida por uma lâmina ou membrana elástica externa que nem sempre pode ser prontamente distinguida como estrutura individual, mas que representa a primeira camada de várias lâminas concêntricas fenestradas na média dos vasos.

A média constitui a maior parte da parede. Entre as lâminas elásticas, existem fibras colágenas e células musculares lisas. Estas últimas são responsáveis pela produção e manutenção de material elástico, bem como do colágeno e dos proteoglicanos. Com a idade, o número de lâminas elásticas na parede aumenta. Aos 35 anos, há em torno de 60 lâminas na aorta torácica. Cada lâmina também aumenta de espessura com a idade, mas, aproximadamente aos 50 anos, as lâminas começam a mostrar sinais de degeneração e são gradativamente substituídas por colágeno, resultando em perda gradativa de elasticidade e aumento total da rigidez da parede aórtica.

A adventícia consiste em tecido conectivo denso não modelado, com fibras elásticas entremeadas que tendem a se organizar em um padrão circunferencial. Também contém vasos sanguíneos menores que suprem a parte externa da média, chamadas de *vasa vasorum* da aorta. A adventícia também apresenta capilares linfáticos. A porção interna da média e da íntima depende da difusão de oxigênio e nutrientes do lúmen dos vasos.

FOTOMICROGRAFIA PARA ORIENTAÇÃO: A *fotomicrografia superior* mostra parte de uma corte transversal de aorta retirada de uma criança, corada por H&E. A **íntima** (1) apresenta coloração consideravelmente mais clara do que a **média** adjacente (2). A **adventícia** (3) contém uma abundância de fibras colágenas e se cora mais densamente do que a média ou a íntima. A *fotomicrografia inferior* apresenta a aorta de um adulto e foi corada para mostrar os componentes elásticos da parede vascular. A **íntima** (4) apresenta coloração fraca, devido a sua escassez em material elástico, enquanto a **média** (5) é intensamente corada, devido à presença de grande quantidade de lâminas elásticas. A **adventícia** (6) contém uma quantidade moderada de fibras elásticas, além do tecido colágeno denso.

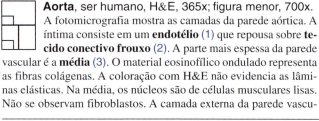

Aorta, ser humano, H&E, 365x; figura menor, 700x.

A fotomicrografia mostra as camadas da parede aórtica. A íntima consiste em um **endotélio** (1) que repousa sobre **tecido conectivo frouxo** (2). A parte mais espessa da parede vascular é a **média** (3). O material eosinofílico ondulado representa as fibras colágenas. A coloração com H&E não evidencia as lâminas elásticas. Na média, os núcleos são de células musculares lisas. Não se observam fibroblastos. A camada externa da parede vascular é a **adventícia** (4). O material eosinofílico nesse local consiste em tecido conectivo denso. Na adventícia, os núcleos presentes são de fibroblastos. Observe, também, os **vasos sanguíneos** menores (5) na adventícia. A figura menor mostra um aumento maior da íntima e inclui parte da média. Observe o **endotélio** (6). O material eosinofílico na íntima é composto de **fibras colágenas** (7). As fibras elásticas não estão coradas. O tipo celular predominante neste sítio é a **célula muscular lisa** (8).

Aorta, ser humano, hematoxilina férrica, e azul de anilina, 365x; figura menor, 350x.

Este fragmento foi corado para diferenciar as fibras colágenas das elásticas. A **íntima** (9) consiste predominantemente em fibras colágenas. O **endotélio** (10), representado por numerosos núcleos, é pouco evidente. A **média** (11) contém inúmeras lamelas elásticas que aparecem como linhas onduladas e pretas. O material azulado entre elas consiste em fibras colágenas. A observação cuidadosa da média revela núcleos de células musculares lisas, entremeados entre as lamelas elásticas. A figura menor mostra um aumento maior da íntima da área delimitada nessa fotomicrografia. Observe os núcleos das **células endoteliais** (12) na superfície luminal. O restante da íntima consiste predominantemente em fibras colágenas (azuis) com ocasionais **fibras elásticas** (13), identificadas por sua coloração mais escura. Os núcleos dos fibroblastos de algumas **células musculares lisas** (14) apresentam arranjo aleatório; nessa preparação, é difícil a distinção entre os dois tipos de células.

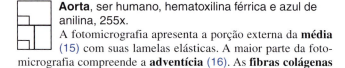

Aorta, ser humano, hematoxilina férrica e azul de anilina, 255x.

A fotomicrografia apresenta a porção externa da **média** (15) com suas lamelas elásticas. A maior parte da fotomicrografia compreende a **adventícia** (16). As **fibras colágenas** espessas (17) são prontamente reconhecidas. A porção externa da adventícia contém inúmeras fibras elásticas. Essas fibras elásticas são arranjadas em um padrão circunferencial, apresentando estruturas pretas e puntiformes quando cortadas transversalmente.

PRANCHA 52 Aorta

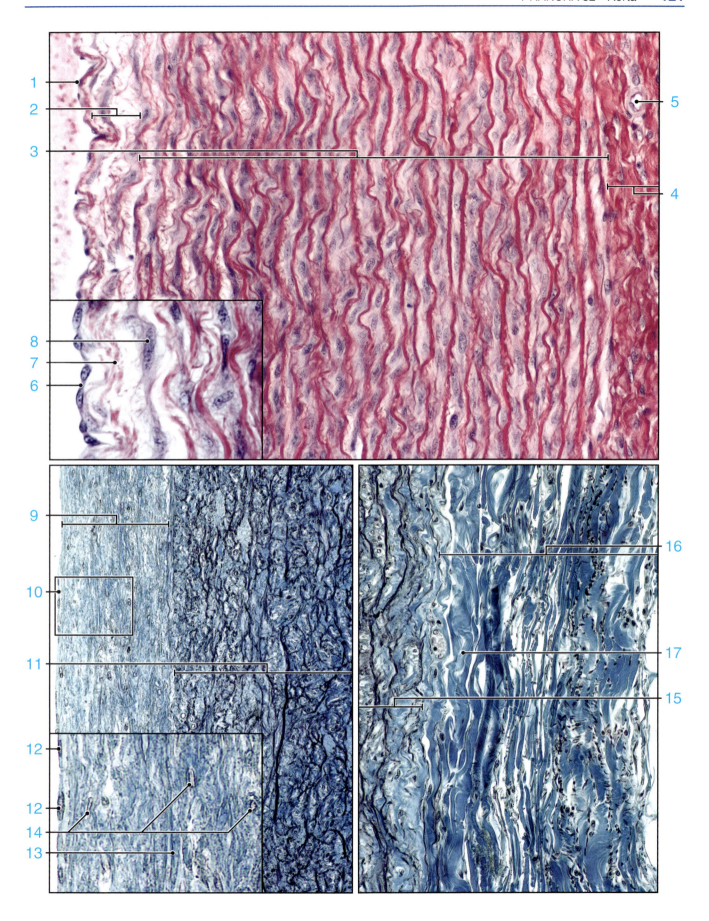

PRANCHA 53 Artérias musculares e veias

As artérias musculares são também denominadas artérias distribuidoras e constituem a maioria das artérias do corpo. Os vasos sanguíneos de tamanho grande a médio encontrados em cortes de rotina são artérias musculares ou veias. Conforme a árvore arteriolar é formada em locais mais distantes do coração, o tecido elástico na parede vascular se reduz consideravelmente, enquanto o músculo liso torna-se o componente predominante da túnica média. Em quase todos os casos, as artérias musculares apresentam uma membrana elástica interna distinta, separando a túnica íntima e a túnica média. Algumas vezes, uma membrana elástica externa separa a túnica média da túnica adventícia. As veias normalmente acompanham as artérias em seu percurso no tecido conectivo. As veias acompanhantes apresentam as mesmas três camadas em sua parede, contudo a túnica média é bem mais delgada do que a das artérias e a túnica adventícia é a camada predominante da parede das veias. Geralmente, as veias têm o mesmo nome das artérias que elas acompanham.

FOTOMICROGRAFIA PARA ORIENTAÇÃO: A fotomicrografia apresenta uma **artéria muscular** (1) e parte de sua **veia** acompanhante (2). Nos locais onde os dois vasos se encontram em íntima aproximação, as **adventícias** (3) dos vasos estão juntas. Parte de um **linfonodo** (4) também aparece na fotomicrografia.

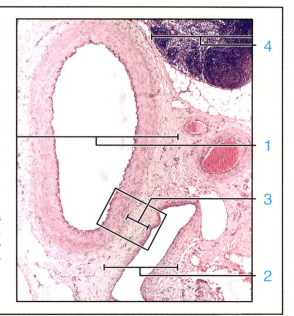

Artérias musculares e veias, macaco, H&E, 365x.
A fotomicrografia é um aumento maior da área delimitada na fotomicrografia para orientação. Como visto na fotomicrografia para orientação, a adventícia das artérias e das veias estão em justaposição. A espessura da parede das artérias é melhor determinada nos locais onde os dois vasos não estão em aposição. Na região mostrada nesta fotomicrografia, a espessura da **parede arteriolar** (1) é, por extrapolação, aproximadamente a mesma da espessura da **parede das veias** (2). A principal diferença em relação aos componentes de cada vaso é a espessura relativa da **túnica média das artérias** (3) em comparação com a **túnica média das veias** (4). Inversamente, a **túnica adventícia das veias** (5) é consideravelmente mais espessa do que a **túnica adventícia das artérias** (6).

Artéria muscular, macaco, H&E, 545x.
A fotomicrografia apresenta um aumento maior da área delimitada na fotomicrografia superior. Neste aumento, os **núcleos das células endoteliais** (7) são observados. A **membrana interna elástica** (8), que separa a túnica íntima da túnica média, aparece como uma camada ondulada e homogênea, levemente corada. Abaixo dela existem **células musculares lisas** (9) da túnica média. Observe a aparência em forma de saca-rolhas das células musculares lisas contraídas: esta contração é responsável pela aparência ondulada da membrana interna elástica. A parte inferior da fotomicrografia inclui a **túnica adventícia** (10).

Veia muscular, macaco, H&E, 600x.
Neste aumento maior da veia, as **células endoteliais** (11) são prontamente observadas revestindo a superfície interna do vaso. Abaixo do endotélio existe uma camada delgada de **tecido conectivo** (12) que faz parte da íntima. A **túnica média** (13) é relativamente delgada. Novamente, observe o formato de saca-rolhas de algumas células musculares lisas situadas nessa região. O restante da fotomicrografia consiste em **túnica adventícia** (14). Os poucos núcleos presentes na túnica adventícia são dos fibroblastos.

PRANCHA 53 Artérias musculares e veias

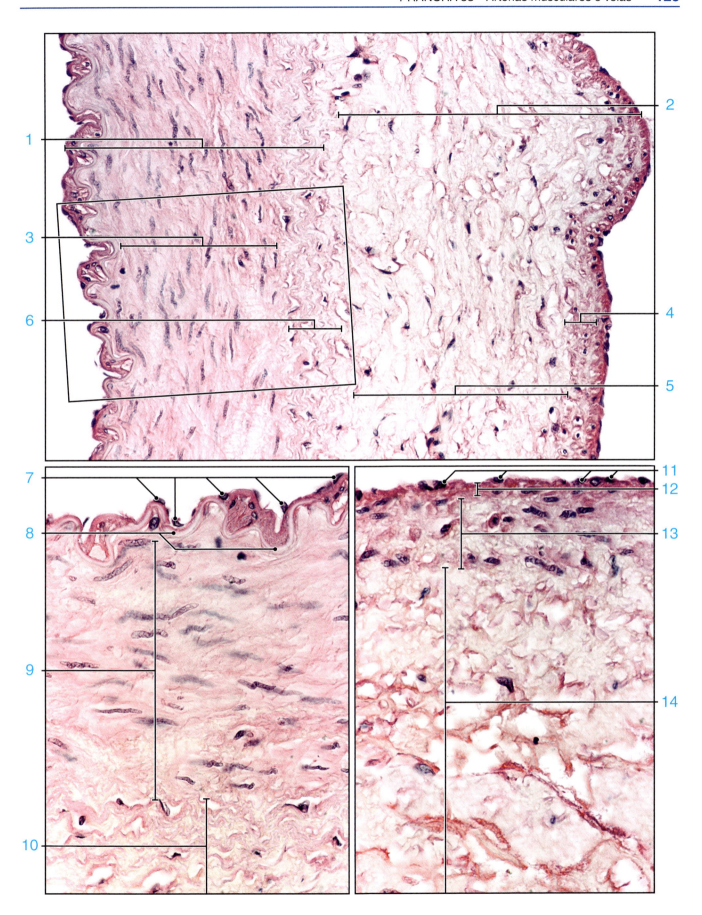

124 CAPÍTULO 9 Sistema cardiovascular

PRANCHA 54 Arteríolas e vasos linfáticos

As arteríolas constituem a porção terminal da árvore arterial. Situam-se entre as artérias menores e o leito capilar ou uma anastomose arteriovenosa. Têm um diâmetro global de menos de 100 μm e um diâmetro interno de aproximadamente 30 μm ou menos. A espessura de sua parede tende a ser apenas discretamente menor que o diâmetro do lúmen. Nas arteríolas maiores, pode existir uma membrana interna elástica que separa a íntima de uma pequena quantidade de tecido conectivo subjacente da média. A média consiste em apenas uma ou duas camadas de células musculares lisas com arranjo helicoidal; nas arteríolas menores, as células musculares lisas podem aparecer como uma camada descontínua. A adventícia em arteríolas maiores pode ser tão espessa quanto a média, enquanto nas arteríolas menores a adventícia é bem delgada, formada por apenas poucas fibras colágenas.

As arteríolas controlam o fluxo sanguíneo que entra na rede capilar. Em uma conexão normal entre arteríolas e rede capilar, a contração do músculo liso reduz ou desvia o fluxo de sangue para a rede capilar. O espessamento moderado do músculo liso no início do leito capilar forma um esfíncter pré-capilar. Os impulsos nervosos e a estimulação hormonal podem provocar a contração das células musculares, direcionando o sangue para os leitos capilares onde é mais necessário.

Arteríolas, vênulas e nervo menor, ser humano, H&E, 600x.

Duas **arteríolas** (1), ambas cortadas transversalmente, e uma **vênula** (2) aparecem nesta fotomicrografia. A arteríola à esquerda é identificada como grande arteríola, baseado na presença de duas camadas discretas de células musculares lisas que formam a túnica média do vaso. Os núcleos das células musculares aparecem em perfil longitudinal, como resultado do arranjo circunferencial das células. Os núcleos das células endoteliais aparecem como estruturas pequenas e redondas em volta do lúmen. Essas células são alongadas e orientadas em seu eixo maior, paralelamente à direção do fluxo sanguíneo. Portanto, seus núcleos aparecem redondos no corte transversal. A arteríola à direita é uma pequena arteríola, com uma camada única de músculo liso. Novamente, os núcleos das células musculares podem ser observados em perfil longitudinal. Os núcleos das células endoteliais aparecem como estruturas pequenas e redondas na superfície luminal. A vênula é vista próxima a uma grande arteríola, e um **nervo periférico** (3) cortado transversalmente pode ser observado próximo a uma pequena arteríola. Compare a parede da vênula, que consiste apenas em endotélio e uma camada delgada de tecido conectivo, com a parede das arteríolas. Observe, também, o lúmen relativamente grande da vênula.

Arteríolas, ser humano, H&E, 350x.

A fotomicrografia mostra uma corte longitudinal de uma ramificação arteriolar. O **ramo arteriolar** (4) mais curto foi cortado de tal forma que inclui a parede do vaso, mas não o seu lúmen. Observe que os núcleos das células musculares lisas da túnica média podem ser vistos em ângulo reto em relação à direção do vaso. Devido à espessura do corte, alguns **núcleos de células endoteliais** (5) também são visíveis, dispostos paralelamente em relação ao vaso. A corte longitudinal do outro **ramo da arteríola** (6), que se estende por toda a micrografia, inclui o **lúmen** (7). Os núcleos em volta do lúmen são das células endoteliais e aparecem como estruturas alongadas. Devido à sua orientação circunferencial, os **núcleos das células musculares lisas** (8) foram cortados transversalmente e, consequentemente, aparecem arredondados. A estrutura abaixo do vaso é um **corpúsculo de Pacini** (9) (veja a Prancha 73).

Vaso linfático, ser humano, H&E, 175x.

O corte do vaso linfático mostrado nessa fotomicrografia é de uma região onde o vaso se curva em forma de U e, desta forma, desaparece nas margens superior e inferior da fotomicrografia. A parede do vaso é formada por um revestimento endotelial e uma pequena quantidade de tecido conectivo circundante, sendo impossível distinguir um do outro neste aumento. A **valva** (10) é característica dos vasos linfáticos. Ela é formada de uma camada delgada de tecido conectivo revestida por endotélio em ambos os lados. A direção do fluxo linfático é indicada pela *seta*. As valvas previnem o refluxo da linfa. Geralmente, o lúmen contém material linfático precipitado; algumas vezes, linfócitos podem estar presentes. À direita, abaixo do vaso, encontra-se **tecido adiposo** (11) e, à esquerda, observa-se **tecido conectivo denso não modelado** (12).

Vaso linfático, ser humano, tricrômico de Mallory, 375x.

O vaso linfático mostrado aqui se localiza no **tecido conectivo denso não modelado** (13). O lúmen é irregular e parece relativamente estreito abaixo da **valva** (14). Uma fina camada de tecido conectivo na superfície externa do endotélio se combina com o tecido conectivo denso externo à parede do vaso. Uma **vênula** (15) também é visível e pode ser prontamente distinguida do vaso linfático pela presença de eritrócitos em seu lúmen. Um único **adipócito** (16) também aparece na fotomicrografia e não deve ser confundido com o vaso linfático – observe seu interior claro.

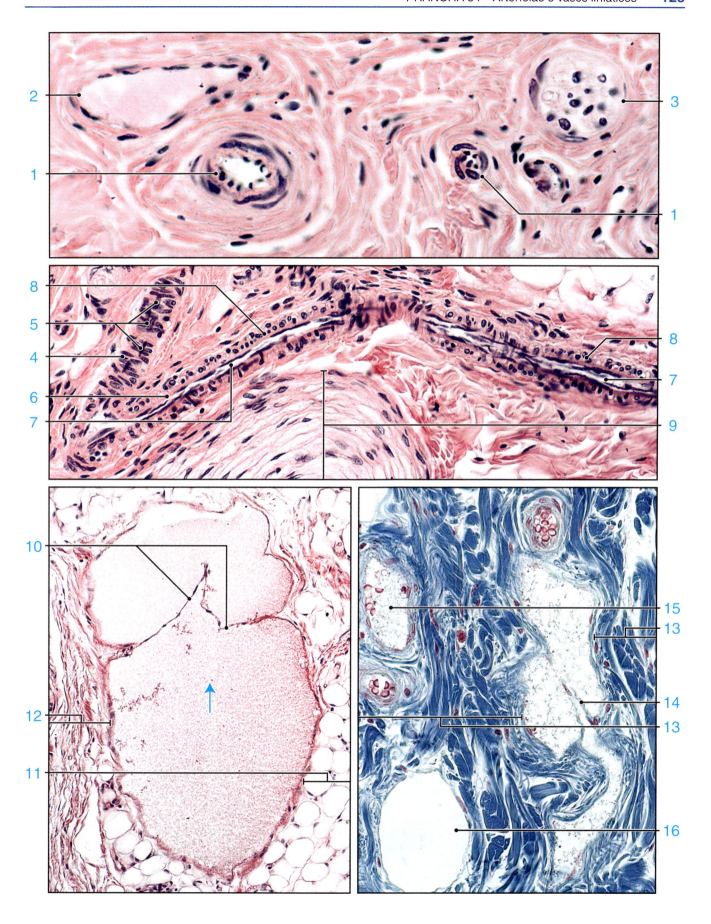

PRANCHA 54 Arteríolas e vasos linfáticos

PRANCHA 55 Ducto torácico

Na microscopia de luz, os menores capilares linfáticos se parecem com capilares sanguíneos e, consequentemente, sua identificação pode ser difícil. Os menores vasos não dispõem de uma membrana basal, ou esta é apenas fracamente desenvolvida, permitindo que macromoléculas do fluido tecidual entrem no vaso, passando por entre as células endoteliais de revestimento. Esses vasos deságuam para vasos maiores, definidos simplesmente como vasos linfáticos, que consistem em uma camada delgada de tecido conectivo com um revestimento endotelial. Vasos linfáticos maiores, com diâmetro entre 0,2 mm e 0,5 mm, apresentam a íntima, a média e a adventícia. Nesses vasos linfáticos maiores, a média é facilmente reconhecida e formada de duas ou mais camadas de células musculares lisas com arranjo circular ou diagonal. Nos vasos linfáticos maiores, células musculares lisas podem, também, estar presentes na adventícia, embora estejam orientadas longitudinalmente. A linfa alcança eventualmente um dos dois maiores vasos linfáticos, o ducto torácico ou o ducto linfático direito, por onde retorna à corrente sanguínea. O movimento do fluido linfático é auxiliado por uma combinação de fatores. A compressão muscular das paredes vasculares dos vasos menores e atividade peristáltica do músculo liso das paredes dos vasos maiores facilitam o fluxo unidirecional da linfa. As valvas nesses vasos previnem o fluxo retrógrado da linfa.

O maior vaso, o ducto torácico, apresenta discreta semelhança com os vasos sanguíneos maiores. Sua túnica íntima consiste em um endotélio, tecido conectivo subjacente com células musculares lisas dispostas aleatoriamente, e uma membrana interna elástica. A túnica média consiste em feixes de músculo liso com arranjo circular ou espiralado entremeados por fibras colágenas e uma rede elástica bem desenvolvida. A túnica adventícia consiste em tecido conectivo denso, que também contém fibras elásticas.

Ducto torácico, ser humano, H&E, 50x.
A fotomicrografia mostra uma corte transversal do ducto torácico, circundado por **tecido adiposo** (1). Neste aumento, a **íntima** (2) não é facilmente identificada. A **média** (3) constitui a maior parte da parede vascular. A **adventícia** (4) tem uma aparência relativamente acelular e é pouco mais espessa do que a túnica íntima. O tecido adiposo em volta funde-se com a adventícia. A separação aparente ao longo da parte superior do vaso (indicada por *asteriscos*) é um artefato, tratando-se de uma separação artificial.

Ducto torácico, ser humano, H&E, 130x.
A área inferior delimitada na fotomicrografia superior é mostrada nesta fotomicrografia em aumento maior. A superfície luminal do vaso mostra vários **linfócitos** (5) que parecem aderir à parede do vaso. A **íntima** (6) pode ser reconhecida pela sua aparência menos celular e menos corada, quando comparada à média adjacente. A **média** (7) é reconhecida pela quantidade maior de núcleos e a coloração mais intensa do citoplasma de suas células musculares lisas. A **adventícia** (8) consiste em tecido conectivo denso e apresenta espessura variável.

Ducto torácico, ser humano, H&E, 260x.
A área superior delimitada na fotomicrografia superior é apresentada nesta fotomicrografia que mostra a **íntima** (9) e a **média** subjacente (10) em aumento maior. Os núcleos na superfície luminal são de células endoteliais. Dentro do tecido conectivo da íntima encontram-se **células musculares lisas** (11) distribuídas aleatoriamente. Embora espalhadas, elas tendem a ter uma orientação longitudinal. A média consiste em feixes de células musculares lisas, com fibras colágenas e uma rede de fibras elásticas entre elas. Os núcleos das células musculares lisas são vistos em corte transversal, indicando que as células são orientadas circunferencialmente. A atividade peristáltica provoca o movimento do fluido linfático ao longo do ducto.

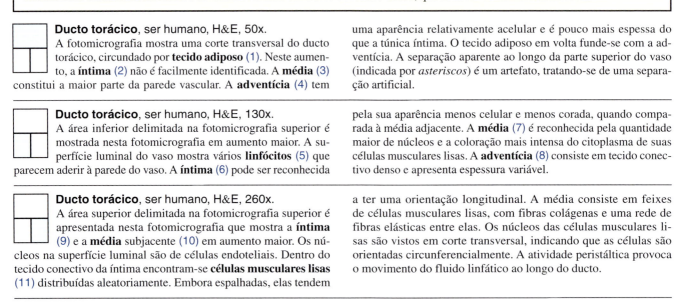

PRANCHA 55 Ducto torácico 127

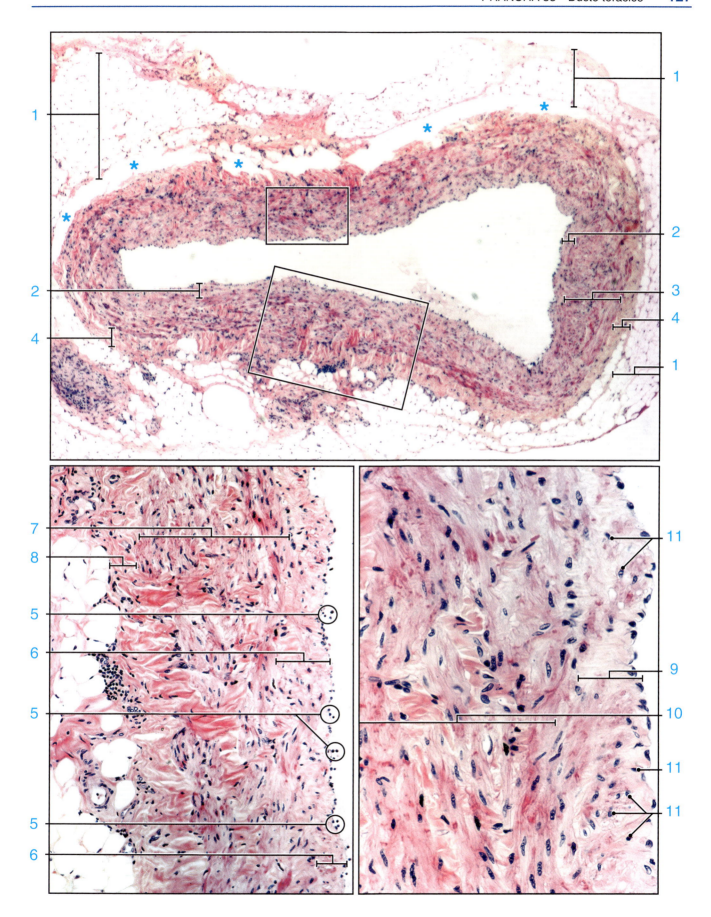

PRANCHA 56 Arteríola, microscopia eletrônica de transmissão

Arteríola, eletromicrografia, 12.000x; figura menor, H&E, 875x.

A parte da parede vascular vista nesta fotomicrografia corresponde à área delimitada na fotomicrografia de luz da **figura menor**. A eletromicrografia mostra parte da parede de uma arteríola seccionada longitudinalmente. Em relação ao tamanho e a organização estrutural geral, o vaso pode ser comparado à arteríola mostrada na figura menor.

Comparando a fotomicrografia de luz e a eletromicrografia, observe que, na fotomicrografia de luz, os núcleos das células musculares lisas não aparecem devido ao nível em que as células musculares lisas foram cortadas. Além disso, os citoplasmas das células musculares lisas vizinhas se misturam; apenas seus núcleos, quando presentes no corte, são prontamente distinguíveis. Ao contrário, a eletromicrografia permite a identificação individual das **células musculares lisas** (1) da parede dos vasos. Cada célula é separada de sua vizinha por um espaço intercelular definido. A fotomicrografia apresenta partes de duas **células endoteliais** (2), uma das quais inclui parte de seu núcleo. No local de aposição, as duas células endoteliais são separadas por um espaço intercelular estreito (20 nm) (*setas*).

Entre o endotélio e as células musculares lisas há uma **membrana elástica interna** (3), que geralmente não existe nas arteríolas menores. A membrana elástica neste vaso é uma bainha contínua, permeada por aberturas irregulares (*pontas das setas*). Juntamente com o endotélio, ela forma a **túnica íntima** (4). Em material cortado, os espaços abertos apresentam uma aparência de membrana descontínua, mas que, na realidade, são simplesmente fenestrações em uma bainha. A lâmina basal do endotélio e a lâmina basal das células musculares lisas estão justapostas à membrana elástica;

consequentemente, com exceção de material elástico, pouca matriz extracelular está presente na túnica íntima desse vaso.

A túnica média é representada por uma camada simples de células musculares lisas. As células musculares estão dispostas circunferencialmente e aparecem em corte transversal nesta imagem; nenhuma delas apresenta um núcleo. Cada célula muscular é envolvida por uma **lâmina basal** (5); entretanto, pode haver regiões onde as células musculares lisas vizinhas apresentam uma aposição mais próxima, formando um nexo ou uma junção comunicante. Nesses locais de aposição íntima das membranas, a lâmina basal está ausente. O citoplasma da célula muscular mostra agrupamentos de mitocôndrias juntamente com alguns contornos de retículo endoplasmático rugoso. Essas organelas tendem a se localizar ao longo do eixo central das células, nas duas extremidades do núcleo. Além disso, inúmeras **densidades citoplasmáticas** (6) estão presentes. Elas estão aderidas à membrana plasmática e se estendem para o interior da célula, formando uma rede de ramificações. As densidades citoplasmáticas são consideradas como dispositivos de ancoragem para os filamentos contráteis, análogas às linhas Z do músculo estriado.

A **túnica adventícia** (7) é composta de **material elástico** (8), inúmeras **fibrilas colágenas** (9) e **fibroblastos** (10). O material elástico é um pouco mais abundante próximo ao músculo liso. Se o vaso mostrado aqui pudesse ser visualizado no seu percurso retrógrado, em direção ao coração, observaríamos a quantidade de material elástico aumentar, formando, por fim, uma estrutura em bainha contínua denominada membrana elástica externa. A maior parte da adventícia consiste em fibrilas colágenas, arranjadas em feixes delgados e separadas por projeções dos fibroblastos.

PRANCHA 56   Arteríola, microscopia eletrônica de transmissão   **129**

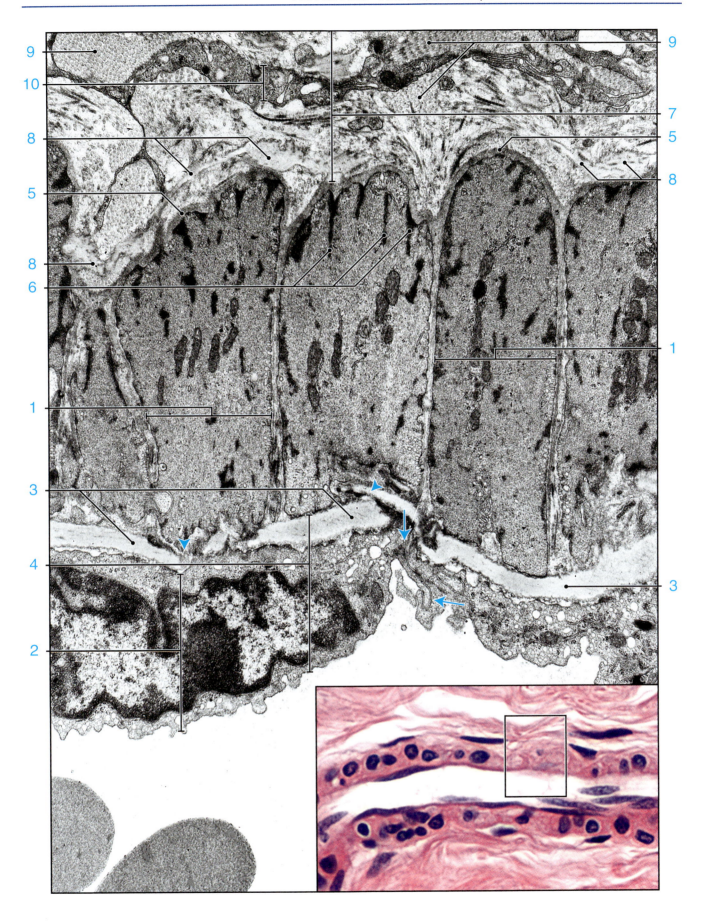

CAPÍTULO 10
Tecido e Órgãos Linfáticos

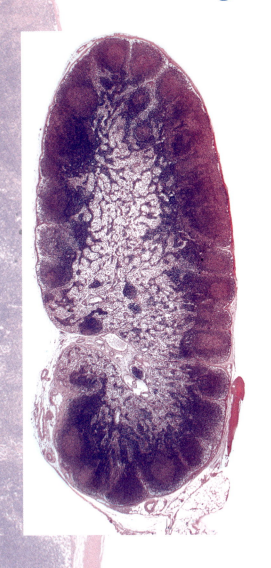

PRANCHA 57	Tonsila palatina	**132**
PRANCHA 58	Linfonodo I	**134**
PRANCHA 59	Linfonodo II	**136**
PRANCHA 60	Linfonodo III, microscopia eletrônica de transmissão	**138**
PRANCHA 61	Baço I	**140**
PRANCHA 62	Baço II	**142**
PRANCHA 63	Timo, criança	**144**
PRANCHA 64	Timo, adolescente e adulto	**146**

PRANCHA 57 Tonsila palatina

As tonsilas palatinas são estruturas pares compostas de aglomerados de tecido linfático, localizadas de cada lado da faringe. Juntamente com as tonsilas faríngeas (adenoides) e as tonsilas linguais, elas formam um anel na entrada à orofaringe, o anel de Waldeyer. Estruturalmente, as tonsilas contêm numerosos linfonodos situados na mucosa. O epitélio estratificado pavimentoso que cobre a superfície da tonsila palatina (e da tonsila faríngea) mergulha para dentro do tecido conectivo subjacente formando várias criptas – as criptas tonsilares, cujas paredes contêm nodos linfáticos. O revestimento epitelial das criptas é caracteristicamente infiltrado por linfócitos a tal ponto que, muitas vezes, é difícil distinguir o epitélio. Embora os nodos ocupem principalmente o tecido conectivo, a infiltração dos linfócitos no epitélio tende a mascarar o limite entre os tecidos conectivo e epitelial. As tonsilas protegem a abertura da faringe, entrada comum para os tratos respiratório e digestório. As tonsilas palatinas e faríngeas podem inflamar devido a infecções repetitivas na orofaringe e na nasofaringe podendo abrigar bactérias que causam infecções repetidas. Quando isto ocorre, as tonsilas inflamadas são cirurgicamente removidas (tonsilectomia e adenoidectomia). As tonsilas, como outros aglomerados de linfonodos, não possuem vasos linfáticos aferentes. A linfa, entretanto, drena do tecido linfático tonsilar por meio de vasos linfáticos eferentes.

FOTOMICROGRAFIA PARA ORIENTAÇÃO: A fotomicrografia mostra em aumento menor um corte por meio de uma tonsila palatina. As áreas coradas pela hematoxilina representam o **tecido linfático** (1). A superfície da tonsila é constituída de **epitélio estratificado pavimentoso** (2), que mergulha no tecido conectivo subjacente, formando as **criptas tonsilares** (3). Na base de uma das criptas há várias **glândulas mucossecretoras** (4).

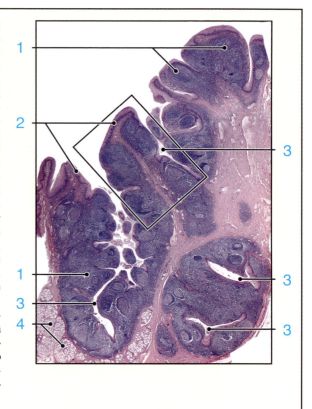

Tonsila, ser humano, H&E, 47x.
A área delimitada na fotomicrografia para orientação é mostrada nesta fotomicrografia. Nesse aumento maior, parte do **epitélio superficial** (1) da tonsila pode ser identificada. Em outros locais, os **linfócitos** (2) infiltraram o epitélio a tal ponto que a sua identificação se tornou difícil. O corpo de cada nodo (3) situa-se dentro da mucosa; os corpos fundem-se devido a sua proximidade. Vários nodos foram cortados em um plano que inclui seu **centro germinativo** (4). Observe a coloração eosinofílica nessas áreas. Abaixo dos nodos encontra-se o tecido conectivo denso da **submucosa** (5), que é contínuo com o tecido conectivo denso externo ao tecido tonsilar.

Tonsila, ser humano, H&E, 365x.
O aumento maior dessa fotomicrografia mostra prontamente a invasividade característica dos linfócitos para dentro do epitélio sobrejacente. Observe, no lado esquerdo inferior da fotomicrografia, um limite claro entre o epitélio e a lâmina própria subjacente. As **células basais** (6) do epitélio estratificado pavimentoso podem ser reconhecidas. A lâmina própria subjacente é ocupada por inúmeros linfócitos; apenas alguns invadem o compartimento epitelial. Observe também a faixa delgada de **fibras colágenas** (7) que pode ser vista no limite entre o epitélio e a lâmina própria. Ao contrário, o lado direito inferior da fotomicrografia mostra inúmeros linfócitos que invadiram o epitélio. Destaca-se a presença do que parecem ser **ilhas** isoladas **de células epiteliais** (8) dentro da periferia. A faixa delgada de **colágeno** (9) situada na interface do epitélio é tão interrompida nessa área, que ela aparece como pequenos fragmentos. Na verdade, a parte pequena do nodo visto do lado direito da fotomicrografia cresceu literalmente para dentro do epitélio com o consequente desaparecimento do limite bem definido entre epitélio e tecido conectivo.

PRANCHA 57 Tonsila palatina **133**

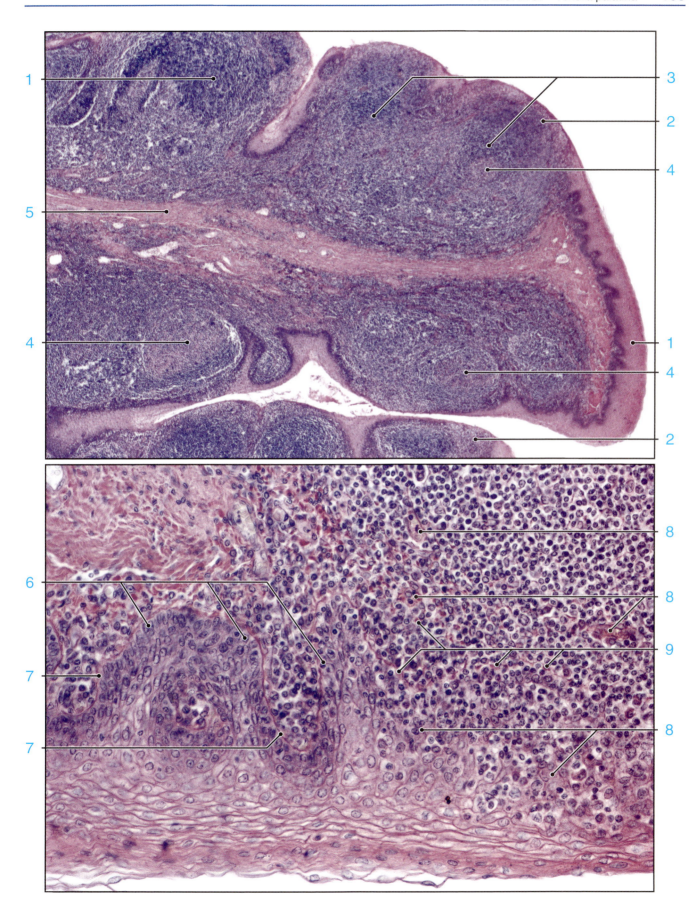

PRANCHA 58　Linfonodo I

Os linfonodos são pequenos órgãos distribuídos ao longo do percurso de vasos linfáticos. Em geral, apresentam forma reniforme com uma discreta indentação em um dos lados, o hilo, onde os vasos sanguíneos entram e os vasos linfáticos eferentes saem do linfonodo. Os linfonodos recebem a linfa de vasos linfáticos aferentes que entram no linfonodo pela superfície convexa. A linfa flui por meio dos linfonodos, onde é filtrada pela ação de macrófagos e células reticulares. Os linfonodos são cobertos por uma cápsula de tecido conectivo; abaixo dela, encontra-se um seio cortical ou subcapsular que recebe a linfa, que foi levada pelos vasos linfáticos e entra no linfonodo. A linfa flui pelo seio e dentro da parte externa (ou córtex) do nodo por meio de seios trabeculares para, então, ingressar nos seios da medula na parte interna do linfonodo. A linfa sai da medula pelos vasos linfáticos eferentes, na altura do hilo. O córtex consiste, predominantemente, em nódulos linfáticos. Normalmente, os nódulos apresentam um centro germinativo, onde novos linfócitos são produzidos em resposta ao estímulo antigênico. Os nódulos contêm principalmente linfócitos B. Abaixo dos nódulos está a parte do córtex denominada córtex profundo, ou córtex justamedular. O grau de desenvolvimento dessa região depende do número de linfócitos T contidos nela. Além da cápsula, o arcabouço do linfonodo é composto de células reticulares. Essas células produzem as fibras colágenas do linfonodo e apresentam uma relação especial com as fibras que formam esse arcabouço. O citoplasma dessas células cobre completamente o arcabouço de colágeno, isolando-o de outros componentes do linfonodo. Os seios do linfonodo são recobertos pelo endotélio que continua no epitélio de vasos linfáticos aferentes e eferentes.

FOTOMICROGRAFIA PARA ORIENTAÇÃO: A fotomicrografia mostra um corte sagital em um linfonodo. Apresenta o **hilo** (1) do linfonodo, o **córtex** (2) do linfonodo, e a parte interna do linfonodo, com aparência mais clara, a **medula** (3). Geralmente, **tecido adiposo** (4) envolve parte ou todo o linfonodo. As regiões de coloração menos intensa do córtex externo representam os **centros germinativos** (5).

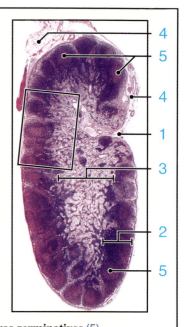

Linfonodo, ser humano, H&E, 90x.

Nesta fotomicrografia, a área delimitada na fotomicrografia para orientação aparece em aumento maior. A **cápsula de tecido conectivo** (1) é composta de tecido conectivo denso, da qual **trabéculas** (2) estendem-se para dentro do órgão. Vários nódulos linfáticos apresentam uma região mais eosinofílica com coloração menos intensa e que representa o **centro germinativo** (3). Em alguns exemplos, o nódulo pode apresentar falta de um centro germinativo (4). Isto se deve geralmente ao corte que passa pela parte mais externa do nódulo e que, ao fazê-lo, não inclui o centro germinativo. A espessura do **paracórtex** (5) é variável. Abaixo do córtex profundo situa-se a **medula** (6) que é composta principalmente de **cordões de tecido linfático** (7) separados por **seios medulares** (8) que aparecem como espaços quase vazios. No ângulo inferior direito da fotomicrografia, observa-se o início de um **vaso linfático eferente** (9), cujos detalhes são mostrados na Prancha 59.

Linfonodo, ser humano, H&E, 365x; figura menor esquerda, 700x; figura menor direita, 615x.

A fotomicrografia é um aumento maior da área delimitada na fotomicrografia superior. Mostra a **cápsula** (10) e, abaixo dela, o **seio subcapsular** (11). O restante da fotomicrografia é ocupado por um nódulo linfático. Seu **centro germinativo** (12) contém, principalmente, linfócitos de tamanho médio e grande, além de alguns plasmócitos; em comparação, a parte externa do nódulo contém linfócitos pequenos e densamente compactados. A figura menor direita mostra um aumento maior do seio subcapsular. O seio é revestido por células endoteliais; o núcleo de uma célula aparece nessa imagem (13). Por todo o seio observam-se **células reticulares** (14), cujas projeções formam uma malha dentro do seio. Seus núcleos mostram, geralmente, um nucléolo. Dentro do seio aparecem também **linfócitos circulantes** (15). Estes podem ser reconhecidos por seus núcleos densos e redondos. A figura menor esquerda representa um aumento maior do centro germinativo. Mostra várias **células em divisão** (16) identificadas por meio das figuras mitóticas. Os núcleos pequenos, densos e redondos pertencem aos **linfócitos** (17) que estão fora do centro germinativo. Aparecem, também, algumas **células reticulares** (18).

PRANCHA 58 Linfonodo I   135

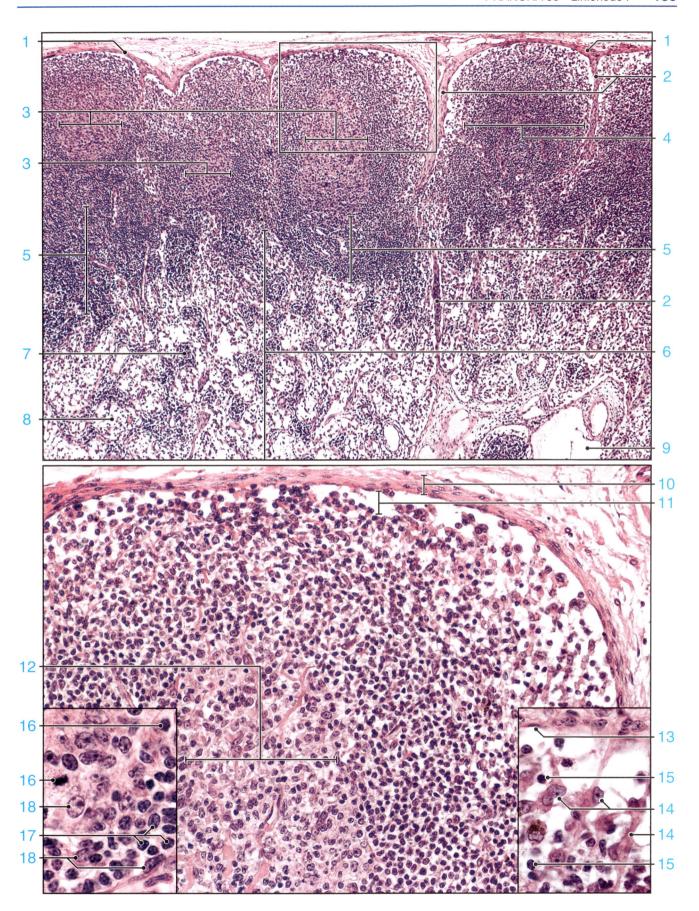

PRANCHA 59 Linfonodo II

Como observado no texto introdutório da prancha 60, o córtex de um linfonodo é divido em um córtex superficial ou nodular que contém os nódulos linfáticos, e um paracórtex que contém a maioria das células T do linfonodo. O paracórtex é também referido como córtex timo-dependente. O nome se baseia na observação de que a timectomia experimental em animais resulta em um paracórtex pouco desenvolvido. Uma característica importante do paracórtex, além da quantidade maciça de linfócitos T, é a presença de vênulas pós-capilares especializadas. Essas vênulas são recobertas por células endoteliais cúbicas ou cilíndricas e são referidas como vênulas endoteliais altas (VEA). As células endoteliais desses vasos exercem duas funções importantes. Primeiramente, elas são capazes de transportar diretamente para a corrente sanguínea o fluido e os eletrólitos que entraram no linfonodo por meio dos vasos linfáticos aferentes. As células VEA apresentam uma alta concentração de canais de água que facilitam a reabsorção rápida de fluido intersticial para a corrente sanguínea, atravessando os canais de água. Dessa forma, a linfa que entra pelos vasos linfáticos aferentes é arrastada para dentro do paracórtex. Em segundo lugar, as células endoteliais possuem receptores para linfócitos que podem ser ativados por antígenos. Elas sinalizam a esses linfócitos para saírem da circulação e migrarem para dentro do paracórtex. Ambas as células, B e T, saem das vênulas por diapedese. As células T permanecem no córtex timo-dependente e as células B continuam sua migração até o córtex nodular. Os linfócitos que são destinados a sair do linfonodo entram diretamente nos seios linfáticos e, depois, fluem até um vaso linfático eferente próximo ao hilo.

Linfonodo, paracórtex, ser humano, HE, 365x; figura menor, 700x.

A imagem mostra o paracórtex de um linfonodo. A fotomicrografia inclui uma pequena área da **medula** (1). O paracórtex contém grande quantidade de linfócitos, predominantemente células T. Ao contrário, a medula consiste principalmente em canais linfáticos conhecidos como **seios medulares** (2). Os seios são recobertos por células endoteliais e dentro deles existem linfócitos que saem do linfonodo ingressando em um vaso linfático eferente próximo ao hilo. No paracórtex, as **vênulas endoteliais altas** (**VEA**) (3) são de interesse especial. Esses vasos são recobertos por um endotélio que consiste em células cúbicas. Uma **vênula típica** (4) que entra no paracórtex está incluída neste corte. Esse vaso se tornará uma VEA. Observe que o endotélio mostra células pavimentosas características, ao contrário das VEAs. A figura menor mostra um aumento maior de uma VEA cortada transversalmente. Observe que os **núcleos das células endoteliais** (5) tendem a apresentar estrutura redonda. Na fotomicrografia aparecem também vários **linfócitos** (6) que estão migrando do lúmen e passando por entre as células endoteliais.

Linfonodo, região do hilo, ser humano, H&E, 175x; figura menor, 350x.

A fotomicrografia mostra o tecido medular próximo ao hilo. O **tecido medular** (7) apresenta os seios medulares. A figura menor mostra um aumento maior dos seios que ocupam a maior parte do tecido. A fotomicrografia também inclui **tecido conectivo frouxo** (8) da região do hilo, bem como o princípio de vários **vasos linfáticos** (9). Dentro do tecido conectivo do hilo encontra-se também uma **veia** (10) e uma **artéria** (11). O vaso linfático superior tem uma parede descontínua em um local (*setas*). Nesse local, os seios medulares se esvaziam para dentro dos vasos linfáticos. Observe também que esse vaso e o vaso linfático abaixo mostram uma série de **valvas** (12). Esses vasos deixarão o nodo como vasos linfáticos eferentes.

PRANCHA 59   Linfonodo II   **137**

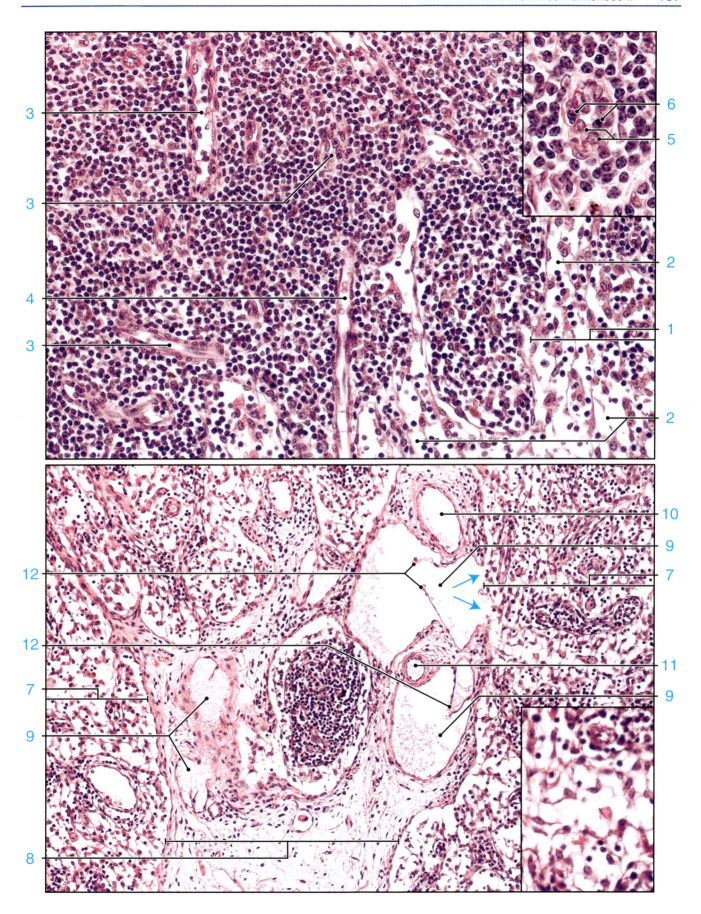

PRANCHA 60 Linfonodo III, microscopia eletrônica de transmissão

Linfonodo, ser humano, eletromicrografia de transmissão, 3.050x; figura menor, 11.350x.

A eletromicrografia mostra a parte mais externa do linfonodo. A **cápsula** (1) aparece como várias camadas de prolongamentos de fibroblastos juntamente com fibrilas colágenas. Abaixo da cápsula aparece o **seio subcapsular** (2), que recebe linfa dos vasos linfáticos aferentes para dentro de si. A maioria das células no seio são **linfócitos** (3). Uma camada de **células endoteliais** (4) recobre o seio imediatamente abaixo da cápsula. A **figura menor** mostra esse revestimento endotelial em aumento maior. A *seta* indica o local de uma junção entre células endoteliais adjacentes. Uma segunda camada de células epiteliais recobre o **parênquima**

linfático (5). Portanto, o seio representa um amplo espaço circunscrito que situa-se abaixo da cápsula do órgão. Um **núcleo** (6) de uma das células endoteliais aparece no corte. Entre os linfócitos existem **macrófagos** (7) que, neste aumento menor, podem ser reconhecidos pelas inúmeras partículas escuras pequenas, intensamente coradas, que são seus lisossomos. Estes macrófagos, que se encontram imediatamente abaixo do seio, enviam prolongamentos para dentro do seio, monitorando o fluido linfático. Dentro do seio existem também **células reticulares** (8) que formam o suporte estrutural dentro do seio. Outras células reticulares estão presentes no **parênquima linfático** (9).

Linfonodo, ser humano, eletromicrografia, 13.150x.

A eletromicrografia mostra um aumento maior da área delimitada na eletromicrografia superior. A maioria dos núcleos aqui vistos é dos **linfócitos** (10), que fazem parte da população linfocítica presente em um nódulo. A presença de uma

célula reticular (11) é de especial interesse nessa eletromicrografia. Associado a essa célula aparece um feixe de **fibrilas colágenas** (12). As **projeções das células reticulares** (13) envolvem essas fibrilas, efetivamente isolando esses componentes estruturais do parênquima do tecido linfático.

PRANCHA 60 Linfonodo III, microscopia eletrônica de transmissão

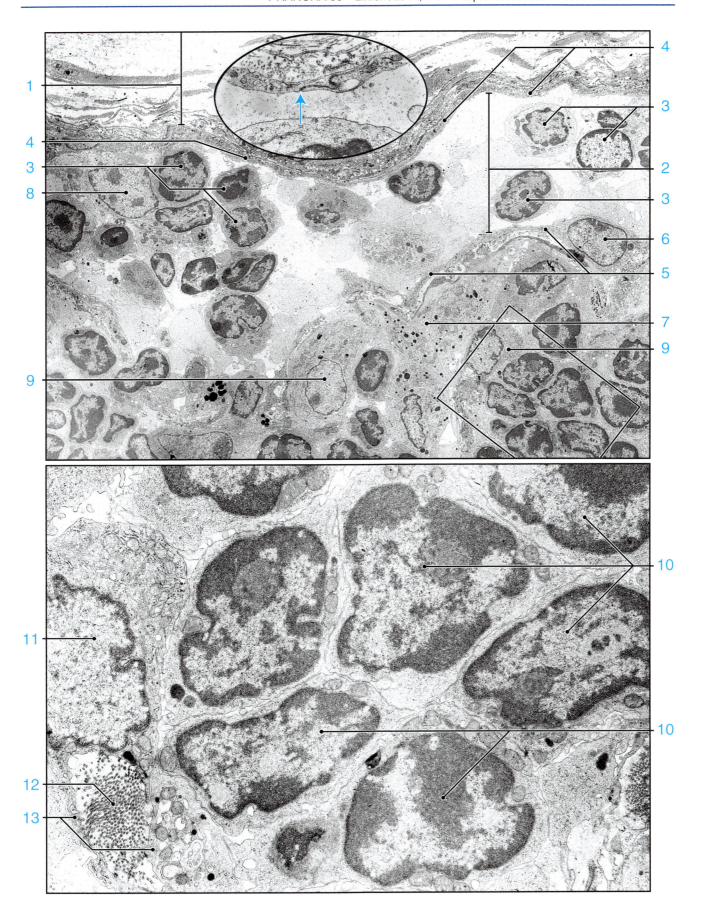

PRANCHA 61 Baço I

O baço é o maior órgão linfático e apresenta tamanho aproximado de uma mão fechada. Funciona tanto como filtro para o sangue suprido pela artéria esplênica quanto como local imunologicamente reativo para patógenos que surgem no sangue. Também remove eritrócitos velhos do sangue por meio da atividade macrofágica. O órgão inteiro, exceto em seu hilo, é coberto pelo peritônio, o qual consiste em um epitélio simples pavimentoso que repousa sobre uma camada delgada de tecido conectivo. Abaixo dele há uma camada proeminente de tecido conectivo denso, de onde uma extensa rede de trabéculas se estende para dentro do parênquima. Os vasos sanguíneos entram e saem do baço por meio do hilo e percorrem internamente nas trabéculas. A cápsula e as trabéculas contêm miofibroblastos que produzem as fibras de tecido conectivo dessa estrutura. A contração destas células promove uma liberação de eritrócitos para dentro da circulação em casos de estresse físico agudo.

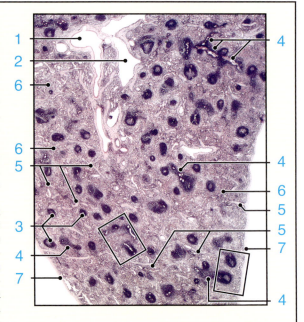

Quando cortada, a substância do baço, a polpa esplênica, mostra uma polpa vermelha e uma polpa branca, assim denominadas devido a suas aparências em tecido fresco. A polpa branca apresenta alta concentração de linfócitos, que formam uma bainha linfática periarterial (PALS) envolvendo ramos da artéria esplênica e das artérias centrais. Os nódulos esplênicos com centros germinativos também fazem parte da polpa branca. Eles se desenvolvem em volta das artérias centrais. A polpa vermelha aparece vermelha quando fresca e também em cortes corados com H&E, pois contém inúmeros eritrócitos. Consiste principalmente em seios esplênicos ou venosos separados por cordões esplênicos. Estes últimos consistem em uma malha frouxa de células reticulares e fibras reticulares, que incluem em sua malha um grande número de eritrócitos juntamente com macrófagos, linfócitos, células dendríticas, plasmócitos e granulócitos.

FOTOMICROGRAFIA PARA ORIENTAÇÃO: A fotomicrografia mostra a maioria das principais estruturas do baço. Inclui a **artéria esplênica** (1) e adjacente a ela a **veia esplênica** (2). Neste aumento menor quase não se percebe que a parede da artéria é mais espessa do que a da veia. A polpa branca é caracterizada por corpos escuros e redondos que representam os **nódulos esplênicos** (3) da polpa branca e pelas **bainhas linfáticas periarteriais** (**PALS**) (4), que se estendem entre ou a partir dos nódulos. O restante do tecido, com exceção das **trabéculas** (5), consiste em **polpa vermelha** (6). Também dificilmente identificável na fotomicrografia é a **cápsula** (7) da glândula.

Baço, ser humano, H&E, 180x.

Esta imagem mostra um aumento maior da área delimitada à esquerda na fotomicrografia para orientação. O sangue das **artérias centrais** (1) foi drenado e elas aparecem como espaços vazios e claros. Em volta desses vasos existe uma bainha de linfócitos T compactados, a **bainha linfática periarterial** (2). A artéria central continua dentro da polpa branca, onde se ramifica em arteríolas relativamente estreitas, as arteríolas peniciladas. Essas arteríolas, então, continuam como capilares que vertem seu conteúdo para dentro do estroma da polpa vermelha. Pode-se ver também um certo número de **trabéculas** (3). Algumas aparecem como estruturas redondas que representam cortes transversais de uma trabécula, enquanto outras foram cortadas diagonalmente ou longitudinalmente e apresentam silhueta oval ou alongada. A **polpa vermelha** (4) ocupa o restante da fotomicrografia. Consiste em seios venosos e cordões esplênicos (cordões de Billroth) com proporções quase iguais. Em vários locais, os **seios venosos** (5) foram drenados e são prontamente reconhecidos pela aparência vazia. Entre os seios venosos estão os **cordões esplênicos** (6). Quando os seios venosos são preenchidos com sangue, é extremamente difícil distinguir entre seios e cordões.

Baço, ser humano, H&E, 180x.

Esta imagem é um aumento maior da área delimitada à direita na fotomicrografia para orientação. A imagem inclui dois **nódulos esplênicos** (7). Observe que cada um dispõe de um **centro germinativo** (8) corado com menor intensidade. Embora a artéria central não esteja no plano de corte de nenhum desses nódulos, ramos da **artéria central** (9) aparecem em vários locais. Esses vasos continuam ramificando para alcançar a periferia dos nódulos, referida como **zona marginal** (10), onde a polpa vermelha e a polpa branca se encontram. Os **seios venosos** (11) aparecem vazios nessa fotomicrografia e, consequentemente, podem ser prontamente reconhecidos. A fotomicrografia também mostra a **cápsula** (12) do órgão, e, na superfície da cápsula, pode-se reconhecer os **núcleos das células mesoteliais do peritôneo** (13).

PRANCHA 61 Baço I

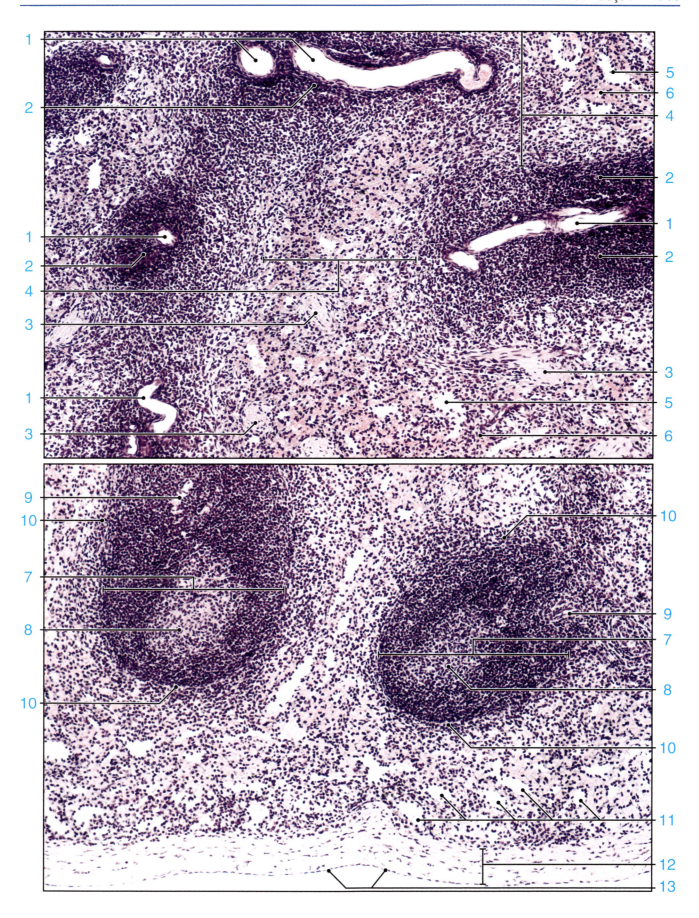

PRANCHA 62 Baço II

Baço, ser humano, H&E, 360x.
Como observado, a polpa vermelha consiste em **seios venosos** (1), e a área entre os seios venosos, em **cordões esplênicos** (**de Billroth**) (2). Nesse fragmento, os eritrócitos foram lisados, deixando apenas um contorno claro das células individuais. Portanto, o lúmen do seio venoso é representado por espaços relativamente claros, com núcleos espalhados, que são dos leucócitos. Quando a parede do **seio venoso** (3) é cortada tangencialmente, como nesta figura, as céulas endoteliais, cujo formato se assemelha a um bastão, aparecem como fileiras de corpos delgados e lineares.

Baço, ser humano, H&E, 1.200x.
A fotomicrografia é um aumento maior da área delimitada na fotomicrografia superior esquerda. O seio venoso no centro da fotomicrografia foi cortado transversalmente. Diferentemente dos eritrócitos lisados que aparecem como espaços circulares vazios, uma quantia de **linfócitos** (4) é vista no lúmen. A parede do seio, como mostra a fotomicrografia, consiste em **células endoteliais em bastão** (5) que foram cortadas transversalmente. Um espaço intercelular estreito, mas claramente visível, aparece entre células adjacentes. Esses espaços permitem que as células sanguíneas passem facilmente para dentro e para fora dos seios. Prolongamentos de macrófagos, localizados fora dos seios dos cordões esplênicos, também passam entre as células endoteliais, se estendendo para dentro do lúmen dos seios para monitorar o sangue circulante em relação a antígenos estranhos. Os **núcleos de células endoteliais** (6) projetam-se em direção ao lúmen do vaso e parecem repousar sobre o topo das células. Um **macrófago** (7) é identificado pelos corpos residuais em seu citoplasma e aparece fora do seio.

Baço, ser humano, H&E, 160x.
A figura mostra uma **veia trabecular** (8) com polpa vermelha em volta. No alto da fotomicrografia, dois seios ve-
nosos (*setas*) são vistos drenando para dentro da veia trabecular. Essas veias trabeculares menores convergem em veias maiores que então se unem, originando a veia esplênica.

Baço, ser humano, impregnação com prata, 128x.
A fotomicrografia mostra um **nódulo esplênico** (9) ocupando a parte superior da fotomicrografia e, abaixo, a **polpa vermelha** (10). Os componentes que podem ser identificados na polpa vermelha são o **centro germinativo** (11), a **artéria**
central (12) e os **seios venosos** (13). Os elementos estruturais no nódulo que são impregnados pela prata consistem em fibras reticulares. Observe sua escassez dentro do centro germinativo. O material delgado, corado e espiralado em volta dos seios venosos apresenta uma modificação comum da membrana basal.

Baço, ser humano, impregnação com prata, 515x.
A fotomicrografia mostra vários **seios venosos** (14). Onde a parede do vaso foi tangencialmente cortada, a **membrana basal** (15) aparece como estrutura em forma de escada.
Onde o vaso foi cortado mais profundamente ao longo de seu eixo maior (16), a membrana basal aparece como estrutura puntiforme. Uma reconstrução em três dimensões da membrana basal a mostraria como uma série de estruturas anelares.

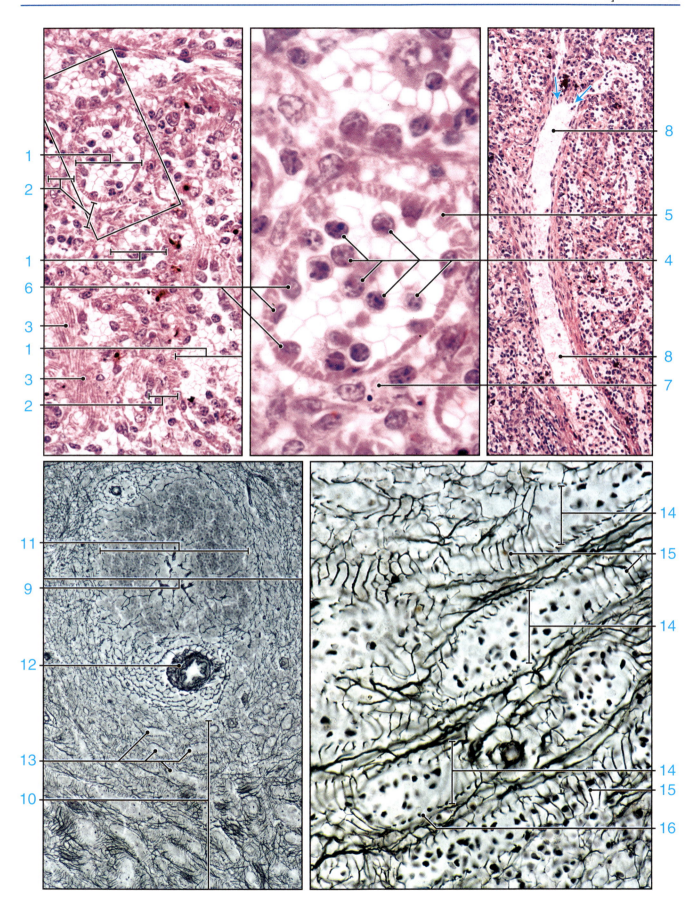

PRANCHA 63 Timo, criança

O timo é um órgão linfoepitelial bilobado localizado na região superior do mediastino. Desenvolve-se como invaginação epitelial da terceira ou, às vezes, da quarta bolsa faríngea. A extremidade desse crescimento se prolifera e, finalmente, se desconecta do epitélio faríngeo. Células-tronco linfoides multipotentes da medula óssea destinadas a evoluir para células T imunocompetentes invadem o tecido epitelial e ocupam os espaços entre as células epiteliais e, com isso, formam um órgão linfoepitelial. No nascimento, o timo já está completamente formado e funcionando. O timo é envolvido por uma cápsula delgada de tecido conectivo, de onde se estendem trabéculas para dentro do parênquima do órgão, formando os lóbulos do timo. O tecido do timo consiste em quantidades variáveis de linfócitos, plasmócitos, granulócitos, mastócitos, macrófagos e células adiposas. As trabéculas formam estruturas lobuladas chamadas de lóbulos do timo. Estes não são lóbulos verdadeiros, mas representações de cápsulas corticais de tecido que repousam sobre um tecido medular interno altamente convoluto, mas contínuo. A parte externa dos lóbulos do timo, denominada córtex do timo, é extremamente basofílica em preparações H&E, um reflexo da intensa coloração de núcleos de linfócitos T em desenvolvimento compactados. Esses linfócitos T ocupam espaços dentro de uma malha de células epiteliais reticulares, células originalmente derivadas do epitélio faríngeo, unidas entre si por desmossomos. A medula do timo contém um número maior de células epiteliais reticulares, bem como células T frouxamente arranjadas. A medula se cora menos intensamente do que o córtex porque contém vários linfócitos maiores – seus núcleos são fracamente corados e há mais citoplasma do que em linfócitos menores. A medula também apresenta corpúsculos do timo ou de Hassall, massas isoladas de células epiteliais reticulares concêntricas, eosinofílicas e compactadas. O centro dos corpúsculos do timo é geralmente queratinizado. Os corpúsculos produzem, presumivelmente, interleucinas que atuam sobre a diferenciação e a educação tímica dos linfócitos T.

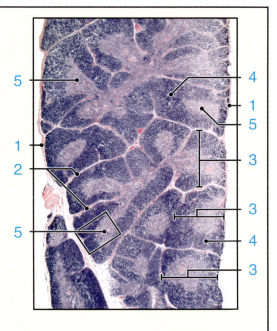

FOTOMICROGRAFIA PARA ORIENTAÇÃO: Esta fotomicrografia de baixa resolução mostra parte de um dos lobos do timo de uma criança pequena. Sua delgada **cápsula** (1) cobre a parte externa do órgão e envia **septos** (2) que subdividem o timo em **lóbulos do timo** (3). A parte externa de cada lóbulo chama-se **córtex do timo** (4) e exibe coloração basofílica, enquanto a parte interna, a **medula** (5), tende a exibir coloração eosinofílica. Embora não fique claramente visível em um fragmento cortado, a medula é contínua por toda extensão do órgão; portanto, o interior do que pode parecer um nódulo linfático é contínuo com os demais tecidos medulares.

Timo, ser humano, H&E, 175x.

A fotomicrografia mostra um aumento maior da área delimitada na fotomicrografia para orientação. Observe a **cápsula** (1) e a **trabécula** (2) que foram parcialmente incluídas no corte. O **córtex** (3) contém inúmeros linfócitos T compactados. A **medula** (4), ao contrário, contém células T mais frouxamente arranjadas. Nesse aumento, característico da medula, os **corpúsculos do timo** (5) são logo identificados, aparecendo como corpos eosinofílicos de tamanhos variados.

Timo, ser humano, H&E, 725x.

Esse aumento maior do timo mostra a medula. As estruturas mais proeminentes da medula são os **corpúsculos tímicos** (6). Esses corpos consistem em células epiteliais reticulares. Os corpúsculos maiores tendem a apresentar um arranjo concêntrico das células epiteliais reticulares que os constituem (observe o corpúsculo grande à esquerda). Seus núcleos são densamente corados e tendem a ser achatados. Ao contrário, os **corpúsculos menores** (7) tendem a mostrar **núcleos** maiores (8) e são fracamente corados. As **células epiteliais reticulares** (9) que constituem o estroma do timo são células relativamente grandes e com núcleos amplos, os quais apresentam coloração pálida. As células com núcleos pequenos e densos são linfócitos em maturação que migrarão para o córtex. Outros núcleos pequenos, redondos e levemente maiores, são de linfócitos que se dividiram recentemente e que iniciaram o processo de maturação. Outras células presentes nesta imagem, como os plasmócitos, macrófagos e alguns granulócitos, são dificilmente reconhecidas, necessitando de aumentos maiores e observação cuidadosa para serem identificadas.

PRANCHA 63   Timo, criança   145

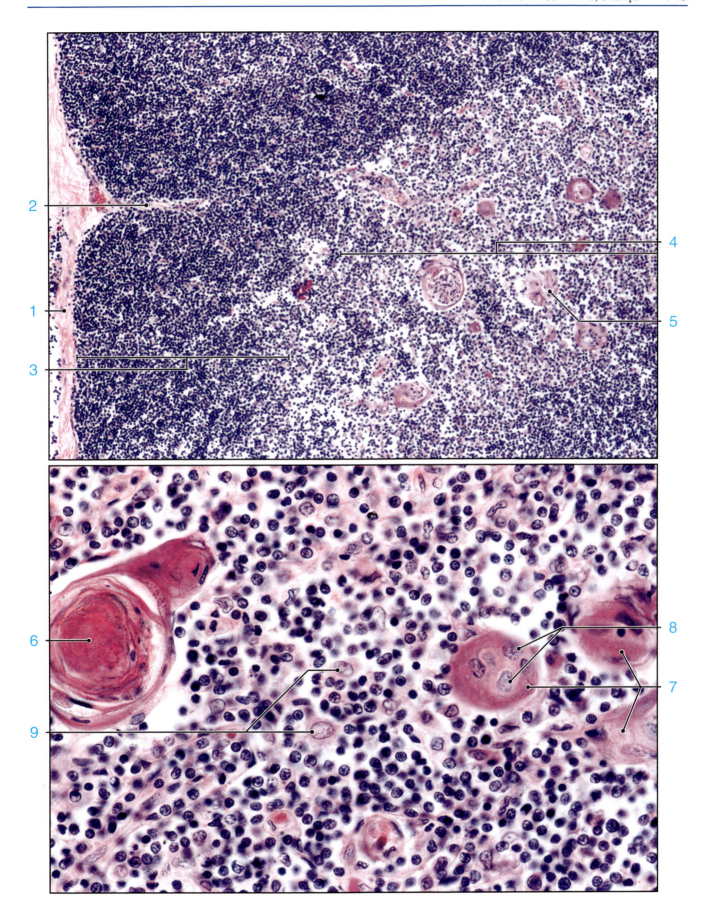

146 CAPÍTULO 10 Tecido e órgãos linfáticos

PRANCHA 64 **Timo, adolescente e adulto**

Como já mencionado, ao nascer, o timo está completamente formado e funcional. Nessa ocasião, apresenta peso de cerca de 10 a 15 gramas. Por volta dos 5 aos 6 anos, ocorre uma redução moderada no número de linfócitos corticais. De qualquer modo, o órgão continua crescendo até a puberdade, quando seu peso atinge de 30 a 40 gramas. Após a puberdade, ocorre uma redução progressiva e rápida, tanto dos linfócitos corticais quanto das células epiteliais. Esses elementos são parcialmente substituídos por tecido adiposo. Na vida adulta, o timo pode pesar por volta de apenas 10 gramas, continuando a atrofiar com a idade; e, com a idade avançada, torna-se dificilmente identificável, consistindo em grupos ou ninhos de corpúsculos com relativamente poucos linfócitos e corpúsculos de Hassal.

Timo, adolescente, ser humano, H&E, 45x; figura menor, 350x.

O corte do timo de um adolescente mostra **tecido cortical** (1) e **medular** (2). Em volta do timo encontra-se a **cápsula** (3). Uma parte substancial do timo é ocupada por **tecido adiposo** (4). Os **septos de tecido conectivo** (5) são proeminentes, alguns dos quais contêm **vasos sanguíneos** identificáveis (6). Dentro do tecido medular aparecem também **corpúsculos de Hassall** (7) de vários tamanhos. A **figura menor** é um aumento maior de parte de um corpúsculo de Hassall e linfócitos em volta. Na periferia do corpúsculo, vários **núcleos** (8) das células epiteliais reticulares são logo reconhecidos. Em camadas mais profundas do corpúsculo, os **núcleos** (9) dessas células tornaram-se picnóticos.

Timo, adulto, ser humano, H&E, 60x; figura menor, 365x.

O timo mostrado nesta fotomicrografia é de um indivíduo idoso. O **tecido do timo** (10) é reduzido a ilhas pequenas que aparecem desconexas. Várias **veias** (11) e **artérias** (12) são facilmente distinguidas. A maior parte do timo, entretanto, consiste em tecido adiposo. A **figura menor** mostra um aumento maior de uma das ilhas de tecido do timo. Apresenta **corpúsculos de Hassall** (13) envolvidos por linfócitos. Nesse estágio da involução do timo, evidente nessa fotomicrografia, sua identificação como timo seria bastante difícil em aumentos menores. Portanto, raramente é detectado em cadáveres preservados de pessoas idosas.

PRANCHA 64 Timo, adolescente e adulto 147

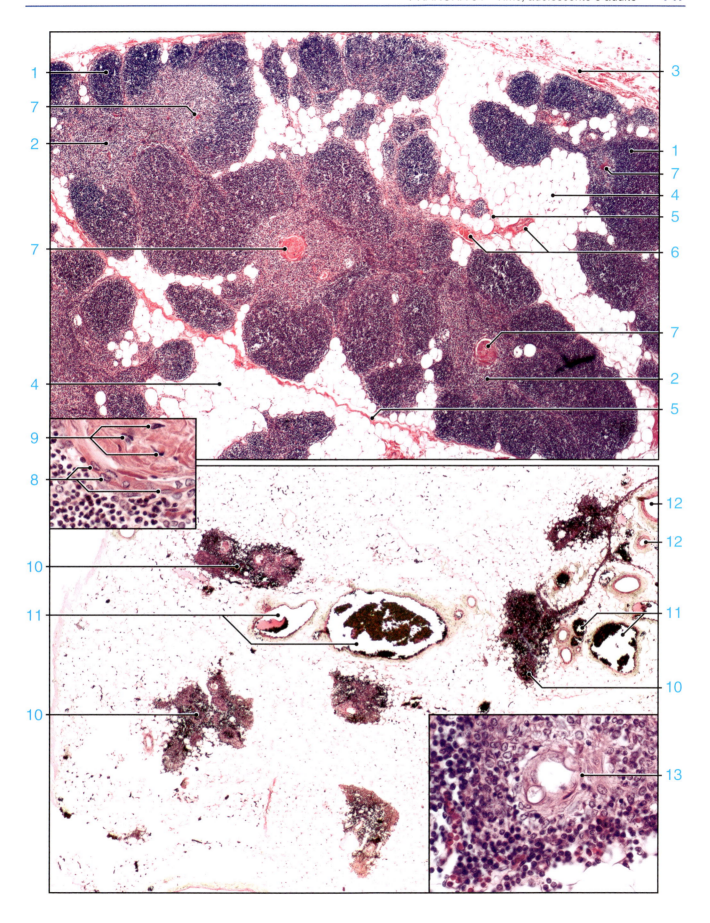

CAPÍTULO 11
Sistema Tegumentar

PRANCHA 65	Pele espessa	**150**
PRANCHA 66	Pele fina	**152**
PRANCHA 67	Células epidérmicas	**154**
PRANCHA 68	Pele fetal e derme	**156**
PRANCHA 69	Glândulas sudoríparas écrinas e apócrinas I	**158**
PRANCHA 70	Glândulas sudoríparas écrinas e apócrinas II	**160**
PRANCHA 71	Glândulas sebáceas	**162**
PRANCHA 72	Folículo piloso e unha	**164**
PRANCHA 73	Órgãos sensoriais da pele	**166**

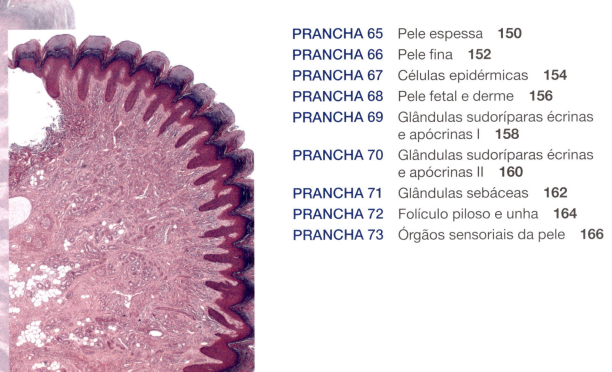

PRANCHA 65   Pele espessa

A pele ou tegumento recobre a superfície externa do corpo. É composta de duas camadas principais:
- Epiderme, um epitélio estratificado pavimentoso queratinizado.
- Derme, o tecido conectivo subjacente.

Abaixo da derme encontra-se a hipoderme, referida como tecido subcutâneo ou, segundo a anatomia macroscópica, fáscia superficial. É um tecido conectivo mais frouxo do que a derme. Em vários locais, contém abundância de tecido adiposo.

O estrato basal epitelial da epiderme se projeta inferiormente no tecido conectivo, dando origem a folículos pilosos, glândulas sudoríparas e glândulas sebáceas. Ao modificar seu metabolismo celular a fim de formar uma queratina dura, o epitélio também dá origem às unhas. A espessura da epiderme varia de 0,06 mm na sobrancelha a até 0,12 mm nas costas. As epidermes palmar e plantar constituem exceções, pois a espessura pode alcançar 0,8 mm e 1,4 mm, respectivamente. A pele das palmas das mãos e das solas dos pés geralmente é referida como pele espessa, ao contrário da pele de outros locais do corpo, referida como pele fina.

FOTOMICROGRAFIA PARA ORIENTAÇÃO: Nesta fotomicrografia é exibido um corte da polpa da ponta do dedo, um exemplo de pele espessa. A faixa espessa, multicolorida na superfície, com estruturas semelhantes a pinos, é a **epiderme** (1). Abaixo dela situa-se a **derme** (2) e, na região mais profunda, a **hipoderme** (3), que contém um exemplo de **corpúsculos de Vater-Pacini** (4), um receptor sensível à pressão (descrito a seguir), e **tecido adiposo** (5).

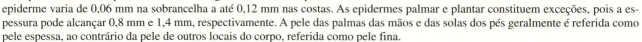

Pele espessa, ponta de dedo, ser humano, H&E, 40x.

A imagem é uma fotomicrografia em pequeno aumento do fragmento da fotomicrografia para orientação. Mostra a **epiderme** (1), o tecido conectivo denso subjacente da **derme** (2) e a **hipoderme** (3), que ocupa a maior parte da metade inferior da micrografia. Na superfície, a epiderme se caracteriza por uma série de **cristas epidérmicas** (4); coletivamente, elas formam o que se conhece por padrões dermatológicos ou impressões digitais. Cada crista epidérmica tem, em sua base, uma projeção proeminente que parece um pino, o **cone epidérmico** (5), o qual forma uma interface com o tecido conectivo da derme. Essas estruturas em forma de pino, os cones, são verdadeiras cristas e aparecem como pinos apenas quando o corte é feito em ângulo reto com as cristas epidérmicas. Na região mais profunda da derme e da hipoderme estão as **glândulas sebáceas** (6). A hipoderme também apresenta agregados visíveis de **tecido adiposo** (7) e um **corpúsculo de Vater-Pacini** (8); este é um receptor sensível à pressão exibido na Prancha 73. As glândulas sebáceas são mostradas nas Pranchas 69 e 70.

Pele espessa, ponta do dedo, ser humano, H&E, 160x.

A imagem é um aumento maior da área delimitada na fotomicrografia superior esquerda e apresenta várias camadas epidérmicas. A camada mais profunda, o **estrato basal** (9), tem a espessura de apenas uma única camada de células e, portanto, mesmo neste aumento é difícil sua distinção. É também chamada de camada germinativa, pois contém células-tronco da epiderme. Acima dessa camada situa-se o **estrato espinhoso** (10). Este inclui células que formam os cones epidérmicos. Acima dela surge uma região de coloração escura e basofílica, o **estrato granuloso** (11). As células desta camada contêm grânulos de querato-hialina, responsáveis pela basofilia. A camada mais superficial é o **estrato córneo** (12). Os queratinócitos, nesse momento, já perderam seus núcleos e a maioria de suas organelas. Os filamentos de queratina produzidos durante a citomorfose do queratinócito comprimem a célula e dão uma aparência quase homogênea a essa camada. A fotomicrografia também mostra vários traços de ductos écrinos de glândulas sudoríparas. Um **ducto** (13) aparece entrando no cone epidérmico; outro **ducto** (14) se encontra em um nível mais alto, dentro da camada espinhosa. Um **corpúsculo de Meissner** (15) também está presente.

Pele espessa, pé, ser humano, H&E, 40x.

Este fragmento da planta do pé é outro exemplo de pele espessa. A espessura da **epiderme** (16) é similar àquela das pontas dos dedos. Uma diferença óbvia é a ausência de cristas e cones epidérmicos proeminentes. Além disso, o **estrato córneo** (17) do pé é significativamente mais espesso do que o das pontas dos dedos. A **derme** (18) é composta de tecido conectivo denso. A **hipoderme** subjacente (19), por sua vez, contém abundante tecido adiposo, cuja principal função é o amortecimento. As **glândulas sudoríparas** (20) dentro da hipoderme são visíveis por causa do tecido conectivo circundante.

Pele espessa, pé, ser humano, H&E, 125x.

Este aumento maior da área delimitada na fotomicrografia inferior esquerda enfatiza a **epiderme** (21) e dois **ductos de glândulas sudoríparas** (22) passando por meio da epiderme a partir da derme. A estrutura espiralada dos ductos dentro da epiderme é responsável por sua aparente descontinuidade. O **estrato basal** (23), mais uma vez, é dificilmente identificado. Em seu limite superior, o **estrato espinhoso** (24) está em contato com o **estrato granuloso** (25), que exibe basofilia distinta. Uma camada adicional, geralmente não visualizada na ponta do dedo ou em pele espessa, é o **estrato lúcido*** (26), uma faixa homogênea, estreita e de coloração pálida. A camada lúcida é constituída por várias subcamadas de células compactadas e anucleares que parecem apresentar diferente coloração e diferentes propriedades refrativas daquelas do **estrato córneo** (27).

---

* N. de R.T.: O estrato lúcido não é visualizado normalmente na pele fina.

PRANCHA 65 Pele espessa

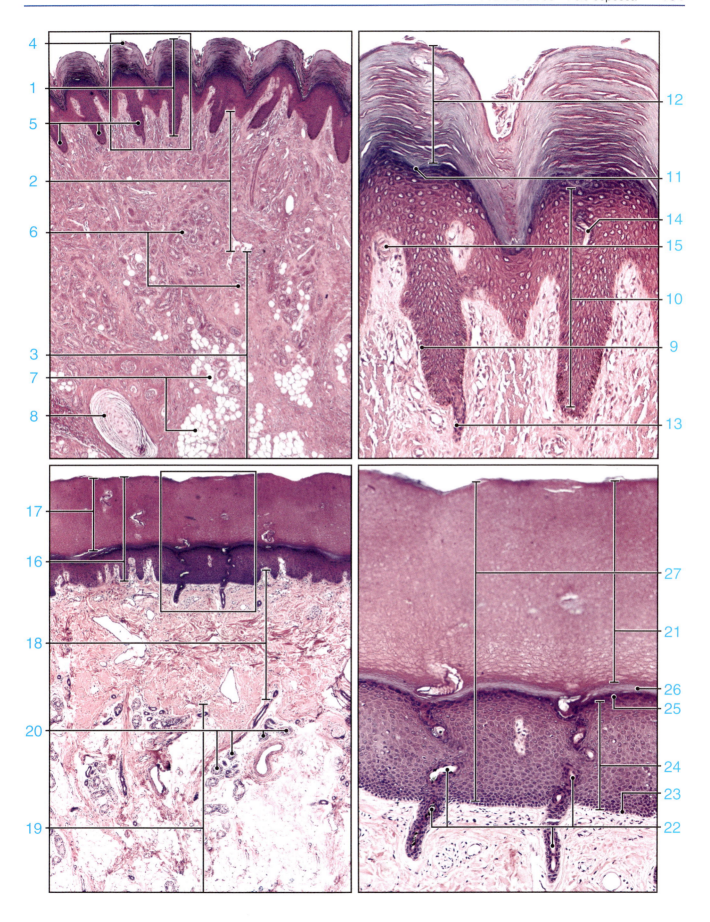

PRANCHA 66 Pele fina

A pele fina recobre a maior parte da superfície corporal. Algumas variações podem ocorrer de um local para outro, mas todos possuem uma epiderme mais fina e uma derme comparável à pele espessa. Na pele fina, o estrato córneo é especialmente fino, geralmente compreendendo uma pequena porção da espessura total da epiderme, enquanto na pele espessa o estrato córneo é bastante proeminente e engloba mais da metade da espessura da epiderme. Em áreas sujeitas a abrasão, como as bochechas, os ombros e a superfície dos braços, a camada queratinizada é um pouco mais espessa do que em regiões mais protegidas, como a sobrancelha. De maneira similar, a derme também é mais fina que a da pele espessa, embora também aqui haja variações. Por exemplo, a pele das costas apresenta uma derme muito espessa, mais do que aquela encontrada em pele espessa, embora sua epiderme seja semelhante à de outros locais com pele fina. Por fim, na maioria dos locais, a pele fina dispõe de glândulas sebáceas e pelos, que variam de penugens a pelos grossos do couro cabeludo; vale lembrar que ambos são ausentes na pele espessa.

FOTOMICROGRAFIA PARA ORIENTAÇÃO: Essa fotomicrografia de pele da face mostra a **epiderme** fina (1), a **derme** subjacente (2) e a **hipoderme** (3). A raíz de um **folículo piloso** (4) e **glândulas sebáceas** associadas (5) também aparecem. As áreas menos coradas na hipoderme correspondem ao **tecido adiposo** (6).

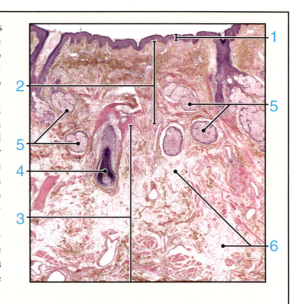

Pele fina, com glândulas sebáceas, H&E, 175x.

A aparência da **epiderme** (1) na pele fina é bem diferente daquela de pele espessa (compare com a Prancha 65). O estrato córneo é quase indetectável neste aumento. Observe, também, que a epiderme é contínua com o epitélio dos **folículos pilosos** e dos **folículos das glândulas sebáceas** (2). A superfície da epiderme mostra contornos menores; entretanto, os contornos na interface epiderme-derme são um pouco mais pronunciados, produzindo **papilas de tecido conectivo** (3) pouco profundas. Na **derme** (4), há algumas **glândulas sebáceas** (5), que se abrem para dentro dos folículos pilosos. No folículo à direita, nota-se a secreção de **sebo** (6). Outro aspecto importante é a presença de vários **vasos venosos** (7), que fazem parte do plexo vascular superficial.

Pele fina, epiderme e derme, H&E, 725x.

Nesse aumento maior da epiderme, suas camadas estão claramente diferenciadas. As células de forma cilíndrica do **estrato basal** (8) formam uma camada única de células que repousam sobre a membrana basal. Elas contêm grânulos de melanina, o pigmento marrom do citoplasma desses queratinócitos basais. As células dessa camada servem como **células-tronco** das quais todos os queratinócitos derivam. **Melanócitos** (9), as células que produzem a melanina, também estão dispersos nessa camada. Apresentam núcleos discretamente menores e mais densos que os núcleos dos queratinócitos basais, e seu citoplasma normalmente é claro. Os queratinócitos que constituem o **estrato espinhoso** (10) formam a camada mais espessa da pele fina; o seu formato se altera ao migrar para cima. As células mais superficiais nessa camada adquirem um formato pavimentoso. As células do **estrato granuloso** (11) mantêm o formato pavimentoso, mas são identificadas pelos seus grânulos de querato-hialina dentro do citoplasma. Os grânulos são prontamente identificados nessa camada e coram intensamente com hematoxilina. As células do **estrato córneo** (12) são anucleadas e formam uma camada fina quase homogênea. Ocasionalmente, podem ser vistas na superfície estruturas similares a fios finos; elas representam **células queratinizadas** (13) que estão descamando (i. e., se desprendendo). A parte superficial do tecido conectivo subjacente é relativamente celular e chamada de **camada papilar** (14) da derme. Além de inúmeros fibroblastos, ela contém **macrófagos** (15); alguns podem ser identificados nesta imagem devido aos seus grânulos de melanina. Quantidades variáveis de outras células do sistema imune, tais como linfócitos, também podem estar presentes.

PRANCHA 66 Pele fina 153

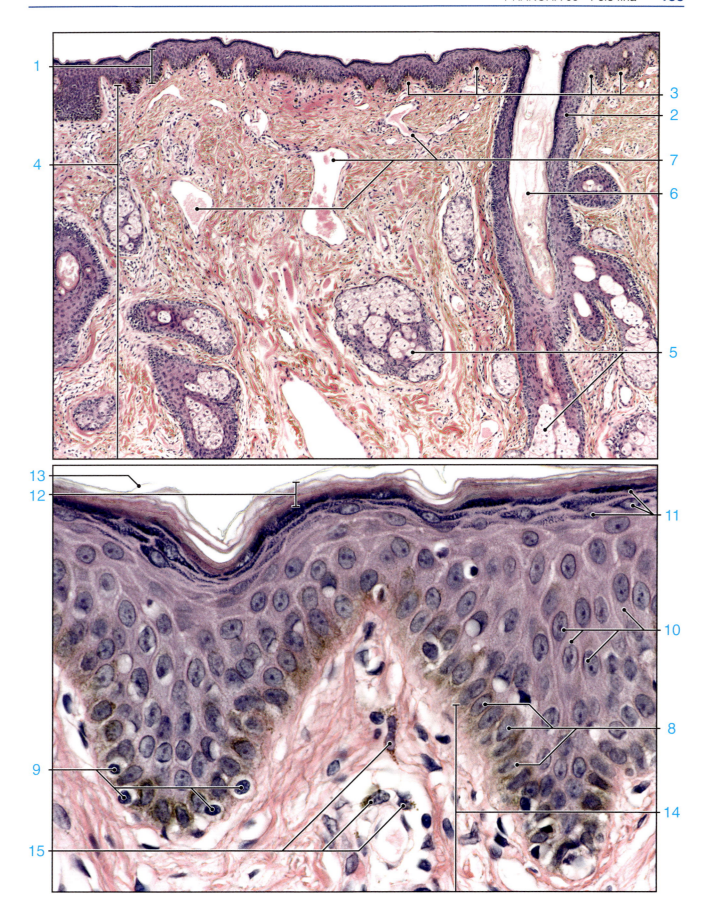

154 CAPÍTULO 11 Sistema tegumentar

PRANCHA 67 Células epidérmicas

A epiderme apresenta quatro tipos celulares: queratinócitos, melanócitos, células de Langerhans e células de Merkel.

Os queratinócitos constituem cerca de 93% das células epidérmicas. Originam-se das células-tronco do estrato basal e mantêm a integridade epitelial por meio de uma alta densidade de junções desmossômicas. Produzem também tonofilamentos (feixes de filamentos intermediários de queratina) na camada basal e na camada espinhosa – inicialmente expressos como queratina tipo 5 e 14, nas células basais, e queratina tipo 1 e 10, nas células acima dessa camada.

Os grânulos revestidos por membrana, contendo lamelas lipídicas compactadas, são sintetizados e secretados no espaço extracelular por queratinócitos situados na porção superior do estrato espinhoso e no estrato granuloso, formando uma barreira para evitar a invasão de corpos estranhos na pele. Também no estrato granuloso estão presentes as junções oclusivas, que contribuem para o sistema de barreira.

Os grânulos de querato-hialina, inicialmente produzidos em células profundas do estrato granuloso, contêm a proteína associada aos filamentos intermediários, a filagrina, que agrega os (tono) filamentos de queratina em uma massa compactada e organizada, preenchendo as células queratinizadas e isentas de organelas.

Por fim, a quebra dos desmossomos pelo sulfato de colesterol está envolvida na descamação de células queratinizadas superficiais.

Os melanócitos são células produtoras de melanina situadas no estrato basal da epiderme; cerca de 2 a 10% das células basais são melanócitos. A melanina, produzida pela oxidação da tirosina devido à enzima tirosinase, é estocada em grânulos elipsoides delimitados por uma membrana, sendo chamados de melanossomos. Estes migram rapidamente para as extremidades dos longos prolongamentos dendríticos e, em seguida, são fagocitados pelos queratinócitos adjacentes. Nos queratinócitos, os grânulos acumulam-se em posição supranuclear, protegendo o núcleo da radiação UV. Conforme os queratinócitos se movem para a superfície, os melanossomos sofrem degradação, encerrando sua função protetora.

As células de Langerhans constituem cerca de 4% da população celular epidérmica, dispersas entre os queratinócitos não queratinizados. Apresentam citoplasma claro, mas são melhor identificadas por microscopia eletrônica de transmissão (TEM), por meio da observação de seus grânulos de Birbeck em forma de raquete. As células de Langerhans são células que apresentam antígenos, especialmente em reações de hipersensibilidade.

As células de Merkel se localizam na camada basal, unidas aos queratinócitos adjacentes por meio de desmossomos. A microscopia eletrônica de transmissão revela pequenos grânulos no citoplasma basal. A base das células se encontra em aposição a uma terminação nervosa axônica (amielínica) aferente expandida. Supõe-se que a célula de Merkel seja responsável pela transmissão de sensações cutâneas.

Pele fina, ser humano, H&E, 1.400x.
A fotomicrografia em aumento maior da epiderme revela o **estrato córneo** (1), o **estrato granuloso** (2) e a porção superior do **estrato espinhoso** (3). O estrato córneo, muitas vezes, tem aparência homogênea. A descamação (*setas*) geralmente é vista em células individuais ou em camadas de células queratinizadas que se separam da superfície. As células do estrato granuloso exibem um aumento na intensidade da coloração conforme tornam-se maduras, devido, em parte, a um aumento do número de grânu-

los de querato-hialina e, em parte, devido à perda de suas organelas e de seu núcleo. Perceba que inicialmente é possível distinguir os grânulos entre si, mas que com o amadurecimento das células, os grânulos se condensam e formam uma massa de coloração escura. Na mesma camada, a secreção dos grânulos revestidos por membrana resulta em vedação e escurecimento do espaço intercelular. Compare com a aparência do espaço intercelular imediatamente abaixo do estrato granuloso.

Pele fina, ser humano, H&E, 1.400x; figura menor, 2.100x.
A fotomicrografia do estrato espinhoso mostra os prolongamentos espinhosos dos queratinócitos. Notáveis "pon-

tes" que atravessam o espaço intercelular são bastante visíveis. A **figura menor** mostra espessamentos (*setas*) em várias dessas pontes intercelulares. Este é o local do desmossomo.

Pele fina, ser humano, H&E, 1.400x.
A fotomicrografia mostra a camada de células basais, o estrato germinativo e, acima dele, o estrato espinhoso. Os queratinócitos no estrato basal contêm inúmeros **grânulos de melanina** (4), que apresentam a coloração marrom/preta do citoplasma. Os **melanócitos** (5) também aparecem na camada das

células basais. Seu citoplasma cora-se fracamente e costuma mostrar uma área mais clara em volta do núcleo. Em fragmentos bem preservados, os grânulos de melanina, às vezes, podem ser vistos no melanócito. Os prolongamentos que se estendem do corpo celular e entregam os melanossomos aos queratinócitos não são visíveis em preparações com H&E típicas.

Pele fina, ser humano, eletromicrografia de transmissão, 6.000x.
Esta eletromicrografia de pequeno aumento é comparável à parte superior da fotomicrografia superior esquerda. As células do **estrato córneo** (6) são bastante densas, refletindo os filamentos intermediários compactados que elas contêm. A célula abai-

xo, no estrato granuloso, mostra um **núcleo** (7) em degeneração. Observe sua superfície de contorno irregular e a **heterocromatina** (8) agregada à membrana nuclear. O **nucléolo** (9) ainda é proeminente, mas condensado. Os grânulos de **querato-hialina** (10) aparecem como corpos densos irregulares.

Pele fina, ser humano, eletromicrografia, 6.000x.
Esta eletromicrografia é do mesmo fragmento da eletromicrografia acima e exibe várias células no estrato espinhoso. O **núcleo** (11) apresenta uma superfície lisa e seus **nucléo-**

los (12) não estão condensados. Observe que existe pouca heterocromatina junto à membrana nuclear. O citoplasma possui inúmeras **tonofibrilas** (13) que se estendem para as **pontes citoplasmáticas** (14). Os desmossomos não são visíveis neste aumento.

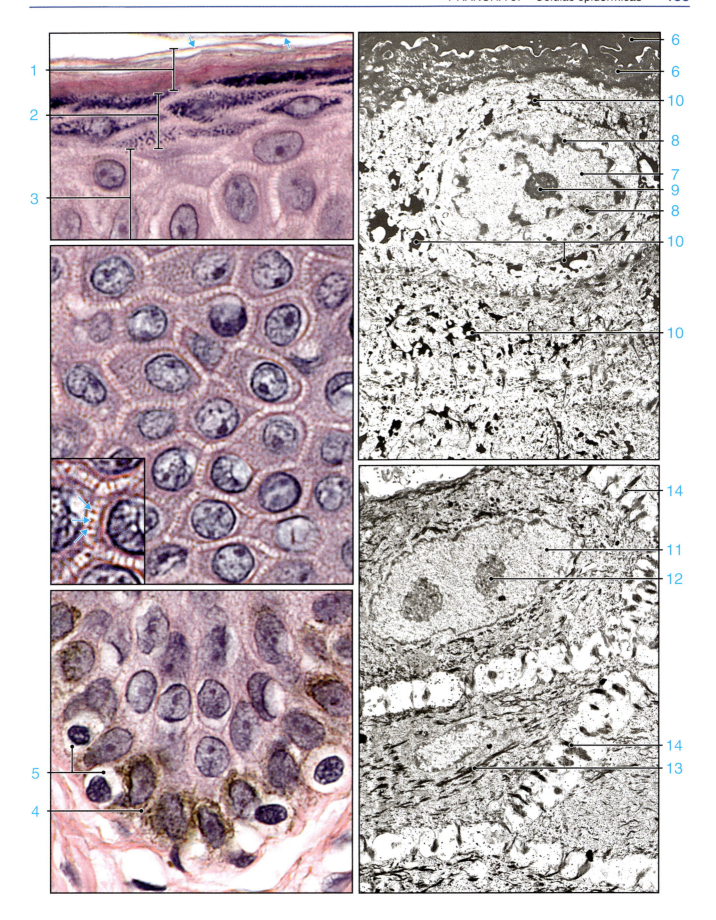

PRANCHA 68 Pele fetal e derme

A epiderme primitiva do feto aparece primeiramente como camada única de células pavimentosas. Por volta da 4ª semana, esse epitélio simples se desenvolve em estratificado, com duas camadas celulares. As células superficiais constituem a periderme, uma barreira permeável, mas protetora. Por volta da 8ª semana, os melanócitos derivados da crista neural migram para o estrato basal. Mais tarde, por volta da metade até o final do segundo trimestre, eles iniciam o fornecimento de melanossomos às células basais. No final do 1º trimestre, uma zona intermediária é formada entre a periderme e a camada de células basais. As células nessa área são ricas em glicogênio e contêm feixes de filamentos intermediários. Pequenos desmossomos também aparecem. As células de Langerhans funcionais, originadas de células-tronco hematopoiéticas do saco vitelino e do fígado, alojam-se na zona intermediária entre a 12ª e 14ª semanas. Mais tarde, elas derivam apenas da medula óssea. As células de Merkel parecem originar-se de células indiferenciadas de dentro da epiderme primitiva. São identificadas a partir do início do 2º trimestre. Após o 5º mês, grânulos de querato-hialina podem ser encontrados na camada celular superior da zona intermediária. A isto segue a perda dos núcleos nessas células e a evidência de queratinização. Por volta do 7º mês, a queratinização da epiderme é concluída, e a periderme sofre descamação. Ao nascer, a epiderme é completamente funcional como barreira impermeável.

A derme é dividida em duas regiões: a camada papilar, uma parte superficial que inclui papilas dérmicas, e, abaixo, a camada reticular, que é mais espessa e se estende até a hipoderme. A camada papilar é composta de um tecido conectivo relativamente frouxo, que consiste em fibras colágenas e elásticas delgadas, com uma população celular que inclui fibroblastos, macrófagos, mastócitos e alguns linfócitos. Já a camada reticular é composta de feixes espessos de fibras colágenas e fibras de elastina relativamente grossas. O principal tipo celular nesta camada é o fibroblasto, embora existam menos unidades por área do que na camada papilar. A camada reticular oferece resistência ao tegumento. Sua espessura varia; por exemplo, é mais espessa na porção superior das costas e mais fina nas sobrancelhas, onde há pouca sobrecarga. O suprimento sanguíneo da derme ocorre por meio de um plexo vascular profundo, que percorre paralelamente à superfície da pele na porção inferior da camada reticular. Vasos comunicantes ascendem desse plexo, atravessando a camada reticular e formando um plexo superficial na porção superior da camada reticular. Deste plexo, uma rede capilar ascendente em forma de alça encontra as papilas dérmicas, a fim de fornecer um rico suprimento vascular por toda a extensão da camada papilar.

Pele fetal, ser humano, H&E, 130x.
A fotomicrografia de pequeno aumento é da pele de um feto de aproximadamente 8 semanas. Formada por uma camada com espessura de apenas duas células sobrepostas, a **epiderme** (1) é extremamente delgada. A **derme** primitiva (2), nesse estágio de desenvolvimento, consiste em mesênquima. A interface entre epiderme e derme é lisa, sem evidência de papilas. Pequenos **vasos sanguíneos** (3) estão presentes nesta fase, mas não há ocorrência de derivados epidérmicos em desenvolvimento (p. ex., glândulas sebáceas, folículos pilosos).

Pele fetal, ser humano, H&E, 515x.
Neste aumento maior, as camadas de duas células da epiderme podem ser visualizadas. A **periderme** (4) se refere à camada celular superficial. Abaixo da epiderme, as **células mesenquimais** (5) exibem prolongamentos citoplasmáticos de diferentes comprimentos. Por serem esparsas, as fibras extracelulares conferem à matriz um aspecto de vazio.

Pele fetal, ser humano, Mallory, 130x.
Essa fotomicrografia de pequeno aumento revela a pele de um feto no início do 3º trimestre. A **epiderme** (6) é consideravelmente mais espessa e similar à epiderme madura. Há evidência de queratinização na superfície e de uma camada basal distinta. A derme exibe alguns **folículos pilosos** (7) cortados diagonalmente. Uma **camada papilar** celular (8) pode ser distinguida da **camada reticular** (9), corada em azul devido à abundância de fibras colágenas.

Pele fetal, ser humano, Mallory, 515x.
Neste aumento maior, a observação da epiderme apresentada na fotomicrografia superior direita exibe as quatro camadas típicas da epiderme madura. Os **queratinócitos do estrato basal** (10) aparecem como uma fileira uniforme de células cilíndricas. Acima desta, encontra-se o **estrato espinhoso** (11). Os processos espinhosos não são proeminentes, mas os desmossomos são bem desenvolvidos. As **células contendo grânulos de querato-hialina** (12) podem ser vistas, mas não aparecem como uma camada celular contínua. A camada superficial intensamente corada representa células queratinizadas do **estrato córneo** (13).

Pele, derme, ser humano, H&E/Verhoeff, 90x; figura menor, 350x.
Uma característica importante da derme é a organização das fibras de tecido conectivo. A elasticidade da pele é atribuída a fibras elásticas da derme. A elastina presente na camada papilar aparece em forma de fibras ramificadas muito delgadas. Na camada reticular, as fibras elásticas também se ramificam, mas são consideravelmente mais espessas e mais numerosas. Em aumento menor, são vistas apenas as **fibras de elastina** (14), mais espessas, da camada reticular. O aumento maior da **figura menor** revela tanto as **fibras finas de elastina** (15) da camada papilar quanto as fibras grossas de elastina (15) da camada reticular.

PRANCHA 68　Pele fetal e derme

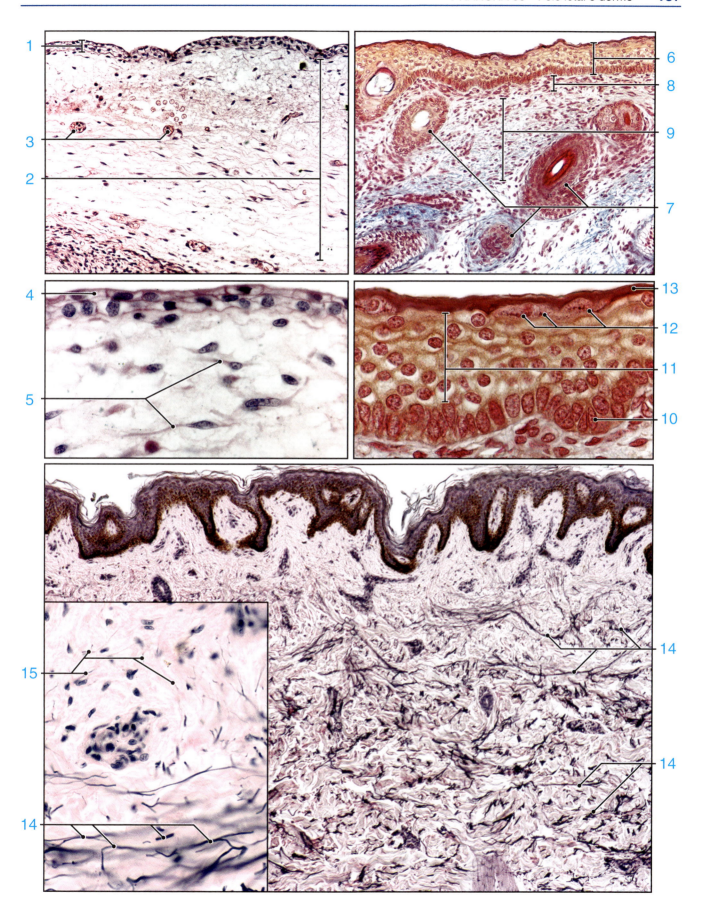

PRANCHA 69 Glândulas sudoríparas écrinas e apócrinas I

A pele dispõe de três tipos de glândulas: écrinas, apócrinas e sebáceas (ver também na Prancha 70). As glândulas écrinas e apócrinas em geral são referidas como glândulas sudoríparas, embora apenas a glândula écrina seja uma glândula sudorípara verdadeira. As glândulas écrinas estão distribuídas por toda a superfície corporal, com exceção dos lábios, da glande do pênis, do prepúcio, do clitóris e dos pequenos lábios. São especialmente numerosas na pele espessa das mãos e dos pés. A evaporação do suor secretado na superfície da pele esfria o corpo.

As glândulas apócrinas se localizam nas axilas, nas aréolas, na área perianal e circunanal, no prepúcio, no escroto, na protuberância púbica e nos pequenos lábios. São estruturas grandes, tubulares e secretores que se ramificam e se anastomam. Seu produto, na maioria dos locais, é secretado para um ducto curto e, em seguida, em um ducto folicular de um folículo piloso. Várias das células epiteliais no segmento secretor dessas glândulas exibem uma protrusão apical em forma de bolha; antigamente, pensava-se que essa estrutura representaria seu modo de secreção (ou seja, a bolha arrancada seria o produto de secreção), derivando daí o nome apócrina. Atualmente, sabe-se que a secreção apócrina é um processo merócrino. A secreção é um produto claro e viscoso que se torna odorífero pela ação de microrganismos residentes na superfície da pele. Em vários animais, a secreção desse tipo de glândula atua para a atração sexual (feromônio) e marcação de território. Sua função em seres humanos não está clara; acredita-se que a secreção também possa atuar como feromônio. As glândulas apócrinas estão presentes ao nascer, mas ainda não são completamente desenvolvidas e tornam-se funcionais até a puberdade. Em mulheres, essas glândulas sofrem alterações que acompanham o ciclo menstrual.

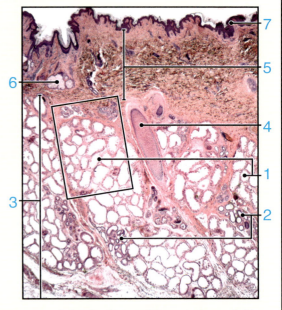

FOTOMICROGRAFIA PARA ORIENTAÇÃO: Esta fotomicrografia da pele da axila mostra as grandes **glândulas apócrinas** (1) tubulares ramificadas e as **glândulas écrinas** (2), que são menores e tubulares simples, situadas na **hipoderme** (3). Observa-se também um **folículo piloso** (4) cortado tangencialmente. A **derme** (5) que repousa sobre a hipoderme é formada por tecido conectivo denso e inclui parte de uma **glândula sebácea** (6). A **epiderme axilar** (7) é bastante delgada e mostra um relevo superficial bastante irregular.

Pele, glândula sudorípara apócrina, ser humano, H&E, 33x.

Esta fotomicrografia em pequeno aumento mostra o segmento secretor de uma glândula apócrina, um aumento maior da área delimitada na fotomicrografia para orientação. As estruturas seccionadas que ocupam a maior parte da fotomicrografia representam vários ramos espiralados e anastomosados de uma única glândula apócrina envolvida por **tecido conectivo denso** (1). No alto da fotomicrografia há duas **glândulas sudoríparas** (2), também envolvidas por tecido conectivo denso. Observe a diferença considerável em diâmetro e tamanho do lúmen dos dois tipos de glândulas.

Pele, glândula sudorípara apócrina, ser humano, H&E, 256x.

A área delimitada à direita na fotomicrografia superior esquerda é mostrada em aumento maior nesta fotomicrografia. O **epitélio** (3) é simples cilíndrico. As células individuais variam em altura, e algumas mostram **protrusões em forma de bolha** (4). Na base do epitélio encontram-se células mioepiteliais fusiformes, cujas formas variam de acordo com o plano em que foram cortadas. Em algumas regiões do túbulo, essas células foram cortadas longitudinalmente, razão pela qual aparecem como uma **faixa eosinofílica** (5) intensamente corada. Em outros locais, as células foram cortadas tangencialmente e aparecem como séries de **estruturas lineares** (6) paralelas.

Pele, glândula sudorípara écrina, ser humano, H&E, 256x.

A área da glândula sudorípara écrina delimitada à direita na fotomicrografia superior esquerda é mostrada em aumento maior nesta fotomicrografia. Tanto o segmento secretor como o segmento do ducto estão presentes. O **segmento secretor** (7) tem diâmetro e lúmen maiores do que os do **segmento do ducto** (8). O epitélio do segmento secretor é simples cilíndrico; o segmento do ducto tem espessura de duas camadas de células, ou seja, é estratificado cúbico. O segmento secretor, como aquele da glândula apócrina, dispõe de um componente mioepitelial.

Pele, glândula sudorípara écrina, ser humano, H&E, 512x.

Esta fotomicrografia é um grande aumento da área delimitada na fotomicrografia inferior esquerda, mostrando duas estruturas do **segmento secretor** (9) cortadas transversalmente e uma estrutura do **ducto** (10). Quando a parede tubular do segmento secretor é cortada em um plano perpendicular, a natureza cilíndrica simples do **epitélio** (11) se torna evidente. Como o túbulo é muito sinuoso, o epitélio normalmente aparece em camadas múltiplas. Nesta fotomicrografia, as células mioepiteliais do segmento secretor aparecem tanto como uma **faixa circunferencial** (12) quanto como um **arranjo transversal** (13), lembrando os dentes de uma lâmina de serra. Ocasionalmente, os **núcleos de células mioepiteliais** (14) estão presentes no plano de corte, dando uma aparência pseudoestratificada ao epitélio. O segmento do ducto (10) não tem mioepitélio e também se diferencia pelo fato de apresentar epitélio estratificado cúbico.

PRANCHA 69 Glândulas sudoríparas écrinas e apócrinas I

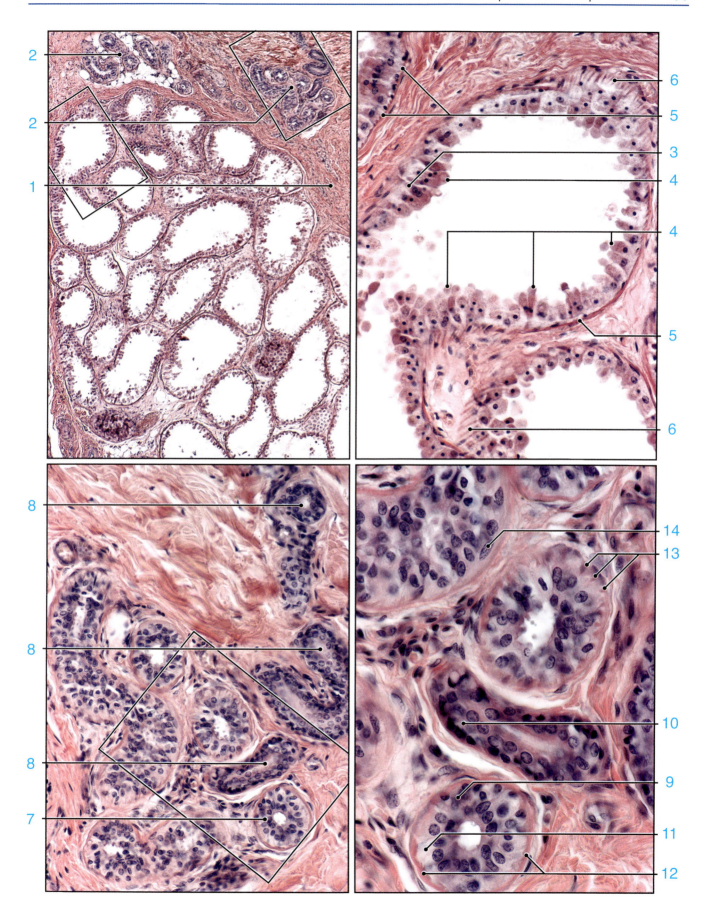

PRANCHA 70 Glândulas sudoríparas écrinas e apócrinas II

Pele, glândula sudorípara écrina, ser humano, H&E, 512x.

O lado esquerdo da fotomicrografia mostra a parte secretora de duas glândulas sudoríparas cortadas transversalmente. O **lúmen** (1) de cada uma é facilmente visível. Os núcleos das **células secretoras** (2) estão localizados em sua porção basal. As células mioepiteliais situam-se entre o lado basal das células secretoras e a membrana basal. As **células mioepiteliais** (3) aparecem aqui como estruturas cortadas transversalmente. Observe sua coloração intensa com eosina. A estrutura da glândula sudorípara inferior permite ver com nitidez várias células mioepiteliais cortadas transversalmente, inclusive seus **núcleos** (4). Observando cuidadosamente os dois contornos de glândulas sudoríparas localizados no lado superior direito da fotomicrografia, fica evidente que representam uma única glândula. O tecido corado de vermelho entre essas duas estruturas são **células mioepiteliais** (5) cortadas longitudinalmente que foram arranhadas quando cortadas. Outro exemplo de células mioepiteliais cortadas longitudinalmente aparece na parte inferior da fotomicrografia. O tecido conectivo frouxo ocupa o espaço entre as glândulas sudoríparas. A maioria dos núcleos que aparecem nele é de fibroblastos.

Pele, glândula sudorípara apócrina, ser humano, H&E, 512x.

A fotomicrografia mostra duas porções de uma glândula sudorípara apócrina cortada transversalmente. Compare seu grande diâmetro ao da glândula sudorípara écrina previamente mostrada. As células secretoras exibem **núcleos** (6) pequenos, esféricos e intensamente corados. Pequenas **protrusões apicais em forma de bolha** (7) são evidentes em várias das células secretoras. Como na glândula sudorípara écrina, as células mioepiteliais se localizam na base das células secretoras. As **células mioepiteliais** (8) na parte direita inferior da estrutura glandular são vistas em corte transversal. As células mioepiteliais vistas no restante dessa estrutura aparecem em corte longitudinal; vários de seus **núcleos** (9) são visíveis. A parte inferior da fotomicrografia mostra um corte de outra glândula apócrina. O aspecto basal de várias **células epiteliais** (10) e dos cortes longitudinais das **células mioepiteliais** subjacentes (11) pode ser visto por meio da espessura do corte nesta região.

Pele, glândula sudorípara écrina, ser humano, H&E, 256x.

A fotomicrografia mostra partes de várias glândulas sudoríparas. A área contida na *linha pontilhada* contém o que parece ser um ducto altamente espiralado de uma glândula sudorípara que inclui quatro estruturas de seu ducto altamente retorcido. À direita e embaixo, encontram-se os componentes secretores de uma ou possivelmente duas glândulas. Um aspecto relevante é a presença de **mioepitélio** (12) na porção secretora da glândula e sua ausência na porção do ducto.

Pele, glândula sudorípara écrina, ser humano, H&E, 700x.

As duas porções cortadas transversalmente do ducto secretor visto na fotomicrografia acima são exibidas em aumento maior nesta fotomicrografia. O ducto consiste em um epitélio estratificado cúbico de duas camadas de células. Essas células são consideravelmente menores do que aquelas localizadas na parte secretora da glândula. As duas camadas de células possuem núcleos esféricos, alguns dos quais podem ser discretamente achatados. As **células da camada superficial** (13) apresentam citoplasma mais eosinofílico em função da grande quantidade de tonofilamentos agregados em seu citoplasma apical. Na fotomicrografia, há também uma **arteríola** (14).

Pele, glândula sudorípara écrina, ser humano, H&E, 64x; figura menor, 345x.

Esta fotomicrografia de pequeno aumento mostra um corte de pele espessa. O **ducto de uma glândula sudorípara** (15) aparece na derme. Ele entra na epiderme e pode ser seguido por meio do **estrato córneo** (16) até alcançar a superfície da pele. À direita, aparecem traços de outro **ducto de glândula sudorípara** (17) aproximando-se da superfície da epiderme. A **figura menor** mostra um aumento maior da parte do ducto na derme. Quando está próximo à parte secretora da glândula, na parte profunda da derme e na hipoderme subjacente, o ducto torna-se altamente espiralado. Entretanto, conforme o ducto se estende para cima, como visto aqui, ele assume um percurso moderadamente ondulado. Como consequência, o ducto, se cortado longitudinalmente, exibe seu **lúmen** (18) passando para dentro e para fora do corte.

PRANCHA 70 Glândulas sudoríparas écrinas e apócrinas II **161**

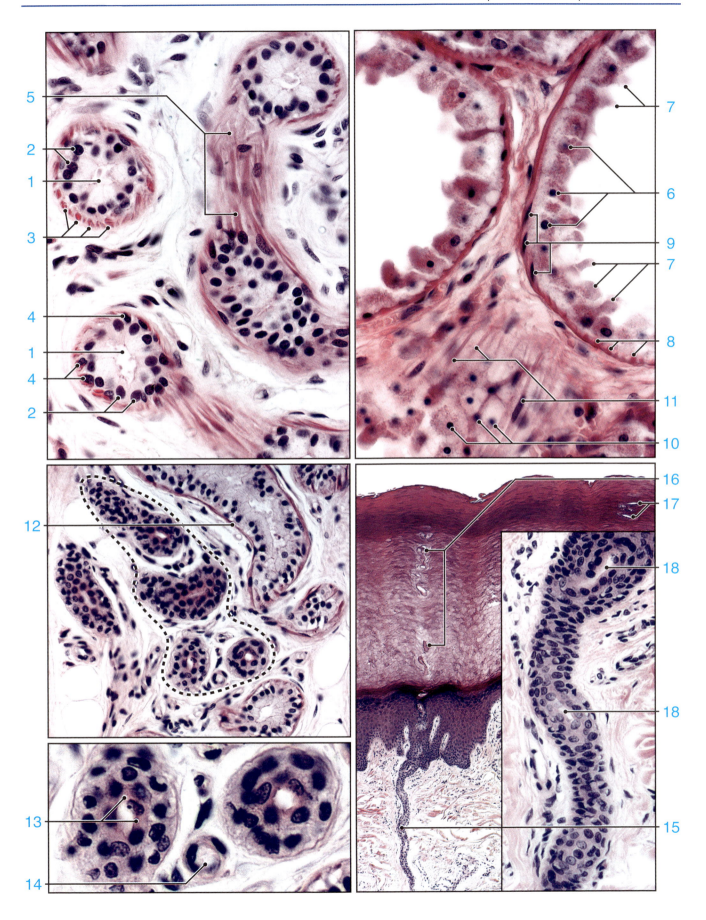

162 CAPÍTULO 11 Sistema tegumentar

PRANCHA 71 Glândulas sebáceas

As glândulas sebáceas são glândulas simples alveolares associadas aos folículos pilosos. Elas secretam um produto oleoso conhecido como sebo na parte superior do folículo piloso, ajudando a manter a pele fina maleável e, até certo grau, à prova d'água. A maioria das glândulas sebáceas se desenvolve a partir dos folículos pilosos. Contudo, há algumas áreas sem folículos pilosos que apresentam glândulas sebáceas. Esses locais incluem as sobrancelhas, os mamilos, os pequenos lábios da vulva e os cantos dos lábios, adjacentes às margens vermelhas. Na pele ao lado do nariz, as glândulas sebáceas, muitas vezes, se tornam maiores e proeminentes, causando uma superfície pontilhada.

As glândulas sebáceas têm uma estrutura similar a um balão de vidro. A secreção ocorre por um método holócrino, no qual a célula inteira contribui para a secreção. Por meio de mitose no lado basal da glândula, novas células são formadas e, ao amadurecer, sintetizam e acumulam seu produto lipídico. Com o tempo, elas se deslocam do lado basal da glândula migrando em direção ao ducto, onde se desintegram. Neste momento, o conteúdo total da célula, principalmente o produto lipídico, torna-se a secreção sebácea. Esta passa pelo curto ducto da glândula para ingressar no folículo piloso, encobrindo a haste pilosa e, eventualmente, a superfície da pele.

Couro cabeludo, ser humano, H&E, 23x.

A fotomicrografia revela três das cinco camadas do couro cabeludo: a **pele** (1), incluindo sua epiderme e derme; o **tecido subcutâneo** (2), consistindo principalmente em células adiposas; e a **gálea aponeurótica** (**aponeurose epicranial**) (3), um folheto de tecido conectivo denso fibroso. A característica mais proeminente nessa fotomicrografia são os **folículos pilosos** (4). **Glândulas sudoríparas écrinas** (5) também aparecem, situadas na junção entre derme e tecido subcutâneo. As **glândulas sebáceas** (6) estão associadas aos folículos pilosos e estão presente na parte superior do folículo piloso, na derme. Neste pequeno aumento, as glândulas sebáceas podem ser identificadas por meio de sua coloração pálida e por sua associação aos folículos pilosos; a coloração fraca deve-se ao conteúdo lipídico acumulado na maioria das células.

Couro cabeludo, glândulas sebáceas, ser humano, H&E, 64x.

Esta imagem é um aumento maior da parte superior de dois **folículos pilosos** (7) e de suas glândulas sebáceas associadas. Neste aumento, a natureza celular das **glândulas sebáceas** (8) é claramente observada. Cada um desses folículos pilosos dispõe de várias glândulas sebáceas. Observe também a presença de duas **glândulas sudoríparas écrinas** (9) no tecido subcutâneo.

Couro cabeludo, glândulas sebáceas, ser humano, H&E, 256x.

A área delimitada na fotomicrografia inferior esquerda é mostrada em aumento maior nesta fotomicrografia. As alterações que ocorrem durante a produção do sebo logo são vistas nesta fotomicrografia. As **células basais** (10) são relativamente pequenas e exibem pouco citoplasma. A proliferação dessas células ocasiona **células maiores** (11) que sintetizam o produto lipídico. Conforme essas células são impelidas para cima, dentro da **região do ducto da glândula** (12), seus núcleos tornam-se **picnóticos** (13), o que reflete o processo de morte celular. Na fotomicrografia, aparece também um feixe de **células musculares lisas** (14), parte de um músculo eretor do pelo, vinculado ao folículo piloso.

PRANCHA 71 Glândulas sebáceas **163**

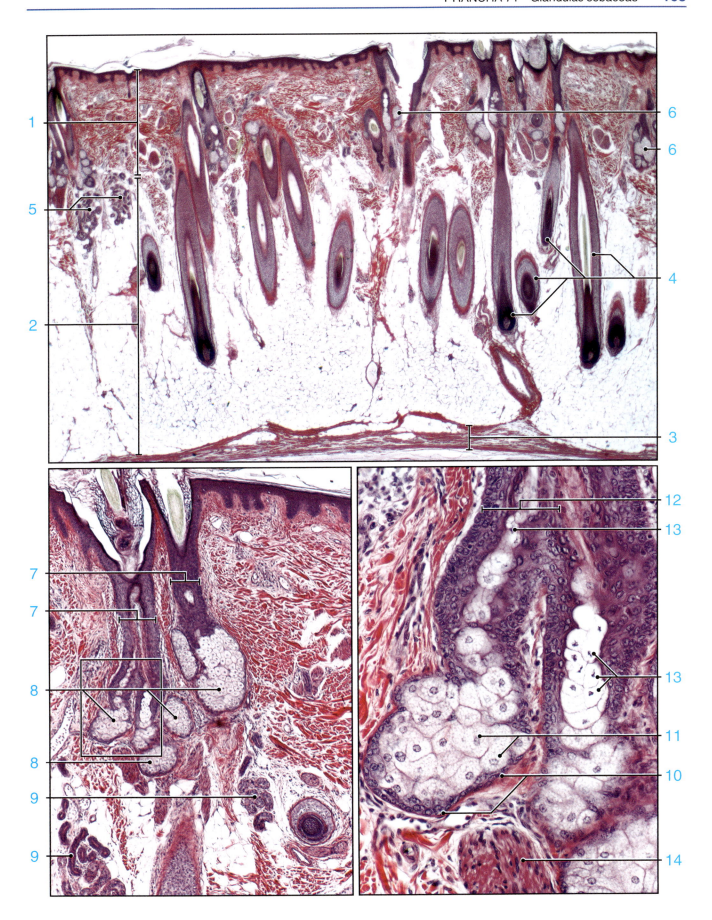

PRANCHA 72   Folículo piloso e unha

Os pelos são compostos de células queratinizadas que se desenvolvem a partir dos folículos pilosos. A parte mais profunda dos folículos pilosos dá origem a um grupo de células, a matriz pilosa. A proliferação das células na matriz pilosa é responsável pelo crescimento do cabelo. Conforme as células da matriz se deslocam para cima no folículo piloso, tornam-se queratinizadas. A queratina é uma queratina dura, formada sem presença de grânulos de querato-hialina. A cor do cabelo é atribuída à quantidade e ao tipo de melanina contida no cabelo. A melanina é incorporada à parte mais externa do cabelo, o córtex. Quando observada ao microscópio, a melanina mostra um dos três tipos de coloração: preta, castanha ou loira. A cor cinza é um reflexo da perda de pigmento, o que ocorre devido à incapacidade dos melanócitos nos folículos pilosos de produzir tirosinase. Um corte transversal de pelos espessos (i. e., do couro cabeludo) mostra uma medula central de queratina macia e uma cutícula externa mais espessa, composta de queratina dura. Os pelos finos do corpo não apresentam medula.

As unhas dos dedos das mãos e dos pés são placas de células queratinizadas que contêm queratina dura similar à do córtex de um pelo. As unhas, ou placas ungueais, como são melhor denominadas, repousam sobre um leito ungueal formado de células epiteliais que são uma continuação do estrato basal e do estrato espinhoso da epiderme. A parte proximal da unha, a raiz ungueal, está contida em uma dobra da epiderme que cobre as células da área germinativa, ou matriz. Células-tronco da matriz sofrem divisão regular e migram em direção à raiz ungueal, onde se diferenciam e produzem a queratina da unha. A queratina é compactada e inserida em uma matriz de queratina amorfa que apresenta uma alta concentração de enxofre, responsável pela dureza da unha. O acréscimo de novas células à raiz e sua queratinização ocasiona o crescimento da unha. Conforme a placa ungueal cresce, ela se move sobre o leito ungueal. A área branca semilunar próxima à raiz ungueal, a lúnula, representa células da matriz parcialmente queratinizadas existentes nessa área.

Quando a placa ungueal se torna completamente queratinizada, é mais transparente e corada pelo leito vascular subjacente. A margem externa da dobra da pele que cobre a raiz da unha se chama eponíquio ou cutícula. Ela também é composta de queratina dura e, portanto, não descama, tendendo a romper devido a sua espessura. Uma camada epidérmica mais espessa, o hiponíquio, segura a margem livre da placa ungueal na ponta do dedo.

Couro cabeludo, folículo piloso, ser humano, H&E, 64x.

A fotomicrografia mostra em aumento menor a parte inferior de um folículo piloso. Na base do folículo piloso está a **papila dérmica** (1). Acima da papila dérmica situa-se a **haste do pelo** (2) em crescimento e, mais distalmente, a **parte queratinizada do pelo** (3). Devido ao ângulo de corte em relação à orientação da haste do pelo, a parte queratinizada do pelo se situa fora do plano de corte. Em volta do pelo encontra-se a **bainha externa da raiz** (4).

Couro cabeludo, folículo piloso, ser humano, H&E, 256.

Nesta fotomicrografia em aumento maior, a natureza celular da **papila dérmica** (5) é prontamente reconhecida. O crescimento do pelo depende da proliferação das **células que envolvem a papila dérmica** (6). Essas células formarão o córtex e a medula do pelo. As células mais periféricas formam as **bainhas interna e externa da raiz** (7) do pelo. O material densamente corado e eosinofílico em volta da bainha externa da raiz é a bainha de tecido conectivo, a qual contribui para manter o pelo em seu lugar.

Couro cabeludo, folículo piloso, ser humano, H&E, 256x.

A fotomicrografia exibe a região do folículo piloso onde a haste pilosa tornou-se **queratinizada** (8). Em volta da haste pilosa vê-se a **cutícula** (9). Neste nível, a bainha interna da raiz desapareceu. As células que envolvem a cutícula do pelo representam a **bainha externa da raiz** (10), envolvidas pela **bainha de tecido conectivo** (11).

Unha, ser humano, H&E, 12x.

A fotomicrografia mostra uma corte longitudinal pela parte distal de um dedo. Inclui a **falange distal** (12), com sua **placa epifisária** (13) na extremidade proximal do osso. Em volta do osso há **tecido conectivo** (14). As inúmeras estruturas redondas no tecido conectivo subjacente ao osso são **corpúsculos de Pacini** (15) (ver Prancha 73). A **placa ungueal** (16) do dedo é fracamente corada. Abaixo da margem livre da unha aparece o **hiponíquio** (17), que é uma continuação do estrato córneo da epiderme subjacente. A extremidade proximal da unha é sobreposta por pele, o **eponíquio** (18), que também é contínua com o estrato córneo da epiderme adjacente. Abaixo da unha existe uma camada de epitélio, a parte proximal daquilo que é chamado de **matriz ungueal** (19). As células da matriz ungueal estão envolvidas com o crescimento da unha. Abaixo, está o **tecido conectivo** (14), que é, mais adequadamente, denominado derme em função de sua localização.

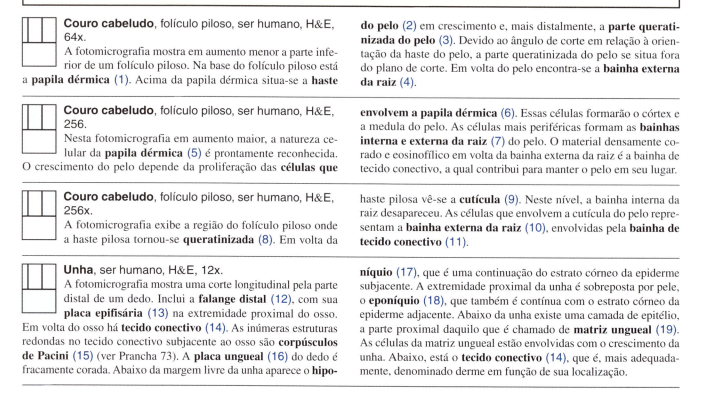

PRANCHA 72 Folículo piloso e unha

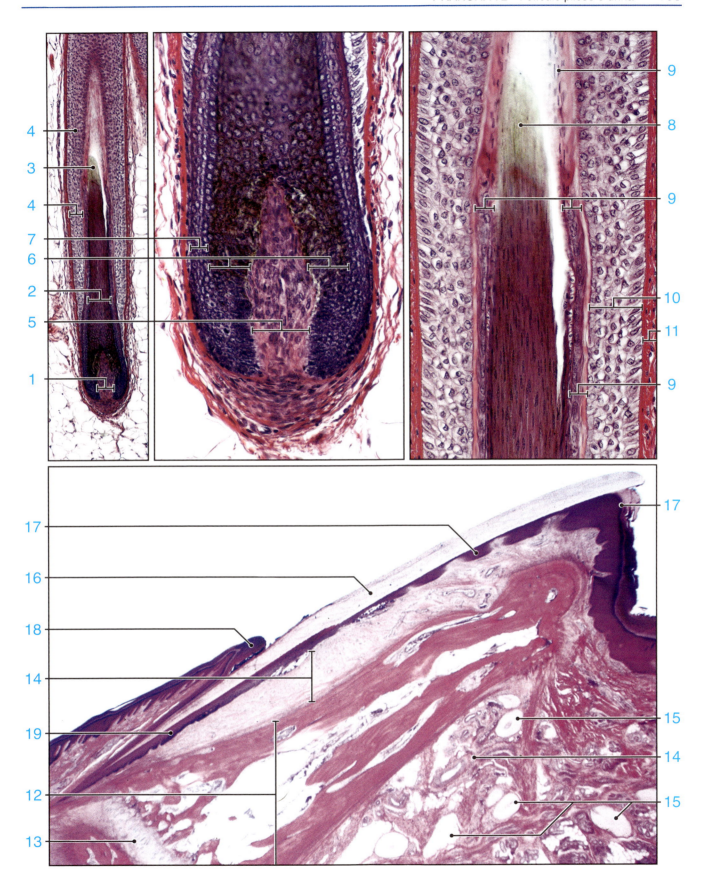

PRANCHA 73 Órgãos sensoriais da pele

A pele é dotada de inúmeros receptores sensoriais de vários tipos, que são as terminações periféricas de nervos sensitivos cujos corpos celulares localizam-se nos gânglios da raiz dorsal. Os receptores da pele são descritos como terminações nervosas livres e terminações nervosas encapsuladas. As terminações nervosas livres são mais numerosas. Responsáveis por detectar toque leve, calor e frio, estão localizadas no estrato basal da epiderme como uma rede que envolve a bainha da raiz de folículos pilosos. As terminações nervosas encapsuladas incluem os corpúsculos de Pacini (pressão profunda), corpúsculos de Meissner (toque, especialmente nos lábios e na pele espessa dos dedos de mão e pé), e terminações de Ruffini (estresse mecânico prolongado sobre a derme).

Terminações motoras do sistema nervoso autônomo suprem os vasos sanguíneos, os músculos eretores do pelo e as glândulas sudoríparas apócrinas e écrinas.

Pele, ser humano, H&E, 20x.

Este fragmento é um corte da pele espessa da ponta do dedo, apresentando a **epiderme** (1), a **derme** (2) e uma parte da **hipoderme** (3). A espessura da epiderme deve-se principalmente ao estrato córneo. Essa camada é corada mais fracamente do que as partes mais profundas da epiderme. Digno de nota, mesmo nesse aumento menor, são as fibras colágenas espessas da camada reticular da derme. As **glândulas sudoríparas** (4) estão presentes na parte superior da hipoderme, e vários **ductos sudoríparos** (5) aparecem ao passar pela epiderme.

Este fragmento apresenta os receptores sensoriais que podem ser reconhecidos em cortes incluindo parafina e corados pela técnica de rotina com H&E, observados em menor aumento:

os corpúsculos de Meissner e os **corpúsculos de Pacini** (6). Os corpúsculos de Pacini são encontrados na parte inferior da hipoderme. São estruturas grandes, discretamente ovaladas e, mesmo em aumento menor, apresentam um padrão em camadas, ou lamelar. Vários **feixes nervosos** (7) são observados próximos aos corpúsculos de Pacini. Os corpúsculos de Meissner, por sua vez, situam-se na parte superior da derme, nas papilas dérmicas, imediatamente abaixo da epiderme. Esses corpúsculos são pequenos e difíceis de identificar nesse aumento menor; entretanto, sua localização é característica. O conhecimento de sua localização é muito importante para identificar os corpúsculos de Meissner em um corte de tecido; na fotomicrografia inferior esquerda, são apresentados em aumento maior.

Pele, ser humano, H&E, 330x

Neste aumento maior são exibidas as camadas concêntricas ou lamelas, compostas de células achatadas do corpúsculo de Pacini. São células similares a fibroblastos e, embora não seja visível neste corte do tecido, elas são contínuas

com o perineuro da fibra nervosa. O espaço entre as lamelas celulares contém principalmente fluido. A parte neural do corpúsculo de Pacini percorre longitudinalmente pelo centro do corpúsculo. Neste fragmento, o corpúsculo foi cortado transversalmente; uma *ponta de seta* indica uma fibra nervosa localizada centralmente.

Pele, ser humano, H&E, 175x

A fotomicrografia de maior aumento mostra a parte superior esquerda da fotomicrografia superior esquerda, em que dois **corpúsculos de Meissner** (8) aparecem em proximidade direta à superfície inferior da epiderme nas papilas dérmicas adjacentes. Um corpúsculo de Meissner consiste em um axônio (às vezes, dois) que apresenta um percurso em zigue-zague ou

em espiral achatada entre uma extremidade do corpúsculo e outra. A fibra nervosa termina na extremidade superficial do corpúsculo. Por essa razão, como visto na imagem, as fibras nervosas e as células de suporte são orientadas, aproximadamente, em ângulo reto em relação ao eixo maior do corpúsculo. Os corpúsculos de Meissner são especialmente numerosos na região próxima às extremidades dos dedos das mãos e dos pés.

Pele, ser humano, H&E, 650x

O aumento maior desta fotomicrografia demonstra bem a íntima aposição do corpúsculo de Meissner à superfície inferior da epiderme, ao longo de toda a área da papila

dérmica. O trajeto em espiral achatada do neurônio (não mostrado) e suas células de suporte podem ser visualizados nessa imagem, bem como a **cápsula fibrosa** (9) que envolve a terminação.

PRANCHA 73 Órgãos sensoriais da pele 167

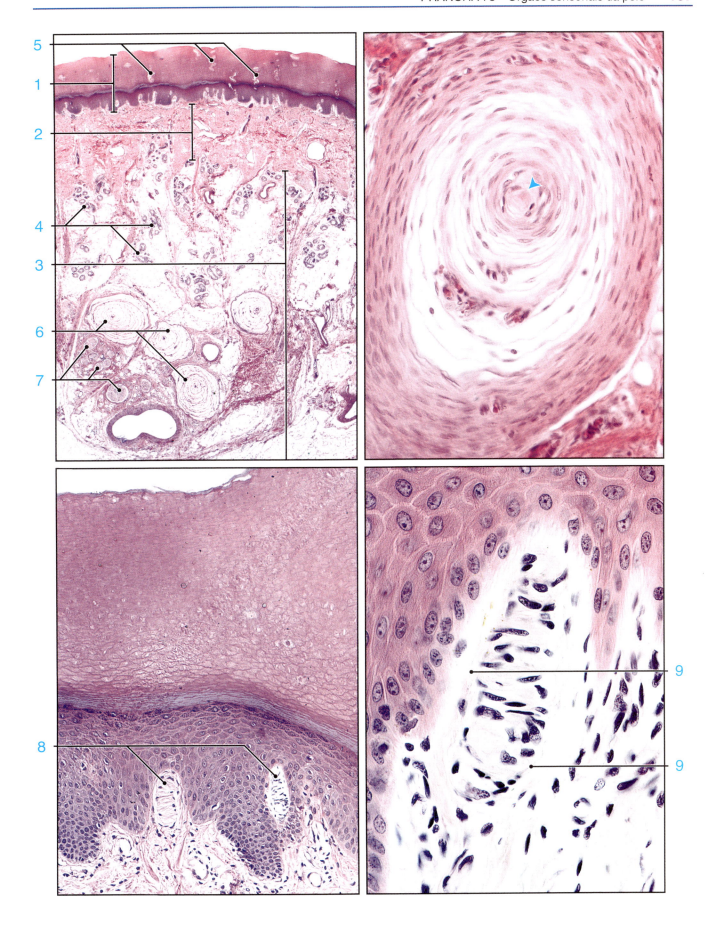

CAPÍTULO 12
Sistema Digestório I: Cavidade Oral

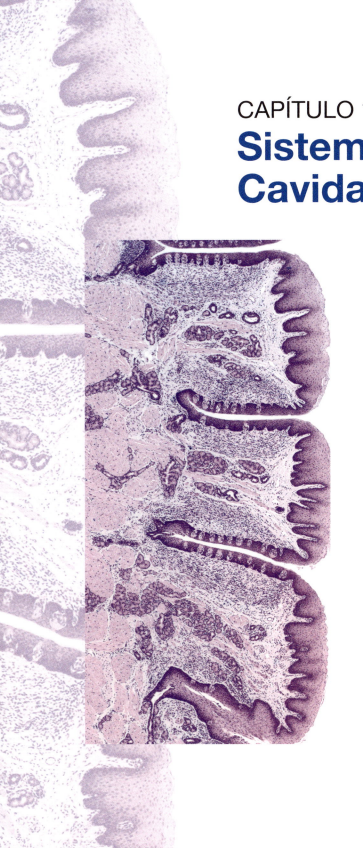

PRANCHA 74	Lábio, uma junção mucocutânea	**170**
PRANCHA 75	Língua I	**172**
PRANCHA 76	Língua II, musculatura e papilas filiformes	**174**
PRANCHA 77	Língua III, papilas fungiformes e circunvaladas	**176**
PRANCHA 78	Língua IV, papilas foliáceas e botões gustatórios	**178**
PRANCHA 79	Glândula parótida	**180**
PRANCHA 80	Glândula submandibular	**182**
PRANCHA 81	Glândula sublingual	**184**
PRANCHA 82	Dentes e gengiva	**186**
PRANCHA 83	Desenvolvimento do dente	**188**

PRANCHA 74 Lábio, uma junção mucocutânea

Os lábios são formados por duas bordas, os lábios superior e inferior, que contornam a abertura da boca. Externamente são cobertos por epitélio queratinizado e internamente por uma mucosa. Cada lábio é formado pelo músculo orbicular oral que está envolvido em tecido conectivo denso. A contração deste músculo provoca um estreitamento ou encurtamento dos lábios no menor orifício possível, como no ato de assobiar. Os lábios apresentam muitos vasos sanguíneos e o componente venoso é incomum, já que a maior parte das veias é de grande calibre. Há grande probabilidade de que estes vasos estejam relacionados com as trocas de calor.

FOTOMICROGRAFIA PARA ORIENTAÇÃO: A fotomicrografia mostra um corte sagital do lábio inferior. Observa-se a **pele da face** (1), a **borda vermelha** (2), também chamada de margem vermelha, e a **mucosa na superfície oral posterior** (3). Também evidente é o **músculo orbicular** (4). Observe a mudança na espessura do epitélio da pele, da borda vermelha e da superfície mucosa. Os espaços vazios são grandes **veias** (5) abaixo da borda vermelha do lábio.

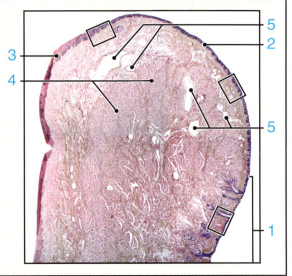

Pele, face, ser humano, H&E, 100x
A área delimitada na região inferior da fotomicrografia para orientação é mostrada aqui em aumento maior. Esta região localiza-se logo abaixo da borda vermelha e possui estruturas características da pele. Observe as **glândulas sebáceas** (1). O epitélio é relativamente uniforme em relação a sua espessura, exceto nas regiões intermitentes das **papilas dérmicas** (2).

Pele, face, ser humano, H&E, 800x.
A área delimitada na região superior da fotomicrografia à esquerda é mostrada em aumento maior. Os aspectos que caracterizam a epiderme da pele fina estão evidentes. Observe os **grânulos de melanina** (3) corados em castanho no estrato basal. Quatro ou cinco camadas celulares são observadas no **estrato espinhoso** (4); acima, veem-se grânulos de querato-hialina corados em azul escuro em várias camadas do **estrato granuloso** (5). As células queratinizadas na superfície formam o **estrato córneo** (6).

Lábio, borda vermelha, ser humano, H&E, 100x.
A fotomicrografia mostra a borda vermelha do lábio. Sua cor mais avermelhada, comparada com a pele adjacente, é causada pela presença de muitas **veias** (7) de grande calibre, combinada à presença de **papilas dérmicas** (8) profundas. Compare a profundidade das papilas dérmicas da borda vermelha com as da pele mostrada na fotomicrografia superior esquerda.

Lábio, borda vermelha, ser humano, H&E, 800x.
A área delimitada na fotomicrografia anterior aqui é visualizada em aumento maior. Observa-se uma **papila dérmica** (9) e a **epiderme** (10) adjacente. Um aspecto significativo observado nesta parte do lábio, particularmente em indivíduos de pele clara, é a ausência de grânulos de melanina nas **células basais** (11). Compare com a fotomicrografia imediatamente acima desta (3). Ao contrário, o **estrato granuloso** (12) e o **estrato córneo** (13) são idênticos aos observados na pele.

Lábio, porção mucosa, ser humano, H&E, 100x
A fotomicrografia mostra parte da borda vermelha do **lábio** (14) e, contínua a ela, a **porção mucosa** (15). A área delimitada na fotomicrografia mostra o local de transição entre as duas partes. Observe o epitélio muito mais espesso da porção mucosa (mais à esquerda) em relação ao epitélio da borda vermelha (mais à direita). O epitélio mucoso do lábio é contínuo com aquele que reveste a cavidade oral, apresentando a mesma estrutura.

Lábio, porção mucosa, ser humano, H&E, 800x.
A transição entre a borda vermelha e a mucosa dos lábios é caracterizada pelo desaparecimento de células do **estrato granuloso** (16) e o aparecimento de núcleos nas **células superficiais** (17) do epitélio da mucosa. Nesta área de transição ocorre certa queratinização das células superficiais nucleadas, mas, após curta distância, as células superficiais tornam-se típicas do epitélio estratificado pavimentoso não queratinizado da mucosa oral.

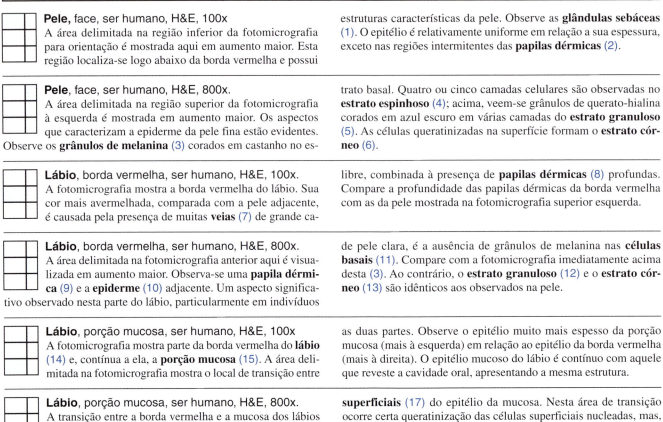

PRANCHA 74 Lábio, uma junção mucocutânea **171**

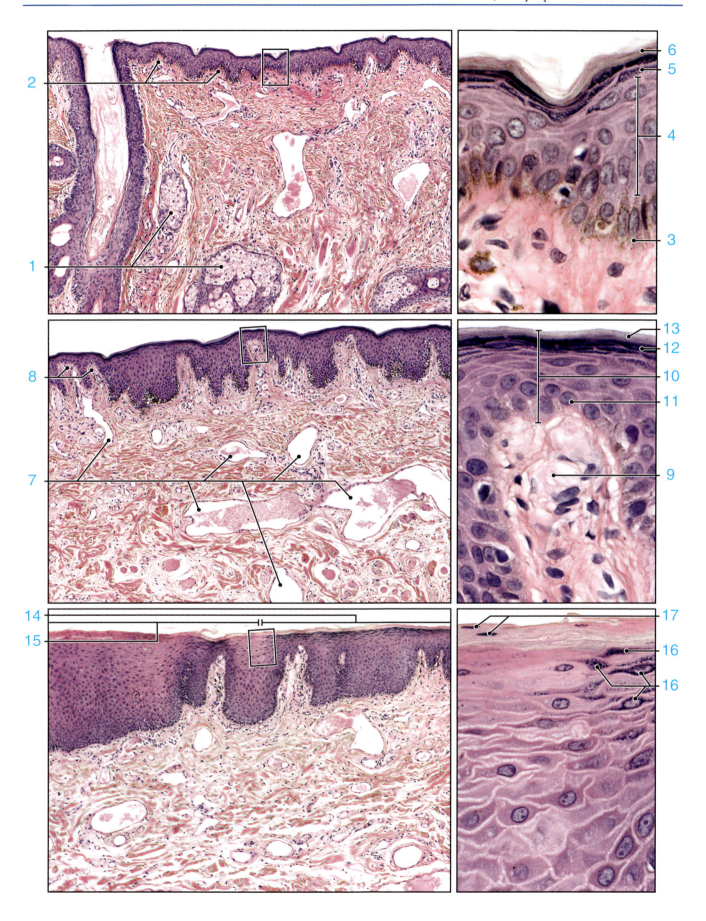

PRANCHA 75 Língua I

A língua é um órgão muscular localizado na cavidade oral. Forma parte do assoalho da cavidade oral e parte da orofaringe. A raiz da língua está ligada à mandíbula e ao osso hioide, e seu ápice se dirige anteriormente. A estrutura da língua é feita de músculo estriado organizado em feixes geralmente dispostos nos três planos. Cada feixe se posiciona em ângulo reto em relação a outros dois, formando um padrão de entrelaçamento. Este arranjo dos feixes musculares facilita a flexibilidade extrema e os movimentos precisos da língua, aspectos que contribuem com a fala humana e com os processos da digestão inicial e da deglutição. O padrão de orientação tridirecional dos feixes musculares é uma característica que permite distinguir ou identificar a língua. Entre os feixes musculares há uma quantidade variável de tecido adiposo, bem como de glândulas secretoras serosas e mucosas. A superfície dorsal da língua é altamente especializada: ela contém quatro tipos de papilas, classificadas como filiformes, fungiformes, circunvaladas e foliáceas (cada uma delas está ilustrada e descrita nas próximas Pranchas). Já a superfície ventral da língua é similar à maior parte do revestimento da cavidade oral. Ela é revestida por um epitélio estratificado pavimentoso. Por fim, nota-se a presença de tecido linfático difuso e nódulos linfáticos abaixo da superfície dorsal posterior da língua, o qual forma a tonsila lingual.

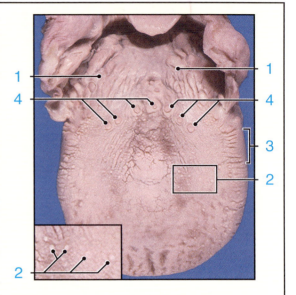

FOTOGRAFIA PARA ORIENTAÇÃO: A fotografia mostra as principais características da superfície da língua. A parte posterior da língua apresenta as **tonsilas linguais (1)**. As **papilas fungiformes (2)** aparecem como pequenos pontos brancos (**figura menor**); elas possuem botões gustatórios na sua superfície dorsal. As **papilas foliáceas (3)** estão alinhadas em ângulo reto ao longo do eixo da língua e se localizam nas superfícies laterais posteriores. Dentro das fissuras encontram-se inúmeros botões gustatórios, que com o envelhecimento, tendem a desaparecer. As **papilas circunvaladas (4)** são estruturas grandes em forma de cúpula. A língua humana tem entre 8 e 12 papilas circunvaladas, dispostas em forma de V. A maior parte do restante da superfície dorsal da língua contém as papilas filiformes, saliências cônicas e alongadas de tecido conectivo cobertas por um epitélio estratificado pavimentoso queratinizado. As papilas filiformes não contêm botões gustatórios: suas extremidades estão voltadas para a região posterior da língua e apresentam uma função mecânica.

Língua, ser humano, H&E, 25x.

A fotomicrografia mostra em aumento menor um corte frontal da língua próximo ao ápice. A mucosa da **superfície dorsal (1)** e da **superfície lateral (2)** é relativamente espessa com relação à mucosa da **superfície ventral (3)**. O epitélio que reveste a superfície ventral é estratificado pavimentoso não queratinizado e apresenta a mesma aparência do epitélio que reveste a maior parte da cavidade oral. As superfícies dorsal e lateral são altamente especializadas e, nesta fotomicrografia, mostram várias papilas filiformes (ver Prancha 76). Abaixo da mucosa e ocupando o volume da língua está o **músculo estriado (4)**, que consiste em feixes de fibras orientadas em três direções, formando um padrão de entrelaçamento.

Língua, ser humano, H&E, 50x.

A fotomicrografia mostra a musculatura da superfície ventral da língua em aumento maior. O **epitélio (5)** apresenta uma superfície externa lisa, enquanto a superfície basal é caracterizada por ondulações irregulares devido às numerosas **papilas do tecido conectivo (6)** que aparecem como indentações se projetando em direção ao epitélio. Entre o epitélio e o **músculo estriado (7)** está o **tecido conectivo frouxo (8)**, que apresenta as mesmas características do tecido conectivo localizado abaixo do epitélio da superfície dorsal. Neste aumento, pode-se observar o padrão de entrelaçamento dos feixes musculares.

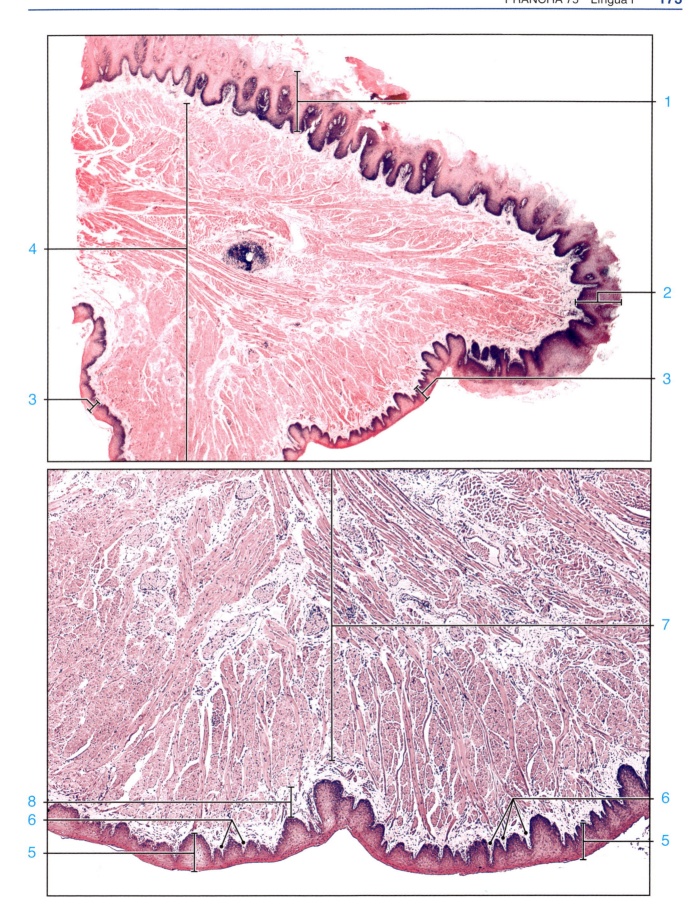

PRANCHA 76 Língua II, musculatura e papilas filiformes

Língua, musculatura e glândulas salivares serosas, ser humano, H&E, 175x.

A fotomicrografia em aumento intermediário mostra a organização da musculatura da língua. A língua é um órgão único em vários aspectos. Em primeiro lugar, é dividida ao meio por um septo de tecido conectivo, de forma que todos os músculos da língua se apresentam aos pares. Em segundo, os músculos da língua se dividem em extrínsecos, por se inserirem fora da língua, e intrínsecos, por não apresentarem inserção externa. Em terceiro, como observado anteriormente, a musculatura forma feixes dispostos em três planos. Nesta fotomicrografia, observam-se **feixes musculares cortados transversal** (1), **longitudinal** (2), horizon-

talmente e **dispostos de maneira vertical** (3). Cada plano está em ângulo reto com os outros dois. Este arranjo dos feixes musculares permite movimentos flexíveis da língua em quase todas as direções (o movimento descendente da língua é limitado por sua posição em relação ao assoalho da boca). A natureza da inervação da musculatura da língua permite movimentos extremamente precisos, uma característica essencial que facilita a fala humana e o processo de deglutição. Outro aspecto a ser notado é a presença de **glândulas salivares serosas** (4) interpostas entre os feixes musculares. Essas glândulas contribuem com a formação de saliva e desempenham papel em relação aos botões gustatórios de algumas papilas (ver Prancha 77).

Língua, papilas filiformes, ser humano, H&E, 90x.

A fotomicrografia mostra uma parte da superfície dorsal da língua com papilas filiformes. As papilas são saliências cônicas e alongadas distribuídas sobre a superfície dorsal da região anterior da língua. As extremidades das papilas estão voltadas para a região posterior da língua. Cada papila é composta por um **tecido conectivo** (5) interno e um **epitélio** (6), que a reveste. Nos seres humanos, o epitélio que reveste a superfície anterior da

papila é, geralmente, **estratificado pavimentoso** (7). Entretanto, a parte da papila voltada para a região posterior é queratinizada (8). A localização do **tecido conectivo circundado pelo epitélio** (9) em uma das papilas se deve ao plano do corte em sua base, e não à existência de uma ilha de tecido conectivo. Essas papilas estão sobre uma camada de **tecido conectivo denso** (10), e, abaixo deste, encontra-se o **músculo estriado** (11).

PRANCHA 76 Língua II, musculatura e papilas filiformes **175**

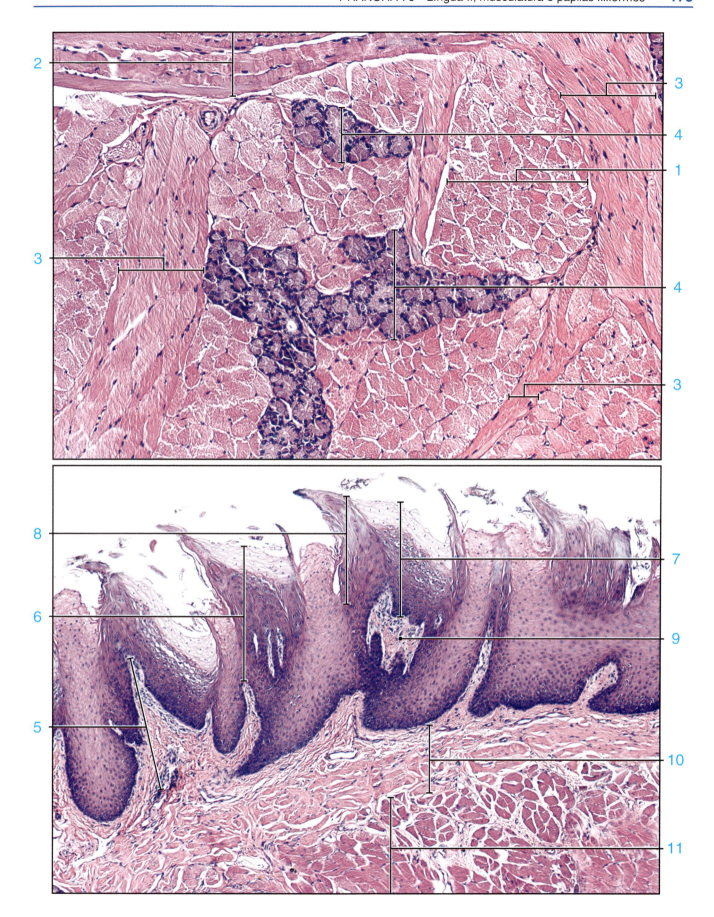

176 CAPÍTULO 12 Sistema digestório I: cavidade oral

PRANCHA 77 Língua III, papilas fungiformes e circunvaladas

Língua, papilas fungiformes, ser humano, H&E, 50x; figura menor, 270x.

As papilas fungiformes, como o nome sugere, são projeções em forma de cogumelos localizadas na superfície dorsal da língua. São mais concentradas na sua metade anterior. Duas **papilas fungiformes** (1) estão presentes nesta fotomicrografia. A papila fungiforme da direita foi cortada verticalmente, mostrando seu **cerne de tecido conectivo** (2) e **seu tecido conectivo papilar** (3) que atravessa em direção ao epitélio. Botões gustatórios (*setas*) próximos à superfície superior das papilas são quase imperceptíveis.

A papila fungiforme da esquerda foi cortada diagonalmente, rente ao seu limite periférico e, por isso, parte do tecido conectivo central aparece como uma ilha de tecido. Em relação ao plano de corte, a sua forma abobadada e o seu epitélio, similar ao da papila fungiforme à direita, auxiliam na sua identificação. Observe que, adjacentes a essas papilas fungiformes, há **papilas filiformes** (4). A figura menor mostra uma papila fungiforme em aumento maior. Observa-se um **botão gustatório** (5) em um dos tecidos conectivos papilares e a fina camada de **epitélio queratinizado** (6) na superfície da papila.

Língua, papilas circunvaladas, ser humano, H&E, 50x; figura menor, 240x.

As papilas circunvaladas são estruturas grandes em forma de cúpula, localizadas na mucosa anterior ao sulco terminal. Em seres humanos, observam-se de oito a 12 papilas dispostas em um V invertido atravessando a língua. Cada papila é circundada por uma **invaginação em forma de sulco** (7) revestida por **tecido epitelial estratificado pavimentoso não queratinizado** (8). A superfície da papila, como nas papilas fungiformes, é revestida por **epitélio estratificado pavimentoso queratinizado** (9). O epitélio que reveste a papila propriamente dita contém vários **botões gustatórios** (10). Na região próxima a essas papilas,

observam-se várias **glândulas salivares linguais serosas (glândulas de von Ebner)** (11), localizadas no tecido conectivo denso entre a lâmina própria e o músculo subjacente da língua. Algumas das glândulas salivares também se estendem em direção ao músculo, entre os feixes de fibras. Suas secreções alcançam a base dos sulcos. A área delimitada na fotomicrografia é mostrada em aumento maior na figura menor. O **ducto da glândula de von Ebner** (12) é visto alcançando a base do sulco. Observe também, na figura menor, o epitélio estratificado pavimentoso não queratinizado. Acredita-se que, dentre outras funções, as secreções das glândulas salivares retiram material dos sulcos para que os botões gustatórios possam responder rapidamente a trocas de estímulos.

PRANCHA 77 Língua III, papilas fungiformes e circunvaladas 177

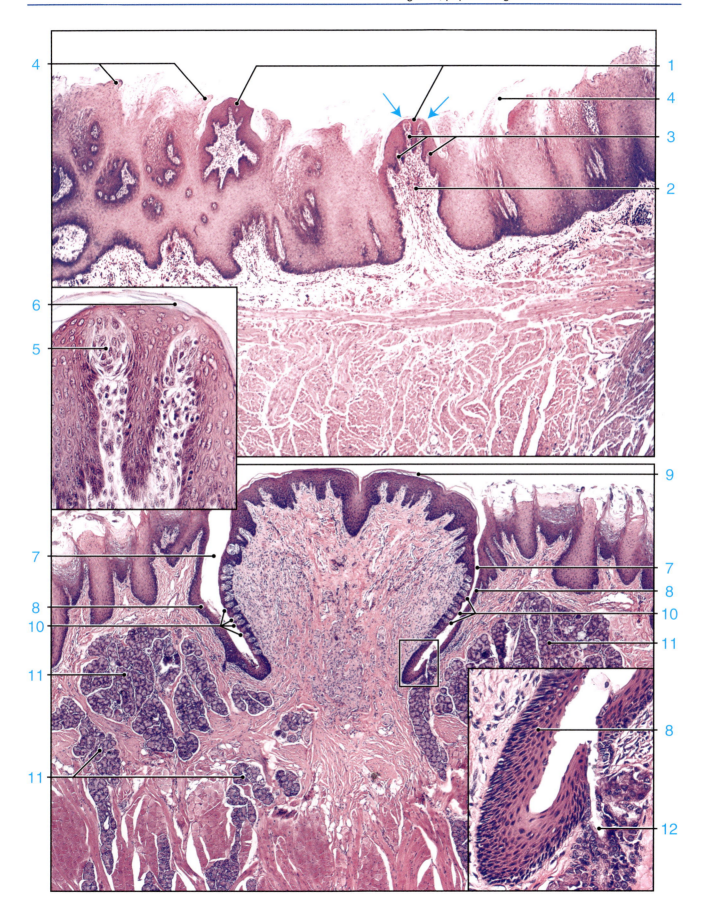

PRANCHA 78 Língua IV, papilas foliáceas e botões gustatórios

Língua, papilas foliáceas, ser humano, H&E, 50x.

As papilas foliáceas são uma série de cristas paralelas separadas por fissuras profundas e estreitas da mucosa (ver fotografia para orientação, Prancha 75). Elas estão alinhadas em ângulo reto ao longo do eixo da língua, na borda lateral posterior. Em indivíduos jovens, elas são facilmente visualizadas em uma observação macroscópica. Entretanto, com o envelhecimento, as papilas foliáceas podem não ser mais reconhecidas. Esta fotomicrografia mostra três papilas separadas umas das outras por **fissuras** estreitas (1). A superfície dessas papilas é revestida por um **epitélio estratificado não queratinizado** (2) espesso. A superfície basal do epitélio é extremamente desigual devido à presença **do tecido conectivo papilar** (3) penetrante e profundo. Ao contrário, o **epitélio que reveste as fissuras** (4) é relativamente fino e uniforme. Ele contém vários botões gustatórios (as estruturas levemente coradas vistas no epitélio da fissura). Embaixo do epitélio há uma camada de **tecido conectivo frouxo** (5) e um cerne central de tecido conectivo denso. Dentro deste cerne e entre os feixes de fibras musculares abaixo das papilas, observam-se as **glândulas linguais serosas** (6); Estas glândulas, como as glândulas serosas associadas às papilas circunvaladas, apresentam **ductos** (7) que desembocam na base das fissuras entre as papilas.

Língua, botões gustatórios, ser humano, H&E, 500x.

A fotomicrografia de aumento maior mostra os botões gustatórios localizados no epitélio da fissura. Caracteristicamente, os botões gustatórios aparecem como estruturas ovais de coloração pálida, se estendendo por grande parte da espessura do epitélio. Abaixo do botão gustatório veem-se **fibras nervosas** (8), que são também levemente coradas. No ápice do botão gustatório, observa-se uma pequena abertura no epitélio, chamada de **poro gustatório** (9).

Língua, botões gustatórios, ser humano, H&E, 1.100x.

A fotomicrografia mostra em aumento maior o **poro gustatório** (10), as células do botão gustatório e as **fibras nervosas** (11) associadas ao botão gustatório. As células com núcleos grandes e redondos são **células sensoriais neuroepiteliais (12)**, as mais numerosas do botão gustatório. Na sua superfície apical, possuem microvilosidades que se estendem para o poro gustatório; na basal, formam sinapse com fibras sensoriais aferentes que formam o nervo subjacente. Entre as células sensoriais encontram-se as **células basais** (14), uma delas identificada aqui. São células-tronco precursoras das células de sustentação e das células neuroepiteliais, que se renovam aproximadamente a cada 10 dias.

PRANCHA 78 Língua IV, papilas foliáceas e botões gustatórios **179**

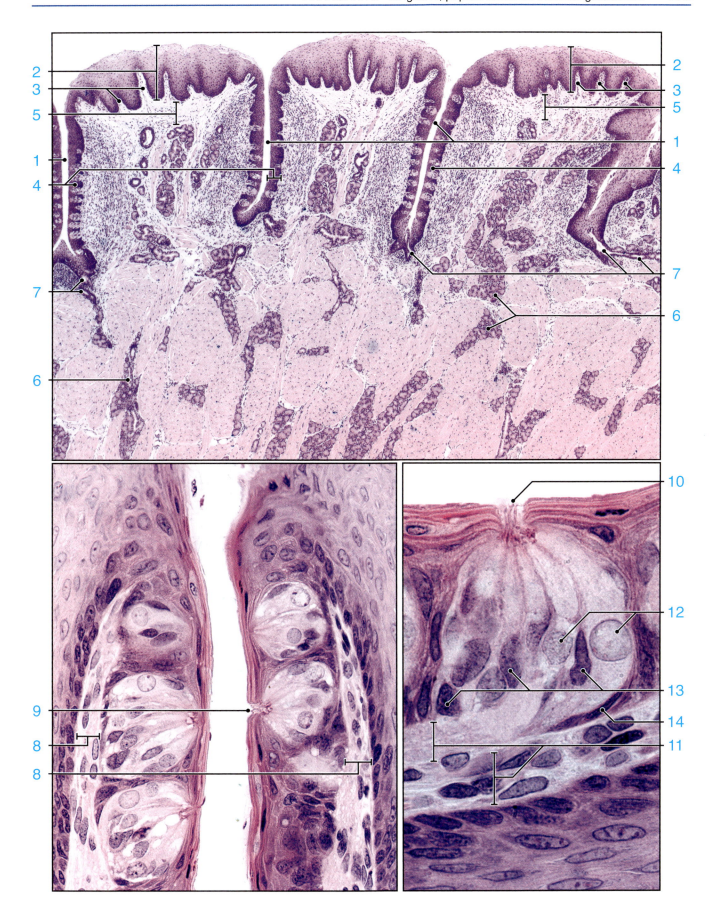

PRANCHA 79 Glândula parótida

As principais glândulas salivares são as parótidas, as submandibulares e as sublinguais. Juntamente com numerosas glândulas acessórias menores espalhadas pela mucosa oral, secretam saliva. A glândula parótida é a de maior tamanho e localiza-se abaixo e anteriormente às orelhas. É uma glândula tubular composta na sua totalidade por células secretoras serosas. Seu ducto (ducto de Stensen) entra na cavidade oral em oposição ao segundo molar superior. A secreção é hipotônica, muito aquosa e rica em enzimas e anticorpos. Um aspecto característico da glândula, ao contrário das glândulas submandibulares e sublinguais, é a presença de adipócitos em quantidade variável. O nervo facial (nervo craniano VII) passa pela glândula parótida (sem inervá-la), de modo que algumas lâminas podem apresentar um corte deste nervo.

As principais glândulas salivares são encapsuladas por tecido conectivo denso que forma septos e as divide em lobos e lóbulos. As glândulas salivares menores não apresentam cápsula. No tecido conectivo entre os lóbulos encontram-se numerosos linfócitos e plasmócitos. Estes últimos são responsáveis pela produção da imunoglobulina A salivar. A IgA secretada liga-se a receptores das células da glândula salivar e é internalizada por endocitose, sendo transportada por meio da célula acinar e depois liberada no lúmen acinar como IgA secretória que, dentre outras funções, previne as cáries dentárias.

FOTOMICROGRAFIA PARA ORIENTAÇÃO: A fotomicrografia mostra uma porção da glândula parótida. Uma parte da **cápsula** (1) está presente; agregados de **adipócitos** (2) aparecem como áreas claras. Também são reconhecíveis vários **ductos secretores** grandes (3) nos septos de tecido conectivo da glândula. As **unidades de secreção serosa** (4) estão coradas intensamente.

Glândula parótida, ser humano, H&E, 180x.

Esta fotomicrografia é um aumento maior da área delimitada na fotomicrografia para orientação. O parênquima da glândula parótida é inteiramente constituído de **ácinos serosos** (1), formados por células piramidais circundando um lúmen estreito. A secreção destes ácinos entra em pequenos ductos conhecidos como **ductos intercalares** (2), que são visíveis mesmo neste aumento relativamente menor. Nesta região da glândula, um número relativamente pequeno de **adipócitos** (3) está interposto entre os ácinos. Um **ducto secretor** (4) pode ser facilmente reconhecido pelo seu epitélio estratificado, como fica evidenciado pelas múltiplas camadas de núcleos, e por estar em um septo de tecido conectivo. Uma **veia** (5) também é visível nesta fotomicrografia. Adjacente à veia vê-se o **ducto estriado** (6), que recebe secreção dos ductos intercalares e se conecta com ductos secretores maiores.

Glândula parótida, ser humano, H&E, 365x; figura menor, 1.000x.

A área delimitada na fotomicrografia superior é mostrada em aumento maior nesta fotomicrografia. Uma observação detalhada dos **ácinos** (7) evidencia sua forma mais tubular do que esférica. Esta fotomicrografia mostra os ductos intercalares, que variam de **pequenos ductos intercalares** (8), cujos núcleos são alongados, a **grandes ductos intercalares** (9), cujos núcleos tendem a ser esféricos. A **figura menor superior** mostra parte de vários ácinos, com o **lúmen** (10) incluído em um deles. Observe também que, neste fragmento, grânulos de secreção (que aparecem como estruturas pequenas e redondas densamente coradas) estão preservados – um aspecto nem sempre visível. A **figura menor inferior** mostra um ducto intercalado, incluindo seu **lúmen** (11).

PRANCHA 79 Glândula parótida

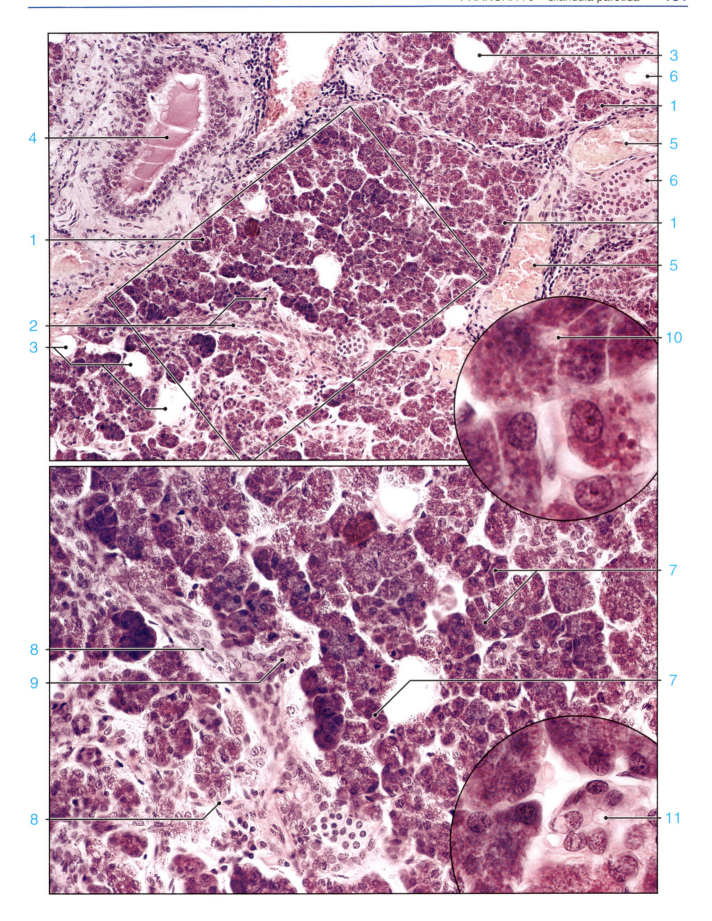

182 CAPÍTULO 12 Sistema digestório I: cavidade oral

PRANCHA 80 Glândula submandibular

Ao contrário das glândulas parótidas, que se alojam totalmente fora da cavidade oral, as glândulas submandibulares localizam-se parcialmente fora e parcialmente dentro do assoalho da cavidade oral. Suas maiores porções estão localizadas abaixo do músculo milo-hioide, próximo ao lado medial da mandíbula. De cada glândula sai um ducto que se dirige anterior e medialmente até uma papila localizada no assoalho da boca, lateral ao frênulo da língua. Os componentes secretores das glândulas submandibulares, os ácinos, são de três tipos: ácinos serosos, secretores de proteínas, similares aos das glândulas parótidas; ácinos mucosos, que secretam muco; e ácinos mistos, com células secretoras serosas e mucosas. No ácino misto, as células mucosas são coroadas pelas células serosas, o que é característicamente descrito como meia-lua. Estudos recentes sugerem que a meia-lua é um artefato da preparação do tecido e que todas as células estão alinhadas de modo a secretar no lúmen do ácino. A tradicional fixação por formaldeído parece expandir as células mucosas, comprimindo, desta forma, as células serosas, formando estrutura similar a uma meia-lua.

FOTOMICROGRAFIA PARA ORIENTAÇÃO: Esta fotomicrografia mostra uma parte da glândula submandibular. Na região superior da fotomicrografia observa-se um único **lobo** (1) bem definido. Na porção central da glândula vê-se **tecido conectivo denso** (2) contendo grandes **artérias** (3), **veias** (4) e **ductos secretores** (5) da glândula. A glândula submandibular é uma glândula mista; as regiões densamente coradas contêm **ácinos serosos** (6), enquanto as regiões mais claras apresentam **ácinos mucosos** (7).

Glândula submandibular, ser humano, H&E, 175x.
Esta fotomicrografia mostra os componentes da glândula submandibular. Os **ácinos serosos** (1) coram-se intensamente, enquanto os **ácinos mucosos** (2) apresentam coloração mais clara. Além disso, os ácinos serosos são geralmente esféricos. Os ácinos mucosos são mais tubulares ou alongados e algumas vezes podem ser vistos se ramificando. A secreção dos ácinos entra nos ductos intercalares, que são os menores e mais curtos. Localizam-se dentro do lóbulo, embora, muitas vezes, seja

difícil encontrá-los em função do seu comprimento. Estes ductos desembocam no **ducto estriado** (3). Este tipo de ducto é visto mais claramente na fotomicrografia abaixo. O ducto estriado desemboca seu conteúdo no **ducto secretor** (4), que é reconhecido por seu epitélio estratificado ou pseudoestratificado. Outros aspectos observados nesta fotomicrografia são as **artérias** (5) e as **veias** (6), que trafegam no tecido conectivo juntamente com os ductos. Também evidente nesta fotomicrografia é uma área contendo um acúmulo de **linfócitos e plasmócitos** (7).

Glândula submandibular, ser humano, H &E, 725x.
A área delimitada na fotomicrografia acima é mostrada aqui em aumento maior. Inclui vários **ácinos mucosos** (8), no lado esquerdo da fotomicrografia, vários **ácinos serosos** (9), no lado direito, e dois **ácinos mistos** (10), formados por células secretoras mucosas e serosas, no centro. Característicamente, as células secretoras mucosas apresentam citoplasma de coloração pálida, com núcleos achatados na base da célula; já as células secretoras serosas são intensamente coradas e exibem núcleos redondos. Além disso, o **lúmen** (11) dos ácinos de células mucosas é relativamente amplo, enquanto o dos ácinos serosos

é relativamente estreito e de difícil identificação. Ademais, as células serosas dos ácinos mistos costumam aparecer como uma coroa sobre as células mucosas. Tal arranjo é chamado de meia-lua serosa e provavelmente representa um artefato associado à fixação do tecido. É possível que alguns dos ácinos que parecem serosos sejam, na verdade, ductos mistos que sofreram um corte tangencial em uma meia-lua. O **ducto estriado** (12) presente na fotomicrografia tem este nome por causa das fracas estriações vistas no citoplasma basal. Estes ductos, como observado acima, recebem secreções dos ductos intercalares e desembocam em ductos secretores maiores.

PRANCHA 80 Glândula submandibular

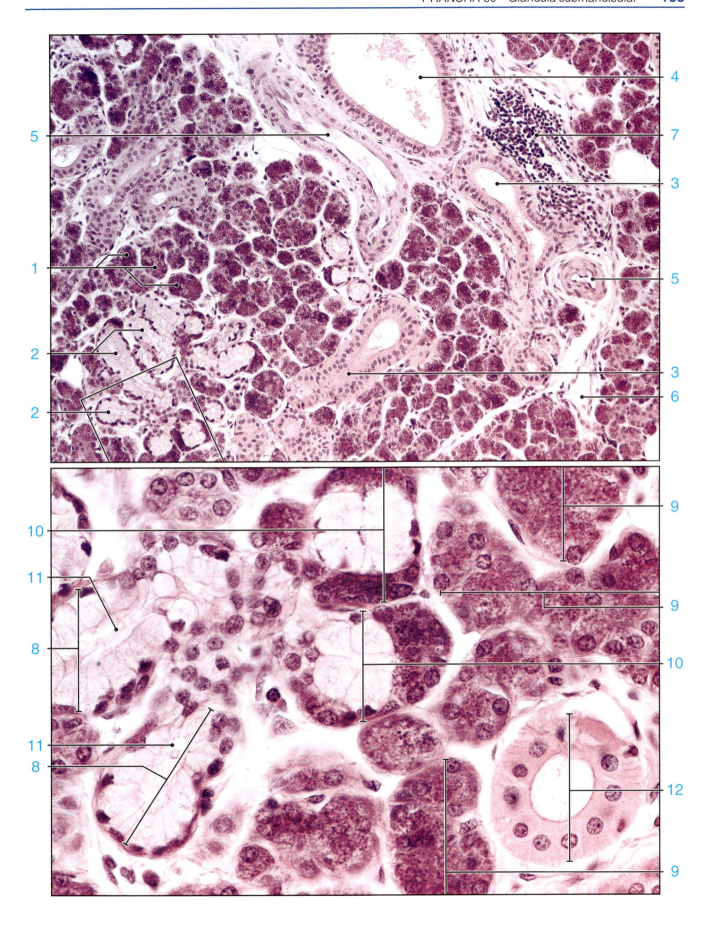

PRANCHA 81 Glândula sublingual

As glândulas sublinguais são as menores dentre os principais pares de glândulas salivares. Localizadas no assoalho da cavidade oral, anteriormente às glândulas submandibulares, apresentam numerosos ductos, dos quais alguns desembocam no ducto da glândula submandibular e outros o fazem diretamente no assoalho da cavidade oral. A porção secretora das glândulas sublinguais é mista; células mucosas são consideravelmente mais numerosas nesta glândula do que na glândula submandibular. Normalmente, há um número predominante de ácinos mucosos, embora haja uma variação considerável na proporção entre ácinos mucosos e seromucosos em diferentes regiões da glândula. Muitos dos ácinos mucosos apresentam meia-lua serosa; porém, em geral, não se observam ácinos puramente serosos nas glândulas sublinguais. Com relação ao sistema de ductos, os ductos intercalares e estriados são relativamente curtos, o que dificulta sua localização.

FOTOMICROGRAFIA PARA ORIENTAÇÃO: A fotomicrografia mostra a variabilidade de componentes mucosos e serosos na glândula sublingual. A área superior da fotomicrografia, de coloração clara, apresenta **ácinos mucosos** (1). A área inferior da fotomicrografia, corada intensamente, apresenta **ácinos seromucosos** (2). O componente seroso é representado pelas meias-luas serosas. A glândula é encapsulada por **tecido conectivo denso** (3). Os grandes ductos, vistos neste aumento no tecido conectivo dos septos, são os **ductos secretores** (4).

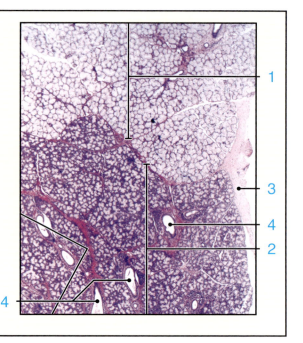

Glândula sublingual, ser humano, H&E, 175x; figura menor, 355x.

Esta fotomicrografia é um aumento maior da área delimitada na região inferior esquerda da fotomicrografia para orientação. Mostra somente glândulas seromucosas. Os **septos de tecido conectivo** (1) subdividem a glândula em lóbulos. Os ductos vistos nos septos são os **ductos interlobulares** (2), equivalentes aos ductos estriados das glândulas submandibulares e parótidas. Eles não apresentam as invaginações basais e o agrupamento mitocondrial que originam as estriações. A ausência de estriações nestes ductos é característica de glândulas mucossecretoras em que não há necessidade de reabsorção de água, como é o caso das glândulas serosas. A figura menor é um aumento maior da área circundada no canto inferior direito da fotomicrografia e mostra uma área onde estão presentes vários **ductos intercalares** (3). Neste aumento relativamente pequeno, uma observação cuidadosa dos ácinos mucosos mostra que eles são estruturas alongadas ou tubulares com ramificações em bolsa. Desta forma, o ácino é maior do que aparenta ser, uma vez que a maior parte dele não é visível na maioria dos cortes histológicos. Uma das **glândulas** (4) foi cortada de modo a permitir uma melhor observação da complexidade de sua organização.

Glândula sublingual, ser humano, H&E, 725x.

A fotomicrografia em aumento maior mostra numerosos ácinos com sua meia-lua serosa. As **células serosas** (5) parecem formar um capuz em volta das células mucosas. Vários dos ácinos foram cortados de modo a permitir a visualização do **lúmen** (6) dos ácinos. Um pequeno **grupo de células serosas** (7), que parece não ter relação com as células mucosas, é visível. É provável que este grupo reflita um corte tangencial de meias-luas serosas de um dos ácinos mucosos. A fotomicrografia mostra também um **ducto intercalar** (8). Observe o seu pequeno lúmen em contraste com as paredes de um grande **ducto intralobular** (9), vistas na região inferior direita da fotomicrografia. Um aspecto importante do estroma de tecido conectivo das glândulas salivares é a presença de vários **plasmócitos** (10), responsáveis pela produção de IgA salivar.

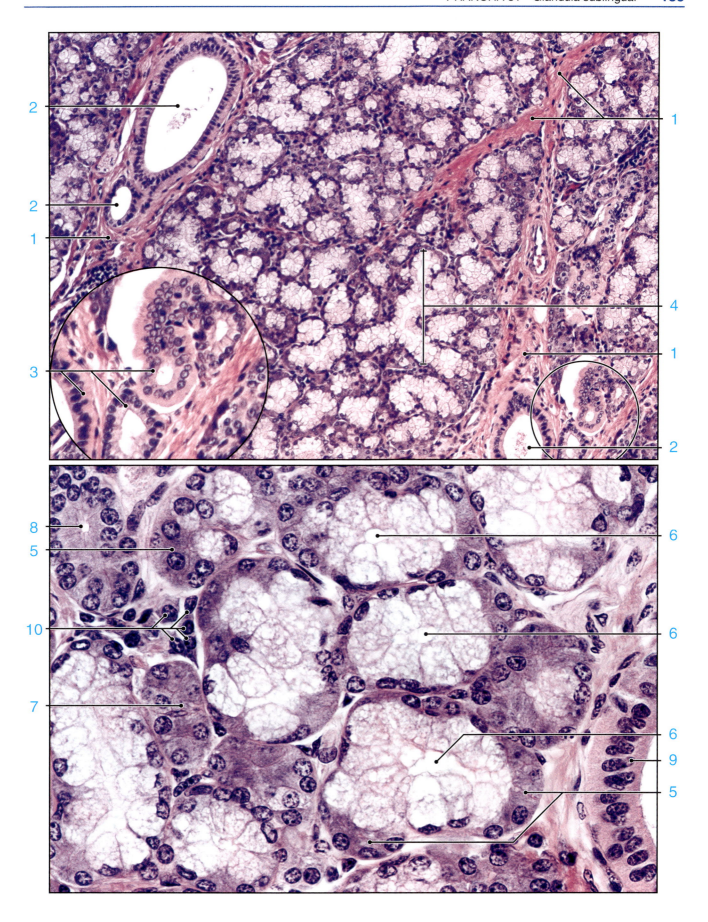

PRANCHA 81 Glândula sublingual

PRANCHA 82 Dente e gengiva

Os dentes são formados pela coroa, a parte exposta na cavidade oral, e pela raiz, a parte contida em um alvéolo, a cavidade óssea no maxilar e na mandíbula. Cada dente contém três tecidos especializados: esmalte, dentina e cemento. O esmalte, a substância mais dura do corpo, consiste em um material acelular, na forma de uma matriz calcificada rica em hidróxi-apatita, com 2,0 a 3,0 mm de espessura, recobrindo a coroa. É produzido por célula denominadas ameloblastos. Ao contrário do osso, que é um tecido vivo produzido a partir de tecido conectivo, o esmalte é um material mineralizado, altamente organizado, derivado do epitélio – uma vez formado, não pode ser substituído. A dentina localiza-se abaixo do esmalte na coroa do dente e também está presente na raiz do dente. Não é tão calcificada quanto o esmalte, porém é mais calcificada e mais dura do que o osso. Como este, também é um tecido vivo que apresenta odontoblastos, as células responsáveis pela produção e manutenção da dentina. O cemento é uma fina cada de material similar ao osso que recobre a raiz do dente. É produzido por cementócitos, células que se assemelham aos osteócitos, com corpos celulares e prolongamentos inseridos no cemento. A cavidade pulpar localiza-se centralmente, dentro da raiz do dente. É um compartimento de tecido conectivo ricamente vascularizado e inervado.

FOTOMICROGRAFIA PARA ORIENTAÇÃO: Corte de um dente incisivo descalcificado, corado com H&E. A fotomicrografia mostra a **mandíbula** (1) que contém a maior parte da **raiz** (2) do dente no osso alveolar e o **epitélio gengival** (3), com o **tecido conectivo denso** (4) subjacente. Por ser quase exclusivamente composto de cálcio na forma de hidroxiapatita, o esmalte do dente foi completamente perdido no processo de descalcificação. A **polpa dental** (5) é vista na parte central da raiz, mas, por causa da inclinação do plano de secção, a cavidade pulpar, que se prolonga ao longo da raiz, não é revelada na sua totalidade.

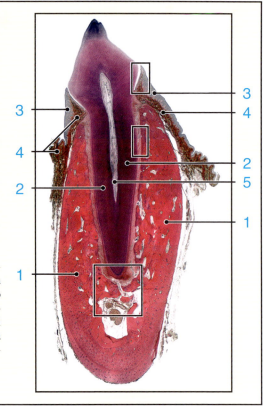

Dente e gengiva, ser humano, H&E, 90x.
Esta fotomicrografia mostra em aumento maior a área delimitada na região superior da fotomicrografia para orientação. O espaço claro entre a **dentina** (1) e o **epitélio juncional** (2) adjacente representa o local do **esmalte dissolvido** (3). O **epitélio gengival** (4), que está exposto a forças de desgaste, é espesso e atado ao tecido conectivo subjacente por um padrão extenso de **papilas dérmicas** profundas (5). O epitélio juncional está afixado ao esmalte. Entretanto, há uma depressão superficial, o **sulco dental** (6), onde o epitélio gengival dobra-se para trás, em direção ao esmalte sem se fixar a ele.

Dente e gengiva, ser humano, H&E, 175x.
Aqui é mostrada uma parte da raiz do dente delimitada na região central da fotomicrografia para orientação. Entre o **cemento** (7) (faixa fina densamente corada cobrindo a dentina) e o **osso** (8) do alvéolo, encontra-se o **ligamento periodontal** (9). Este é formado por fibras colágenas, que unem a raiz do dente ao osso. Canais de **tecido conectivo frouxo** (10) no interior do ligamento contêm vasos sanguíneos para seu suprimento vascular.

Dente e gengiva, ser humano, H&E, 90x.
Esta fotomicrografia mostra a dentina da área delimitada na fotomicrografia superior esquerda. As estriações representam os túbulos compactados da dentina, os quais contêm prolongamentos dos odontoblastos. Conforme o dente se desenvolve e cresce, os odontoblastos localizados na periferia da cavidade pulpar secretam matriz orgânica na sua extremidade apical (sempre a partir das papilas), que em seguida se torna mineralizada. A parede do túbulo dentinário é a borda da dentina mineralizada. Dentro do túbulo encontra-se um fino prolongamento citoplasmático do odontoblasto. A área vazia representa o esmalte (11) que se dissolveu.

Dente e gengiva, ser humano, H&E, 60x.
Aqui é mostrada a área delimitada inferiormente na fotomicrografia para orientação. Inclui a dentina da **raiz** (12) do dente, circundada pelo tecido ósseo da base do alvéolo. O **canal mandibular** (13) contém vários contornos do **nervo alveolar inferior** (14), cortados transversalmente. Ramos deste nervo inervam o dente. Tanto o nervo como os vasos sanguíneos passam por meio do osso para entrarem na cavidade pulpar do dente.

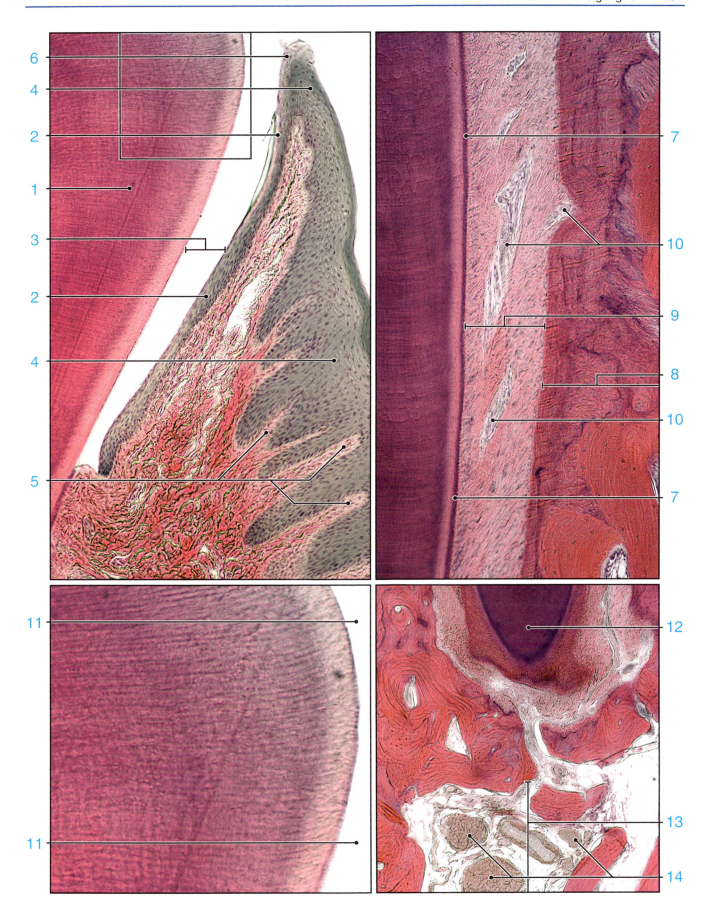

PRANCHA 83 Desenvolvimento do dente

O início do desenvolvimento do dente é representado pelo início da proliferação e do crescimento do epitélio da cavidade oral dentro do mesênquima subjacente da maxila. Esta proliferação do epitélio, conhecida como lâmina dentária, leva inicialmente a uma estrutura do estágio de broto que dá origem ao órgão do esmalte (primórdio do esmalte). Células mesenquimais abaixo do broto dentário começam a se diferenciar, formando o precursor da papila dentária, que originará a polpa e a dentina do dente. O desenvolvimento subsequente leva ao estágio de capuz, onde as células localizadas na concavidade do capuz se diferenciam em células cilíndricas denominadas ameloblastos, que formam o epitélio interno do órgão do esmalte. Depois, no estágio de sino, a lâmina dentária, que forma a conexão entre o dente em desenvolvimento e o epitélio oral, se separa. O órgão do esmalte consiste em uma camada de células epiteliais, formando o epitélio externo do esmalte, e uma camada formando o epitélio interno do esmalte, formado por ameloblastos e um condensado de células que forma o estrato intermédio. Células mais espaçadas formam o retículo estrelado, localizado acima do estrato intermédio. A papila dental é profundamente invaginada contra o órgão interno do esmalte.

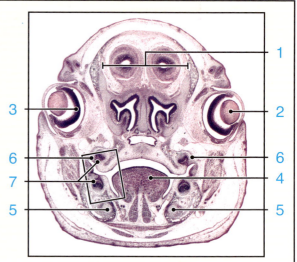

FOTOMICROGRAFIA PARA ORIENTAÇÃO: Esta fotomicrografia é um corte frontal da cabeça de um feto. Mostra o **encéfalo** (1) em desenvolvimento, o **cristalino** (2) e o **globo ocular** (3) do olho em desenvolvimento, a **língua** (4), a **mandíbula** (5) e a **maxila** (6). Os **dentes** (7) em desenvolvimento são vistos na maxila e na mandíbula.

Dente em desenvolvimento, ser humano, H&E, 125x.

Esta fotomicrografia mostra a área delimitada na fotomicrografia para orientação em aumento maior. O espaço claro é a **cavidade oral** (1) em desenvolvimento. Parte da **língua** (2) também é visível. Dois **dentes em desenvolvimento** (3) são vistos no plano deste corte. O dente em desenvolvimento superior localiza-se na maxila em desenvolvimento. Uma pequena **espícula óssea** (4) da maxila em desenvolvimento está presente. Do mesmo modo, várias **espículas ósseas** (5) são visíveis na mandíbula em desenvolvimento. Todos os dentes em desenvolvimento estão no estágio de capuz.

Dente em desenvolvimento, ser humano, H&E, 250x.

Esta fotomicrografia mostra em aumento maior o broto do dente delimitado na fotomicrografia anterior. Observa-se o **epitélio oral** (6). O órgão do esmalte é formado pelo **epitélio externo do esmalte** (7), formado por uma única camada de células cúbicas, e o **epitélio interno do órgão do esmalte** (8), que apresenta células cilíndricas diferenciadas em ameloblastos. O **estrato intermédio** (9), que aparece como um condensado de células, localiza-se imediatamente acima do epitélio interno do órgão do esmalte. O mesênquima da **papila dentária** (10) forma outro grupo de células comprimidas e impelidas para o órgão do esmalte. O componente celular que circunda o broto do dente, chamado de **saco dentário** (11), origina as estruturas periodontais (p.ex., o cemento e as fibras do periósteo).

Dente em desenvolvimento, ser humano, H&E, 25x.

O dente em desenvolvimento mostrado aqui está no estágio de sino, quando se inicia a formação da coroa. A lâmina dentária, que conecta o dente em desenvolvimento com o epitélio oral, se degenerou. O **epitélio externo do órgão do esmalte** (12) é visto como uma camada revestindo os **ameloblastos** (13). O material corado em vermelho mais intenso é o **esmalte** (14). Sob o esmalte, observa-se a **dentina** (15) em formação. Na superfície interna da dentina localizam-se os **odontoblastos** (16) que produzem dentina. O tecido no centro do dente em desenvolvimento é a **papila dentária** (17).

Dente em desenvolvimento, ser humano, H&E, 50x.

A área delimitada na fotomicrografia anterior é mostrada aqui em aumento maior. A fotomicrografia evidencia o **epitélio externo do esmalte** (18), as células altas cilíndricas chamadas de **ameloblastos** (19), o **esmalte** (20) e a **dentina** (21). Uma pequena parte da **papila dental** celular (22) também é visível.

PRANCHA 83   Desenvolvimento do dente   **189**

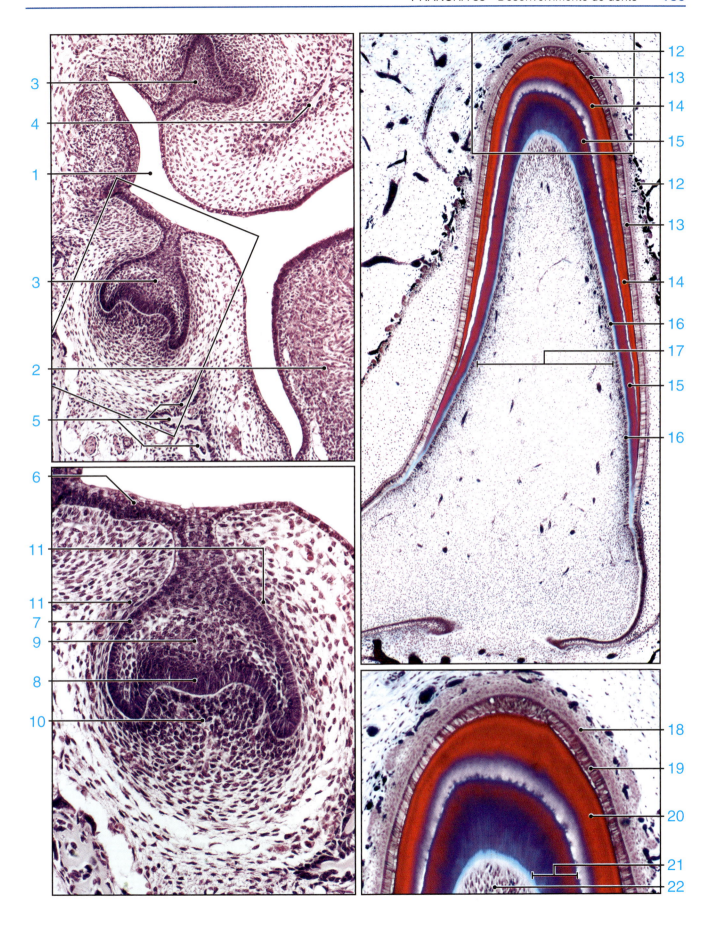

CAPÍTULO 13
Sistema Digestório II: Esôfago e Trato Gastrintestinal

PRANCHA 84	Esôfago	192
PRANCHA 85	Junção gastresofágica	194
PRANCHA 86	Estômago, fundo	196
PRANCHA 87	Junção gastroduodenal	198
PRANCHA 88	Duodeno	200
PRANCHA 89	Jejuno	202
PRANCHA 90	Íleo	204
PRANCHA 91	Junção ileocecal	206
PRANCHA 92	Colo	208
PRANCHA 93	Apêndice	210
PRANCHA 94	Canal anal e junção anocutânea	212

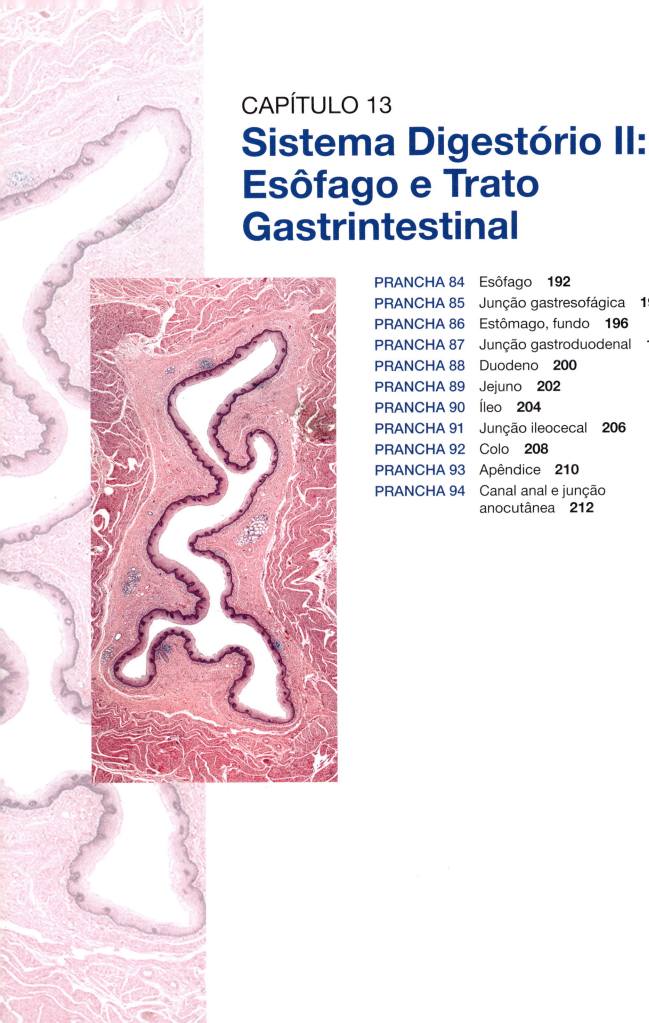

PRANCHA 84   Esôfago

O esôfago, o primeiro segmento do tubo digestório, se estende da orofaringe até o estômago. Não apresenta outra função principal além de servir como um canal. Por toda a sua extensão, o esôfago está ligado a estruturas adjacentes por uma camada externa, a adventícia. Depois de passar pelo diafragma, ele se desliga destas estruturas e é então revestido por uma serosa. O esôfago possui uma parede muscular (a muscular externa) cuja atividade peristáltica facilita a passagem para o estômago de um bolo alimentar sólido. No início do esôfago, a muscular externa é constituída por músculo estriado. No terço médio do esôfago, este músculo é gradativamente substituído por músculo liso, que também está presente nas demais partes do tubo digestório.

FOTOMICROGRAFIA PARA ORIENTAÇÃO: A fotomicrografia para orientação de um corte transversal da região inferior do esôfago mostra seu **lúmen** (1) parcialmente colapsado e o **epitélio da mucosa** (2). A muscular da mucosa e a lâmina própria não são distinguíveis neste pequeno aumento. A próxima camada identificável é a **submucosa** (3), que exibe várias **glândulas mucosas** (4). A próxima camada, a **muscular externa** (5), é na verdade composta de duas camadas, uma camada interna circular de **músculo liso** (6) e uma **camada longitudinal** (7) externa. Uma das camadas mais periféricas, a **adventícia** (8), também é visível, formada por um tecido conectivo fibroelástico que une o esôfago às estruturas adjacentes. Uma pequena parte do esôfago abaixo do diafragma não está ligada a estruturas circundantes e possui uma serosa no lugar da adventícia.

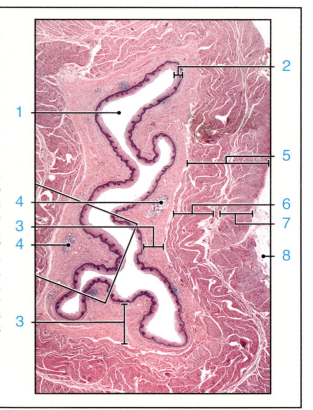

Esôfago, ser humano, H&E, 50x; figura menor, 200x.

Esta fotomicrografia mostra a região do esôfago delimitada na fotomicrografia para orientação. O **epitélio** (1) apresenta uma superfície lisa, mas sua superfície basal se caracteriza por **papilas do tecido conectivo** (2), espaçadas irregularmente, da **lâmina própria** (3) subjacente. A **muscular da mucosa** (4) é a próxima camada, embora seja difícil identificá-la neste aumento. A **submucosa** (5) é formada por tecido conectivo denso e contém **glândulas submucosas** (6) que secretam muco para auxiliar na lubrificação da superfície epitelial do esôfago. A figura menor é um aumento maior da área delimitada pelo quadro menor; mostra parte da glândula, com seus **alvéolos** (7) característicos e dois ductos. O **ducto menor** (8) apresenta um epitélio simples cúbico. O **ducto maior** (9) tem um epitélio estratificado cúbico; observe as duas camadas de núcleos. Uma pequena porção da muscular externa é vista na região superior esquerda da fotomicrografia principal. As células musculares lisas da **camada circular** (10) estão dispostas longitudinalmente, enquanto as células musculares lisas da **camada longitudinal** (11) estão dispostas transversalmente. Este padrão é coerente com o corte transversal do esôfago.

Esôfago, ser humano, H&E, 175x; figura menor, 250x.

A área da mucosa do esôfago, delimitada pelo quadro maior na fotomicrografia acima, aparece aqui em aumento maior. O **epitélio** (12) apresenta células cúbicas na sua área basal, que se tornam pavimentosas conforme alcançam a superfície livre. A figura menor mostra essa transição mais claramente; observe também uma célula epitelial descamando-se da superfície. Essas células apresentam uma forma discoide. A **lâmina própria** (13) é um tecido conectivo relativamente celular, como evidenciado pelo número de pequenos núcleos arredondados. A maior parte destes núcleos pertence a linfócitos. Também neste tecido são observados muitos **vasos sanguíneos** (14) pequenos e um **vaso linfático** (15). Vários núcleos arredondados são visíveis no lúmen do vaso linfático; eles pertencem a linfócitos. A **muscular da mucosa** (16) é identificada pela presença de grupos de células musculares lisas, as quais se encontram mais coradas do que o tecido conjuntivo circundante.

PRANCHA 84 Esôfago

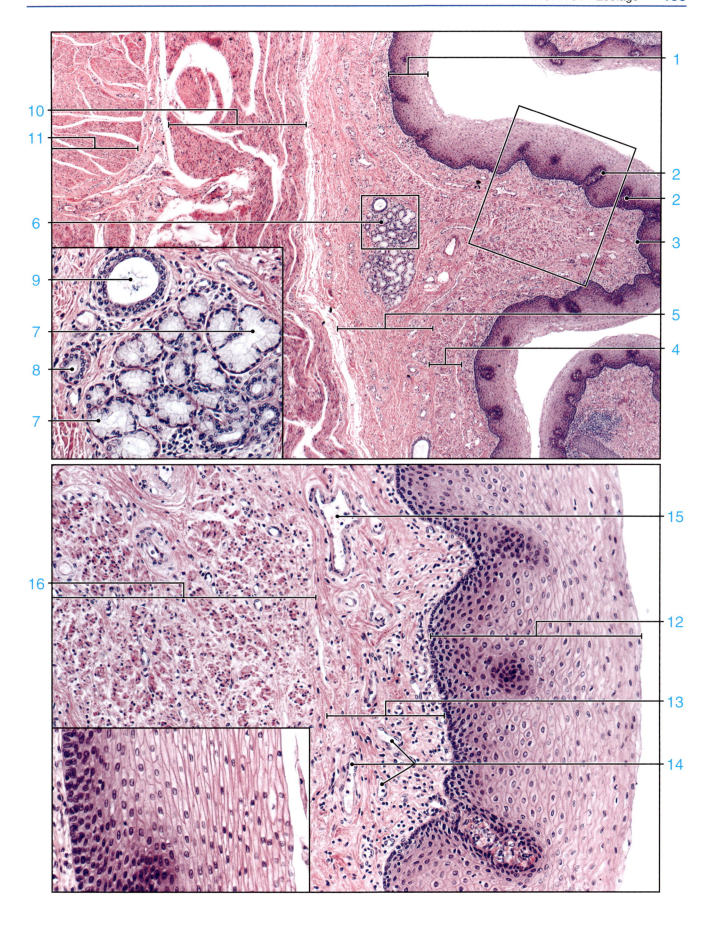

PRANCHA 85   Junção gastresofágica

A transição do esôfago para o estômago, a junção gastresofágica, é caracterizada por uma modificação abrupta do epitélio estratificado pavimentoso que recobre o esôfago para o epitélio simples cilíndrico secretor de muco que reveste o estômago. Outra característica proeminente da junção gastresofágica é a presença de glândulas esofágicas mucosas na porção terminal do esôfago. Estas glândulas localizam-se na mucosa, em contraste com as glândulas esofágicas submucosas (ver Prancha 84), que se localizam em vários pontos da submucosa ao longo do comprimento do esôfago. As glândulas esofágicas mucosas são também chamadas de glândulas cárdicas, por apresentarem aparência similar às das glândulas cárdicas adjacentes localizadas na cárdia do estômago. Ambas as glândulas cárdicas esofágicas e as glândulas cárdicas do estômago são secretoras de muco e auxiliam na proteção do revestimento esofágico contra o refluxo do conteúdo gástrico.

FOTOMICROGRAFIA PARA ORIENTAÇÃO: Esta fotomicrografia mostra o ponto de transição do **esôfago** (1) para a região cárdica do **estômago** (2). Observe a modificação abrupta da superfície epitelial entre as duas estruturas, bem como as **glândulas esofágicas mucosas** (3) na porção terminal do esôfago. A **muscular da mucosa** (4), relativamente espessa, localiza-se sob as **glândulas cárdicas** (5) e abaixo dela está a submucosa, que contém **tecido adiposo** (6). A **muscular externa** (7) ao nível da junção, assim como no restante do estômago, parece menos organizada, uma vez que o músculo liso forma camadas incompletas: algumas camadas apresentam um arranjo inclinado, outras apresentam arranjo longitudinal ou circular. Estes arranjos são característicos de órgãos ocos esferoidais. A camada mais externa, a **serosa** (8), é vista somente em parte. Ela contém uma quantidade considerável de tecido adiposo, sendo, desta forma, relativamente espessa.

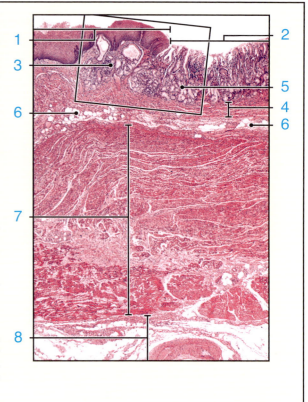

Junção gastresofágica, ser humano, H&E, 90x.

A mucosa da junção gastresofágica delimitada na fotomicrografia para orientação é mostrada aqui em aumento maior. O lado direito da fotomicrografia mostra o início da cárdia, no estômago. Observe o **epitélio estratificado pavimentoso** (1) do esôfago e sua interrupção abrupta na região cárdica do estômago. Na lâmina própria do esôfago, vários **ductos das glândulas esofágicas mucosas** (2) são visíveis. Apresentam-se um pouco dilatados, uma característica comum a eles. Os **componentes secretores** (3) das glândulas esofágicas mucosas localizam-se em áreas mais profundas da lâmina própria. Abaixo dela está a **muscular da mucosa** (4). A superfície do estômago é revestida por um epitélio simples cilíndrico, formado por células secretoras de muco (removidas por danos físicos). As **fossetas gástricas** (5), revestidas pelo mesmo tipo de células, estendem-se abaixo da superfície. Mais profundamente na lâmina própria localizam-se as **glândulas cárdicas** (6), que secretam para as fossetas gástricas. Estas glândulas são formadas apenas por células mucossecretoras.

Estômago, região cárdica, glândulas, ser humano, H&E, 225x.

A fotomicrografia é um aumento maior da área delimitada na fotomicrografia acima. Na região superior da fotomicrografia, observa-se o fundo das **fossetas gástricas** (7). A porção secretora das **glândulas gástricas** (8) é visível em uma variedade de recortes. Nas glândulas, os núcleos das células tendem a ser achatados em comparação com os núcleos das células das fossetas gástricas, que apresentam um aspecto arredondado a levemente alongado. Observe a **lâmina própria** (9), de tecido conectivo frouxo altamente celular, contendo numerosos linfócitos e plasmócitos.

PRANCHA 85 Junção gastresofágica   **195**

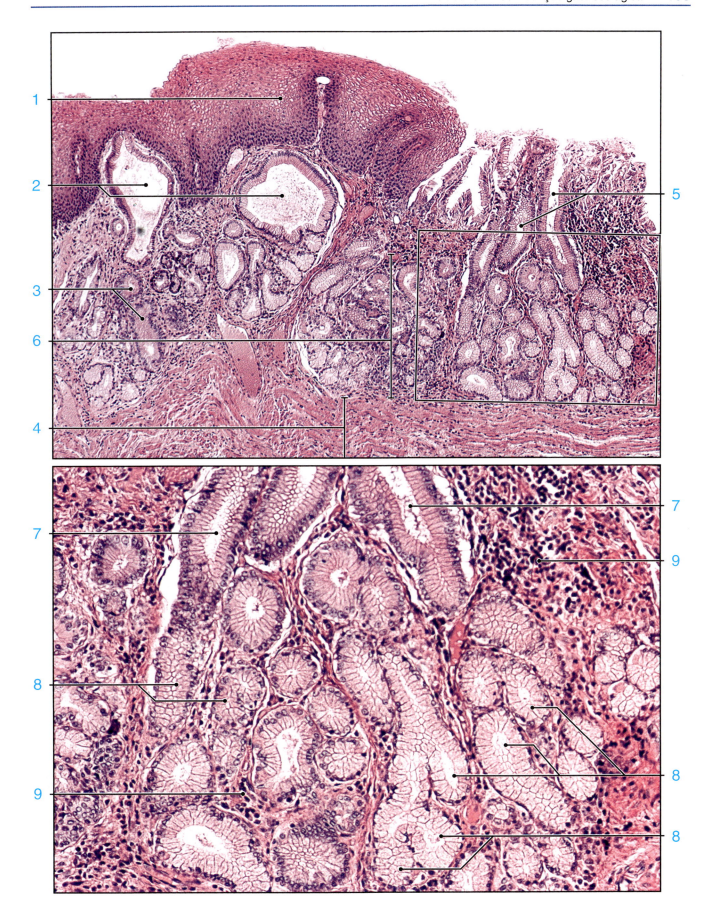

PRANCHA 86 Estômago, fundo

A região fúndica do estômago localiza-se entre a cárdia, adjacente ao esôfago, e a região pilórica do estômago, mais distal. Assim, compreende a maior parte do estômago. O interior do estômago vazio apresenta uma série de dobras ou cristas longitudinais, exceto na parte superior expandida, que é relativamente lisa. Essas cristas, chamadas de pregas, são formadas pela mucosa e submucosa. Elas desaparecem com o enchimento e a distensão do estômago.

O exame da mucosa com uma lente simples mostra sulcos subdividindo a superfície em áreas levemente arqueadas, de 1 a 6 mm de diâmetro, chamadas de áreas gástricas. A observação adicional da superfície mucosa revela as fossetas gástricas, superfícies abertas das glândulas gástricas que, nesta área do estômago, são também chamadas de glândulas fúndicas.

FOTOMICROGRAFIA PARA ORIENTAÇÃO: Esta fotomicrografia é de um corte que atravessa a região fúndica do estômago, mostrando uma **prega** (1), algumas **áreas gástricas** (2), a **mucosa** (3), a **submucosa** (4), a **muscular externa** (5) e alguns dos grandes **vasos sanguíneos** (6) presentes na submucosa.

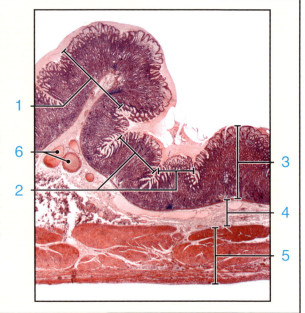

Estômago, região fúndica, área gástrica, ser humano, H&E, 80x.

A fotomicrografia mostra uma das áreas gástricas da fotomicrografia para orientação. O lúmen do **estômago** (1) está na região superior da fotomicrografia. O **sulco** (2) circundante, que é contínuo com o lúmen, aumenta a área total da superfície do estômago. Note as **fossetas gástricas** (3). Elas são revestidas por células mucosas superficiais e, onde parecem terminar (4), são, na verdade, contínuas com uma ou várias **glândulas fúndicas** (5). As glândulas fúndicas ocupam a maior parte da mucosa e se estendem até a **muscular da mucosa** (6).

Estômago, região fúndica, fossetas gástricas e glândulas fúndicas, ser humano, H&E, 175x.

A espessura total da mucosa gástrica do lúmen até a muscular da mucosa é mostrada em aumento maior nesta fotomicrografia. Observe as **fossetas gástricas** (7) com seu revestimento de células mucosas superficiais. Uma das **glândulas fúndicas** (8) pode ser vista terminando em uma **fosseta gástrica** (9). De 3 a 5 glândulas fúndicas podem terminar em uma fosseta gástrica.

Estômago, região fúndica, fossetas gástricas e glândulas fúndicas, ser humano, H&E, 325x.

Esta fotomicrografia é um aumento maior do fundo de uma **fosseta gástrica** (10) e da porção superior, ou região do istmo, de uma **glândula fúndica** (11). Neste local, as células se dividem: aquelas que migram em direção ascendente tornam-se células mucosas superficiais, enquanto as que migram em direção descendente renovam a população celular das **glândulas fúndicas** (12), diferenciando-se, sobretudo, em **células parietais** (13) e **células principais** (14).

Estômago, região fúndica, glândulas, ser humano, H&E, 160x.

As porções basais das glândulas fúndicas são mostradas nesta fotomicrografia. As **células principais** (15) são facilmente identificadas pela coloração basofílica de seu citoplasma, ocorrida devido ao extenso ergastoplasma (retículo endoplasmático rugoso) que contêm; enquanto as **células parietais** (16) coram-se intensamente com eosina, em função do grande número de mitocôndrias e extenso conteúdo de membranas. Além destas diferenças, o núcleo da célula principal encontra-se próximo à base da célula; o núcleo da célula parietal, por sua vez, aparece no centro da célula. A base de uma das **glândulas** (17) é vista em corte transversal, resultante da curvatura aguda na sua base, característica da glândula.

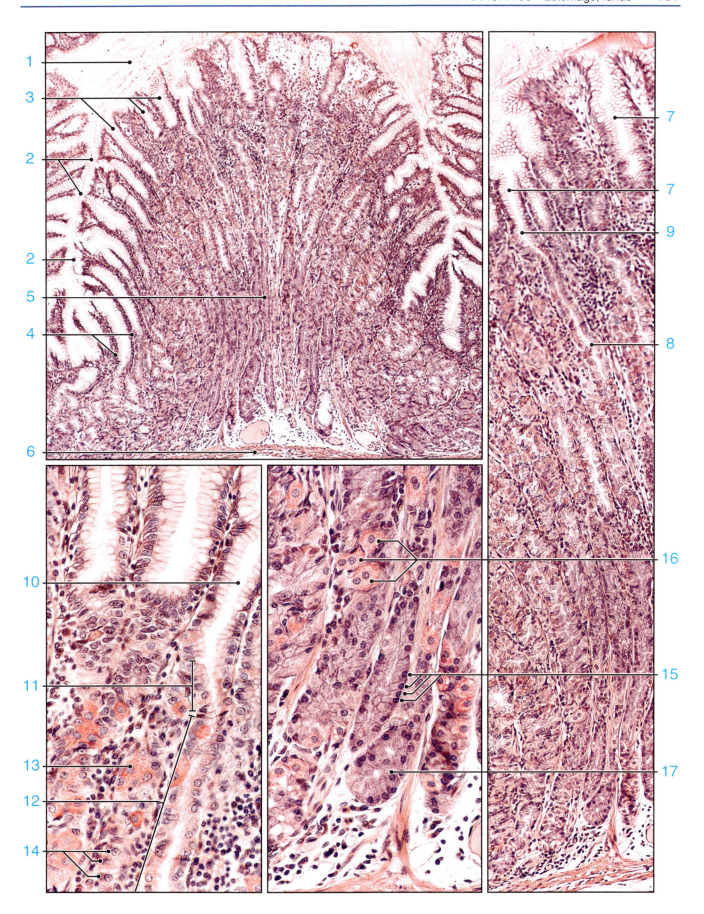
PRANCHA 86 Estômago, fundo

PRANCHA 87 Junção gastroduodenal

FOTOMICROGRAFIA PARA ORIENTAÇÃO:
A junção gastroduodenal (pilórica) é o local onde o estômago termina e o intestino delgado, mais precisamente o duodeno, começa. A característica mais marcante deste local é a espessura da camada circular da muscular externa, que forma o **esfíncter gastroduodenal (ou pilórico)** (1), que controla a passagem de quimo do estômago para o intestino. Outro aspecto significativo desta área é a mudança abrupta das células mucosas superficiais que revestem o estômago para enterócitos cilíndricos (células absortivas), que estão presentes na superfície das **saliências das vilosidades** (2) do intestino delgado. Uma terceira característica importante é a presença de **glândulas de Brünner** (3) submucosas, secretoras de muco, na porção inicial do duodeno. Suas secreções ajudam a neutralizar o quimo à medida que ele chega ao intestino.

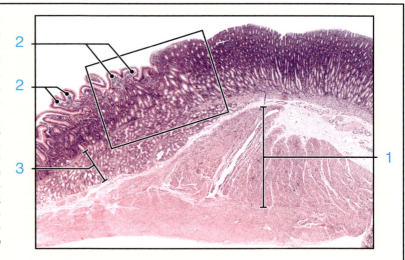

Junção gastroduodenal, ser humano, H&E, 90x.
Esta fotomicrografia é um aumento maior da área delimitada na fotomicrografia para orientação. A transição das células mucosas superficiais do estômago para os enterócitos do intestino está assinalada pela *ponta de seta*. A mucosa do estômago está à direita da seta e a mucosa duodenal está à esquerda, onde **vilosidades** (1) começam a aparecer. As **glândulas pilóricas** (2), localizadas na região pilórica do estômago, secretam muco. Elas ascendem da **muscular da mucosa** (3) até a superfície luminal da região pilórica do estômago. O duodeno apresenta glândulas mucosas aparentemente similares, localizadas sob a muscular da mucosa. São as **glândulas de Brünner** (4), algumas das quais se projetam lateralmente sob a muscular da mucosa da região pilórica do estômago. As glândulas de Brünner secretam nas **criptas intestinais** (5) (de Lieberkühn). A secreção das glândulas submucosas alcança a superfície intestinal por meio das criptas intestinais.

Junção gastroduodenal, ser humano, H&E, 700x.
Esta fotomicrografia é um aumento maior da área delimitada na região superior da fotomicrografia acima. A *ponta de seta* marca o local de transição das células mucosas superficiais do estômago (parte superior da fotomicrografia) em enterócitos que revestem a superfície do duodeno. Observe a região apical das **células mucosas superficiais** (6), contendo muco, em contraste com as células absortivas, os **enterócitos** (7), na região inferior esquerda da fotomicrografia. Os enterócitos apresentam uma borda apical de microvilosidades que é pouco visível neste aumento.

Junção gastroduodenal, ser humano, H&E, 160x.
Esta fotomicrografia é um aumento maior da área delimitada na região inferior da fotomicrografia acima que mostra as **glândulas de Brünner** (8) e uma parte da **muscular da mucosa** (9). Como foi visto, as glândulas de Brünner localizam-se abaixo do nível da muscular da mucosa. Contudo, pode-se ver aqui que elas interrompem esta fina camada de músculo liso quando seus ductos entram na mucosa para terminarem nas criptas intestinais.

PRANCHA 87 Junção gastroduodenal

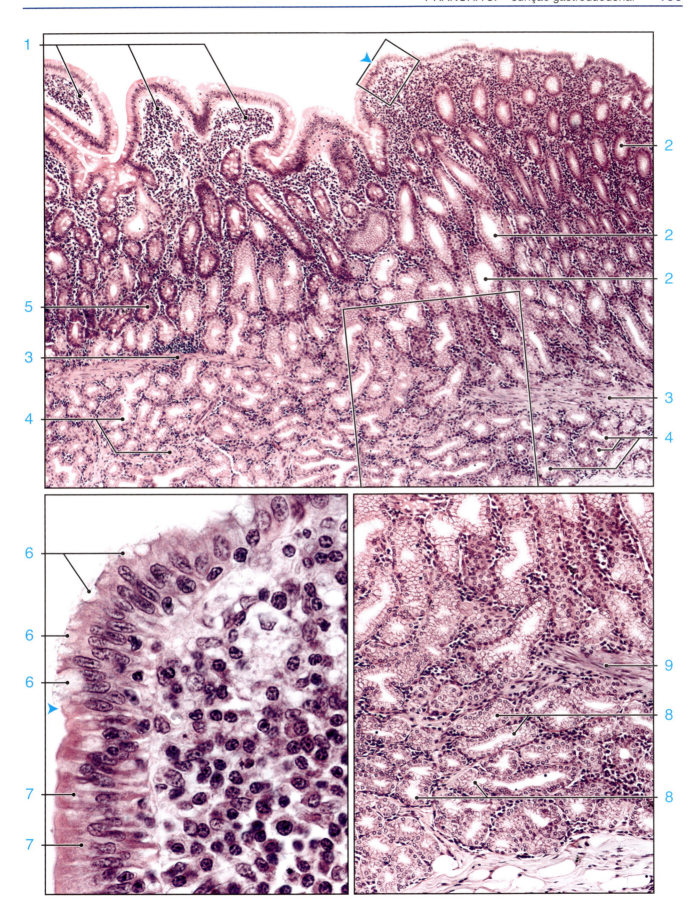

PRANCHA 88 Duodeno

O duodeno é o primeiro segmento do intestino delgado e mede aproximadamente 25 cm de comprimento. Ele recebe do estômago o bolo alimentar, com o nome de quimo, parcialmente digerido. Também recebe enzimas digestórias do estômago, pâncreas e fígado via vesícula biliar. Em função da alta acidez do conteúdo gástrico, a maior parte do duodeno possui grandes glândulas submucosas (glândulas de Brünner) que secretam um muco alcalino que auxilia na neutralização do quimo ácido.

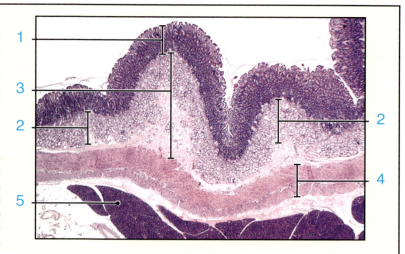

A fim de maximizar a área de superfície absortiva do intestino delgado, sua superfície luminal apresenta dobras circulares, que são pregas transversas fixas, constituída centralmente de submucosa, e vilosidades, projeções digitiformes e em forma de folhas da mucosa. A superfície epitelial das vilosidades apresenta principalmente enterócitos, as células que absorvem os metabólitos digeridos do lúmen intestinal. Estas células aumentam ainda mais a superfície absortiva por apresentarem microvilosidades. Os enterócitos não são apenas células absortivas; eles também sintetizam enzimas que são inseridas na membrana das microvilosidades para a digestão de dissacarídeos e dipeptídeos. Outras células presentes nas vilosidades incluem as células caliciformes secretoras de muco. As células presentes nas criptas intestinais são as células de Paneth. Na cripta, células-tronco basais originam enterócitos, células caliciformes e células enteroendócrinas.

FOTOMICROGRAFIA PARA ORIENTAÇÃO: Esta fotomicrografia apresenta um corte longitudinal do duodeno. Observe a **mucosa** (1), que contém as vilosidades e as criptas intestinais (de Lieberkühn) presentes na base das vilosidades. Abaixo das criptas está a muscular da mucosa (não identificáveis neste aumento). As **glândulas de Brünner** (2) ocupam a maior parte da submucosa (3). Abaixo da submucosa está a **muscular externa** (4). O segmento do duodeno mostrado aqui localiza-se próximo ao **pâncreas** (5), desta forma não há serosa; o tecido conectivo mantém juntas estas duas estruturas.

Duodeno, ser humano, H&E, 180x.

As características histológicas da mucosa duodenal são mostradas nesta fotomicrografia. As **vilosidades** (1) estão compactadas e exibem um pequeno espaço entre elas. No duodeno, as vilosidades são estruturas mais largas, em forma de folhas, em vez das projeções digitiformes mais regulares. Em função da sua forma, elas tendem a apresentar variações na largura e na forma geral. Assim, algumas das vilosidades parecem relativamente largas e outras estreitas, um reflexo do plano em que as vilosidades foram seccionadas. As **criptas intestinais** (2) aparecem logo acima da **muscular da mucosa** (3) e se estendem acima, terminando na base da vilosidade. Nas criptas estão células-tronco e células em desenvolvimento que migram da base da cripta para se diferenciar em células caliciformes e enterócitos maduros que revestem a superfície das vilosidades.

Duodeno, ser humano, H&E, 650x.

A fotomicrografia mostra em aumento maior as células epiteliais presentes na superfície próxima à extremidade de duas vilosidades adjacentes. Várias **células caliciformes** (4) são facilmente identificadas pelo seu conteúdo mucoso. As demais células são enterócitos absortivos. Eles apresentam uma **borda estriada** (5), constituída por finas projeções cilíndricas compactadas conhecidas como microvilosidades. Abaixo das células epiteliais, no centro da vilosidade, está a lâmina própria, composta do estroma com fibras colágenas e com uma população compactada de **células do tecido conectivo** (6). Muitas das células presentes na lâmina própria são linfócitos e plasmócitos. Neutrófilos e células musculares lisas estão presentes em menor número. Também estão presentes capilares sanguíneos e linfáticos.

Duodeno, ser humano, H&E, 310x.

A fotomicrografia mostra a base da **cripta de Lieberkühn** (7), a **muscular da mucosa** (8) subjacente e as **glândulas de Brünner** (9), localizadas na submucosa. A fotomicrografia mostra a fusão de várias glândulas de Brünner (*asterisco*) em uma estrutura muito curta, similar a um ducto. A área *circulada* mostra as células secretoras de muco da glândula desembocando na base de uma cripta. As células da cripta são particularmente pequenas e mais compactadas do que as células secretoras de muco das glândulas de Brünner. Essas células muito pequenas da cripta são células-tronco, que originam as células caliciformes e enterócitos.

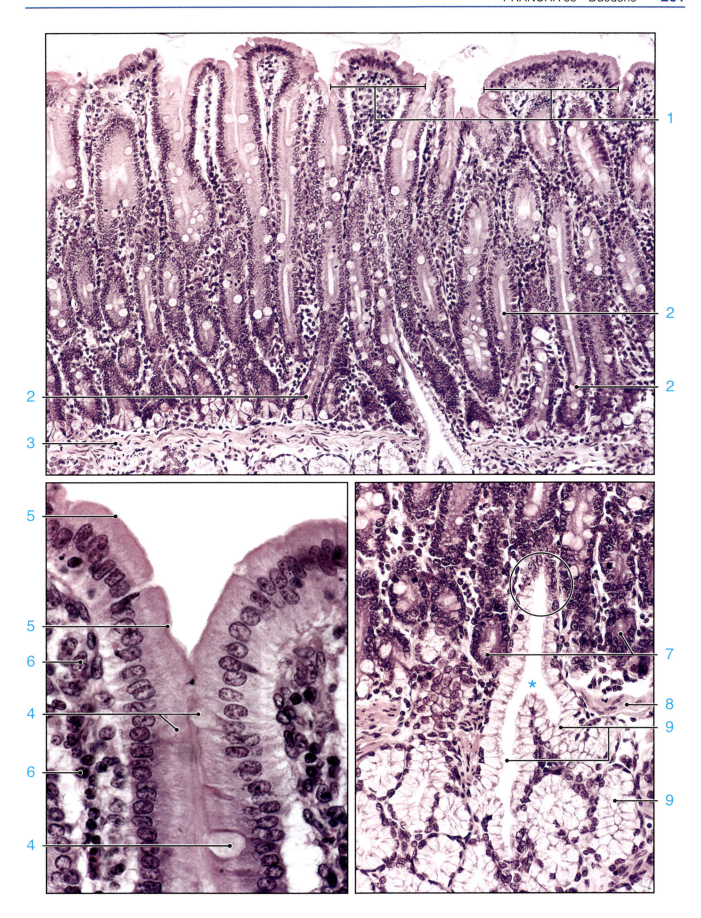

PRANCHA 89 Jejuno

O jejuno, o segundo segmento do intestino delgado, mede aproximadamente 2, 5 metros de comprimento. Estruturalmente, o jejuno e o íleo são muito parecidos com o duodeno. As pregas circulares são mais numerosas na metade distal do duodeno e na parte proximal do jejuno. Na metade distal do jejuno elas se tornam menores e menos numerosas e, praticamente, desaparecem na metade do íleo. Embora as vilosidades normalmente tenham uma configuração em forma de folha, elas tornam-se mais digitiformes conforme o íleo se aproxima. No íleo, a maior parte das vilosidades é digitiforme. As glândulas de Brünner estão ausentes no jejuno e no íleo. O número destas glândulas diminui gradativamente até desaparecerem no terço final do duodeno. O tipo de células epiteliais que reveste as criptas e as vilosidades no jejuno e no íleo, na sua maior parte, é o mesmo do encontrado no duodeno.

FOTOMICROGRAFIA PARA ORIENTAÇÃO: A fotomicrografia mostra, em aumento menor, um corte longitudinal do jejuno obtido de uma região próxima à metade de seu comprimento. Quatro **pregas circulares** (1) são visíveis. As vilosidades projetam-se a partir das pregas. O centro de cada prega consiste em tecido conectivo denso. A prega comporta a maior parte da submucosa. Abaixo da submucosa está a **camada circular da muscular externa** (2), que é relativamente espessa. A **camada longitudinal da muscular externa** (3) é mais delgada. A maior parte do resto do fragmento é formada por uma camada espessa de tecido conectivo denso e uma superfície epitelial (mesotélio), que juntos são chamados de **serosa** (4).

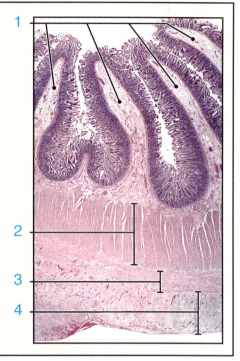

Jejuno, ser humano, H&E, 90x.
A fotomicrografia mostra em aumento menor a **mucosa** (1) e a **submucosa** (2) subjacente. As **vilosidades** (3) são relativamente altas e ocupam mais da metade da espessura da mucosa. As **criptas intestinais** (4) secretam na base das vilosidades. A lâmina própria constitui o centro das vilosidades e o tecido que circunda as criptas. Ela é um tecido conectivo frouxo, similar ao do duodeno, que contém numerosos linfócitos e plasmócitos – e, em menor número, neutrófilos e células musculares lisas, bem como vasos sanguíneos e linfáticos. A **muscular da mucosa** (5), constituída de células musculares lisas, é mal identificada nesta fotomicrografia. O tecido conectivo denso que forma a mucosa contém **vasos sanguíneos** (6) que irrigam a mucosa e a muscular externa (não mostradas).

Jejuno, ser humano, H&E, 255x.
A fotomicrografia é um aumento maior da área delimitada na fotomicrografia superior, e mostra a porção superior de várias vilosidades. Note a quantidade de células na **lâmina própria** (7). As células epiteliais que revestem as vilosidades são principalmente **enterócitos** (8), com **células caliciformes** (9) ocasionais intercaladas.

Jejuno, ser humano, H&E, 320x; figura menor, 700x.
A fotomicrografia mostra as criptas em aumento maior. **Células de Paneth** (10) são vistas na extremidade da base das criptas. As **células em divisão** (11) ocupam a maior parte da porção profunda das criptas, onde **figuras mitóticas** (12) podem ser vistas ocasionalmente. Conforme as células epiteliais se movem para a região superior das criptas, elas param de se dividir e continuam sua migração em direção às vilosidades, até alcançarem a extremidade da vilosidade, onde entram em apoptose. A figura menor, um aumento maior da base da cripta, mostra as células de Paneth. Observe os grânulos de secreção eosinofílicos na porção apical da célula.

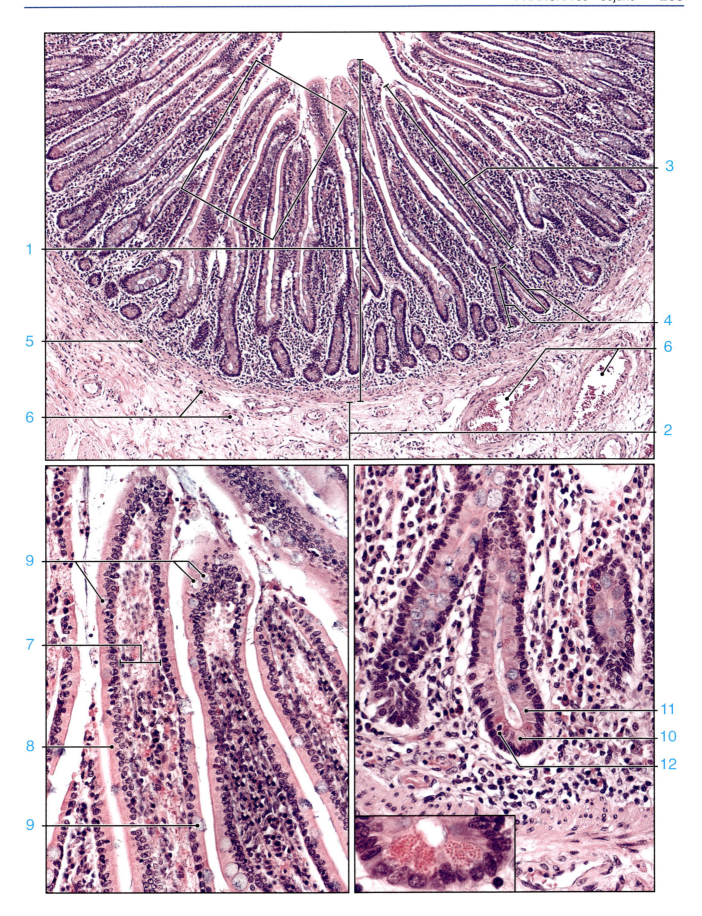
PRANCHA 89 Jejuno

PRANCHA 90   Íleo

O íleo é o segmento distal e o mais longo do intestino delgado, medindo aproximadamente 3,5 metros de comprimento. Em vários aspectos, o íleo é estruturalmente similar às outras partes do intestino delgado, com a exceção já apresentada: suas pregas circulares são menores e escassas. Elas desaparecem na metade do comprimento do íleo. Como também observado, as vilosidades tornam-se mais digitiformes, sendo facilmente identificadas na maioria dos cortes. Além disso, uma característica particular do íleo é a presença de numerosos nódulos linfáticos compactados, localizados na submucosa e penetrando a mucosa. Esses nódulos, conhecidos como nódulos agregados ou placas de Peyer, localizam-se ao longo do íleo principalmente do lado oposto ao que está ligado ao mesentério. O número de nódulos varia com a idade, atingindo seu ápice na puberdade e diminuindo ao longo da vida. Em fragmentos histológicos, os nódulos agregados apresentam-se como uma região extremamente basofílica, ao contrário do que se vê em um fragmento fresco, onde aparecem como agregados de manchas brancas.

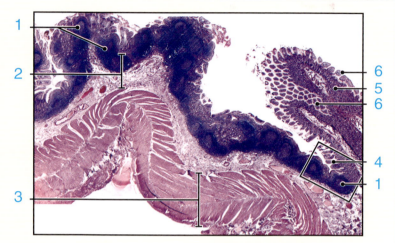

FOTOMICROGRAFIA PARA ORIENTAÇÃO: Esta fotomicrografia mostra um corte longitudinal do íleo que inclui os **nódulos agregados** (1). O fragmento também mostra a **submucosa** (2), formada por tecido conectivo denso e linfonodos. Abaixo da submucosa está a **muscular externa** (3). Observe que, onde o corte atravessou obliquamente, **vilosidades** (4) digitiformes estão presentes ao lado dos nódulos. A porção remanescente da parede intestinal mostra **pregas circulares** (5) cortadas tangencialmente. A maioria das **vilosidades** (6) nessa região é vista em corte transversal.

Íleo, ser humano, H&E, 90x.

A área delimitada na fotomicrografia para orientação é mostrada em aumento maior. Dois **nódulos linfáticos** (1) são visíveis. Observe a ausência de vilosidades nesta região. Onde estão presentes, os nódulos invadem a maior parte da mucosa, deixando, quando muito, vilosidades rudimentares ou simplesmente uma superfície irregular. Há também escassez de criptas Lieberkühn na área da placa de Peyer. Perceba que somente poucas **criptas** (2) são visíveis. A muscular da mucosa é caracteristicamente interrompida pelos nódulos e, como consequência, veem-se aglomerados eosinofílicos de tecido. Estas áreas são grupos de **células musculares lisas** (3) da muscular da mucosa interrompida. Caracteristicamente, onde os nódulos estão ausentes, **vilosidades digitiformes** (4) e **criptas intestinais** (5) associadas estão presentes. Muitas das criptas são vistas em corte transversal, um reflexo do ângulo oblíquo em que esta parte da parede do intestino foi cortada.

Íleo, cão, H&E, 320x.

A fotomicrografia foi obtida de parte de um fragmento onde a parede intestinal foi perfeitamente cortada em um plano transversal, mostrando, desta forma, a porção basal de várias **criptas de Lieberkühn** (6). Neste local, os nódulos linfáticos não penetram; assim, a muscular da mucosa aparece intacta e como uma camada ininterrupta. Uma observação cuidadosa da muscular da mucosa revela duas camadas: uma **camada circular interna** (7) e uma **camada longitudinal externa** (8). Observe que os núcleos do músculo liso apresentam silhuetas alongadas na camada circular interna, e mais ou menos arredondadas na camada longitudinal externa. Na região inferior da fotomicrografia vê-se a **submucosa** (9), formada por tecido conectivo denso. Pode-se perceber que as células de Paneth, localizadas na base das criptas de Lieberkühn, não são distinguíveis neste fragmento. Provavelmente, isso se deve à perda dos grânulos durante a preparação do tecido, ocorrência relativamente comum.

Íleo, cão, H&E, 320x.

Este fragmento foi cortado em um plano similar ao da fotomicrografia à esquerda, mas mostra uma área que contém nódulos linfáticos. A porção basal de várias criptas de Lieberkühn é visível neste local. Mais uma vez, repare que os grânulos característicos das células de Paneth não são visíveis. A região periférica dos nódulos penetrou na mucosa. Observe a grande massa de linfócitos, assim como a descontinuidade da **muscular da mucosa** (10). Agregados de músculo liso podem ser vistos dispersos dentro do tecido linfático.

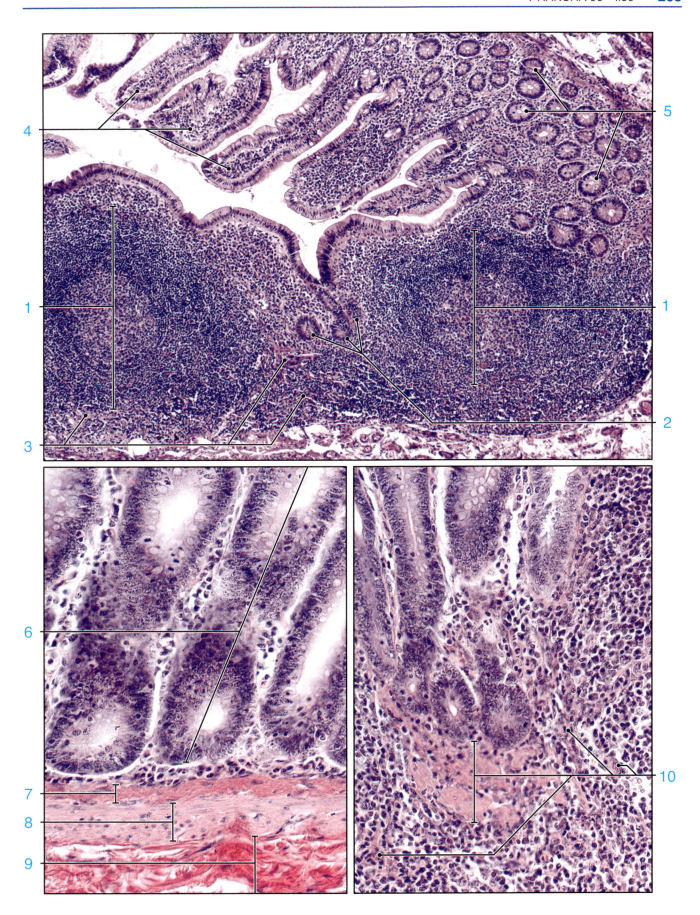

PRANCHA 91   Junção ileocecal

O íleo termina no local em que seu conteúdo é vertido para o ceco por meio da valva ileocecal. O ceco, uma estrutura sacular em pêndulo com fundo cego, onde o apêndice se estende como uma estrutura digitiforme, é a parte inicial do intestino grosso. A valva é uma mucosa cecal sobrejacente às fibras musculares circulares do íleo, cuja função é ajudar a prevenir movimentos retrógrados do conteúdo fecal para o íleo. Estruturalmente, a principal alteração observada na região desta junção é a redução em tamanho e número das vilosidades do íleo. A porção cecal do intestino grosso é caracterizada por uma superfície luminal lisa e pela ausência de vilosidades. As glândulas intestinais do ceco se assemelham às do íleo, exceto por serem mais profundas. A muscular da mucosa do intestino delgado continua ininterruptamente no intestino grosso. As outras camadas, particularmente a submucosa e a muscular externa, também se estendem do intestino delgado para o grosso sem interrupções.

FOTOMICROGRAFIA PARA ORIENTAÇÃO: Esta fotomicrografia mostra um corte longitudinal da junção ileocecal. A porção superior da fotomicrografia mostra as **vilosidades (1)** do íleo, ao passo que o **ceco (2)** não apresenta vilosidades e exibe uma superfície luminal lisa. Observe que a **submucosa (3)** e a **muscular externa (4)** aparecem como camadas contínuas, indistintas na aparência, do íleo para o ceco. Nesta fotomicrografia, não é possível ver com clareza a organização estrutural da valva ileocecal.

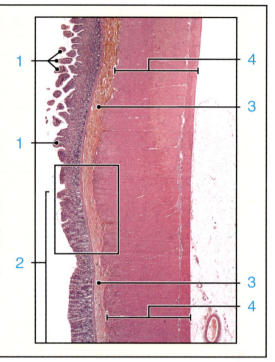

Junção ileocecal, ser humano, H&E, 180x.
A área delimitada na fotomicrografia para orientação é apresentada aqui em aumento maior e inclui a junção entre o íleo e o ceco. **Vilosidades (1)** rudimentares indicam que a metade direita da fotomicrografia corresponde ao íleo. A transição entre íleo e ceco é assinalada pela *seta*. Observe a superfície luminal uniforme do **ceco (2)**. A **muscular da mucosa (3)**, a **submucosa (4)** subjacente e a **muscular externa (5)** aparecem como um contínuo do íleo para o ceco.

Junção ileocecal, ser humano, H&E, 255x.
A mucosa do ceco e uma pequena porção do íleo terminal, localizados na área delimitada na fotomicrografia superior, são mostrados nesta fotomicrografia em aumento maior. Observe as **células absortivas superficiais (6)** do íleo e sua ausência no ceco. A mucosa do ceco apresenta glândulas intestinais tubulares verticais (criptas de Lieberkühn) que ocupam toda a sua espessura. O epitélio das glândulas, como no íleo, é simples cilíndrico, apresentando principalmente **células caliciformes (7)** secretoras de muco e grupos interpostos de **células absortivas (8)**. Como no intestino delgado, **células enteroendócrinas (9)** ocasionais são vistas entre as células absortivas e caliciformes. A **lâmina própria (10)** ocupa o espaço entre as glândulas e, como no intestino delgado, é altamente celular.

Junção ileocecal, ser humano, H&E, 180x; figura menor, 440x.
A fotomicrografia mostra a **muscular da mucosa (11)**, o tecido conectivo denso não modelado da **submucosa (12)** e uma pequena porção da camada circular interna da **muscular externa (13)**. Parte da rede de fibras nervosas amielínicas e células ganglionares que formam o **plexo submucoso (14)** (plexo de Meissner) são visíveis dentro da submucosa. Um dos feixes nervosos é mostrado em aumento maior na **figura menor**. Os círculos claros representam axônios amielínicos não corados. Os núcleos pertencem às células de Schwann. Seus citoplasmas contornam os axônios que elas circundam.

Junção ileocecal, ser humano, H&E, 180x; figura menor, 440x.
A fotomicrografia mostra a porção externa da camada circular interna da **muscular externa (15)**, cortada transversalmente, bem como uma parte da **camada longitudinal** externa **de músculo liso (16)** cortada longitudinalmente. Entre as duas camadas musculares vê-se uma fina camada de tecido conectivo que contém o plexo mioentérico (plexo de Auerbach). Há também várias **células ganglionares (17)** grandes, pertencentes ao plexo. A **figura menor** mostra fibras nervosas amielínicas e células de Schwann envolvendo os axônios.

PRANCHA 91   Junção ileocecal   **207**

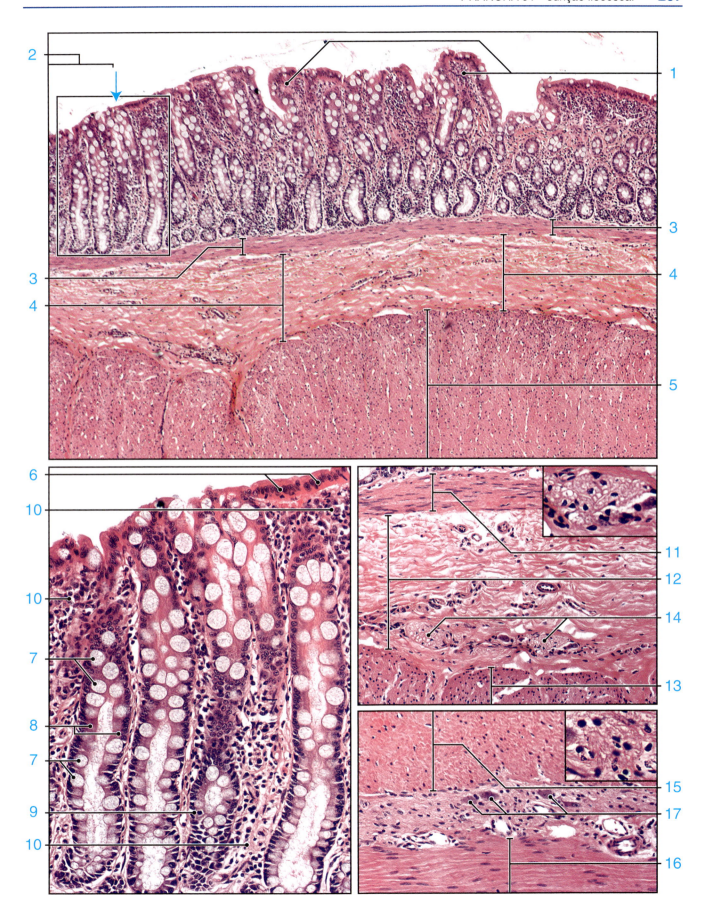

PRANCHA 92 Colo

O colo é a parte do intestino grosso que se estende do ceco até o reto. Suas principais funções são a reabsorção de eletrólitos e água e a eliminação de resíduos da digestão e outros materiais residuais. Sua mucosa apresenta uma superfície relativamente lisa, com ausência de pregas circulares e vilosidades. A espessura da mucosa é amplamente ocupada por glândulas simples (criptas de Lieberkühn) que se estendem até a muscular da mucosa. As glândulas e a superfície luminal do colo são revestidas por um epitélio simples cilíndrico, composto de células caliciformes, absortivas e enteroendócrinas. Em geral, as células de Paneth estão ausentes. Células-tronco epiteliais estão restritas ao fundo das glândulas. As células em divisão do epitélio tendem a se localizar no terço inferior da glândula.

Da mesma forma que o intestino delgado, o colo apresenta uma mucosa, uma submucosa, uma muscular externa e sobre a sua superfície livre exterior, uma serosa. Uma característica incomum da muscular do colo, bem como do ceco, é uma expansão de partes da camada longitudinal externa da muscular externa. Uma modificação na espessura desta camada muscular forma três estruturas uniformemente espaçadas, similares a faixas (*teniae coli*), presentes ao longo do comprimento do colo.

FOTOMICROGRAFIA PARA ORIENTAÇÃO: Esta fotomicrografia mostra um corte transversal do colo. A **mucosa** (1) apresenta uma superfície relativamente lisa, com indentações ocasionais. Abaixo vemos a **submucosa** (2), formada em grande parte de tecido conectivo denso não modelado e que apresenta grandes **vasos sanguíneos** (3), **placas de tecido adiposo** (4) e o plexo nervoso submucoso (plexo de Meissner). A **camada circular interna da muscular externa** (5) aparece como uma camada espessa uniforme. A **camada longitudinal externa da muscular externa** (6) aparece como uma camada uniforme mais fina, exceto por sua parte expandida que forma a *teniae coli* (7).

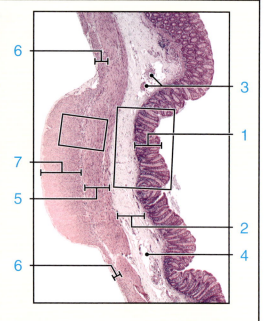

Colo, macaco, H&E, 180x.
A área maior delimitada na fotomicrografia para orientação é apresentada nesta fotomicrografia em aumento maior; mostra a **mucosa** (1) e a **muscular da mucosa** (2). Abaixo está a **submucosa** (3), formada de tecido conectivo denso não modelado. Uma pequena porção da **camada circular interna da muscular externa** (4) também está presente. Um pequeno número de células musculares lisas está orientado longitudinalmente, indicando que este é um corte transversal da parede do colo. O colo se caracteriza por glândulas tubulares simples, as criptas de Lieberkühn, que consistem em um epitélio simples cilíndrico. Elas se estendem da muscular da mucosa até a superfície luminal (*setas*), onde vertem sua secreção mucosa. A **lâmina própria** (5) entre as criptas é composta de tecido conectivo frouxo extremamente celular, apresentando numerosos linfócitos, plasmócitos e, em menor número, macrófagos e eosinófilos.

Colo, macaco, H&E, 670x.
A área delimitada na região superior da fotomicrografia anterior é apresentada em aumento maior; mostra o epitélio superficial e a abertura de duas criptas de Lieberkühn (*setas*). Observe as células cilíndricas do epitélio simples. As células no interior das criptas, principalmente as **células caliciformes** (6), ainda contêm seu material de secreção. Uma **borda estriada** (7), pertencente às células absortivas, é vista na superfície luminal. Estas células, bem como as células caliciformes vazias, passam por apoptose neste local, como evidenciado pela presença de **corpos densos corados** (8). Algumas das células da lâmina própria podem ser identificadas como **plasmócitos** (9) e **linfócitos** (10).

Colo, macaco, H&E, 670x.
A área inferior delimitada na fotomicrografia superior mostra em aumento maior a base da cripta, a lâmina própria circundante e a **muscular da mucosa** (11). As células-tronco no fundo da cripta são pequenas e apresentam relativamente pouco citoplasma. Conforme as células em divisão se movem para cima, a produção de mucina pelas **células caliciformes** (12) fica evidente. Uma das células, provavelmente uma célula caliciforme, está passando por **mitose** (13). A lâmina própria contém numerosos linfócitos e plasmócitos.

Colo, macaco, H&E, 250x.
A área menor delimitada na fotomicrografia para orientação é mostrada nesta fotomicrografia em aumento maior. A metade superior da fotomicrografia mostra os contornos longitudinais das fibras do músculo liso da **camada circular da muscular externa** (14). A parte inferior da fotomicrografia mostra os contornos transversais das fibras musculares lisas da **camada longitudinal da muscular externa** (15). Entre estas duas camadas há uma fina camada de tecido conectivo, que contém o plexo mioentérico (plexo de Auerbach). A maioria dos pequenos núcleos observados nesta região pertence às células de Schwann. Dois **corpos celulares neuronais** (16) são visíveis, um dos quais mostra somente o citoplasma celular; o outro inclui o núcleo.

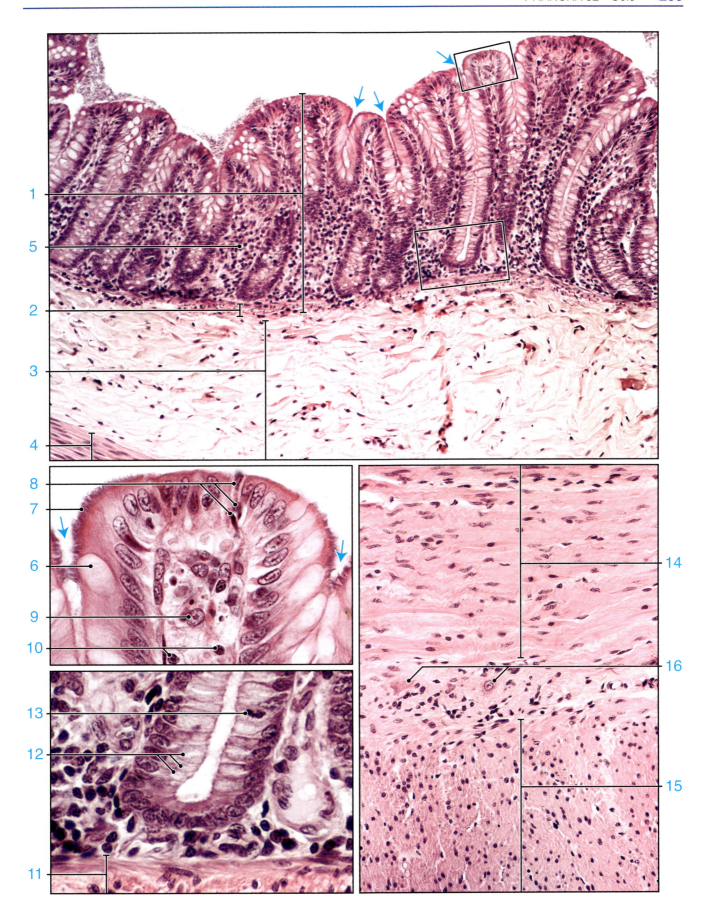

PRANCHA 93 Apêndice

O apêndice cecal, ou simplesmente apêndice, é uma estrutura em forma de dedo que se origina no ceco (o ceco é uma bolsa distal à valva ileocecal, o primeiro segmento do intestino grosso). O apêndice é um tubo estreito de fundo cego que mede de 2,5 cm a 13 cm de comprimento. Como é uma estrutura sacular com fundo cego, o conteúdo intestinal pode ficar aprisionado ou sequestrado no apêndice, causando muitas vezes inflamação e infecção. Em lactentes e crianças, o apêndice contém numerosos nódulos linfáticos, sugerindo que ele desempenha uma função imunológica. Evidências recentes sugerem que o apêndice, juntamente com o ceco e a porção terminal do íleo, possa ser um equivalente da bursa em mamíferos (i.e., o equivalente à bursa de Fabrícius das aves), servindo assim como parte do sistema imune imaturo no qual linfócitos B latentes ganham imunocompetência.

Estruturalmente, a parede do apêndice é similar à do intestino delgado, pois apresenta uma camada longitudinal da muscular externa completa. Entretanto, ele não apresenta pregas circulares nem vilosidades. Sua mucosa é similar à do colo, com glândulas tubulares simples. Em alguns casos, esta semelhança se perde devido à presença de muitos nódulos linfáticos capazes de se juntar e se estender para a submucosa. Na maioridade, a quantidade de tecido linfático no apêndice se reduz consideravelmente e, com isso, o tamanho do órgão diminui. Em alguns adultos a estrutura normal é perdida, e o apêndice é preenchido por tecido cicatricial fibroso.

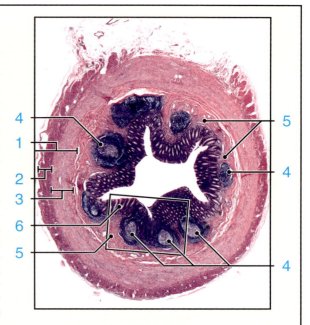

FOTOMICROGRAFIA PARA ORIENTAÇÃO: Esta fotomicrografia em aumento menor mostra um corte transversal do apêndice próximo ao ponto de ligação com o ceco. A **muscular externa** (1) é facilmente reconhecida. Em virtude da diferença de coloração na muscular externa, a **camada longitudinal externa** (2) pode ser diferenciada da **camada circular interna** (3) de músculo liso. Também claramente visíveis são os numerosos **linfonodos** (4). Eles localizam-se na mucosa, mas vão de encontro ao tecido conectivo denso da **submucosa** (5). **Glândulas tubulares** (6) simples da mucosa são pouco evidentes nesta fotomicrografia.

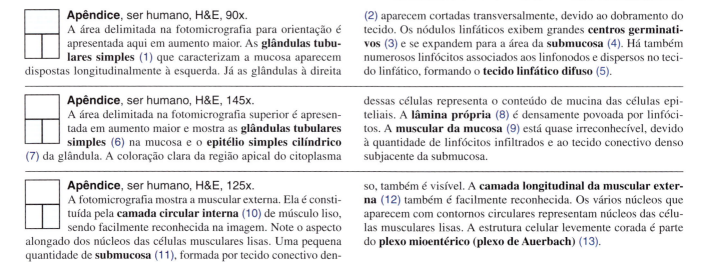

Apêndice, ser humano, H&E, 90x.
A área delimitada na fotomicrografia para orientação é apresentada aqui em aumento maior. As **glândulas tubulares simples** (1) que caracterizam a mucosa aparecem dispostas longitudinalmente à esquerda. Já as glândulas à direita (2) aparecem cortadas transversalmente, devido ao dobramento do tecido. Os nódulos linfáticos exibem grandes **centros germinativos** (3) e se expandem para a área da **submucosa** (4). Há também numerosos linfócitos associados aos linfonodos e dispersos no tecido linfático, formando o **tecido linfático difuso** (5).

Apêndice, ser humano, H&E, 145x.
A área delimitada na fotomicrografia superior é apresentada em aumento maior e mostra as **glândulas tubulares simples** (6) na mucosa e o **epitélio simples cilíndrico** (7) da glândula. A coloração clara da região apical do citoplasma dessas células representa o conteúdo de mucina das células epiteliais. A **lâmina própria** (8) é densamente povoada por linfócitos. A **muscular da mucosa** (9) está quase irreconhecível, devido à quantidade de linfócitos infiltrados e ao tecido conectivo denso subjacente da submucosa.

Apêndice, ser humano, H&E, 125x.
A fotomicrografia mostra a muscular externa. Ela é constituída pela **camada circular interna** (10) de músculo liso, sendo facilmente reconhecida na imagem. Note o aspecto alongado dos núcleos das células musculares lisas. Uma pequena quantidade de **submucosa** (11), formada por tecido conectivo denso, também é visível. A **camada longitudinal da muscular externa** (12) também é facilmente reconhecida. Os vários núcleos que aparecem com contornos circulares representam núcleos das células musculares lisas. A estrutura celular levemente corada é parte do **plexo mioentérico (plexo de Auerbach)** (13).

PRANCHA 93 Apêndice

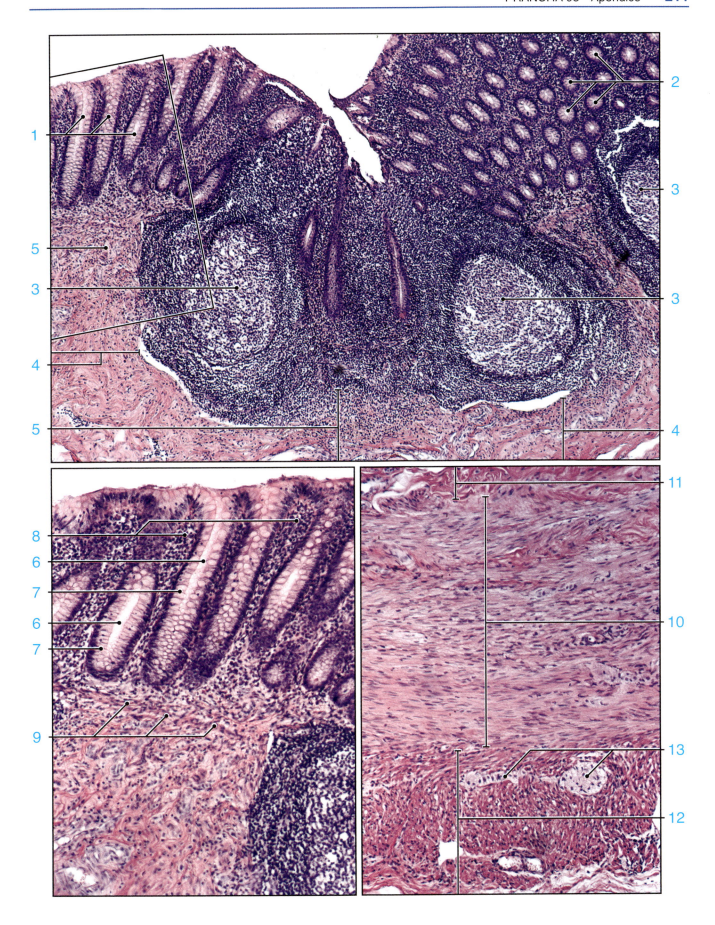

PRANCHA 94 Canal anal e junção anocutânea

A estrutura da mucosa do reto é essencialmente a mesma do colo. Conforme o canal anal se aproxima, ocorre uma transformação na qual o epitélio simples cilíndrico muda para um epitélio estratificado. O epitélio no canal anal apresenta características variáveis. Ele pode ser estratificado cilíndrico ou cúbico, mudando para estratificado pavimentoso com trechos estratificados cilíndricos ou cúbicos e, por fim, torna-se um epitélio estratificado pavimento queratinizado no ânus, a zona de transição. Glândulas sebáceas e folículos pilosos estão associados ao epitélio estratificado pavimentoso queratinizado. A muscular da mucosa termina ao nível da junção anocutânea. No mesmo nível, o músculo liso da camada circular da muscular externa se espessa para formar o esfíncter anal interno. O esfíncter anal externo é formado pelos músculos estriados do assoalho pélvico e do períneo.

FOTOMICROGRAFIA PARA ORIENTAÇÃO: Esta fotomicrografia apresenta um corte por meio da parede do reto e do canal anal, mostra **as criptas de Lieberkühn** (1) na região retal e, abaixo dela, o canal anal. A parte da fotomicrografia abaixo da *seta* é o ânus, que é caracterizado pela pele. Outras características reconhecíveis incluem a terminação da camada circular da **muscular externa** (2) que se expande para formar o esfíncter anal interno, o **esfíncter anal externo** (3) (*no interior da linha tracejada*), que consiste em feixes de fibras de músculo estriado, e a zona de transição (*seta*).

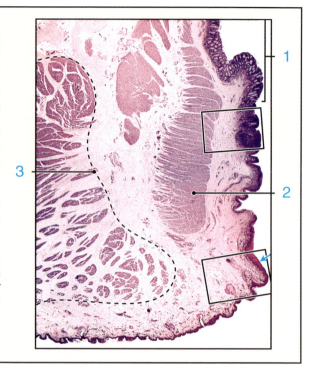

Canal anal, junção anorretal, ser humano, H&E, 65x.

A área delimitada superiormente na fotomicrografia para orientação é mostrada em aumento maior e inclui a mucosa, a submucosa e uma parte da muscular externa. O epitélio de revestimento mostra a transição de **epitélio simples cilíndrico** (1) para **epitélio estratificado cúbico** (2). Também estão presentes as **criptas de Lieberkühn** (3) remanescentes. Um **nódulo linfático** (4) está presente abaixo do epitélio estratificado cúbico. Na região inferior da fotomicrografia vê-se uma parte da camada circular interna da **muscular externa** (5). A **submucosa** (6), na ausência da muscular da mucosa neste local, une-se diretamente à mucosa.

Canal anal, junção anorretal, ser humano, H&E, 255x.

A área delimitada na fotomicrografia superior esquerda é mostrada nesta fotomicrografia. Observe o **epitélio simples cilíndrico** (7) e sua transição para **epitélio simples cúbico** (8) neste local. Uma das **criptas de Lieberkühn** (9) remanescentes está associada com o epitélio simples cilíndrico. A lâmina própria subjacente é altamente celular, contendo um grande número de linfócitos.

Canal anal, junção anorretal, ser humano, H&E, 65x.

A área delimitada inferiormente na fotomicrografia para orientação é mostrada nesta fotomicrografia em aumento maior. O epitélio muda de estratificado pavimentoso para estratificado pavimentoso queratinizado na área apontada pela *seta*. Esta é a zona de transição entre a membrana mucosa e a pele. Observe as **glândulas sebáceas** (10) e os **folículos pilosos** (11) associados à pele.

Canal anal, junção anorretal, ser humano, H&E, 255x.

A área delimitada na fotomicrografia inferior esquerda é mostrada nesta fotomicrografia. O **epitélio** (12) aparece como uma epiderme característica. As várias camadas da epiderme são visíveis. Observe o **estrato granuloso** (13) característico de epitélio queratinizado. O **tecido conectivo** (14) subjacente é consideravelmente menos celular, mas apresenta **melanócitos** (15) característicos da derme, que contribuem com a pigmentação da região anal.

PRANCHA 94 Canal anal e junção anocutânea **213**

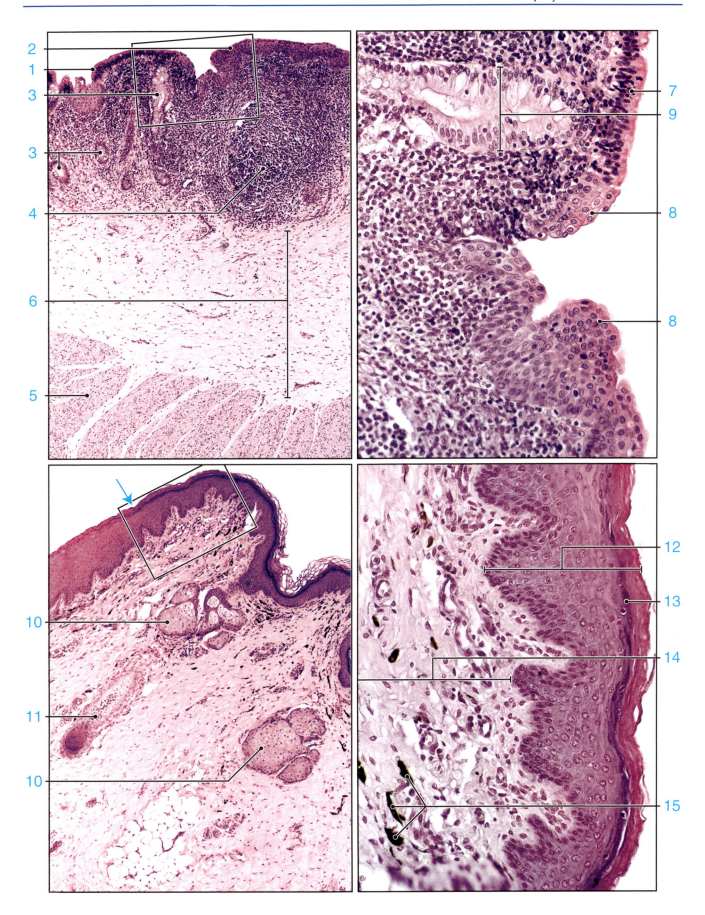

CAPÍTULO 14
Sistema Digestório III: Fígado e Pâncreas

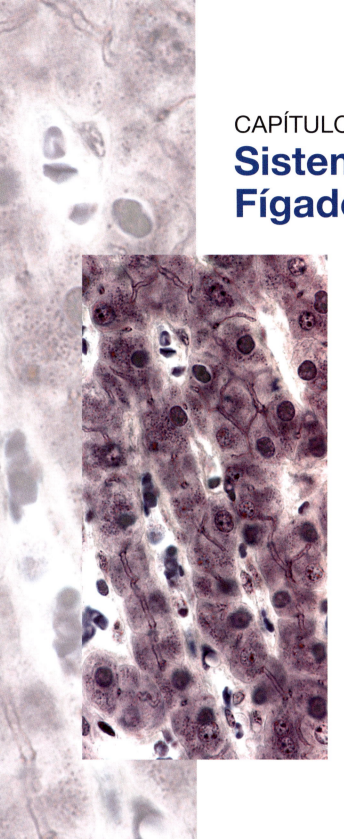

PRANCHA 95 Fígado I **216**
PRANCHA 96 Fígado II **218**
PRANCHA 97 Fígado III e fígado fetal **220**
PRANCHA 98 Fígado IV, microscopia eletrônica de transmissão **222**
PRANCHA 99 Vesícula biliar **224**
PRANCHA 100 Pâncreas I **226**
PRANCHA 101 Pâncreas II **228**
PRANCHA 102 Pâncreas III **230**

PRANCHA 95 Fígado I

O fígado representa a maior massa de tecido glandular do corpo e é o maior órgão interno. Tem um suprimento sanguíneo incomum, recebendo a maior parte de sangue pela veia porta hepática, que conduz o sangue venoso do trato gastrintestinal, do pâncreas e do baço. Com isso, o fígado se situa diretamente no trajeto que transfere substâncias absorvidas no intestino ao restante do organismo. Assim, o fígado é o primeiro a ser exposto a substratos metabólicos e nutrientes; ao mesmo tempo, o fígado é o primeiro órgão a ser exposto a substâncias nocivas e tóxicas absorvidas no intestino. Uma das principais tarefas do fígado é oxidar ou conjugar substâncias tóxicas para torná-las inofensivas. Ele pode, entretanto, ser seriamente lesionado por um excesso de tais substâncias.

Cada célula hepática, ou hepatócito, exibe tanto função exócrina quanto endócrina. A secreção exócrina do fígado chama-se bile; a bile contém produtos residuais conjugados e degradados que serão levados de volta ao intestino para serem excretados via bolo fecal. Também contém substâncias que se unem a metabólitos no intestino para auxiliar em sua absorção. Uma série de ductos com aumento gradual em seu diâmetro tem seu início nos canalículos localizados entre os hepatócitos individuais e termina com o ducto biliar comum, que leva a bile do fígado e da vesícula biliar ao duodeno.

As secreções endócrinas do fígado são liberadas diretamente para o sangue que supre as células hepáticas, incluindo albumina, α- e β-globulinas não imunes, protrombina e glicoproteínas, inclusive fibronectina. Glicose, liberada do glicogênio estocado, e tri--iodotironina (T_3), o produto mais ativo da deziodização da tiroxina, também são liberados diretamente para dentro do sangue.

As unidades funcionais do fígado, descritas como lóbulos ou ácinos, são compostas de cordões regulares interconectados de hepatócitos, separados entre si pelos sinusoides sanguíneos (ver Prancha 96, observando a organização do parênquima e as unidades funcionais).

Fígado, ser humano, H&E, 75x.

O aumento menor mostra uma grande quantidade de hepatócitos que parecem ser uniformemente distribuídos por toda extensão do fragmento. Os hepatócitos estão arranjados em placas com espessura de uma única célula, mas, quando cortados, aparecem como cordões interligados com espessura de uma ou mais, dependendo do nível do corte. Os sinusoides aparecem como áreas claras entre os cordões de células. O sangue flui ao longo dos sinusoides até a **veia central** (1). Os sinusoides e a veia central são mais claramente mostrados no aumento maior da micrografia abaixo.

Essa figura também apresenta um espaço porta. O espaço porta é um septo de tecido conectivo que contém os ramos da **artéria hepática** (2) e da **veia porta** (3), os **ductos biliares,** vasos linfáticos e nervos. A artéria e a veia, juntamente com o ducto biliar, formam a tríade portal.

A artéria hepática e a veia porta são fáceis de identificar, pois se encontram uma em relação à outra dentro do tecido conectivo do espaço porta. A veia geralmente apresenta parede delgada; a artéria tem diâmetro menor e parede mais espessa. Os ductos biliares são compostos de epitélio simples cúbico ou cilíndrico, dependendo do tamanho do ducto. Múltiplos contornos de vasos sanguíneos e ductos biliares podem ser vistos no espaço porta, por causa de sua ramificação ou de seu percurso fora do nível de corte e voltando para o mesmo.

Fígado, ser humano, H&E, 75x; figura menor, 25x.

As **veias centrais** (5) são as ramificações mais distais da veia hepática e, como a veia hepática, fazem seu trajeto sozinhas. Suas características distintas são os **sinusoides** (6) que penetram a parede da veia, e a pouca quantidade de tecido conectivo em sua volta. Essas características são mais facilmente visualizadas na Prancha 96. Tanto os sinusoides quanto a veia são revestidos por uma camada descontínua de **células endoteliais** (7) entremeadas por macrófagos hepáticos, as **células de Kupffer** (8).

Para definir os limites de um lóbulo é melhor examinar o fígado em aumentos menores. O lóbulo é melhor identificado em cortes transversais. A veia central aparece como uma estrutura circular e os hepatócitos aparecem como fileiras dispostas radialmente em relação à veia. Um desses lóbulos é marcado pela *linha tracejada* na fotomicrografia superior.

Os limites do lóbulo são definidos, parcialmente, pelo espaço porta. Em outras direções, as placas do lóbulo parecem não ter limites, ou seja, parecem se tornar contíguas com as placas de um lóbulo adjacente. Entretanto, podemos estimar as dimensões de um lóbulo aproximando um círculo com a veia central como seu centro e incluindo as placas que exibem um arranjo radial até o ponto onde um espaço porta esteja presente. Caso o lóbulo seja cortado transversalmente, o limite radial é imposto pela localização de um ou mais espaços porta.

A **figura menor** mostra o vaso por onde o sangue parte do fígado, a **veia hepática** (9). Ela é prontamente identificada, pois percorre isoladamente e é envolvida por uma grande quantidade de **tecido conectivo** (10). Um pequeno **folículo linfoide** (11) aparece no tecido conectivo ao redor da veia.

PRANCHA 95 Fígado I **217**

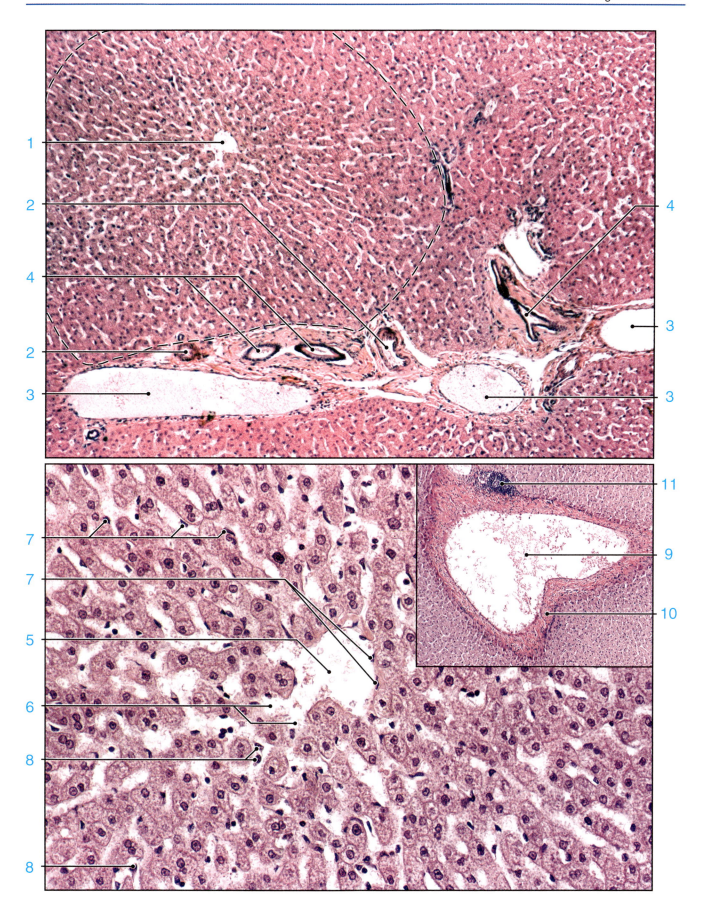

PRANCHA 96 Fígado II

Em termos de unidade funcional, a estrutura do fígado é descrita de três maneiras: o lóbulo clássico, o lóbulo portal e o ácino hepático. A maneira clássica de descrever a organização do parênquima hepático é o lóbulo clássico que representa uma massa tecidual com estrutura aproximadamente hexagonal. Esta descrição baseia-se na distribuição dos ramos da veia porta e da artéria hepática e na direção em que o sangue flui quando perfunde as células hepáticas (ver diagrama). Pode ser visualizada como placas de hepatócitos, com espessura de uma única célula, separadas por um sistema de sinusoides que perfundem as células com uma mistura de sangue portal e arterial. No centro desse lóbulo situa-se uma veia relativamente grande, a veia central, para onde os sinusoides drenam.

O lóbulo portal enfatiza o parênquima em relação às suas funções exócrinas. Ele limita um bloco aproximadamente triangular de tecido que inclui partes de três lóbulos clássicos (ver diagrama). O conceito do lóbulo portal destaca a estrutura parenquimática do fígado de forma comparável à estrutura encontrada em outras glândulas exócrinas.

O ácino hepático é uma massa de tecido em forma de losango que representa a menor unidade funcional do parênquima hepático. Ele proporciona a melhor correlação entre perfusão sanguínea, atividade metabólica e patologia hepática. O eixo menor do ácino é definido pelos ramos terminais do espaço porta que situa-se ao longo do limite entre dois lóbulos clássicos (ver diagrama). O eixo maior é representado por uma linha entre as duas veias centrais mais próximas ao eixo menor. O ácino hepático é também descrito como três zonas concêntricas e elípticas que envolvem o eixo menor. As zonas são numeradas de 1 a 3 com base em sua distância em relação ao eixo menor (ver as zonas do ácino hepático no diagrama maior). As células na zona 1 são as primeiras a receberem oxigênio, nutrientes e toxinas do sangue sinusoide e as primeiras a apresentarem alterações morfológicas. São as últimas a morrerem caso a circulação seja prejudicada e as primeiras a se regenerar. Inversamente, as células da zona 3 são as primeiras a mostrarem necrose isquêmica em situações de perfusão reduzida e as primeiras a apresentarem acúmulo de gordura. São as últimas a responderem a substâncias tóxicas. As células na zona 2 apresentam características e respostas funcionais e morfológicas intermediárias àquelas das áreas 1 e 3.

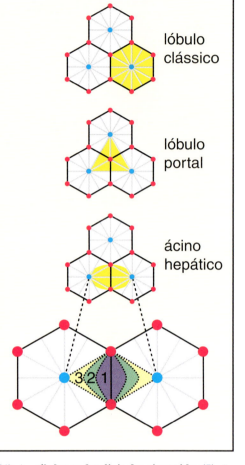

lóbulo clássico

lóbulo portal

ácino hepático

Fígado, ser humano, H&E, 870x.

Esta fotomicrografia é um aumento maior da fotomicrografia inferior da Prancha 95. O espaço central é a **veia central** (1), responsável por coletar sangue dos **sinusoides** (2), os quais podem ser vistos desembocando na veia central em duas regiões (*setas*). A veia central é revestida por células endoteliais com **núcleos** (3) facilmente visualizados. Entre o endotélio e as células hepáticas parenquimáticas há uma camada delgada de tecido conectivo (4). As **células endoteliais dos sinusoides** (5) são identificadas pelos seus núcleos achatados. Seu citoplasma, como anteriormente descrito, não pode ser reconhecido. As **células de Kupffer** (6) são diferenciadas por seus núcleos relativamente grandes, sua localização dentro do sinusoide e, muitas vezes, pelo citoplasma que envolve o núcleo. Deve-se observar também que algumas células hepáticas parenquimáticas são **binucleadas** (7), como se observa em várias amostras nessa fotomicrografia.

Fígado, canalículos biliares, ser humano, hematoxilina férrica, 1.140x.

Esse fragmento foi corado para demonstrar o sistema canalicular biliar. A fotomicrografia mostra várias placas de hepatócitos. A anastomose das placas, um aspecto característico, aparece na parte superior da fotomicrografia. A parte inferior da fotomicrografia mostra **canalículos biliares** (8) em uma placa que foi cortada longitudinalmente. Mostra a direção linear dos canalículos enquanto repousa entre células contrapostas da placa. Em vários locais, estruturas circulares (9) representam canalículos dispostos em ângulo reto em relação ao canalículo cortado longitudinalmente, e a este juntando-se. Em outro local, onde os hepatócitos da placa foram cortados em uma área de anastomose, podemos visualizar que os **canalículos biliares** (10) circundam completamente o hepatócito. Na verdade, os canalículos biliares são formados pela indentação de hepatócitos adjacentes. Outros aspectos relevantes desta fotomicrografia são as **células endoteliais** (11) que revestem os sinusoides e algumas **células de Kupffer** (12) encontradas nos sinusoides.

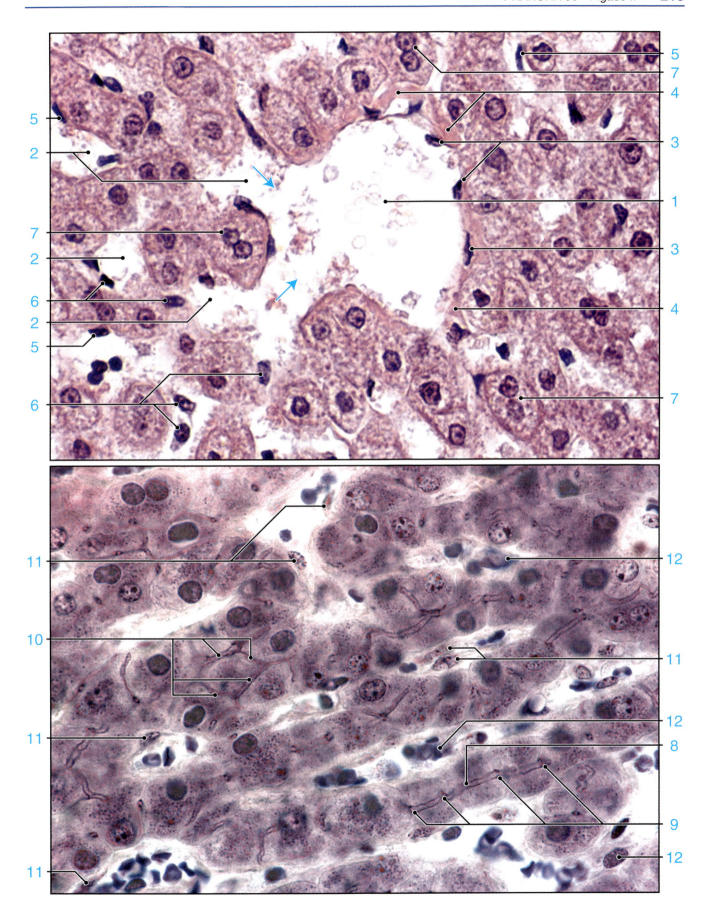

PRANCHA 97 Fígado III e fígado fetal

Fígado, rato, fixação por glutaraldeído-ósmio, azul de toluidina, 900x.

Esta fotomicrografia mostra um fragmento incluído em resina plástica do fígado preparado por um método usado para microscopia eletrônica. Ao contrário de uma preparação típica corada por H&E, esta preparação mostra melhor o detalhe citológico do hepatócito e da estrutura sinusoide, devido à menor espessura do corte. O citoplasma dos hepatócitos é corado em azul pela coloração de azul de toluidina. Entretanto, a observação cuidadosa mostra pequenas massas irregulares coradas em magenta. A fixação em glutaraldeído preserva o **glicogênio** (1) armazenado na célula e a coloração com o azul de toluidina cora de magenta o glicogênio. Ao contrário, em preparações H&E de rotina o glicogênio não é corado, formando espaços aparentemente vazios dentro da célula. O citoplasma também mostra **gotículas lipídicas** (2), que aparecem em tamanhos e quantidades variáveis em diversas células. O lipídeo foi preservado e corado de preto pelo ósmio, usado como fixador secundário altamente lipofílico. A quantidade de lipídeos e glicogênio varia e, sob condições normais, reflete a dieta alimentar. A observação cuidadosa do citoplasma dos hepatócitos mostra também pequenos corpos puntiformes azul-escuros, contrastando com o fundo azul mais claro da célula. Estes corpos são as mitocôndrias. Outro aspecto desse fragmento é a representação nítida de **canalículos biliares** (3) localizados entre células hepáticas adjacentes. A maior parte dos canalículos biliares aparece como estruturas circulares, o que indica o corte transversal dos canalículos. Em vários locais (4), o canalículo biliar se apresenta como estrutura discretamente alongada, indicando que foi cortado diagonalmente ou longitudinalmente. Várias células proeminentes são vistas nos sinusoides. São as **células de Kupffer**, os macrófagos hepáticos (5). Estas exibem um núcleo relativamente grande e citoplasma abundante. A superfície da célula de Kupffer mostra um contorno bastante irregular ou chanfrado, devido aos inúmeros prolongamentos que dão à célula uma área de superfície mais extensa.

As **células endoteliais** (6) apresentam núcleos consideravelmente menores, menos citoplasma e apresentam um contorno relativamente liso. Um terceiro tipo de célula observada com menos frequência é o lipócito perisinusoidal (célula de Ito ou célula estrelada), ausente nesta fotomicrografia. Essas células contêm inúmeras gotículas lipídicas que, por sua vez, armazenam vitamina A. Nesse fragmento, alguns sinusoides apresentam **eritrócitos** (7) corados em azul.

Fígado, ser humano, H&E, 175x; figura menor, 700x.

O fígado é o principal local da hematopoiese que se inicia no terceiro mês de gestação. O processo continua até pouco antes do nascimento, mas seu potencial é preservado mesmo após o parto. Caso a medula óssea perca a capacidade de produzir células sanguíneas (p.ex., em decorrência de malignidade ou de formação de tecido fibroso), a hematopoiese pode, até certo grau, voltar. O fragmento mostrado nesta fotomicrografia mostra a hematopoiese em um fígado fetal. A organização estrutural do parênquima hepático nesse estágio é basicamente a mesma encontrada na vida pós-natal. O parênquima está organizado em cordões de células característicos, entre os quais situam-se os seios que drenam para a **veia central** (8). A observação cuidadosa do órgão, mesmo neste aumento menor, mostra agrupamentos de núcleos pequenos, redondos e intensamente corados. Em sua maioria são núcleos de **eritrócitos** (9) em desenvolvimento. A **figura menor** mostra essas células em aumento maior. Embora seja difícil diferenciar, essas células se localizam entre as células hepáticas parenquimáticas e o revestimento endotelial dos seios vasculares.

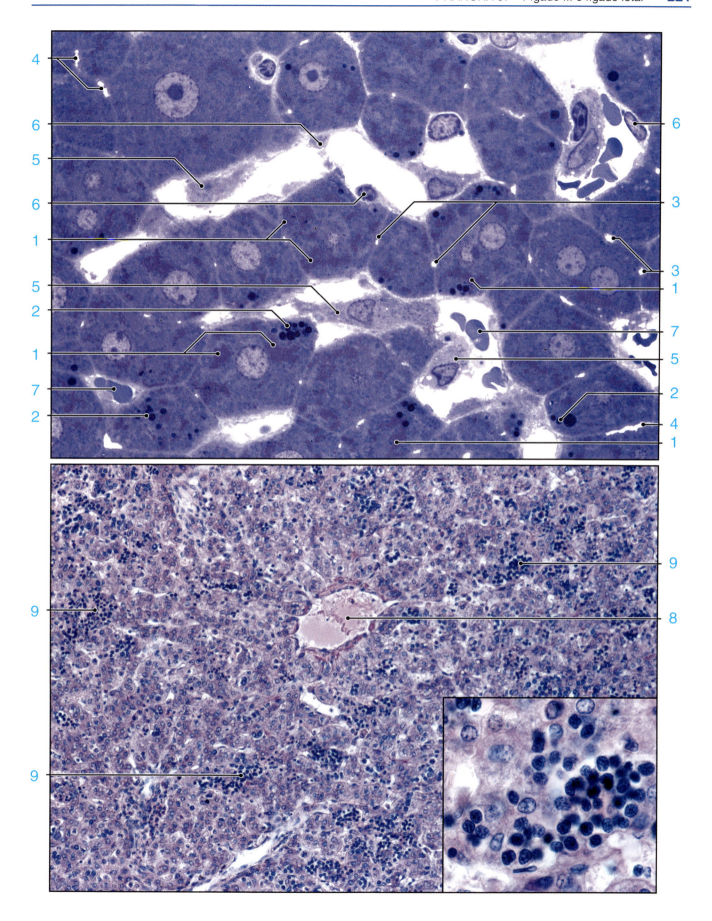
PRANCHA 97 Fígado III e fígado fetal

PRANCHA 98 Fígado IV, microscopia eletrônica de transmissão

Fígado, camundongo, eletromicrografia de transmissão, 5.100x; figura menor, 6.000x.

Esta eletromicrografia oferece uma análise mais detalhada da organização estrutural do fígado; compare-a com a fotomicrografia superior da Prancha 97. O núcleo visto no centro mostra a mesma distribuição esparsa da heterocromina observada nos núcleos dos hepatócitos do corte plastificado. A fotomicrografia visualiza parte de dois cordões hepáticos que se juntam na parte superior esquerda da fotomicrografia. Um **sinusoide** (1) é visto entre os dois cordões, mas desaparece do plano de corte, onde os cordões se unem. Um dos núcleos dos hepatócitos está presente neste corte.

O citoplasma exibe inúmeros fragmentos de **agregados de grânulos de glicogênio** (2). Elas correspondem às áreas coradas em rosa (metacromático) no fragmento de azul de toluidina da fotomicrografia superior na Prancha 97. Várias mitocôndrias ovais e traços de **retículo endoplasmático rugoso** (**rER**) (3) são relativamente visíveis. Poucas e pequenas **gotículas lipídicas** (4) também são encontradas.

Neste aumento menor, o espaço perissinusoide (**espaço de Disse** [5]) pode ser reconhecido como o espaço estreito que contém prolongamentos citoplasmáticos delgados, ou microvilosidades. O espaço de Disse é separado do lúmen do sinusoide por um endotélio delgado que, em aumentos maiores, mostra aberturas de vários tamanhos; ou seja, entre o espaço de Disse e o lúmen existem vias abertas. As **células de Kupffer** (6) podem ser vistas formando uma parte da parede sinusoidal. Parecem substituir as células endoteliais em alguns lugares, mas a maior parte das células está dentro do lúmen sinusoide. A **figura menor** mostra uma célula de Kupffer com seu núcleo. Observe a presença de lisossomos secundários. Aparecem como corpos eletrodensos irregulares no citoplasma. Note, também, as inúmeras microvilosidades que se projetam dos hepatócitos para dentro do espaço de Disse. O último aspecto importante da micrografia são os **canalículos biliares** (7), vistos no lado esquerdo. Os limites entre as células adjacentes podem ser identificados neste aumento, e o canalículo é visto onde as duas membranas adjacentes se separam para formar esse pequeno canal.

PRANCHA 98 Fígado IV, microscopia eletrônica de transmissão

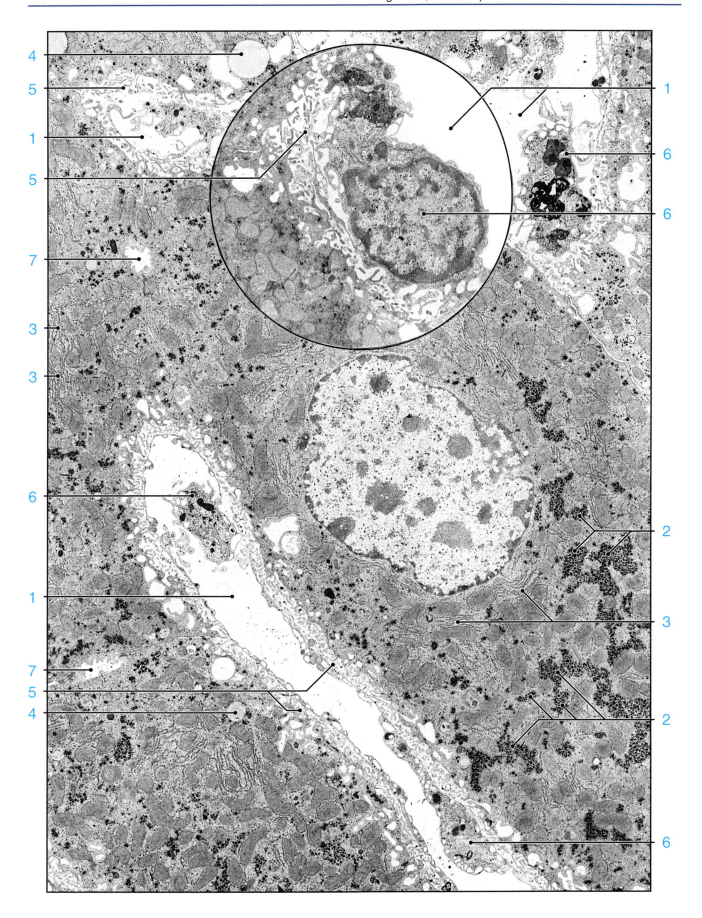

PRANCHA 99 Vesícula biliar

A vesícula biliar é uma estrutura elástica sacular em forma de pera aderida à superfície do fígado. Recebe, por meio dos ductos hepáticos e císticos, a bile diluída produzida como secreção exócrina do fígado. A bile é concentrada na vesícula biliar por meio de suas células epiteliais cilíndricas absortivas. O epitélio é muito semelhante ao do intestino delgado e ao do colo, exceto pela ausência de células caliciformes e outros tipos celulares. A presença de gordura na parte proximal do duodeno durante o processo digestório induz células intestinais entero-endócrinas a secretarem um hormônio que causa contração do músculo liso na parede da vesícula biliar, a colecistocinina, forçando a bile armazenada a sair para o duodeno. A bile contém sais biliares conjugados, colesterol, fosfolipídeos, bilirrubina e outros produtos residuais. A bile que entra no intestino ajuda a alcalinizar o conteúdo intestinal. Os sais biliares desempenham uma função na absorção de gordura, emulsificando ácidos graxos e monoacilgliceróis. A bilirrubina é o produto da degradação de eritrócitos e é excretada por meio do intestino.

FOTOMICROGRAFIA PARA ORIENTAÇÃO: Esta fotomicrografia mostra a espessura completa da parede da vesícula biliar. Enquanto a maior parte da vesícula biliar é coberta por uma serosa, a parte mostrada nesta fotomicrografia apresenta a **adventícia** (1), o tecido conectivo aderido ao fígado. A **mucosa** (2) da vesícula biliar em estado vazio mostra várias dobras mucosas irregulares. Abaixo da mucosa situa-se a **muscular** (3), que consiste em feixes de músculo liso orientados aleatoriamente (a muscular da mucosa e a submucosa não aparecem). O tecido conectivo abaixo da muscular externa contém **vasos sanguíneos** (4) e nervos que suprem o órgão, além de quantidade variável de **adipócitos** (5).

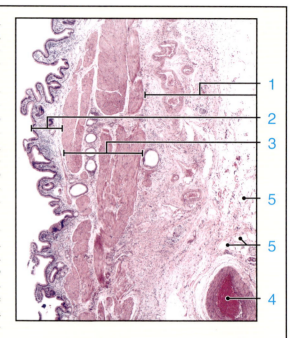

Vesícula biliar, ser humano, H&E, 60x.

Os componentes essenciais para identificar a vesícula biliar são vistos nesta fotomicrografia. Observe que a superfície interna da vesícula biliar neste estado não dilatado mostra uma série de projeções que lembram as vilosidades do intestino delgado. São simplesmente **dobras da mucosa** (1) que desaparecem quando a bile distende a vesícula biliar. Uma segunda característica importante é a presença de uma camada relativamente espessa de músculo liso, que ocorre em feixes de vários tamanhos. Esta é a **muscular** (2). Os feixes musculares estão arranjados em vários ângulos entre si, uma característica comum aos órgãos esféricos. Outro aspecto interessante na fotomicrografia é a presença de estruturas que se parecem com ductos e que são encontradas muitas vezes na parede da vesícula biliar, conhecidas como **seios de Rokitansky-Aschoff** (A-R) (3). Estes são bolsas externas do revestimento epitelial que podem estender-se por meio da muscular, que geralmente aparecem na quarta ou na quinta década de vida (um estudo recente associou a formação de cálculos biliares de pigmento negro aos seios R-A). Outras estruturas evidentes incluem os vasos sanguíneos maiores, **artérias** (4) e **veias** (5), na adventícia.

Vesícula biliar, ser humano, H&E, 180x.

Esta fotomicrografia é um aumento maior da área delimitada à esquerda na fotomicrografia superior. Observe o **epitélio de revestimento** (6), formado por uma única camada de células cilíndricas. A **lâmina própria** subjacente (7) é extremamente celular e contém grande quantidade de linfócitos, bem como de plasmócitos. Além do músculo liso da **muscular** (8), há várias estruturas similares a ductos. Uma delas (9) é apenas uma dobra da superfície epitelial. As células cilíndricas neste local são idênticas às células do epitélio superficial. A maior dessas estruturas ductulares é um **seio R-A** (10). Observe o tamanho menor das células epiteliais. Finalmente, duas dessas estruturas são **glândulas secretoras de muco** (11). Neste caso, observe os núcleos achatados na base das células epiteliais, característicos de células secretoras de muco.

Vesícula biliar, ser humano, H&E, 370x.

Esta fotomicrografia é um aumento maior da área delimitada à direita na fotomicrografia superior. Em algumas áreas o **espaço intercelular basolateral** (12) aparece discretamente distendido, indicando o transporte celular de água do lúmen da vesícula biliar ao espaço intercelular. A lâmina própria contém inúmeros **linfócitos** (13), identificados neste aumento devido a seus núcleos esféricos intensamente corados. Repare que, como no intestino, vários linfócitos invadiram o **compartimento epitelial** (14). Também na lâmina própria encontra-se uma **glândula secretora de muco** (15) – a fotomicrografia mostra o momento em que ela está prestes a passar pelo epitélio (*seta*) para esvaziar seu conteúdo. Observe, novamente, o padrão característico de células secretoras de muco: núcleos achatados situados no lado basal da célula, com citoplasma celular discretamente corado devido à perda de sua mucina.

PRANCHA 99   Vesícula biliar

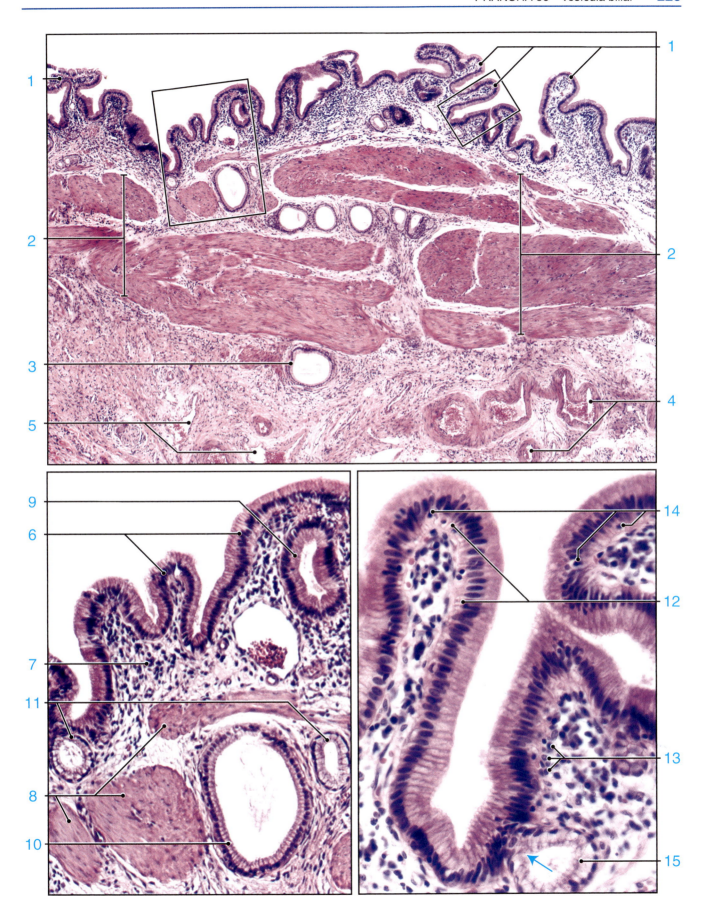

PRANCHA 100 Pâncreas I

O pâncreas é uma glândula alongada que se situa dentro da concavidade em C do duodeno. É uma glândula mista formada principalmente por um compontente exócrino, consistindo em células acinosas secretoras serosas, e um componente endócrino, que consiste em agrupamentos de células que formam as ilhotas de Langerhans. As ilhotas compreendem cerca de 1% da glândula. Uma camada bem delgada de tecido conectivo envolve o órgão, enquanto septos de tecido conectivo dividem o órgão em lóbulos. O parênquima exócrino é um conjunto de ácinos unidos por ductos intercalares. Esses ductos drenam para dentro de ductos intralobulares. Seu conteúdo, então, flui para ductos interlobulares maiores, localizados nos septos de tecido conectivo que dividem a glândula em lóbulos. Por fim, os ductos interlobulares drenam para um ducto muito maior, o ducto pancreático. Em sua entrada no intestino, o ducto biliar comum une-se ao ducto pancreático principal, permitindo a entrada de seus fluidos no intestino. As ilhas de agrupamentos celulares são altamente vascularizadas e secretam uma série de polipeptídeos e hormônios proteicos. A população celular das ilhotas é composta de vários tipos celulares, especificamente, as células *B*, secretoras de insulina; as células *A*, secretoras de glucagon; e as células *D*, que secretam somatostatina. Outros hormônios também são produzidos, mas o tipo celular específico do qual derivam não é conhecido.

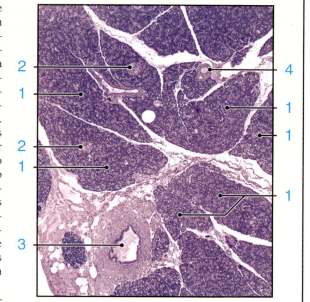

FOTOMICROGRAFIA PARA ORIENTAÇÃO: A fotomicrografia mostra um corte por uma parte do pâncreas e apresenta a estrutura lobular do parênquima exócrino. Os **lóbulos** (1) são separados por quantidades variáveis de tecido conectivo. Algumas das **ilhotas** (2) maiores aparecem como ilhotas menos coradas dentro do parênquima exócrino. Aparece também um **ducto interlobular grande** (3) e um **ducto interlobular pequeno** (4). Observe a considerável quantidade de tecido conectivo em volta do ducto grande.

Pâncreas, ser humano, H&E, 180x.

Essa fotomicrografia de aumento médio mostra a maioria dos elementos estruturais presentes em uma secção do pâncreas. A maior parte da área é ocupada por ácinos pancreáticos. **Ácinos** (1) individuais aparecem com formatos de redondo a elíptico, ocupando grande parte da fotomicrografia. As **ilhotas** (2) aparecem como estruturas menos coradas, com considerável variação de tamanho. O citoplasma das células das ilhotas se cora apenas com a eosina, enquanto as células dos ácinos pancreáticos se coram em sua região basal com hematoxilina e, em suas regiões apicais, com eosina. Neste aumento, os menores ductos pancreáticos ainda reconhecidos são os **ductos intralobulares** (3). São compostos de epitélio cúbico e dispõem de pequeno lúmen. Esses ductos se juntam ao **ducto interlobular** (4), cujo nome já pressupõe sua localização fora do lóbulo. Os ductos interlobulares dispõem de um epitélio simples, pouco cilíndrico a cilíndrico. Os ductos interlobulares maiores têm epitélio estratificado. Nesta fotomicrografia, dois **ductos intralobulares** (5) podem ser vistos ao saírem do lóbulo para se juntar a um ducto interlobular. Muitas vezes **adipócitos** (6) estão presentes, isoladamente ou em grupos bem pequenos, reconhecidos por sua aparência vazia.

Pâncreas, ser humano, H&E, 1.140x; figura menor, 2.040x.

Este aumento maior do pâncreas exócrino favorece a visualização da organização dos ácinos e do início do sistema de ductos que está a serviço dos ácinos. Três ácinos são marcados pela linha pontilhada. Como observado acima, o **citoplasma basal** (7) das células acinosas é muito basofílico. Isso se deve à abundância de retículo endoplasmático rugoso nesse local. Ao contrário, o **citoplasma apical** (8) que contém o precursor da secreção celular, os grânulos de zimogênio, é muito eosinofílico. A **figura menor** mostra várias células cujo citoplasma apical apresenta **grânulos zimogênicos** (9) eosinofílicos. Esta fotomicrografia mostra também as **células centroacinosas** (10) que se situam dentro dos ácinos e formam o início do sistema ductular. Essas células são pequenas comparadas às células acinosas e seu citoplasma tem coloração escassa. O ducto intercalar, que é a primeira parte do sistema ductular fora dos ácinos, é composto por células cujos **núcleos** (11) tendem a ser alongados e apresentam quantidade reduzida de citoplasma circundante. Os ductos intercalares de vários ácinos se unem para formar o ducto intralobular.

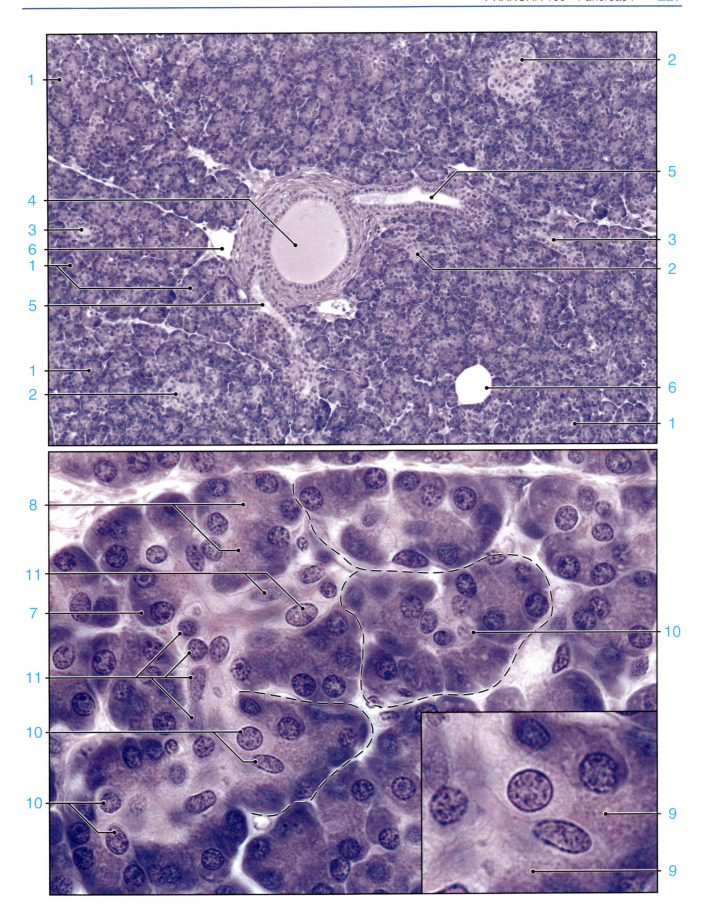

PRANCHA 100 Pâncreas I 227

PRANCHA 101 Pâncreas II

O sistema de ductos do pâncreas exócrino inicia-se dentro dos ácinos pancreáticos como células centroacinosas. A secreção pancreática deixa os ácinos e entra em um ducto intercalar, constituído por células achatadas ou pavimentosas. Vários ductos intercalares drenam, em seguida, para um ducto coletor intralobular (ductos estriados ou secretores não existem no pâncreas). Os ductos intralobulares são identificados pelo seu núcleo redondo ou ovalado. O epitélio do ducto é geralmente simples cúbico. Uma quantidade reconhecível de tecido conectivo envolve os ductos coletores intralobulares. Ao sair do lóbulo, vários ductos intralobulares se unem e formam o ducto interlobular. Em um corte, esses ductos são reconhecidos devido à grande quantidade de tecido conectivo em volta do epitélio simples cúbico a cilíndrico. Os ductos interlobulares drenam para o ducto pancreático principal, que percorre toda a extensão da glândula. Antes de entrar no duodeno, ele se une ao ducto biliar comum, permitindo a entrada da bile e da secreção pancreática para dentro do duodeno, na altura da ampola hepatopancreática.

FOTOMICROGRAFIA PARA ORIENTAÇÃO: A fotomicrografia mostra alguns dos **ductos intralobulares** maiores **(1)**, um **ducto interlobular (2)** (como mostrado na Prancha 100, em aumento discretamente maior), bem como pequenas e grandes **ilhotas de Langerhans (3)**.

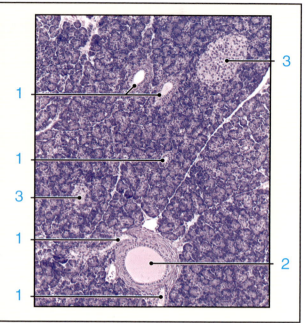

Pâncreas, ductos intercalares e intralobulares, ser humano, H&E, 700x.

Esta fotomicrografia mostra parte do sistema de ductos (*setas*) se prolongando a partir de um **ácino pancreático (1)**. Um ducto intercalar é visto como a primeira parte do sistema de ductos fora do ácino. Essa parte curta do ducto é caracterizada por **células alongadas ou pavimentosas (2)**. O ducto intercalar é seguido pelo segmento intralobular do ducto, que se caracteriza por um epitélio simples cúbico de **núcleos (3)** esféricos ou, em alguns exemplos, levemente ovais. A observação do ducto revela um material eosinófilo dentro do lúmen. Esta é a **secreção pancreática das células acinares (4)**. Observe o **tecido conectivo denso (5)** que envolve o ducto. Observe também as **células centroacinares (6)** associadas aos ácinos. Como anteriormente mencionado, essas células encontram-se dentro dos ácinos e representam o início exato do sistema ductular.

Pâncreas, ducto interlobular ser humano, H&E, 515x.

O ducto apresentado nesta fotomicrografia pode ser definido, em parte, como ducto interlobular devido a seu tamanho maior e porque se encontra fora de qualquer lóbulo. A fotomicrografia também inclui dois **ductos intralobulares (7)** parecendo aproximar-se do ducto interlobular maior para onde esvaziarão seus conteúdos. A aparência das células do ducto interlobular não é muito diferente daquela dos dois ductos intralobulares. Elas contêm relativamente pouco citoplasma, corado levemente. Uma bainha relativamente espessa de tecido conectivo envolve o ducto interlobular. Os núcleos da bainha são predominantemente **núcleos de fibroblastos (8)**, identificados por sua estrutura pequena e alongada. Há também núcleos que parecem ser de **células musculares lisas (9)**, maiores e menos heterocromáticos que os núcleos dos fibroblastos. Não formam uma camada distinta, mas parecem estar entremeados na matriz de fibras colágenas. A fotomicrografia também mostra uma pequena **veia (10)**.

Pâncreas, ilhota de Langerhans, ser humano, H&E, 515x.

Uma ilhota de Langerhans é mostrada em aumento maior. A observação dos núcleos das células que compõem a ilhota revela a variação em tamanho e aparência geral. Algumas dessas diferenças podem ser atribuídas aos diferentes tipos de células endócrinas que formam a ilhota. Entretanto, em um corte H&E, não é possível definir o tipo celular presente. Neste fragmento, alguns dos **capilares (11)** que penetram a ilhota podem ser visualizados, embora a maioria deles seja de difícil identificação, devido ao fato de estarem colapsados e isentos de células sanguíneas.

Pâncreas, ilhota de Langerhans, ser humano, prata de Grimelius, 250x; figura menor, 1.140x.

A técnica especial usada neste fragmento mostra uma ilhota e permite o reconhecimento de células alfa (α) secretoras de glucagon. Os grânulos secretores nessas células reduzem a prata, um dos componentes da mistura da técnica, e produzem a impregnação negra. Observe como as células A são agregadas na periferia da ilhota. As células restantes não podem ser diferenciadas como se fossem do tipo secretor. A **figura menor** mostra um aumento maior dos grânulos impregnados com prata que essas células secretam.

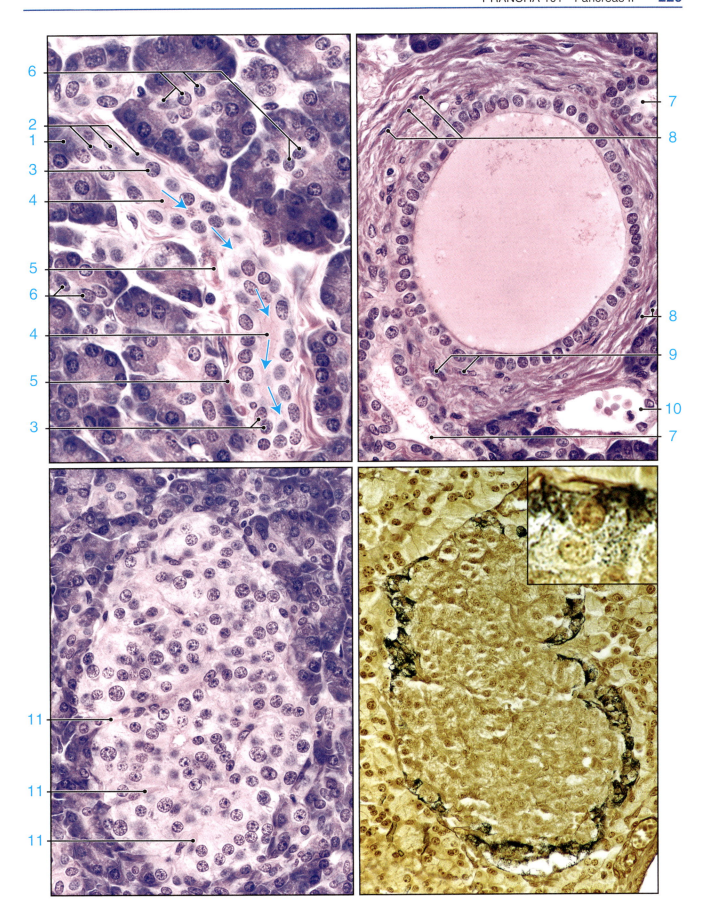

PRANCHA 102   Pâncreas III

Pâncreas, ser humano, H&E, 25x.

Como observado na descrição inicial do pâncreas na Prancha 100, o pâncreas é uma glândula alongada situada na concavidade em C do duodeno. Este fragmento mostra o local onde a cabeça do pâncreas encosta no duodeno. A parede do duodeno aparece no ângulo superior direito da fotomicrografia, identificada pela presença de **vilosidades** (1) na superfície luminal e de **glândulas de Brünner** (2) na mucosa. A **muscular externa** (3) situa-se abaixo de uma delgada submucosa. O **tecido pancreático** (4) ocupa a maior parte do restante da fotomicrografia. As três estruturas ductulares presentes na fotomicrografia representam o **ducto pancreático** (5) principal, cortado várias vezes em função de sua curvatura. Uma delas, a estrutura ductular do meio, encontra-se unida a um **ducto interlobular** (6).

Pâncreas, ser humano, H&E, 100x.

A fotomicrografia é um aumento maior da área delimitada na fotomicrografia superior. O epitélio do ducto é **simples** **cilíndrico** (7). Em vários locais, **ductos interlobulares** (8) se unem ao ducto.

Pâncreas, ser humano, H&E, 320x; figura menor, 515x.

Na medida em que o principal ducto pancreático se aproxima de seu término, como apresentado nesta fotomicrografia, o epitélio é mais alto e exibe uma **organização de pseudo-** **estratificada a estratificada** (9). A **figura menor** é um aumento maior da área delimitada e favorece a visualização da natureza pseudoestratificada do epitélio. Nessa parte do ducto aparecem também **células caliciformes** (10) secretoras de muco, entremeadas com células epiteliais cilíndricas.

PRANCHA 102 Pâncreas III **231**

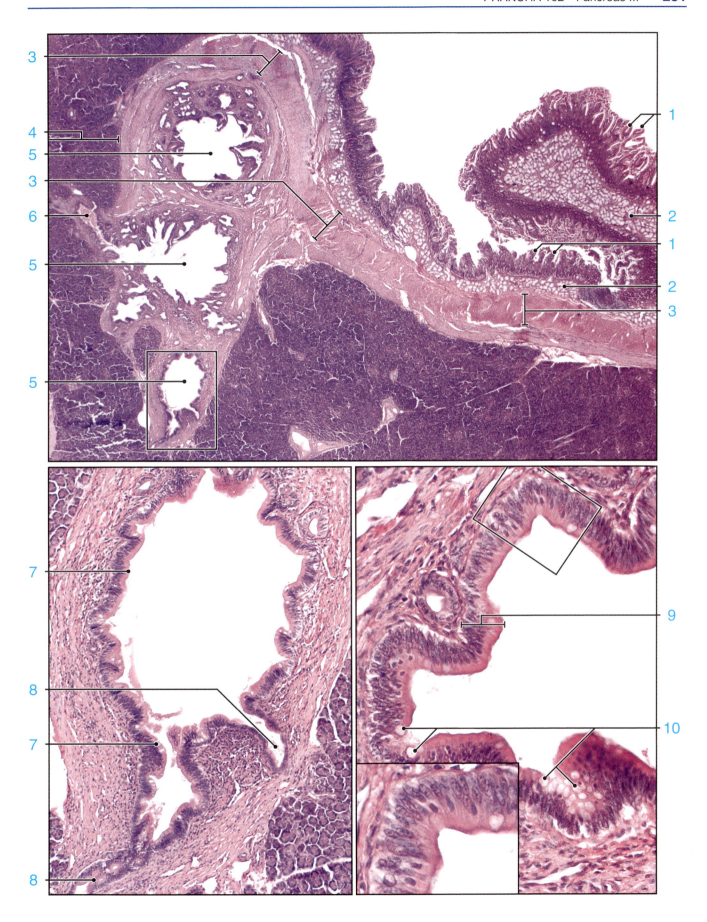

CAPÍTULO 15
Sistema Respiratório

PRANCHA 103 Mucosa olfatória **234**
PRANCHA 104 Laringe **236**
PRANCHA 105 Epiglote **238**
PRANCHA 106 Traqueia **240**
PRANCHA 107 Epitélio respiratório, microscopia eletrônica de transmissão **242**
PRANCHA 108 Brônquio e bronquíolos **244**
PRANCHA 109 Bronquíolos terminais e respiratórios, alvéolos **246**

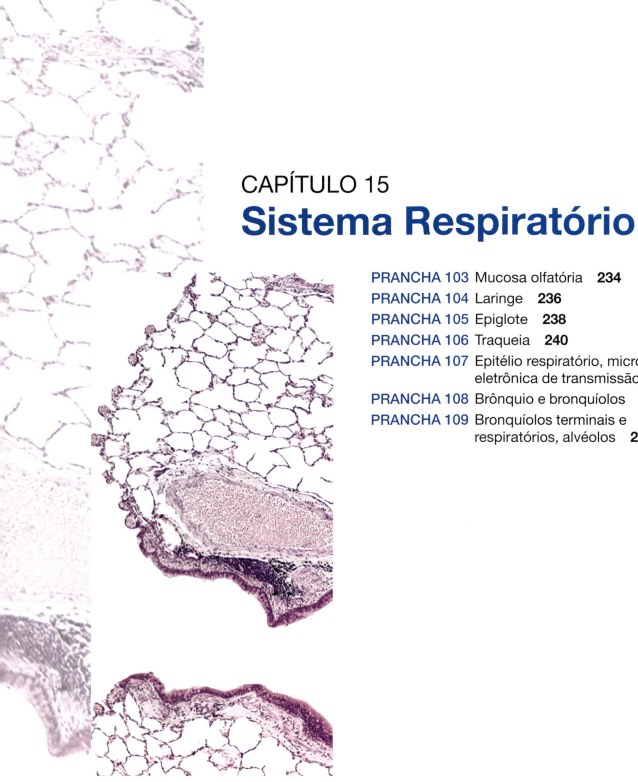

PRANCHA 103 Mucosa olfatória

Os receptores olfatórios localizam-se no segmento olfatório da cavidade nasal. Em seres humanos, essa área se estende da metade do topo de cada cavidade nasal até parte da superfície da concha nasal superior. Em animais com olfato bem desenvolvido, o segmento olfatório recobre a maior parte da cavidade nasal. O epitélio olfatório que reveste o segmento olfatório é pseudoestratificado, apresentando quatro tipos de células: células olfatórias, células de sustentação ou sustentaculares, células basais e células em escova.

As células olfatórias são neurônios bipolares que atravessam toda a espessura do epitélio. Elas possuem uma projeção apical em forma de bulbo, a vesícula olfatória, de onde se originam vários cílios. Os cílios se projetam radialmente e são imóveis. Sua membrana plasmática contém proteínas de ligação aos odorantes que servem como receptores olfatórios. O polo basal da célula dá origem a uma projeção axonal que entra na lâmina própria, onde se junta a axônios de outras células olfatoriais para formar nervos olfatórios. Geralmente, os nervos variam em seu diâmetro.

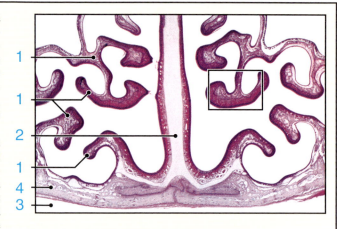

As células de suporte constituem o tipo celular mais abundante. Essas células funcionam de modo similar às células gliais, oferecendo tanto suporte metabólico quanto físico às células olfatórias.

As células basais, localizadas próximas à lâmina basal, são pequenas e redondas. Elas servem como células de reserva ou células–tronco.

As células em escova são pouco abundantes e aparecem também em outras partes das passagens condutoras de ar do sistema respiratório. Seu nome se deve ao fato de, na microscopia eletrônica, apresentarem microvilosidades espessas e irregulares em sua superfície apical. Na mucosa olfatória, a superfície basal dessas células mantém contato sináptico com as fibras nervosas que penetram na lâmina basal. Essas fibras nervosas são ramos terminais do nervo trigêmeo e são mais sensoriais do que olfatórias.

A lâmina própria contém glândulas olfatórias (de Bowman) com secreção serosa, a qual serve como um solvente para as substâncias odorantes. O fluxo contínuo dessas glândulas livra continuamente a mucosa de substâncias odorantes previamente detectadas, permitindo que novos odores possam ser percebidos.

FOTOMICROGRAFIA PARA ORIENTAÇÃO: Esta fotomicrografia em aumento menor é um corte sagital mostrando a cavidade nasal de um animal de pequeno porte. Diferentemente dos seres humanos, as **conchas** (1) são muito dilatadas, formando vários sulcos complexos. Desta forma, as conchas formam uma grande área de superfície contendo epitélio olfatório. O **septo nasal** (2) aparece no meio da fotomicrografia. A área clara na porção inferior da micrografia representa a **cavidade oral** (3), separada da cavidade nasal pelo **palato duro** (4).

Concha nasal, mucosa olfatória, animal de pequeno porte, H&E, 90x.

Esta fotomicrografia mostra uma das conchas (girada em 180 graus) que aparece na área delimitada da fotomicrografia para orientação. A **mucosa olfatória** (1) é firmemente aderida ao **periósteo** (2) do **osso da concha** (3). O **epitélio olfatório** (4) é bem mais alto do que o epitélio respiratório em outras partes do trato respiratório. Os núcleos também são mais numerorosos e, devido a seu agrupamento e sua íntima aposição, a maior parte da espessura do epitélio apresenta-se basofílica. A lâmina própria subjacente mostra **nervos olfatórios** (5) que são facilmente observados nesse aumento relativamente pequeno. A presença desses nervos é uma característica de identificação da mucosa olfatória.

Concha nasal, mucosa olfatória, animal de pequeno porte, H&E, 375x.

Esta imagem mostra um aumento maior da área delimitada da fotomicrografia superior. As **vesículas olfatórias** e os **cílios** (6) encontram-se na porção apical do epitélio olfatório. As células de sustentação, as células olfatórias e as células em escova se estendem por toda a espessura do epitélio, mas, na maioria das preparações, não podem ser diferenciadas. Os núcleos das células de sustentação tendem a ocupar uma posição mais apical do que os das células olfatórias. As **células basais** (7) ocupam uma posição proximal à membrana basal e, desta forma, podem ser identificadas. Os **nervos olfatórios** (8) variam em diâmetro e são formados pelos axônios de células olfatórias que entram no tecido conectivo para se unirem a axônios de outras células olfatórias. Esses axônios são amielínicos. A lâmina própria é predominantemente ocupada pelas **glândulas** serosas **de Bowman** (9). Estas são glândulas ramificadas tubulo-alveolares cujos **ductos** (10) penetram o epitélio e secretam seu produto em sua superfície. Os **vasos sanguíneos venosos** (11) são prontamente identificados devido a sua posição proeminente na lâmina própria.

PRANCHA 103 Mucosa olfatória **235**

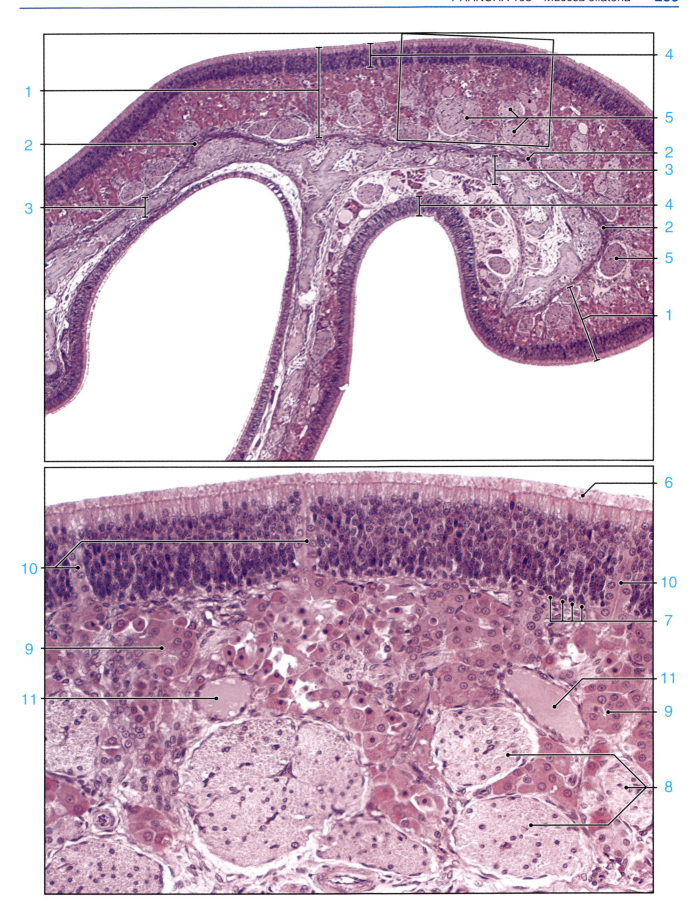

PRANCHA 104 Laringe

A laringe atua na produção do som e também constitui uma via de passagem para o ar entre a orofaringe e a traqueia. É composta de um arcabouço cartilaginoso em que estão inseridos tanto músculos intrínsecos quanto extrínsecos. O epitélio na superfície mucosa varia de pseudoestratificado, na maior parte de sua extensão, a estratificado pavimentoso, em regiões de diâmetro reduzido sujeitas à abrasão pela corrente de ar. Os músculos intrínsecos movimentam certas cartilagens em relação a outras, resultando em um aumento ou uma redução da abertura da laringe e da glote, aumentando ou reduzindo a tensão nas pregas (cordas) vocais. Desta maneira, as vibrações de diferentes comprimentos de onda são geradas no ar que passa por meio da glote, produzindo o som. O ventrículo é um espaço alongado situado acima da prega vocal e da prega ventricular superior (corda vocal falsa) que não modifica o som, mas que ajuda a criar ressonância. Os músculos extrínsecos se inserem nas mesmas cartilagens mencionadas acima, mas originam-se de estruturas extralaríngeas. Eles movimentam a laringe para cima e para baixo durante a deglutição.

FOTOMICROGRAFIA PARA ORIENTAÇÃO: Esta fotomicrografia mostra um corte frontal da laringe. A parte superior da fotomicrografia mostra a região logo abaixo da epiglote. A **via aérea** (1) que atravessa a laringe aparece no centro da fotomicrografia e se abre para dentro da **traqueia** (2), abaixo da parte inferior da fotomicrografia. Entre a **prega ventricular** (3) e a **prega vocal** (4) aparece o **ventrículo** (5). O **músculo vocal** (6) se encontra abaixo das pregas vocais.

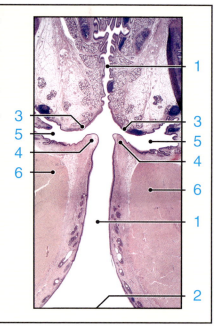

Laringe, macaco, H&E, 25x.

Esta fotomicrografia em aumento menor mostra a laringe, cortada em um plano frontal, estendida da região logo abaixo da epiglote até a abertura da traqueia. A **prega vocal** (1) é uma estrutura em forma de cristas, orientada em direção anteroposterior (ventral-dorsal); é cortada transversalmente nesta fotomicrografia, aparecendo como duas pregas: uma de cada lado da via aérea. O espaço entre elas é a glote. Imediatamente acima da prega vocal há um espaço alongado denominado **ventrículo** (2) e, acima do ventrículo, vemos outra estrutura em forma de crista chamada de **prega ventricular** (3), algumas vezes denominada prega vocal falsa. Abaixo e lateralmente à prega vocal, encontra-se o **músculo vocal** (4). A prega vocal contém uma quantidade considerável de substância elástica que, geralmente, não aparece nas preparações H&E. A substância elástica é parte do ligamento vocal que se encontra em uma direção anteroposterior, dentro da prega vocal, e também exerce importante papel na regulação da fonação. **Glândulas mucosserosas** (5) que secretam principalmente muco residem na submucosa, dentro e acima da prega ventricular. **Glândulas mucosserosas** (6), que secretam principalmente secreção serosa, situam-se na submucosa entre a prega vocal e a traqueia. Vários **nódulos linfáticos** (7) que se encontram abaixo da mucosa respiratória podem ser evidenciados.

Laringe, epitélio de transição, macaco, H&E, 300x; figura menor, 900x.

Esta fotomicrografia é um aumento maior da área delimitada superiormente na fotomicrografia à esquerda. A imagem revela a zona de transição entre o **epitélio pseudoestratificado cilíndrico ciliado** (8), típico do trato respiratório, e o **epitélio estratificado pavimentoso** (9) da mucosa laríngea, que está sujeito a estresse por atrito por causa da movimentação intensa de ar. A linha densamente corada representa os corpos basais dos **cílios** (10) do epitélio pseudoestratificado, e é especialmente evidente nessa preparação (ver também na figura menor). Nessa zona de transição encontram-se, algumas vezes, áreas de epitélio estratificado cilíndrico, embora não apareçam nessa imagem. Quando presente, o epitélio estratificado cilíndrico pode ser reconhecido nesse local pela ausência de cílios. Uma **lâmina própria** (11) altamente celular situa-se abaixo dos dois tipos de epitélio. **Glândulas mucosserosas** (12), que secretam principalmente muco, podem ser vistas na submucosa.

Laringe, prega vocal, macaco, H&E, 300x.

Esta fotomicrografia é um aumento maior da área delimitada no centro da fotomicrografia à esquerda e apresenta a extremidade da prega vocal, coberta pelo **epitélio estratificado pavimentoso** (13). **Áreas claras** (14) na lâmina própria indicam a presença de tecido elástico não corado, que normalmente se encontra nesse local.

Laringe, mucosa respiratória, macaco, H&E, 300x.

Esta fotomicrografia é um aumento maior da área delimitada inferiormente na fotomicrografia à direita, mostrando a mucosa respiratória. O **epitélio pseudoestratificado cilíndrico ciliado** (15) é mais uma vez evidente. Uma **lâmina própria** (16) altamente celular encontra-se entre o epitélio e a **submucosa** (17), que é mais fibrosa. **Glândulas seromucosas** (18) que secretam principalmente secreção serosa são vistas na margem da lâmina própria e da submucosa. Um **pequeno vaso sanguíneo** (19) aparece na submucosa.

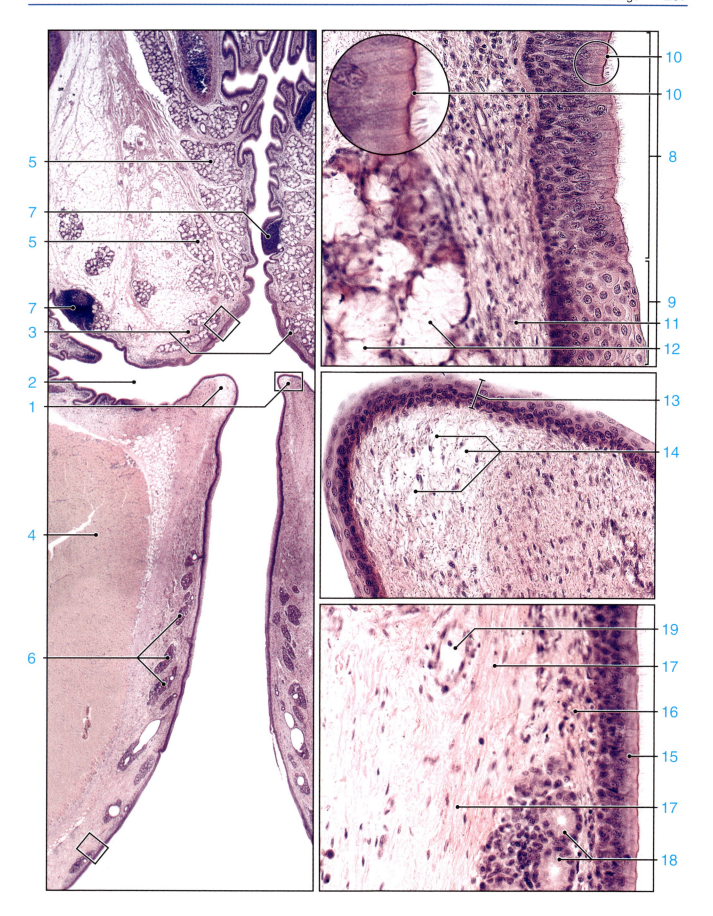

PRANCHA 105 Epiglote

A epiglote é uma estrutura em forma de colher que se projeta obliquamente em direção à língua e em frente à entrada da laringe, à qual está ligada. Um corte sagital por meio da epiglote dá a ela a aparência de uma estrutura digitiforme (ver fotomicrografia para orientação). Durante a deglutição, ao se movimentar para cima e para frente a epiglote é comprimida entre a base da língua e a laringe. Estruturalmente, ela constitui um bom exemplo de cartilagem elástica, bem como de epitélio pseudoestratificado cilíndrico ciliado e epitélio estratificado pavimentoso não queratinizado. O epitélio da superfície anterior da epiglote, onde ela entra em contato com a base da língua durante a deglutição, é epitélio estratificado pavimentoso não queratinizado. O epitélio na superfície posterior superior que entra em contato com o que está sendo engolido e, portanto, sujeito ao desgaste, também é estratificado pavimentoso não queratinizado. O epitélio que reveste a porção inferior da superfície posterior funciona como parte do revestimento do tubo respiratório e é revestido com epitélio pseudoestratificado cilíndrico ciliado. As células ciliadas movimentam o muco em direção à faringe. Glândulas seromucosas mistas estão presentes na lâmina própria da superfície posterior. Muitas vezes, estão parcialmente embutidas em recessos na cartilagem elástica. Em menor quantidade, as glândulas mucosas podem ser encontradas na lâmina própria na superfície anterior da epiglote.

FOTOMICROGRAFIA PARA ORIENTAÇÃO: Esta fotomicrografia mostra um corte sagital por meio da porção superior da epiglote em pequeno aumento. Consiste em uma área central de **cartilagem elástica** (1). O **pericôndrio** (2) é contínuo com a **lâmina própria** (3) subjacente ao epitélio nas duas superfícies da epiglote. A superfície anterior (lingual) apresenta um **epitélio estratificado pavimentoso não queratinizado** (4). O epitélio que reveste a porção superior da superfície posterior também é um **epitélio estratificado pavimentoso não queratinizado** (5). O epitélio que recobre a parte inferior da superfície posterior (laríngea) se junta à laringe e é revestido por **epitélio pseudoestratificado cilíndrico ciliado** (6). **Glândulas mucosas** (7) com alguns componentes serosos estão presentes na lâmina própria da superfície posterior. Em quantidades menores, podem ser encontradas também na superfície anterior.

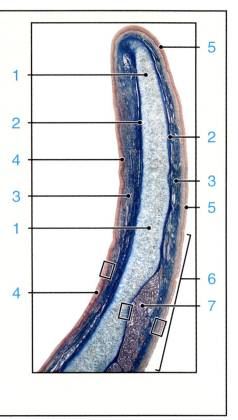

Epiglote, ser humano, tricrômico de Mallory-Azan, 250x.

A fotomicrografia é um aumento maior da área delimitada à esquerda na fotomicrografia para orientação. Mostra o **epitélio estratificado pavimentoso não queratinizado** (1) característico e a **lâmina própria** subjacente (2). Observe que as células superficiais, bem como muitas das células subjacentes, apresentam forma pavimentosa. A porção basal do epitélio consiste em células muito menores, cujos núcleos estão muito próximos uns dos outros. A lâmina própria exibe inúmeros núcleos pequenos e redondos pertencentes a linfócitos.

Epiglote, ser humano, tricrômico de Mallory-Azan, 250x; figura menor, 250x.

Essa fotomicrografia é um aumento maior da área delimitada à direita da fotomicrografia para orientação. Neste local, há uma transição entre o epitélio estratificado pavimentoso e o epitélio estratificado cúbico que reveste a porção inferior da parte posterior da epiglote. É um **epitélio pseudoestratificado** (3). Suas células superficiais não são ciliadas. A **lâmina própria** (4) neste local apresenta menos células do que aquela vista na fotomicrografia superior esquerda, um reflexo do número menor de linfócitos. A figura menor mostra a região de transição, com a parte superior da fotomicrografia apresentando um **epitélio estratificado pavimentoso não queratinizado** (5) e a parte inferior, mostrando um **epitélio estratificado cúbico** (6).

Epiglote, ser humano, tricrômico de Mallory-Azan, 125x; figura menor, 250x.

A área que aparece nessa fotomicrografia se situa logo abaixo da área mostrada na fotomicrografia superior direita e mostra a continuação do epitélio estratificado cúbico. Além do **epitélio estratificado cúbico** (7), há uma dobra na superfície epitelial e, nesse ponto (*asterisco*), o epitélio torna-se **pseudoestratificado ciliado** (8). A figura menor mostra o epitélio ciliado em aumento maior. Abaixo do epitélio aparece parte de uma glândula seromucosa. Os **ácinos mucosos** (9) se apresentam fracamente corados. Os **ácinos serosos** (10) estão corados em vermelho.

Epiglote, ser humano, tricrômico de Mallory-Azan, 250x.

A fotomicrografia é um aumento maior da área delimitada no meio da fotomicrografia para orientação, mostrando cartilagem elástica. A região azul escuro é o **pericôndrio** (11). Vários **condrócitos** (12) diferenciados recentemente aparecem adjacentes ao pericôndrio. Dentro da matriz cartilaginosa existem condrócitos típicos, dos quais vários parecem ter passado por divisão celular recente (*setas*). Embora esta coloração não identifique especificamente o **componente elástico** (13) da matriz cartilaginosa, ele aparece corado em laranja nesta fotomicrografia.

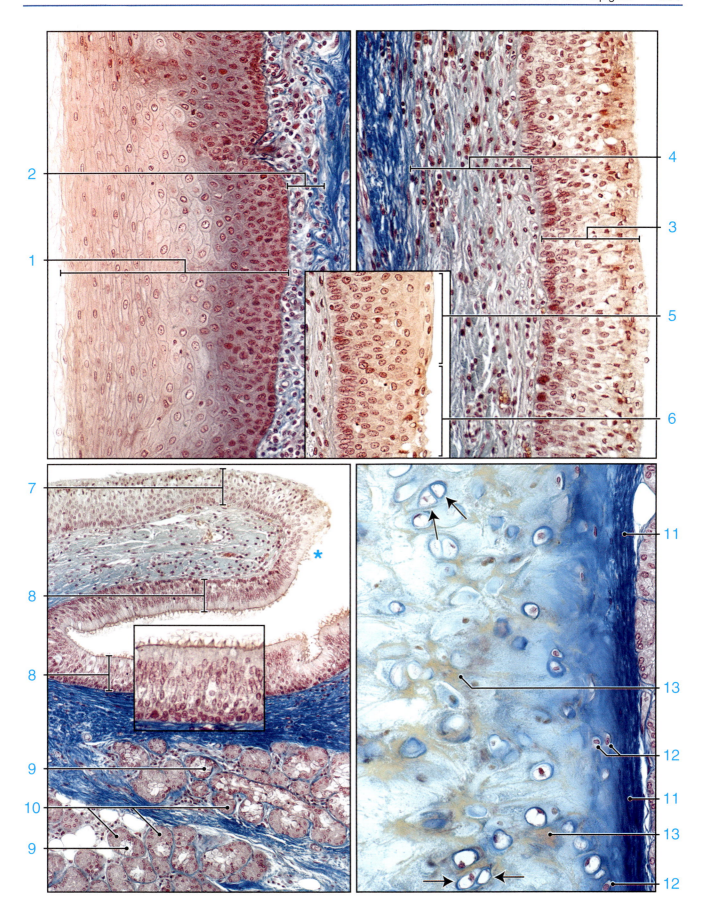

PRANCHA 105 Epiglote

PRANCHA 106 Traqueia

A traqueia é um tubo curto de cerca de 2,5 cm de diâmetro e 10 cm de comprimento. Ela se estende desde a laringe até aproximadamente a metade do tórax, onde se divide em dois brônquios primários (brônquios extrapulmonares). Sua função principal é a de servir de conduto para o ar. Estruturalmente, a parede da traqueia consiste em quatro camadas identificáveis. A camada mais interna, a mucosa, é composta de epitélio pseudoestratificado ciliado e, subjacente, uma lâmina própria elástica rica em fibras. A submucosa é constituída de tecido conectivo mais denso do que o da lâmina própria. A camada cartilaginosa, composta de cartilagem hialina em forma de C, mantém a via aérea traqueal aberta. A camada mais externa é a adventícia, que é composta de tecido conectivo que mantém a traqueia unida a estruturas adjacentes. O tecido fibroelástico e o músculo liso (o músculo traqueal) formam uma ponte no espaço existente entre as extremidades livres das cartilagens em C na porção posterior da traqueia, adjacente ao esôfago. A traqueia e os brônquios primários são revestidos por epitélio respiratório característico (pseudoestratificado cilíndrico ciliado).

Ao entrarem nos pulmões, os brônquios primários se tornam brônquios intrapulmonares, que se ramificam imediatamente para dar origem aos brônquios lobares (brônquios secundários), que suprem os dois lobos do pulmão esquerdo e os três lobos do pulmão direito. Dentro do pulmão, uma volta completa de placas cartilaginosas (algumas vezes sobrepostas) envolve completamente os brônquios, substituindo as cartilagens em forma de C (ver próxima prancha).

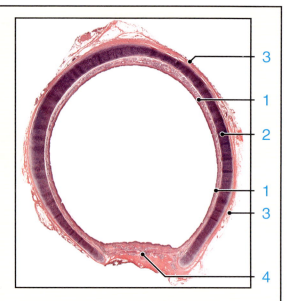

FOTOMICROGRAFIA PARA ORIENTAÇÃO: Esta fotomicrografia de pequeno aumento mostra um corte transversal da traqueia. Este aumento não permite uma distinção imediata entre a **mucosa** e a **submucosa** (1). A estrutura intensamente corada representa a camada cartilaginosa, que consiste em **cartilagem hialina** (2) em forma de C. A **adventícia** (3) envolve a cartilagem. O **músculo traqueal** (4) forma uma ponte no espaço existente entre as extremidades livres da cartilagem em forma de C. Este se encontra na margem posterior da traqueia, adjacente ao esôfago.

Traqueia, ser humano, H&E, 90x.

Essa fotomicrografia de pequeno aumento da parede posterior da traqueia humana mostra o **epitélio pseudoestratificado cilíndrico ciliado** (1) sustentado por uma "**membrana basal**" (2) espessa e relativamente nítida. A membrana basal, que apresenta fibras colágenas delgadas firmemente compactadas, representa, de fato, uma camada reticular espessa e densa, não habitual e, portanto, parte da lâmina própria. Na traqueia humana ela é particularmente nítida e pode se espessar devido à irritação crônica, como no caso dos fumantes. Inúmeras **células caliciformes** (3) são identificadas como espaços ovoides claros no epitélio respiratório. A **lâmina própria** (4) fina e a **submucosa** (5) densa e espessa situam-se abaixo do epitélio respiratório. **Glândulas seromucosas** (6) aparecem dos dois lados do **músculo traqueal** (7), uma faixa de músculo liso que preenche o espaço existente entre as extremidades posteriores das cartilagens traqueais em forma de C (não mostradas nessa imagem) e separa a traqueia do esôfago. **Tecido adiposo** (8) também aparece na submucosa entre o esôfago e a traqueia.

Traqueia, ser humano, H&E, 65x.

Esta fotomicrografia mostra a parede da traqueia na altura de uma das extremidades de uma **cartilagem traqueal** em forma de C (9). A porção do **epitélio pseudoestratificado cilíndrico ciliado** (10) não apresenta tantas células caliciformes como na figura acima. Entretanto, a **membrana basal** (11) aparece claramente, além da **lâmina própria** rica em células (12) e da **submucosa** (13) da traqueia. Novamente, **glândulas seromucosas** (14) são visíveis abaixo da submucosa. As extremidades dos feixes do **músculo traqueal** (15) alcançam a região posteromedial das glândulas. Pequenos **nódulos linfáticos** (16) encontram-se adjacentes à extremidade de um dos feixes. Uma quantidade significativa de **tecido adiposo** (17) se encontra no tecido conectivo entre o músculo traqueal e a parede do esôfago (não mostrado nesta imagem).

Traqueia, ser humano, H&E, 250x; figura menor, 500x.

Nesta fotomicrografia em aumento maior da parede traqueal e na figura menor, os **cílios** (18) do **epitélio pseudoestratificado cilíndrico ciliado** (19) são particularmente nítidos, bem como a **linha densa** (20) formada pelos corpos basais dos cílios no citoplasma apical das células epiteliais. As **células caliciformes** (21) são facilmente reconhecidas e o deslocamento do **núcleo achatado** (22) em direção à base da célula aparece nitidamente. A espessura e densidade da **membrana basal** (23) são mais facilmente visualizadas do que nos aumentos menores das outras figuras. Uma **vênula** (24) contendo células sanguíneas da série vermelha aparece no centro da submucosa, e algumas **células inflamatórias** (25), provavelmente linfócitos, são vistas adjacentes à veia, bem como espalhadas discretamente pela submucosa e mais densamente na lâmina própria. Partes de **glândulas seromucosas** (26) são visíveis no canto inferior da fotomicrografia.

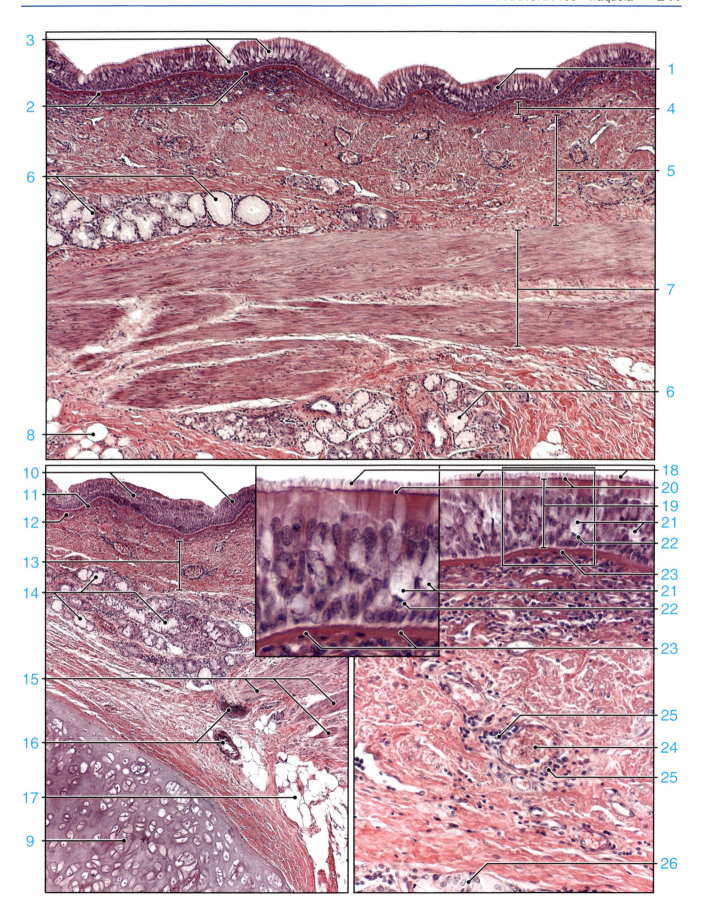

PRANCHA 107 Epitélio respiratório, microscopia eletrônica de transmissão

Traqueia, epitélio respiratório, ser humano, eletromicrografia de transmissão, 2.500x.

Essa eletromicrografia mostra os três principais tipos celulares presentes no epitélio respiratório, a saber, células cilíndricas ciliadas, células caliciformes secretoras de muco, e células basais. As células basais funcionam como células-tronco para os primeiros dois tipos celulares. A célula em escova e a pequena célula granulosa estão presentes em menor número no epitélio respiratório e não aparecem nesta eletromicrografia. O plano de corte deste fragmento é levemente inclinado na vertical; como consequência, os dois tipos de células cilíndricas, as células caliciformes e as células ciliadas, dão a falsa impressão de que não se estendem por toda a espessura do epitélio. As **células ciliadas** (1), que são mais abundantes, são rapidamente reconhecidas pelos seus cílios na superfície apical de cada célula. As **células caliciformes** (2) também podem ser identificadas com facilidade pela presença de grânulos mucinógenos na região supranuclear da célula. Em comparação, as **células basais** (3) são bem pequenas, mas tendem a ser proeminentes, pois seus núcleos formam uma fileira bem próxima à membrana basal. Coletivamente, ocupam a maior parte do espaço na base do epitélio. Embora as células ciliadas e as células secretoras de muco estejam interpostas entre as células basais, elas ocupam um espaço relativamente pequeno na porção basal do epitélio. Para que todas as células repousem sobre a membrana basal, tanto as células ciliadas quanto as células secretoras de muco sofrem um afunilamento de seu **citoplasma basal** (4) para permitir sua união à **membrana basal** (5).

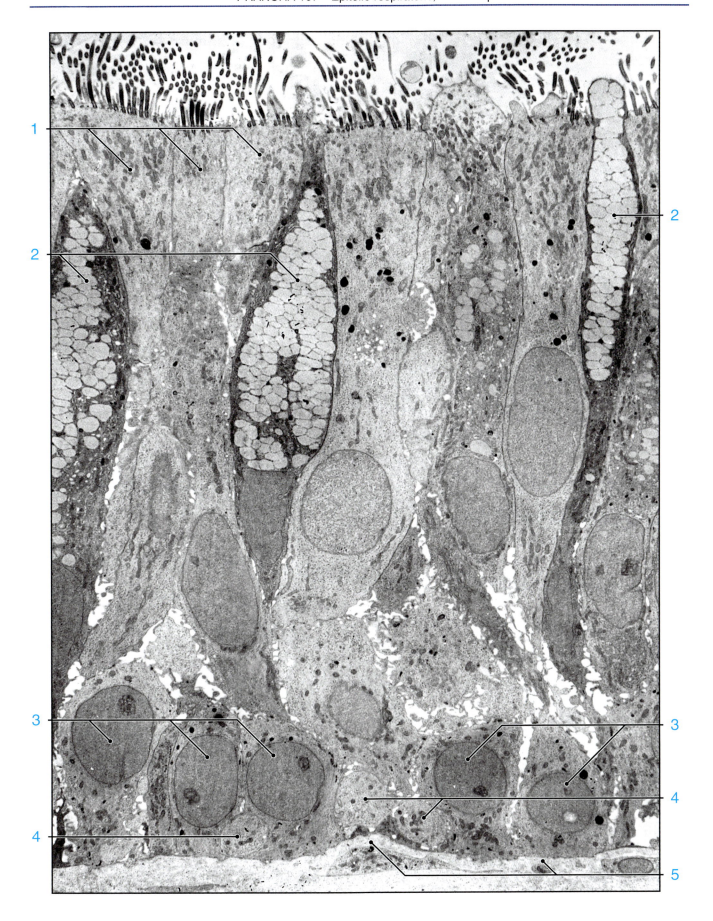

PRANCHA 107 Epitélio respiratório, microscopia eletrônica de transmissão

PRANCHA 108 Brônquio e bronquíolos

O brônquio primário que entra em cada pulmão se divide em brônquios menores, secundários e terciários. À medida que os brônquios se tornam mais estreitos, alguns componentes da parede se perdem ou são reduzidos em número. Por fim, a passagem respiratória mostra características bem diferentes das do brônquio, sendo chamada de bronquíolo. Os aspectos que caracterizam o bronquíolo são ausência de cartilagem, perda de glândulas submucosas e desaparecimento gradual de células caliciformes. O epitélio muda de pseudoestratificado cilíndrico para simples cilíndrico ciliado e algumas células cilíndricas não apresentam cílios. O músculo liso ocupa uma porção maior da parede bronquiolar do que da parede brônquica.

Os bronquíolos condutores de menor diâmetro, os bronquíolos terminais, são revestidos por epitélio simples cúbico ciliado no qual, entre as células ciliadas, situam-se células de Clara, que secretam um agente com ação tensoativa que previne a adesão luminal das paredes bronquiolares durante a expiração. Os bronquíolos respiratórios são a primeira parte da árvore brônquica que permite troca gasosa. Os bronquíolos respiratórios constituem uma zona de transição, onde ocorre tanto condução quanto troca gasosa. Evaginações de parede fina disseminadas no lúmen dos bronquíolos respiratórios são designadas alvéolos, as estruturas onde ocorre a troca gasosa entre o ar inspirado e os capilares sanguíneos.

FOTOMICROGRAFIA PARA ORIENTAÇÃO: Este corte por meio do pulmão mostra um pequeno **brônquio** (1) e, anexo, um **ramo da artéria pulmonar** (2). Associada à parede do brônquio aparece uma **placa cartilaginosa** (3) pouco evidente nesse aumento. Também se pode ver um **bronquíolo** (4) que se ramifica, formando **bronquíolos respiratórios** (5). O tecido que envolve essas estruturas é constituído basicamente de alvéolos.

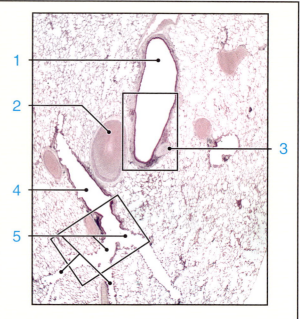

Pulmão, brônquio, ser humano, H&E, 70x; figura menor, 250x.

A área delimitada superiormente na fotomicrografia para orientação é mostrada em aumento maior. A parede do brônquio é composta por **epitélio pseudoestratificado ciliado** (1). A figura menor mostra um aumento maior do epitélio mucosal com seus cílios. Abaixo, situa-se a **lâmina própria** (2) da mucosa. Abaixo da camada mucosa encontra-se a **muscular** (3), uma camada de músculo liso. A submucosa, que consiste em um tecido conectivo frouxo, caracteristicamente contém **glândulas mucosas** (4) (ver figura menor), exceto nos brônquios menores. A presença de uma **placa cartilaginosa** (5), associada com essa parte da via aérea, a identifica como um brônquio.

Pulmão, bronquíolo, ser humano, H&E, 75x.

A fotomicrografia mostra um bronquíolo característico. Mais uma vez, as principais características da parede bronquiolar são o **epitélio pseudoestratificado ciliado** (6) e uma camada subjacente de **músculo liso** (7). O epitélio torna-se simples cúbico nos bronquíolos menores. Em cortes, a **camada muscular** (8) pode parecer descontínua (à medida que o diâmetro do bronquíolo se reduz após sua ramificação, a camada muscular tende a adquirir um padrão espiralado). Nos bronquíolos maiores (não mostrados), as células caliciformes estão presentes. Os bronquíolos não apresentam placas cartilaginosas, comuns nos brônquios, nem glândulas mucosas. Os **alvéolos** (9) pulmonares situam-se imediatamente em volta dos bronquíolos.

Pulmão, bronquíolo, ser humano, H&E, 90x.

Essa imagem é um aumento maior da área delimitada inferior na fotomicrografia para orientação. A fotomicrografia mostra a extremidade de um bronquíolo, referido como **bronquíolo terminal** (10). A parede do bronquíolo, adjacente ao ramo da **artéria pulmonar** (11), mostra uma pequena **placa cartilaginosa** (12) que não é incomum nesse local, onde o bronquíolo terminal sofre ramificação. Os ramos que surgem da ramificação do bronquíolo terminal são os **bronquíolos respiratórios** (13). Os bronquíolos respiratórios mostram **recessos** (14) em sua parede que, por apresentarem epitélio do tipo alveolar, são capazes de realizar troca gasosa. A parte não respiratória da parede consiste em um epitélio de células pequenas cúbicas com pequenos feixes subjacentes de **músculo liso** (15).

PRANCHA 108 Brônquio e bronquíolos **245**

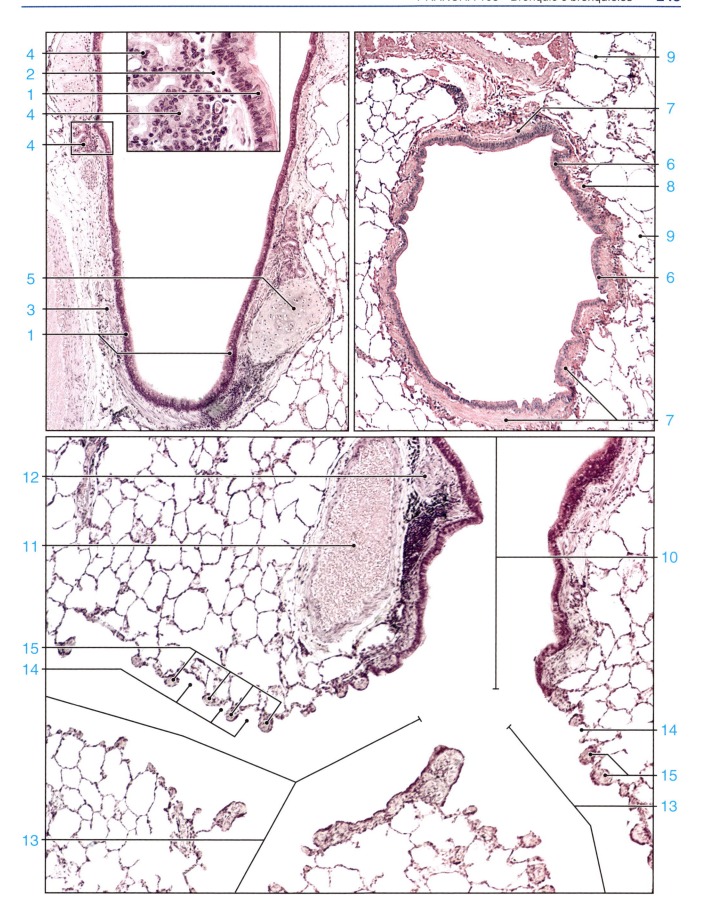

PRANCHA 109 Bronquíolos terminais e respiratórios, alvéolos

Alvéolos, presentes nos bronquíolos respiratórios, nos ductos alveolares ou nos sacos alveolares, terminam em espaços alveolares circundantes. Representam os espaços aéreos terminais do sistema respiratório e, portanto, são os locais onde a troca gasosa entre o ar e o sangue efetivamente acontece. Os espaços fechados, pequenos orifícios na parede ou no septo alveolar, são denominados poros alveolares, permitindo a circulação entre os alvéolos. O septo apresenta um revestimento epitelial na superfície de ambos os lados e, entremeados com as células epiteliais, aparecem capilares pulmonares. Nas regiões em que ocorre a troca gasosa, o septo é extremamente delgado. Nesses locais, o pneumócito tipo I se situa imediatamente adjacente ao capilar pulmonar. A microscopia eletrônica mostra que a membrana basal (lâmina) do septo se funde com a dos capilares, não deixando espaço entre elas. Em regiões onde o septo é relativamente espesso, existem quantidades variáveis de tecido conectivo contendo fibrilas colágenas, fibras elásticas finas, fibroblastos, macrófagos e eosinófilos ocasionais. Os macrófagos atuam tanto no tecido conectivo dos septos quanto nos alvéolos. Eles entram nos alvéolos onde removem partículas inaladas da superfície dos septos (p. ex., poeira e pólen).

O revestimento do alvéolo contém três tipos de células epiteliais: pneumócitos tipo I, pneumócitos tipo II e células em escova. Os pneumócitos tipo I são células pavimentosas extremamente delgadas que revestem a maior parte (95%) da superfície dos alvéolos. Os pneumócitos tipo II, também denominadas de células septais, são células secretoras. Seu formato é cúbico e são entremeadas com as células do tipo I. São tão numerosas quanto as células do tipo I, mas por causa de seu formato, recobrem apenas 5% da superfície aérea alveolar. Elas secretam surfactante, um agente tensoativo que cobre os pneumócitos. A camada surfactante reduz a tensão superficial na interface entre ar e epitélio e previne o colabamento dos alvéolos após a expiração. Diferentemente dos pneumócitos tipo I, que não são capazes de divisão celular, os pneumócitos tipo II também são as células progenitoras de pneumócitos tipo I. Em resposta à lesão pulmonar, são capazes de se proliferar e repor os dois tipos de pneumócitos. As células em escova são menos numerosas e melhor identificadas por suas microvilosidades curtas e irregulares, reconhecidas pela microscopia eletrônica. Parece que atuam como receptores que monitoram a qualidade do ar no pulmão.

Pulmão, bronquíolo terminal, ser humano, H&E, 515x.

Esta fotomicrografia mostra a parede de um bronquíolo terminal em um aumento maior do que aquele apresentado na Prancha 108. A altura do epitélio é reduzida e muda de um **epitélio pseudoestratificado ciliado** (1) para um **epitélio simples** **cúbico não ciliado** (2) apresentando células de Clara. A observação cuidadosa da região que contém as células ciliadas revela algumas **células de Clara** (3) entremeadas, identificadas pela ausência de cílios. Caracteristicamente, feixes de **células musculares lisas** (4) em arranjo circunferencial estão presentes no tecido conectivo subjacente.

Pulmão, bronquíolo terminal e ducto alveolar, ser humano, H&E, 35x.

A fotomicrografia de aumento muito menor mostra o tecido pulmonar e parte da **superfície pulmonar** (5). O *asterisco* indica uma área na qual o tecido pulmonar foi lesado e a superfície está ausente. A parte superior da fotomicrografia apresenta um **bronquíolo respiratório** (6). Um ramo do bronquíolo respiratório continua neste plano do corte como um **ducto alveolar** (7), os segmentos terminais da via aérea, quase sem paredes, apenas alvéolos circundando o espaço entre os ductos. Eles se abrem para um espaço denominado **saco alveolar** (8).

Pulmão, saco alveolar, ser humano, H&E, 255x.

Os **sacos alveolares** (9) que aparecem nessa imagem são caracterizados por um espaço irregular circundado por **alvéolos** (10). Essa fotomicrografia inclui a superfície do pulmão, mostrando suas **células mesoteliais** (11) simples pavimentosas e o **tecido conectivo** (12) subjacente.

Pulmão, alvéolos, ser humano, H&E, 515x; figura menor, 1.550x.

Esta fotomicrografia mostra vários **alvéolos** (13) em aumento maior. A parede dos alvéolos é composta, principalmente, de delgados pneumócitos tipo I, com alguns **pneumócitos tipo II** (14) identificados por seus núcleos grandes e redondos. Os capilares estão presentes entre as paredes de alvéolos adjacentes. A **figura menor** é um aumento maior da área delimitada e mostra o septo com um capilar entre dois alvéolos adjacentes. Três células sanguíneas podem ser visualizadas dentro do capilar. Os componentes citoplasmáticos são os citoplasmas do pneumócito tipo I e do endotélio capilar. É neste local de paredes extremamente finas que ocorre a troca gasosa.

Pulmão, macrófagos alveolares, ser humano, H&E, 515x; figura menor, 1.550x.

Vários **macrófagos alveolares ou células de poeira** (15) são vistos nesta fotomicrografia. Essas células exibem um grande núcleo e uma quantidade variável de citoplasma circundante. Embora sejam encontrados no tecido conectivo da parede alveolar interseptal, são melhor reconhecidos quando entram no espaço alveolar. A **figura menor** mostra um aumento maior do macrófago alveolar da área delimitada na fotomicrografia. O núcleo apresenta uma pequena indentação em sua superfície, enquanto o citoplasma revela inúmeras inclusões pequenas e redondas.

PRANCHA 109 Bronquíolos terminais e respiratórios, alvéolos

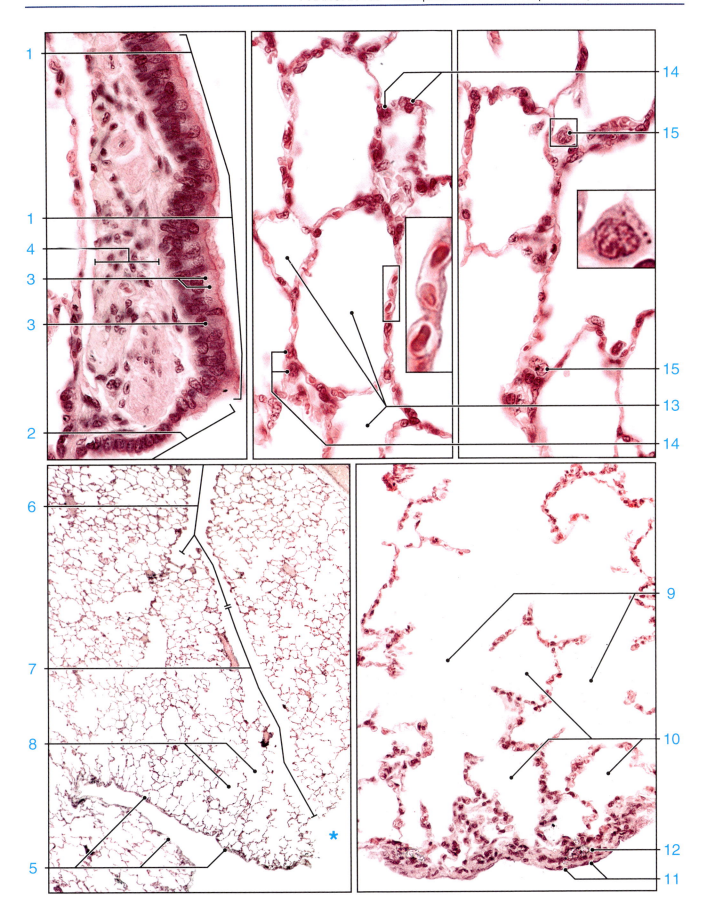

CAPÍTULO 16
Sistema Urinário

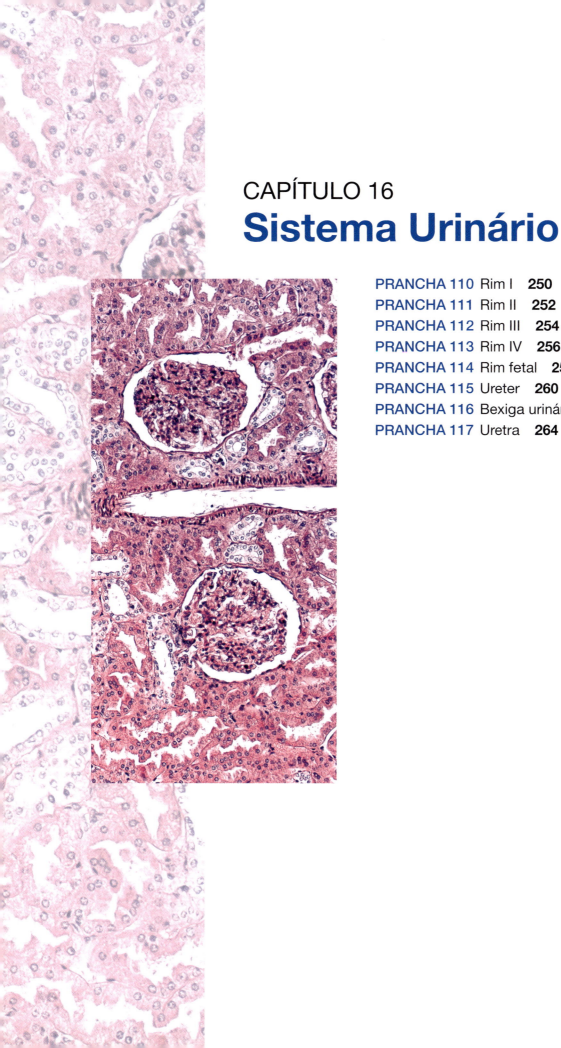

PRANCHA 110 Rim I **250**
PRANCHA 111 Rim II **252**
PRANCHA 112 Rim III **254**
PRANCHA 113 Rim IV **256**
PRANCHA 114 Rim fetal **258**
PRANCHA 115 Ureter **260**
PRANCHA 116 Bexiga urinária **262**
PRANCHA 117 Uretra **264**

PRANCHA 110 Rim I

Os rins são órgãos pares, em forma de grão de feijão, cujas funções incluem a manutenção do fluido corporal, bem como dos eletrólitos, e a remoção dos detritos metabólicos por meio da filtração do sangue. Isto se dá pela modificação do filtrado por meio de reabsorção seletiva e secreção específica por um sistema tubular que constitui a maior parte do rim. Além disso, os rins também atuam como órgão endócrino. Sintetizam e secretam eritropoietina, que regula a produção de células sanguíneas da série vermelha, e renina, uma enzima envolvida no controle do volume e da pressão sanguínea. Os rins também são responsáveis pela hidroxilação de uma forma inativa da vitamina D_3 à forma altamente ativa, $1,25\text{-}(OH)_2$. Histologicamente, o rim exibe um arranjo complexo de túbulos, um sistema vascular extenso e ductos que coletam, modificam e esvaziam urina para o ureter para ser eliminada do organismo.

FOTOMICROGRAFIA PARA ORIENTAÇÃO: Este fragmento é um rim humano fresco em corte mediano. São visíveis duas regiões distintas: uma região mais externa castanho-avermelhada, o **córtex** (1), e uma região interna, a **medula** (2), que muda para uma cor mais clara em sua porção mais profunda. A medula pode ser subdividida em **medula externa** (3), que no fragmento em estado fresco apresenta coloração vermelha intensa, e **medula interna** (4), que tem coloração mais clara. Em uma preparação histológica, a distinção entre medula externa e interna baseia-se no arranjo dos túbulos e do suprimento vascular. No limite entre córtex e medula, existe um sistema de vasos sanguíneos, as **artérias** e **veias arqueadas** (5), que percorrem paralelamente à superfície do rim e se ramificam para cima e para baixo para suprir o córtex e a medula.

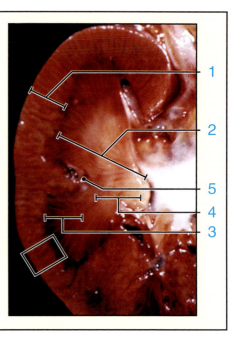

Rim, ser humano, H&E, 25x; figura menor, 350x.

Esta fotomicrografia de pequeno aumento é comparável à área delimitada na fotomicrografia para orientação. As principais características apresentadas incluem uma **cápsula** (1) relativamente fina que envolve o órgão, o **córtex** (2) e a **medula externa** (3). O córtex apresenta vários aspectos estruturais ou organizacionais que caracterizam esta parte do rim. Observe as estruturas de arranjo linear, referidas como **raios medulares** (4). Esta definição se deve a suas formas radiais que emanam da medula. Os raios medulares consistem em túbulos lineares. Devido ao plano sagital do corte nesta imagem não estar totalmente alinhado com o raio medular, essa unidade estrutural parece não se estender ao longo de todo percurso até a periferia do córtex. Além disso, o raio medular se estreita conforme se projeta para o córtex, um reflexo do número de túbulos lineares dentro do raio medular que está presente em qualquer nível por toda a extensão do córtex. Entre os raios medulares estão os **labirintos corticais** (5), inúmeros túbulos tortuosos contínuos aos túbulos lineares dos raios medulares. As estruturas esféricas, conhecidas como **corpúsculos renais** (6) localizam-se no labirinto cortical e também são contínuos aos túbulos tortuosos. Cada corpúsculo contém uma rede capilar responsável pela filtração do sangue. São visíveis no limite corticomedular uma **veia arqueada** (7) e uma **artéria arqueada** (8). Os ramos ascendentes desses vasos são **veias interlobulares** (9) e **artérias interlobulares** (10). A figura menor mostra a cápsula em aumento maior. É importante notar a natureza da cápsula, formada de uma camada externa contendo fibras colágenas e **fibroblastos** (11), os quais são típicos de cápsulas vistas em outros órgãos. Entretanto, a metade interna da cápsula é mais celular e suas células apresentam atributos de **células musculares lisas** (12). Mesmo assim, seu papel funcional ainda é desconhecido.

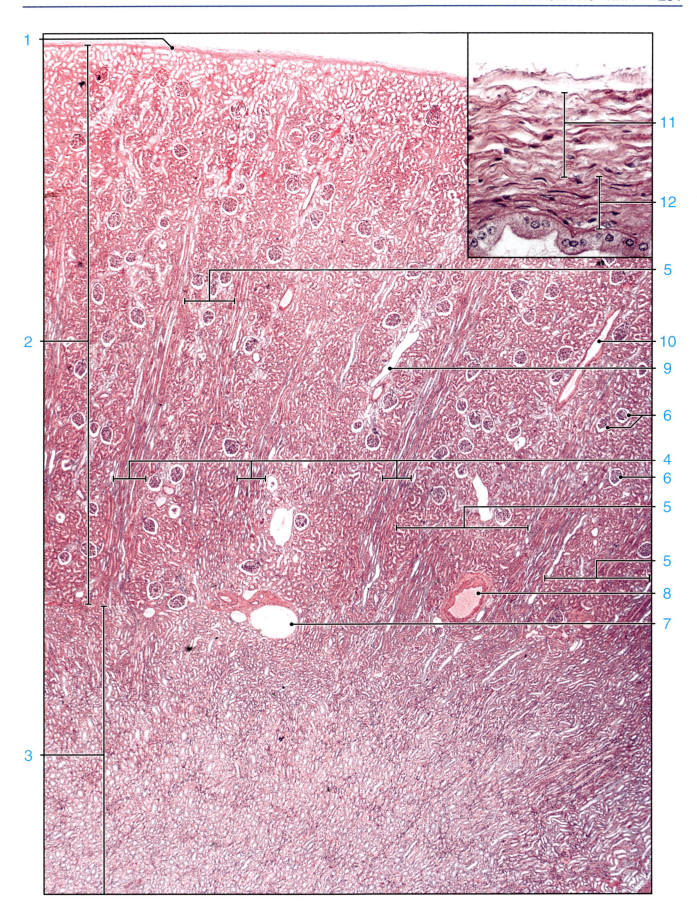

PRANCHA 111 Rim II

O néfron é a unidade estrutural e funcional do rim. Os néfrons são responsáveis pela produção da urina e podem ser comparados a componentes secretores de outras glândulas. Os ductos coletores, que drenam os néfrons, são responsáveis pela concentração final da urina e são comparáveis aos ductos de glândulas exócrinas que modificam a concentração do produto secretor. Cada um dos aproximadamente 2 milhões de néfrons em cada rim se origina no glomérulo, um tufo complexo de capilares envolvidos por uma camada de células epiteliais simples pavimentosas de formato esférico, denominada de cápsula de Bowman, que continua nas células epiteliais que formam o túbulo contorcido proximal. O túbulo contorcido proximal é uma estrutura extremamente tortuosa que, em razão de seu comprimento e tortuosidade, constitui a maior parte do labirinto cortical. Após uma série extensa de leves voltas repetitivas, o túbulo adquire um percurso linear quando entra no raio medular e desce para o interior da medula como porção descendente da alça de Henle. Em seguida, faz uma curva fechada e ascende como túbulo linear dentro do raio medular, a porção ascendente da alça de Henle. O túbulo, então, deixa o raio medular para retornar ao corpúsculo renal que originou o néfron, sofrendo nova série de desvios contorcidos dentro do labirinto cortical. Essa parte do néfron, o túbulo contorcido distal, é menos tortuoso do que o proximal. Em seguida, o túbulo contorcido distal encontra o túbulo coletor que, então, faz conexão com um ducto coletor localizado no raio medular.

FOTOMICROGRAFIA PARA ORIENTAÇÃO: Essa fotomicrografia mostra a metade externa do córtex da mesma amostra da Prancha 110.

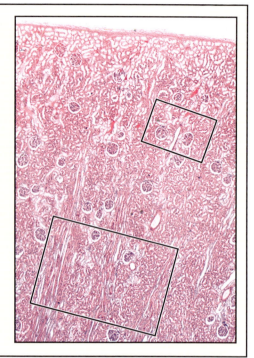

Rim, ser humano, H&E, 90x.
A área delimitada inferiormente na fotomicrografia para orientação é mostrada em aumento maior. A fotomicrografia inclui as três estruturas dos **raios medulares** (1). Entre eles encontram-se os **labirintos corticais** (2). Ao se comparar a natureza glandular do rim, pode-se destacar o fato de que cada raio medular, juntamente com metade do labirinto cortical que envolve o raio medular, constitui um **lóbulo renal** (3). A artéria e a veia que suprem as estruturas dentro do labirinto cortical são denominadas artérias e veias interlobulares, e no seu percurso atravessa o centro do labirinto cortical. Uma única **artéria interlobular** (4) e uma **veia interlobular** (5) aparecem no labirinto cortical à direita.

Rim, ser humano, H&E, 180x.
Essa fotomicrografia mostra o labirinto cortical da área delimitada superiormente na fotomicrografia para orientação. No centro da fotomicrografia há uma **artéria interlobular** (6) e, acima dela, encontra-se o traçado de uma **veia interlobular** (7) acompanhante. Ambas são ramos da artéria e da veia arqueadas, que se situam na área de transição entre o córtex e a medula. Esses vasos estão localizados a meio caminho entre dois raios medulares adjacentes. Embora os limites entre os lóbulos não sejam distintos, os vasos percorrem entre os lóbulos, como indicam seus nomes. Portanto, os **corpúsculos renais** (8), como aqui demonstrados, localizam-se em lóbulos renais adjacentes. Seu suprimento sanguíneo vem de arteríolas aferentes que são ramos da artéria interlobular. Os demais componentes do labirinto cortical são túbulos contorcidos proximais e túbulos contorcidos distais. Os **túbulos contorcidos proximais** (9) são prontamente reconhecidos nessa fotomicrografia por seu citoplasma escuro e eosinofílico, ao contrário do citoplasma mais claro dos **túbulos contorcidos distais** (10). Como o túbulo contorcido proximal segue um percurso mais contorcido do que o túbulo contorcido distal, um número significativamente maior de contornos seccionados do túbulo contorcido proximal são visualizados, se comparados aos do túbulo contorcido distal. Esses túbulos são examinados com mais detalhes na Prancha 112.

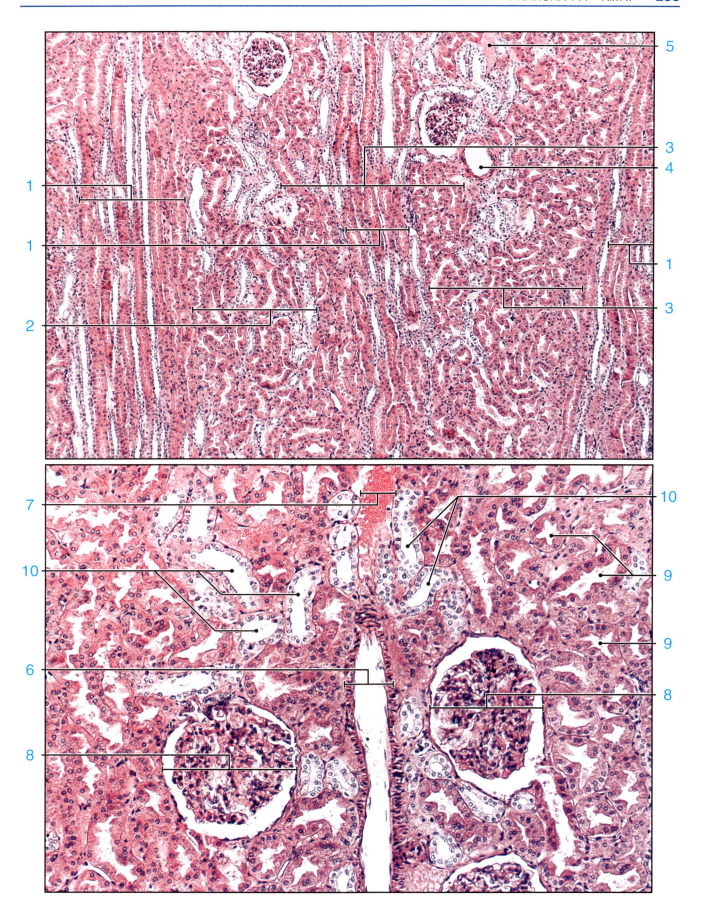

PRANCHA 112 Rim III

Rim, túbulos contorcidos proximal e distal, ser humano, H&E, 240x; figura menor, 450x.

Esta fotomicrografia mostra um corte por meio do labirinto cortical, paralelamente à superfície do rim; portanto, esse corte é perpendicular ao corte mostrado nas fotomicrografias da Prancha 111. Os túbulos observados nesta fotomicrografia consistem em **túbulos contorcidos proximais** (1) e em **túbulos contorcidos distais** (2). Observe que os túbulos contorcidos proximais parecem ser mais numerosos que os túbulos contorcidos distais. Embora haja um número igual dos dois tipos de túbulos, a discrepância vista em um corte do labirinto cortical deve-se ao fato de o túbulo contorcido proximal ser consideravelmente mais tortuoso do que o distal e, com isso, apresentar mais porções cortadas transversalmente do que aquele. Isso ajuda, em parte, a distinguir entre os dois tipos de túbulos. Outras diferenças incluem o diâmetro geralmente maior do túbulo contorcido proximal e o tamanho maior de suas células. Por serem células maiores, o núcleo de cada uma pode não aparecer na secção da parede tubular, criando uma distribuição bastante irregular. Já as células do túbulo contorcido distal são consideravelmente menores e, pela maioria de seus núcleos aparecerem no corte, parecem estar mais uniformemente distribuídas. Da mesma forma, o lúmen do túbulo contorcido proximal, quando observado em corte transversal, apresenta um lúmen irregular em forma de estrela, enquanto o túbulo contorcido distal tem um lúmen mais arredondado. Outro aspecto característico do túbulo contorcido proximal que pode ser percebido em fragmentos bem conservados é a presença de uma **borda em escova** (3) (**figura menor**) na superfície apical das células tubulares. Isso é um reflexo das microvilosidades na superfície apical dessas células. Finalmente, o citoplasma das células do túbulo contorcido proximal cora-se mais intensamente com eosina do que o das células do túbulo contorcido distal.

Rim, túbulos proximal e distal retos, ser humano, H&E, 240x.

Essa fotomicrografia é um corte por um raio medular, paralelo à superfície do rim. A distinção entre **túbulos retos proximais** (4) e **túbulos retos distais** (5) é facilmente visualizada. Comparado aos túbulos contorcidos proximal e distal, a única diferença significativa é que os túbulos retos proximal e distal apresentam diâmetros discretamente menores. O aspecto mais significativo desta fotomicrografia está no número de porções do túbulo proximal reto ser igual ao número de porções do distal. Dois dos túbulos na fotomicrografia são **túbulos coletores** (6). A observação cuidadosa desses túbulos revela que os **limites celulares** (7) são evidentes entre as células dos túbulos coletores. Ao contrário, os túbulos proximal e distal, tanto os retos quanto os contorcidos, não mostram um limite entre células, na microscopia de luz. Nesta fotomicrografia, observa-se também um **túbulo contorcido proximal** (8), cuja volta é parte do labirinto cortical.

Rim, corpúsculo renal, ser humano, H&E, 350x.

O corpúsculo renal aqui exibido foi cortado em um plano que inclui o **polo vascular** (9) e mostra um dos vasos sanguíneos, ou uma arteríola aferente ou eferente ligada ao corpúsculo. Outro aspecto que pode ser identificado é o epitélio simples pavimentoso da cápsula de Bowman. Entre a **cápsula de Bowman** (10) e o **glomérulo** (11) há o **espaço urinário** (12). Os núcleos associados ao glomérulo fazem parte de três tipos celulares: células endoteliais dos capilares glomerulares; podócitos, que se colocam contra a parede externa dos capilares glomerulares e são fechadas pela lâmina basal das células endoteliais capilares; e células mesangiais, que se situam ao longo do trajeto vascular do glomérulo e nos interstícios de capilares glomerulares contíguos. Adjacente à entrada e à saída de arteríolas aferentes e eferentes está a porção terminal do túbulo linear distal. Nesse local, a parede do túbulo contém células da **mácula densa** (13), cujos núcleos são densamente compactados e normalmente apresentam superposição parcial entre si.

Rim, corpúsculo renal, ser humano, H&E, 350x.

O corpúsculo renal aqui mostrado foi cortado em um plano que inclui o polo urinário. No polo urinário, a parede da cápsula de Bowman é contínua com o **túbulo contorcido proximal** (14), fazendo com que o filtrado lançado para dentro do espaço urinário flua para o túbulo contorcido proximal. Como na fotomicrografia anterior, esse glomérulo apresenta vários núcleos, pertencentes a tipos celulares de difícil identificação. Na parede externa do capilar pode-se ver alguns núcleos voltados para o espaço urinário; estes, provavelmente, são **núcleos de podócitos** (15).

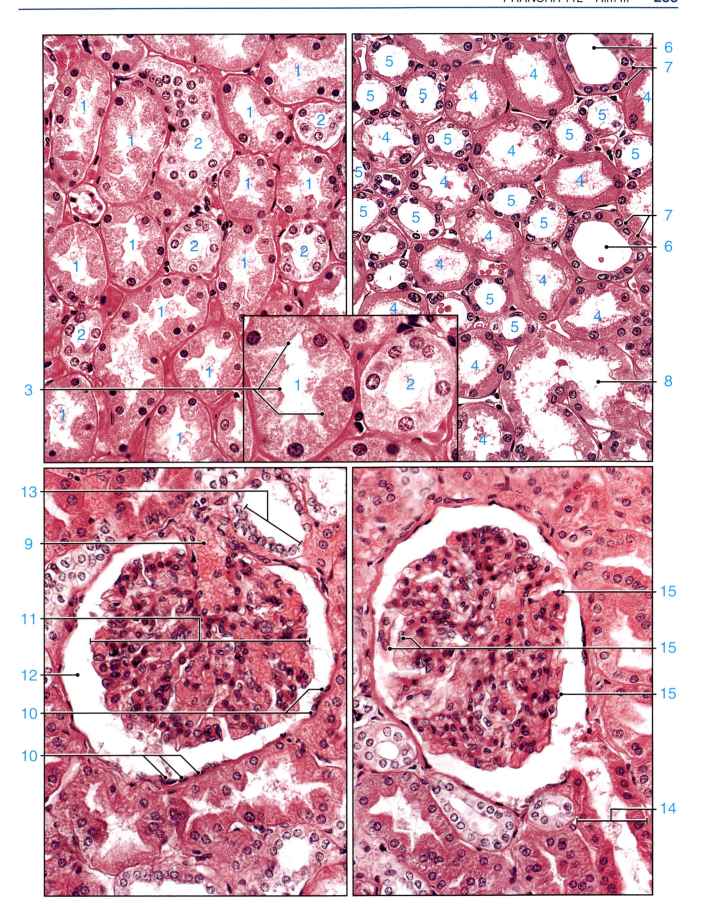

PRANCHA 113 Rim IV

A medula renal apresenta néfrons, ductos coletores e uma extensa rede vascular, os vasos retos, que percorrem paralelamente aos numerosos túbulos. Por causa da diferença de comprimentos, os túbulos dos néfrons formam coletivamente um número de estruturas cônicas, as pirâmides. Embora até 18 pirâmides possam estar presentes no rim humano, normalmente ocorrem entre 8 e 12. A base de cada pirâmide está voltada para o córtex, e a porção apical, a papila, projeta-se para uma estrutura em forma de taça, o cálice menor, que é uma extensão da pelve renal onde a urina definitiva é coletada. Os néfrons e ductos coletores são continuações daqueles que formam o raio medular. Os vasos retos consistem em arteríolas que se originam das arteríolas eferentes dos corpúsculos renais justamedulares (as arteríolas retas) que descem profundamente na medula e, em seguida, sobem como vênulas (as vênulas retas). O ramo das arteríolas retas forma um plexo capilar que supre os túbulos da medula. A urina é concentrada pelo mecanismo de troca por contracorrente, fruto da interação entre ductos, alças de Henle e vasos retos.

FOTOMICROGRAFIA PARA ORIENTAÇÃO: Esta fotomicrografia mostra a **papila** (1) de uma pirâmide renal. Abaixo da papila está o **cálice menor** (2), uma estrutura em forma de taça. O **espaço** (3) entre essas duas estruturas é onde a urina deixa a papila, logo antes de ser coletada no cálice. Um revestimento epitelial de células simples, de cúbicas a cilíndricas, recobre a papila e o restante da pirâmide, para então unir-se ao epitélio de transição que reveste o cálice.

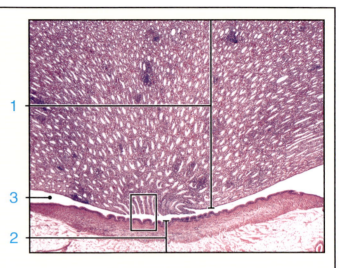

Rim, ser humano, H&E, 65x.
A fotomicrografia em menor aumento representa a porção central de uma pirâmide medular e mostra uma série de néfrons e ductos coletores, todos cortados longitudinalmente. Os néfrons não podem ser identificados individualmente, mas os **ductos coletores** (1) são reconhecidos pelo lúmen relativamente grande. Em algumas áreas, os **néfrons** (2) ainda podem ser reconhecidos devido a seus lúmens estreitos.

Rim, ser humano, H&E, 250x; figura menor, 500x.
Esta imagem é um aumento maior da área delimitada na fotomicrografia superior direita. Os **ductos coletores** (3) são prontamente diferenciados. Apresentam epitélio simples cúbico. A observação cuidadosa das células do ducto revela um limite celular entre células contíguas, uma estrutura característica do ducto coletor. Outra estrutura é a presença de células claras e escuras que formam a parede tubular. O citoplasma das células claras apresenta coloração fraca com eosina. São referidas como células claras. Outras células têm citoplasma mais escuro e são denominadas células intercalares. Também aparecem vários segmentos delgados da **alça de Henle** (4). A distinção entre esses túbulos e os vasos retos em geral é difícil, portanto a aparência vazia do lúmen sugere que fazem parte do segmento delgado da alça de Henle. Ao contrário, os vasos retos colapsam quando drenados, como é obviamente o caso nesta imagem, e não costumam ser identificados. Adicionalmente, um dos segmentos delgados é visto na região onde forma a **curva em U** (5). Em geral, os núcleos das células que formam o segmento delgado aparecem ovoides. A figura menor mostra um aumento maior da curva em U da alça de Henle.

Rim, ser humano, H&E, 160x.
A área delimitada na fotomicrografia para orientação, apresentando o topo da papila e o cálice adjacente, é mostrada nesta fotomicrografia. Nessa região, não há néfrons, apenas a porção terminal dos ductos coletores, referidos como ductos papilares ou ductos de Bellini. O revestimento epitelial desses ductos é **simples cilíndrico** (6). Ao contrário, o revestimento epitelial do cálice é **estratificado** (7) e referido como epitélio de transição ou urotélio.

Rim, ser humano, H&E, 320x.
Esta fotomicrografia é um aumento maior da área delimitada na fotomicrografia inferior esquerda e mostra a natureza dos ductos papilares. Como observado, o **epitélio** (8) de revestimento dos ductos papilares é simples cilíndrico. Portanto, caso o corte seja oblíquo ou tangencial pela parede do **epitélio** (9), surgirá a aparência de estratificação. Note os limites celulares proeminentes entre as células epiteliais.

Rim, ser humano, H&E, 320x.
Esta fotomicrografia mostra o epitélio de revestimento do cálice em aumento maior. Observe a aparência em várias camadas. A estrutura típica deste epitélio, também encontrada no revestimento do ureter, da bexiga urinária e da uretra, é a presença de **células superficiais em forma de cúpula** (10). Esse epitélio de transição será descrito com mais detalhes nas Pranchas 115 e 116. Abaixo do epitélio encontra-se **tecido conectivo denso** (11) e abaixo deste, uma camada nítida de **músculo liso** (12).

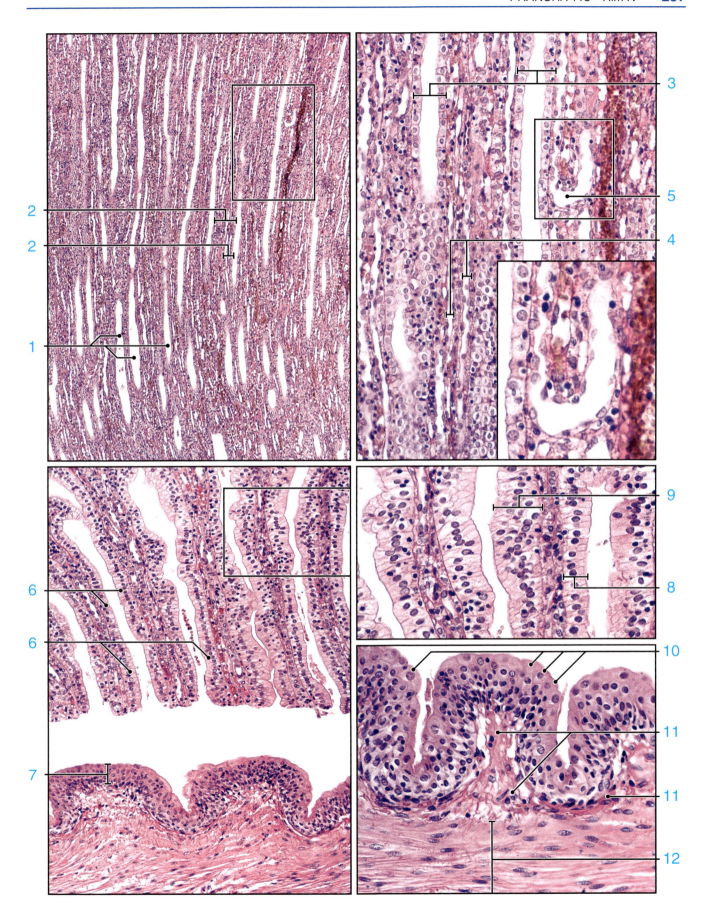

PRANCHA 114   Rim fetal

Como indicado na Prancha 113, o rim humano dispõe geralmente de 8 a 12 pirâmides, mas até 18 pirâmides podem estar presentes. Cada pirâmide e o tecido cortical associado à sua base e às suas laterais, ou seja, metade de cada coluna renal adjacente, constitui um lobo do rim. Essa organização lobar do rim é nítida durante o desenvolvimento fetal. Cada lobo aparece como uma convexidade na superfície do rim e normalmente desaparece após o nascimento. Em alguns casos, as convexidades podem persistir, até certo grau, durante um período de tempo pós-natal e ocasionalmente até o início da maioridade. O exame do rim fetal revela um padrão de desenvolvimento sequencial dos néfrons individuais. Os néfrons da porção profunda do córtex são os primeiros a se desenvolverem, seguidos dos néfrons localizados em porções gradativamente mais superficiais da zona cortical. Isso é prontamente visualizado no desenvolvimento dos corpúsculos renais associados a esses néfrons. Nos estágios finais da vida fetal, os corpúsculos renais apresentam uma forma relativamente simples. Alguns corpúsculos renais mantêm essa forma, especialmente aqueles na área subcapsular do córtex, até um ano após o nascimento. Aos seis anos de idade, a maioria ou todos os corpúsculos renais apresentam estrutura madura.

FOTOMICROGRAFIA PARA ORIENTAÇÃO: Esta fotomicrografia mostra um corte do **rim fetal** (1) e da **glândula suprarrenal** (2) adjacente ao polo superior do rim. O corte por este rim mostra dois **lobos** (3) hemisseccionados que se estendem da superfície renal até a papila do lobo.

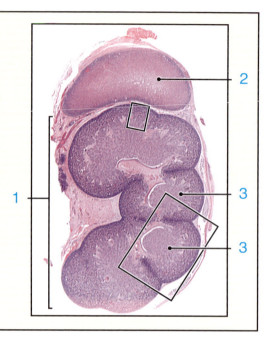

Rim, feto humano, H&E, 90x; figura menor, 515x.

A área delimitada inferiormente na fotomicrografia para orientação é mostrada nesta fotomicrografia, que inclui um lobo inteiro. O córtex (1) mostra inúmeros corpos redondos e pequenos, os corpúsculos renais em desenvolvimento. Abaixo destes está a **medula** (2), contendo os ramos ascendentes e descendentes das alças de Henle, em desenvolvimento juntamente com os ductos coletores. A porção mais profunda representa uma **pirâmide medular** (3). Os ductos coletores dentro da pirâmide são vistos em corte transversal devido ao ângulo da corte. Eles esvaziam-se para dentro do espaço abaixo, o **cálice menor** (4). Finalmente, as **colunas renais** (5) podem ser vistas na lateral do lóbulo. A **figura menor** é um aumento maior de um corte transversal de um **túbulo contorcido proximal** (6), um **túbulo coletor** (7) cortado longitudinalmente, bem como de um corte longitudinal por uma estrutura que se tornará o segmento delgado da **alça de Henle** (8).

Rim, feto humano, H&E, 65x; figura menor, 415x.

A área delimitada superiormente na fotomicrografia para orientação aparece aqui em aumento maior. Inclui a **cápsula** (9) do rim, toda a área do **córtex** (10) e a porção superior da **medula** (11). O córtex exibe uma série de corpúsculos renais em estágios variáveis de desenvolvimento. Aqueles na porção mais profunda do córtex estão mais avançados em seu desenvolvimento do que aqueles na porção superior do córtex. A **figura menor** mostra um dos corpúsculos renais em um estágio bastante avançado de desenvolvimento. O **espaço urinário** (12) está presente e o glomérulo já se formou, providenciando uma estrutura funcional.

Rim, feto humano, H&E, 255x; figura menor, 545x.

Essa fotomicrografia é um aumento maior da área mais externa do córtex. Observe a **cápsula** (13). Os corpúsculos renais nessa altura do córtex estão em estágios bem mais precoces de desenvolvimento quando comparados àqueles encontrados na porção mais profunda do córtex. A **figura menor** mostra um aumento maior da área delimitada na fotomicrografia. Mostra claramente o início de um **túbulo contorcido proximal** (14) do corpúsculo renal. Também evidente nesse estágio de desenvolvimento é a camada parietal da **cápsula de Bowman** (15), formada de células pavimentosas, bem como sua camada visceral, que nesse estágio de desenvolvimento é composta por **células cúbicas** (16). Entre a camada visceral da cápsula de Bowman e a porção inicial do túbulo contorcido proximal situa-se a parte vascular em desenvolvimento do corpúsculo renal, chamada de **glomérulo** (17). Compare este corpúsculo renal em desenvolvimento com o corpúsculo renal da figura menor da fotomicrografia inferior esquerda.

PRANCHA 114   Rim fetal   **259**

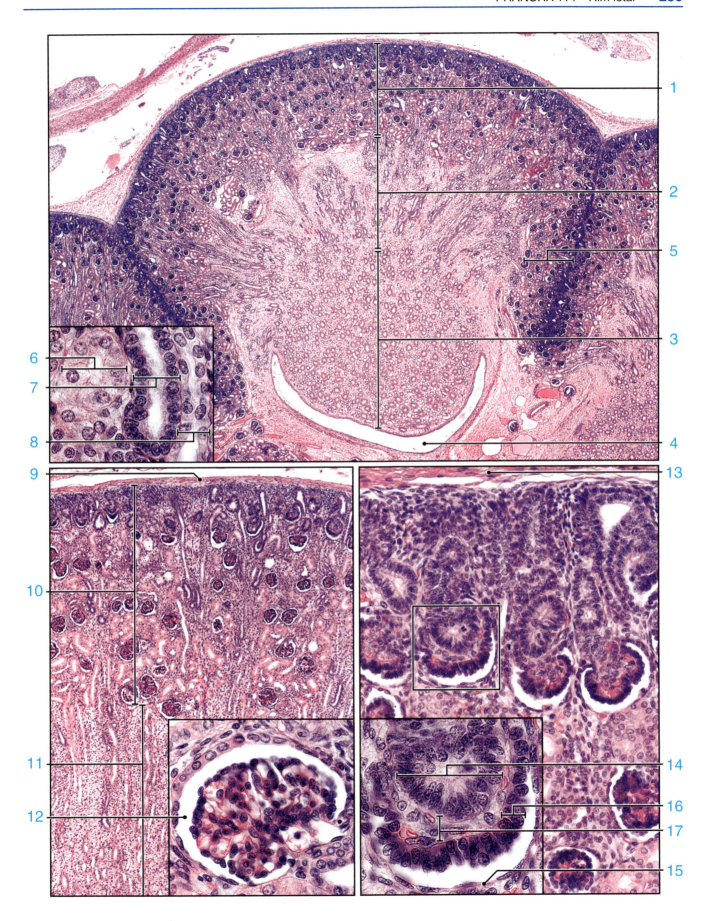

PRANCHA 115 Ureter

A urina que deixa as papilas renais é coletada nos cálices menores e, a partir destes, passa à pelve renal, onde entra no ureter. O par de ureteres, um de cada rim, conduz a urina até a bexiga urinária. Essa passagem é auxiliada pela ação peristáltica de músculo liso na parede do ureter. Cada ureter encontra-se em uma posição retroperitoneal, assim como o rim, e é envolvido por tecido adiposo e conectivo que formam a adventícia do ureter. Entretanto, onde o ureter está imediatamente adjacente à cavidade abdominal, a serosa pode ser identificada como parte da parede do ureter. O revestimento do ureter é constituído por um epitélio de transição (urotélio), que repousa sobre uma camada de tecido conectivo denso. Juntos, o urotélio e o tecido conectivo subjacente constituem a mucosa. Entre a mucosa e a parte mais externa do ureter (a adventícia) há feixes de músculo liso que formam a muscular. Ao longo de quase toda a extensão do ureter, o músculo liso está disposto em uma camada interna longitudinal e uma camada circular circundante. Os feixes de músculo liso que formam essas duas camadas tendem a apresentar um arranjo imperfeito e, algumas vezes, é difícil determinar a orientação da camada. Isso se deve à direção discretamente helicoidal que as duas camadas seguem. Próximo à bexiga urinária, uma terceira camada mais externa de músculo liso é adicionada, a qual continua na bexiga urinária para formar um componente básico da parede da bexiga.

FOTOMICROGRAFIA PARA ORIENTAÇÃO: Esta fotomicrografia mostra o corte transversal de um ureter próximo à bexiga urinária. Nesta preparação, o citoplasma das **células uroteliais** (1) aparece discretamente corado pela eosina. Ao contrário, o **tecido conectivo denso** (2) adjacente é intensamente corado pela eosina. A parte do músculo liso do ureter forma a **muscular** (3) e aparece entre o tecido conectivo denso e a **adventícia** (4). Geralmente, a superfície luminal de um ureter cortado transversalmente exibe dobras múltiplas devido à contração do músculo liso da sua parede.

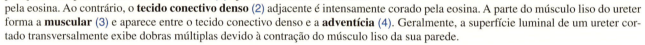

Ureter, ser humano, H&E, 180x; figura menor, 565x.
A área delimitada inferiormente na fotomicrografia para orientação é vista em aumento maior. Observe o **epitélio de transição** (1) que reveste o lúmen e suas células em várias camadas. O citoplasma epitelial dessa preparação está pouco corado; os núcleos aparecem como elementos mais proeminentes. O **tecido conectivo** (2) subjacente é corado mais intensamente pela eosina. Contém pequenos **vasos sanguíneos** (3) e nervos. O epitélio e seu tecido conectivo subjacente constituem a **mucosa** (4). Observe, não existe uma muscular da mucosa. Abaixo da mucosa encontra-se a **muscular** (5). Apenas uma parte da camada longitudinal do músculo liso é evidente. A figura menor revela em aumento maior o epitélio de transição, que tem como característica a presença de **células binucleadas** (6) na superfície celular. Outro aspecto é a curvatura, em geral descrita como contorno em forma de cúpula, na superfície apical dessas células. Observe também a presença de várias **células apoptóticas** (7) ou em degeneração. Abaixo da superfície celular e estendendo-se para baixo até o tecido conectivo, as células epiteliais remanescentes aparecem organizadas aleatoriamente, um aspecto característico da bexiga contraída. Na bexiga totalmente distendida, essa aparência multicamada é reduzida para três ou quatro camadas de células.

Ureter, ser humano, H&E, 225x.
A área delimitada superiormente na fotomicrografia para orientação é exibida em aumento maior nesta fotomicrografia. Inclui a **mucosa** (8), a **muscular** (9) subjacente e uma pequena parte da **adventícia** (10). Como observado, a muscular apresenta várias camadas. A camada mais interna é a **camada longitudinal** (11). Observe que os núcleos das células musculares lisas aparecem redondos, pois essas células foram cortadas transversalmente. A próxima camada é a **camada circular** (12). Os núcleos das células musculares lisas aparecem em perfil longitudinal. A terceira camada, mais externa, é uma **camada longitudinal** (13) adicional, que existe apenas na extremidade distal do ureter. Compare o contorno do núcleo neste local com aqueles da camada interna longitudinal. A pequena quantidade de adventícia vista na fotomicrografia revela uma pequena **artéria** (14) e uma **veia** (15).

PRANCHA 115 Ureter 261

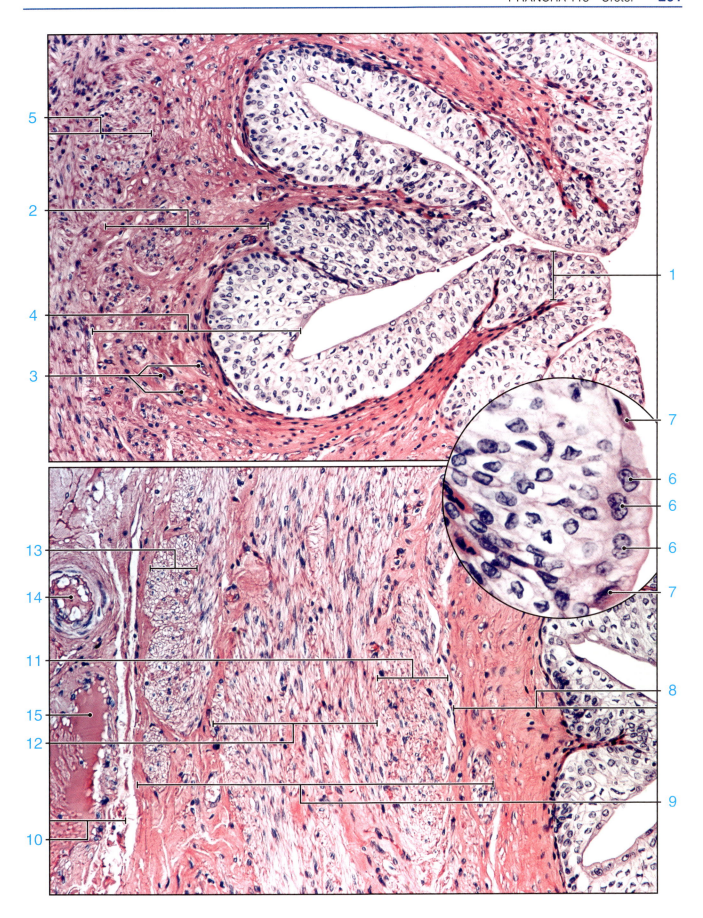

PRANCHA 116 Bexiga urinária

A bexiga urinária recebe a urina dos dois ureteres e a armazena, até que um estímulo neural provoque sua contração e a urina seja expelida pela uretra. Como os ureteres, a bexiga é revestida com epitélio de transição (urotélio). Abaixo do epitélio está uma camada de tecido conectivo denso, muito similar àquele presente nos ureteres. Esse tecido conectivo e o epitélio sobrejacente representam a mucosa. A muscular compreende a parte mais espessa da parede da bexiga e consiste em três camadas dispostas irregularmente. O músculo liso é ainda mais irregular do que aquele encontrado na porção inferior dos ureteres. Isso se deve à natureza levemente esférica da bexiga. Como na maioria das vísceras ocas e distendíveis que esvaziam seus conteúdos por um orifício pequeno em sua parede, as fibras musculares estão dispostas de modo a permitir pressão uniforme para descarregar seu conteúdo. A superfície externa livre da parede da bexiga é recoberta pela serosa, exceto em sua base de fixação, onde há apenas uma adventícia.

FOTOMICROGRAFIA PARA ORIENTAÇÃO: Esta fotomicrografia mostra quase toda a espessura da parede da bexiga. A superfície luminal aparece no topo da fotomicrografia. Observe a presença da **parte intramural do ureter** (1) ao passar pela parede da bexiga. A presença do ureter no corte indica que a amostra foi retirada perto da base da bexiga. A **mucosa** (2) representa uma parte relativamente pequena da espessura da parede vesical, quando comparada à **muscular** (3), a qual ocupa a maior parte da espessura da parede da bexiga. Ao perceber os feixes musculares, mesmo nesse pequeno aumento da fotomicrografia, fica evidente que eles não mostram claramente o padrão organizacional de três camadas musculares.

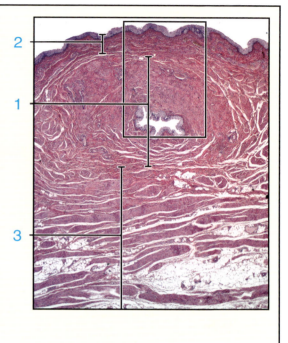

Bexiga urinária, ser humano, H&E, 60x.
Esta fotomicrografia é um aumento maior da área delimitada na fotomicrografia para orientação. Mostra o **epitélio** (1), o **tecido conectivo denso** (2) subjacente, e o **músculo liso** (3), com parte pertencente à parede vesical e parte pertencente ao ureter. Observe que o tecido conectivo denso, nesta amostra, é intensamente corado pela eosina, quando comparado à coloração mais clara pela eosina da parte muscular. Vários vasos sanguíneos de tamanho médio, especificamente uma **artéria** (4) e uma **veia** (5), estão presentes perto da divisão geral entre as paredes vesical e ureteral. Vários **vasos sanguíneos** (6) menores podem também ser vistos no tecido conectivo da mucosa vesical. Observando a mucosa do ureter, seu epitélio aparece discretamente mais delgado do que o da bexiga urinária, mas o tecido conectivo denso subjacente da **mucosa** (7) é substancialmente mais delgado do que o da bexiga urinária.

Inserção do ureter na parede vesical, ser humano, H&E, 250x.
Este aumento maior da área delimitada à esquerda na fotomicrografia superior mostra o **epitélio de transição** (8) e o **tecido conectivo** (9) subjacente pertencente à mucosa do ureter. Observe que o tecido conectivo contém vários **linfócitos** (10) que são identificados pelos seus núcleos redondos, intensamente corados. Vários linfócitos migraram para a região basal do epitélio. Observe também um **vaso linfático** (11) contendo linfócitos na periferia da mucosa. Adjacentes à mucosa, aparecem feixes de **músculo liso** (12) cortados transversalmente, os quais fazem parte da camada interna longitudinal da muscular.

Mucosa da bexiga urinária, ser humano, H&E, 250x.
Este aumento maior da área delimitada à direita na fotomicrografia superior mostra o **epitélio vesical** (13) e o **tecido conectivo denso** (14) subjacente da parede da bexiga. O exame do epitélio revela algumas das **células superficiais abobadadas** (15) características de epitélio de transição. Várias **células binucleadas** (16) também estão presentes. A espessura do epitélio de transição é variável. Quando a bexiga urinária está totalmente distendida aparecem apenas três camadas de células. Nessa imagem de uma bexiga urinária contraída parece haver mais de 10 camadas de células, um resultado do empilhamento de células umas sobre as outras que ocorre à medida que o músculo contrai e a superfície de revestimento é reduzida. O tecido conectivo da mucosa constitui-se de feixes de fibras colágenas com um pequeno número de linfócitos entremeados, alguns dos quais podem ser vistos na região basal do epitélio. Uma **veia** (17) repleta de eritrócitos também aparece no tecido conectivo mucoso.

PRANCHA 116 Bexiga urinária

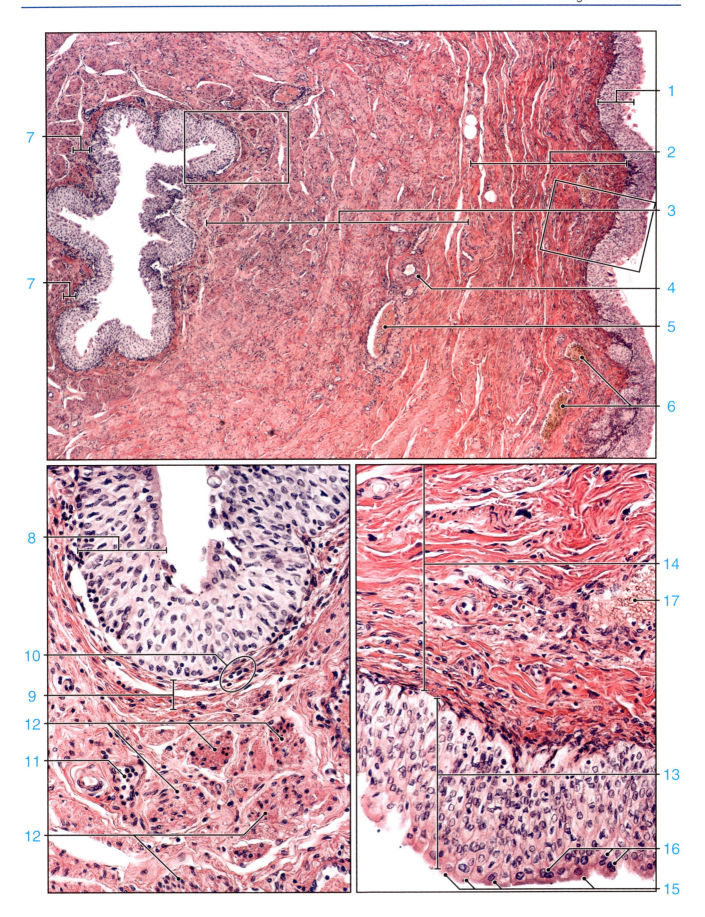

PRANCHA 117 Uretra

A uretra é um tubo fibromuscular que permite o fluxo da urina desde a bexiga urinária até o exterior do organismo. No homem, a uretra masculina pode ser dividida em três segmentos. A uretra proximal ou prostática se estende a partir do colo da bexiga urinária e atravessa a próstata, sendo revestida de epitélio de transição. A uretra membranosa se estende desde a próstata até o bulbo do pênis. Essa parte é revestida com epitélio estratificado ou pseudoestratificado cilíndrico. A parte mais comprida é a uretra peniana esponjosa, que se estende por toda extensão do pênis e se abre na superfície do corpo na glande do pênis. É revestida por epitélio pseudoestratificado cilíndrico, mas em sua extremidade distal torna-se um epitélio estratificado pavimentoso que continua na pele do pênis. A glândula bulborretal (glândula de Cowper) e a glândula uretral secretora de muco (glândula de Littré) esvaziam para dentro da uretra peniana.

A uretra feminina corresponde à uretra prostática masculina; é curta, se estende apenas por de 3 a 5 cm desde a bexiga até o vestíbulo da vagina. O revestimento epitelial é inicialmente de transição, mas muda para um epitélio estratificado pavimentoso pouco antes de seu término. Várias glândulas uretrais se abrem para dentro do lúmen da uretra. Outras glândulas, as glândulas para-uretrais ou de *skeene* que são homólogas à glândula prostática, secretam para dentro dos ductos paraurretrais comuns, que se abrem em ambos os lados do orifício uretral externo. A lâmina própria contém inúmeros vasos sanguíneos.

FOTOMICROGRAFIA PARA ORIENTAÇÃO: A *fotomicrografia superior* é um corte por meio da glande do pênis. Neste segmento, a **uretra** (1), quando vista em corte transversal, revela uma forma estrelada; algumas vezes, aparece estrelada, e outras, em forma de T, como vista nesse caso. A **lâmina própria** (2) da mucosa apresenta tecido fibroelástico com feixes dispersos de músculo liso, com orientação predominantemente longitudinal, mas com alguns feixes circulares na parte externa. Perifericamente à mucosa, vemos a **camada vascular eretil** (3).

A *fotomicrografia inferior* é um corte que mostra parte do lúmen de uma **uretra feminina** (4) e a **vagina** (5) abaixo. A **lâmina própria** (6) uretral apresenta tecido conectivo frouxo com fibras elásticas em abundância e um plexo venoso homólogo à organização vascular cavernosa do corpo esponjoso no homem. A submucosa é envolvida por músculo liso; as camadas internas apresentam fibras dispostas longitudinalmente, enquanto a camada externa é disposta circularmente.

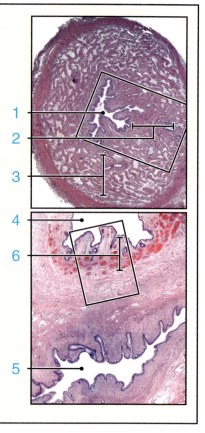

Uretra masculina, ser humano, H&E, 50x; figura menor, 300x.

A área delimitada na fotomicrografia para orientação superior é mostrada nesta imagem. Mostra o **lúmen estrelado** (1) da uretra, o **epitélio de revestimento** (2) e a **lâmina própria** (3), que se funde com a **região cavernosa** (4) do corpo esponjoso. A observação cuidadosa desta fotomicrografia revela agrupamentos intraepiteliais de **células secretoras de muco** (5), prontamente reconhecidas por meio de sua coloração mais clara. Em várias áreas, essas células formam recessos ou estruturas saculares, as **lacunas de Morgagni** (6). Alguns desses recessos se estendem mais profundamente do que as estruturas glandulares ramificadas, as **glândulas de Littré** (7). Os **seios cavernosos** (8) aparecem como espaços vazios no corpo esponjoso. A **figura menor** é um aumento maior da área delimitada e revela o **epitélio pseudoestratificado cilíndrico** (9), que reveste a uretra, e uma região que contém **células intraepiteliais secretoras de muco** (10). As células mucosas, ao contrário, são arranjadas em um epitélio simples cilíndrico. Observe que os núcleos das células secretoras de muco se localizam na base das células e são caracteristicamente achatados, enquanto os núcleos do epitélio uretral padrão são ovoides, de acordo com a forma cilíndrica das células superficiais.

Uretra feminina, ser humano, H&E, 360x.

Esta imagem mostra a parede da uretra feminina da área delimitada na fotomicrografia para orientação inferior. Sua membrana mucosa tende a formar **dobras longitudinais** (11). O epitélio, como na uretra masculina, forma invaginações com **glândulas secretoras de muco** (12) na lâmina própria. Também na lâmina própria há um sistema bem desenvolvido de **vasos venosos** (13), bastante proeminentes nessa fotomicrografia devido ao ingurgitamento com eritrócitos. Esses vasos são homólogos à organização vascular do corpo esponjoso no homem. A mucosa é envolvida por uma camada espessa de **músculo liso** (14), apresentando uma camada interna de fibras, dispostas longitudinalmente, e uma camada externa de fibras, dispostas circularmente.

Uretra feminina, ser humano, H&E, 360x.

Esta fotomicrografia mostra um aumento maior da área delimitada na fotomicrografia inferior esquerda e representa a mucosa da uretra feminina. O **epitélio é pseudoestratificado cilíndrico** (15), tornando-se estratificado pavimentoso na extremidade distal da uretra. A lâmina própria subjacente costuma conter células em abundância, sendo os linfócitos o tipo celular predominante. Os **vasos venosos** (16) que formam o plexo apresentam uma estrutura mais característica de veias típicas do que os vasos venosos masculinos, que apresentam uma rede complexa de anastomoses.

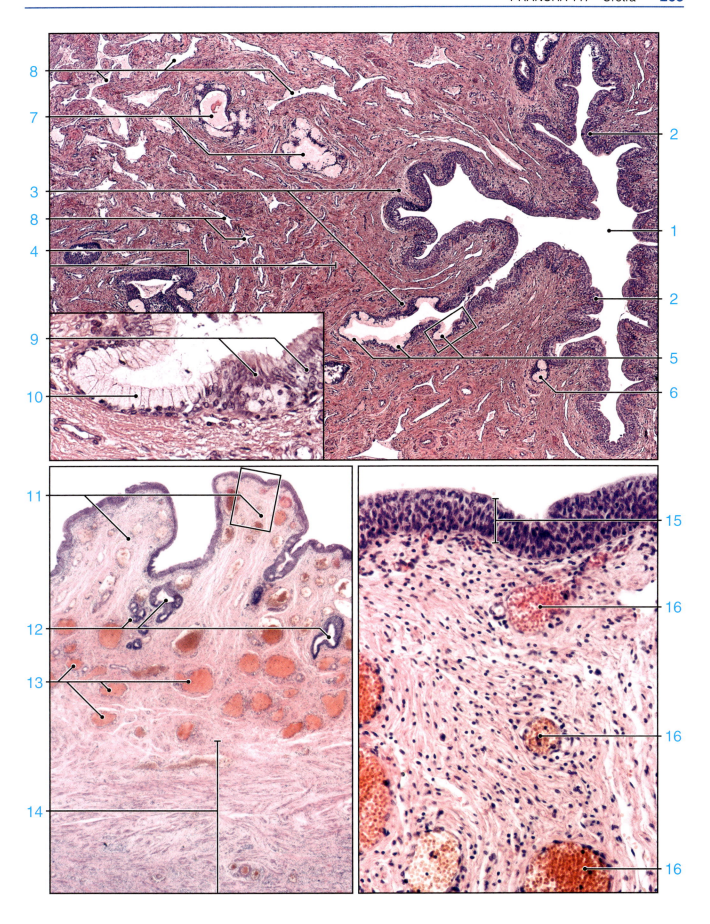

CAPÍTULO 17
Sistema Endócrino

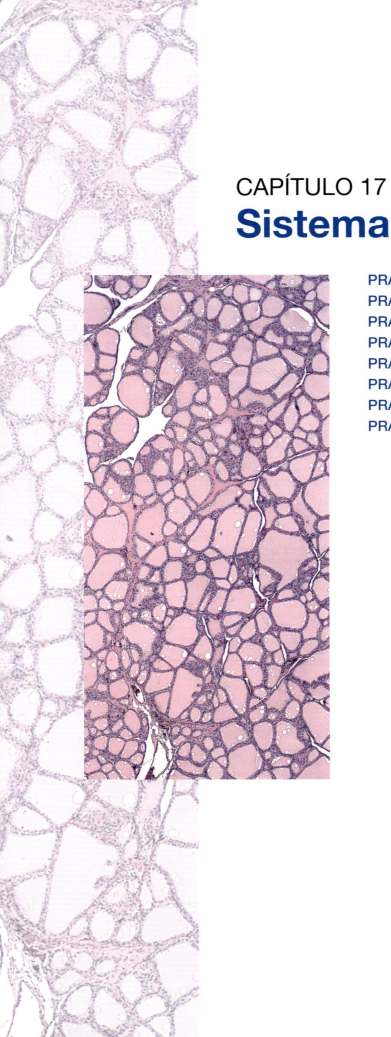

PRANCHA 118 Glândula hipófise I   **268**
PRANCHA 119 Glândula hipófise II   **270**
PRANCHA 120 Glândula pineal   **272**
PRANCHA 121 Glândula tireoide I   **274**
PRANCHA 122 Glandula tireoide II   **276**
PRANCHA 123 Glândula paratireoide   **278**
PRANCHA 124 Glândula suprarrenal   **280**
PRANCHA 125 Glândula suprarrenal fetal   **282**

PRANCHA 118 Glândula hipófise I

A glândula hipófise é uma glândula endócrina em forma de pera, localizada na base do cérebro e encerrada em uma depressão do osso esfenoide, a sela turca. Um pedículo curto, o infundíbulo, a conecta ao hipotálamo. A glândula apresenta dois componentes distintos: o lobo anterior (adeno-hipófise), que é um tecido glandular epitelial, e o lobo posterior (neuro-hipófise), um tecido neurossecretor. O lobo posterior consiste na parte nervosa e no infundíbulo. O lobo anterior é composto de três partes: a parte distal, que compreende a maior parte do lobo anterior; a parte intermédia, que se encontra entre a parte distal e a parte nervosa; e a parte tuberal, uma bainha em volta do infundíbulo.

A parte distal apresenta células arranjadas em cordões e agrupamentos de células com uma extensa rede capilar. Três tipos celulares podem ser identificados com base na reação do seu citoplasma a corantes ácidos e básicos. As células são acidófilas, quando se coram com corantes ácidos, basófilas, quando coram com corantes básicos, e cromófobas, quando se coram levemente ou não se coram. As cromófobas são supostamente um grupo heterogêneo de células; várias são consideradas como acidófilas ou basófilas com poucos grânulos. Com o uso de reações imuno-histoquímicas, as células acidófilas e basófilas são funcionalmente classificadas em cinco tipos celulares, de acordo com seu produto secretor:

- Somatotrófica, uma célula acidófila que produz somatotrofina, o hormônio de crescimento.
- Lactotrófica, célula acidófila que produz prolactina, promove o desenvolvimento da glândula mamária e inicia a produção do leite.
- Corticotrófica, célula basófila que produz o hormônio adrenocorticotrófico (ACTH), que estimula a secreção de glicocorticoides e gonadocorticoides pela glândula adrenal.
- Gonadotrófica, célula basófila que produz o hormônio folículo-estimulante (FSH), que estimula o desenvolvimento folicular no ovário e a espermatogênese nos testículos, além do hormônio luteinizante (LH), que regula a maturação final dos folículos ovarianos, a ovulação* e a formação do corpo lúteo na mulher, e é essencial para a manutenção da secreção androgênica pelas células de Leydig nos testículos do homem.
- Tireotrófica, célula basófila que produz hormônio tireotrófico (TSH), que estimula a produção e a liberação de tireoglobulina e de hormônios da tireoide.

FOTOMICROGRAFIA PARA ORIENTAÇÃO: Esta fotomicrografia exibe a glândula hipófise de um macaco. O lobo anterior (adeno-hipófise) apresenta a **parte distal** (1), a **parte intermédia** (2), e a **parte tuberal** (3). Uma porção da parte distal é vista à direita na fotomicrografia (*asteriscos*). Essa aparência incomum deve-se ao plano do corte. O lobo posterior (neuro-hipófise) apresenta a **parte nervosa** (4) e o **infundíbulo** (5); ambos contêm axônios neurossecretores.

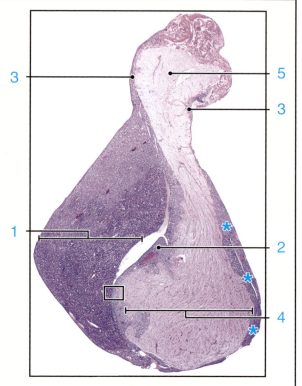

---

* N. de R.T.: Ovulação = oocitação.

Glândula hipófise, macaco, H&E, 360x.

A área delimitada na fotomicrografia para orientação é mostrada em aumento maior e inclui uma parte da **parte distal** (1) à esquerda, que consiste em cordões e agregados de células parenquimatosas, e uma parte da **parte nervosa** (2) à direita. No centro, situa-se a **parte intermédia** (3). Nesse aumento relativamente pequeno, pode-se distinguir na parte distal as **acidófilas** (4), que são coradas de vermelho claro pela eosina, e as **basófilas** (5), que, ao contrário, exibem uma cor azulada originária da hematoxilina. As **cromófobas** (6) são minoria e podem ser distinguidas pelos núcleos pequenos e pelo citoplasma não corado. A parte intermédia mostra inúmeras células basófilas que são levemente coradas pela hematoxilina. Células cromófobas também estão presentes e têm a mesma aparência daquelas na parte distal. (Em seres humanos, a parte intermédia não é tão extensa como nas espécies aqui mostradas. Da mesma forma, a parte intermédia de humanos constitui-se principalmente de células parenquimatosas que envolvem folículos preenchidos com coloides e de basófilas e cromófobas, como nas espécies apresentadas aqui.) A parte nervosa consiste em axônios amielínicos. A maioria dos núcleos na parte nervosa pertence a células especializadas da glia, definidas como **pituícitos** (7). Essas células apresentam inúmeras projeções, algumas das quais terminam nos espaços perivasculares.

Glândula hipófise, macaco, H&E, 500x.

Esta imagem é um aumento maior de uma área da parte distal e apresenta com preponderância as células **acidófilas** (8) coradas pela eosina e as **basófilas** (9) coradas de azul. As **cromófobas** (10) estão em número relativamente pequeno nessa área. Elas têm um núcleo pequeno com pouco citoplasma em volta, que não se cora. Entre os cordões e os agregados de células parenquimatosas, são vistos **capilares** (11).

PRANCHA 118 Glândula hipófise I 269

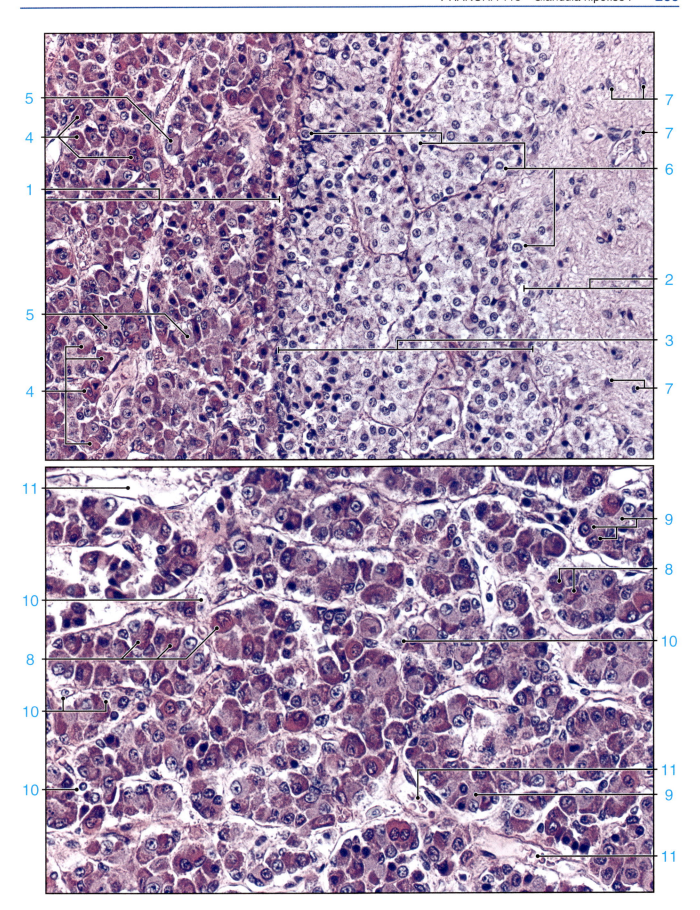

PRANCHA 119   Glândula hipófise II

O lobo posterior da glândula hipófise é uma extensão do sistema nervoso central. É composto pela parte nervosa e pelo infundíbulo. O infundíbulo, um componente hastiforme, conecta a glândula ao hipotálamo. A parte nervosa, o lobo neural da hipófise, contém axônios amielínicos e suas terminações. Os corpos celulares desses axônios se situam nos núcleos hipotalâmicos supraóptico e paraventricular. O lobo posterior não é uma glândula endócrina, mas um local de armazenamento para neurossecreção de neurônios dos núcleos supraóptico e paraventricular. Os axônios amielínicos que se estendem dos corpos celulares nesses núcleos transportam os produtos neurossecretores do corpo celular. Portanto, a maior parte do infundíbulo e da parte nervosa é formada por axônios. Em nível da microscopia de luz, as terminações desses axônios são vistas como dilatações, chamadas de corpos de Herring, onde o produto de secreção é armazenado. As secreções contêm oxitocina ou vasopressina (hormônio antidiurético, ADH). Outros neurônios do hipotálamo liberam secreções para dentro dos capilares fenestrados do infundíbulo, o primeiro leito capilar do sistema porta hipofisário que carrega sangue aos capilares da adeno-hipófise. Essas secreções hipotalâmicas regulam a atividade da adeno-hipófise.

Glândula hipófise, ser humano, tricrômico de Mallory, 725x; figura menor, 1.200x.

A área da parte distal apresentada aqui revela uma distribuição quase igual de células acidófilas e basófilas. Também revela um número relativamente grande de cromófobas. Deve se reconhecer que existem variações nos números proporcionais de acidófilas, basófilas e cromófobas nas diferentes áreas da parte distal. O uso da coloração de Mallory resulta em uma coloração algo mais distinta das acidófilas e das basófilas. As **acidófilas** (1) aparecem com coloração intensa de laranja-vermelho, enquanto as **basófilas** (2) aparecem com coloração intensa de azul-avermelhado. Em contraste, as **cromófobas** (3) exibem um citoplasma azul claro. A disposição em grupos e cordões das células parenquimatosas é melhor identificada pelo **tecido conectivo** (4) circundante, que se cora de azul. Alguns dos **capilares** (5) que suprem o parênquima são notadamente dilatados e repletos de eritrócitos, corados de amarelo pela coloração de Mallory. A **figura menor** mostra um aumento maior de várias acidófilas (1), basófilas (2) e cromófobas (3). De particular interesse, as vesículas secretoras são os componentes das acidófilas e basófilas que se ligam ao corante e aparecem como grânulos finos. Ao contrário, a cromófoba tem um citoplasma mais homogêneo ou agranular.

Glândula hipófise, ser humano, H&E, 325x.

A fotomicrografia exibe a parte nervosa. A maioria dos núcleos pertence a células chamadas de **pituícitos** (6). São comparáveis às células da neuróglia do sistema nervoso central. Os núcleos são redondos a ovais. Seu citoplasma se estende em longos prolongamentos. Em preparações típicas de rotina coradas com H&E, como esta, o citoplasma dos pituícitos não pode ser diferenciado das fibras nervosas amielínicas, que formam a maior porção da parte nervosa. A observação cuidadosa dessas fibras nervosas mostra algumas áreas onde elas foram cortadas transversalmente (7), enquanto, em outras áreas, foram cortadas longitudinalmente (8). Os **corpos de Herring** (9) apresentam-se como estruturas de vários tamanhos, arredondadas, de forma irregular, coradas homogeneamente. Observar também os **capilares** (10), que em geral são difíceis de serem detectados quando percorrem paralelamente aos axônios.

Glândula hipófise, ser humano, PAS/ azul-preto de anilina, 320x; figura menor, 700x.

Esta fotomicrografia apresenta uma amostra comparável àquela vista na fotomicrografia inferior esquerda e difere apenas na coloração usada. Os **corpos de Herring** (11) nesta fotomicrografia aparecem em azul-preto, resultado da coloração azul da anilina. A **figura menor** mostra um dos corpos de Herring em aumento maior. A neurossecreção armazenada e as vesículas ligadas à membrana são responsáveis pela coloração. O uso da coloração PAS revela os **capilares** (12), pois cora sua membrana basal.

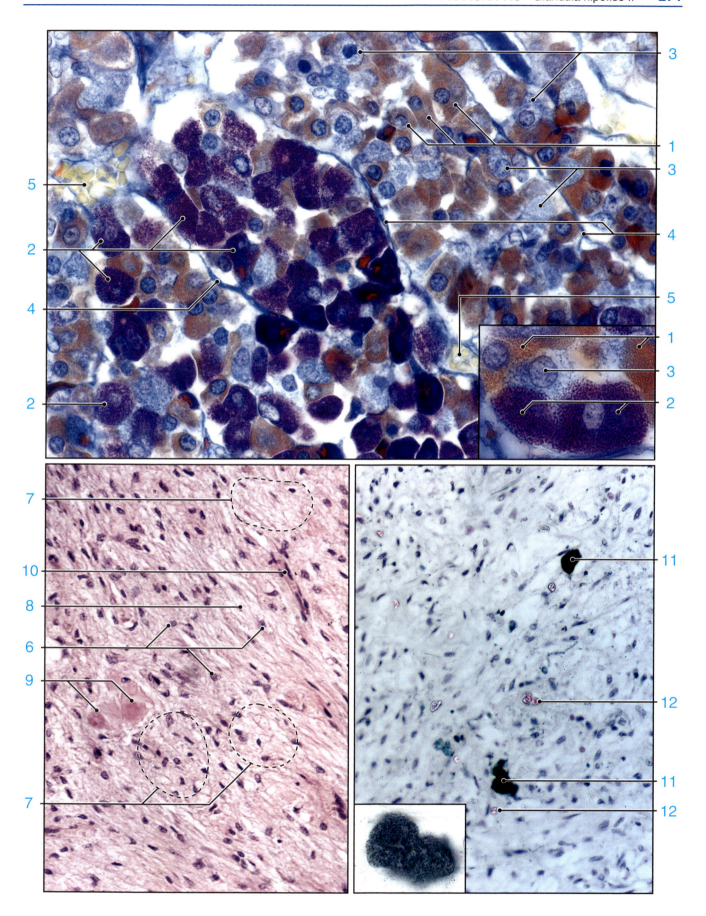

PRANCHA 119 Glândula hipófise II

PRANCHA 120 Glândula pineal

A glândula pineal (corpo pineal, epífise cerebral) se localiza próximo ao centro do cérebro sobre os colículos superiores. Desenvolve-se do neuroectoderma, mas no adulto, preserva pouca semelhança com o tecido nervoso. É uma estrutura achatada em forma de pinha, à que se deve seu nome.

Os dois tipos celulares encontrados na glândula pineal são as células parenquimatosas e as células gliais. A totalidade dessas células não pode ser evidenciada sem o emprego de métodos especiais. O uso de métodos especiais consegue mostrar que as células gliais e as células parenquimatosas apresentam projeções, e que as projeções das células parenquimatosas são dilatadas em sua periferia. As células parenquimatosas são, também, mais numerosas. Numa preparação H&E, os núcleos das células parenquimatosas coram-se menos intensamente. Os núcleos das células gliais, por outro lado, são menores e se coram mais intensamente.

Ainda que a fisiologia da glândula pineal não seja bem compreendida, as secreções da glândula evidentemente mostram efeito antigonadal. Por exemplo, o hipogenitalismo foi relatado em pacientes com tumores pineais que apresentam principalmente células parenquimatosas, enquanto a sexualidade precoce é associada a tumores das células gliais (supostamente, as células parenquimatosas foram destruídas). Além disso, experimentos com animais indicam que a glândula pineal tem função neuroendócrina, servindo como um intermediário que relaciona a função endócrina (especialmente a função gonadal) aos ciclos de claro e escuro. Os estímulos luminosos externos são conduzidos por meio de vias ópticas que se conectam com o gânglio cervical superior, que projeta fibras nervosas pós-ganglionares até a glândula pineal. Em que medida os achados em animais laboratoriais se aplicam de fato a seres humanos é uma questão ainda não elucidada.

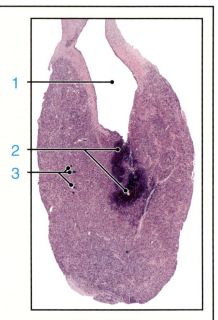

Estudos recentes em seres humanos sugerem que a glândula pineal exerce um papel no ajuste frente a mudanças repentinas na duração dos dias, como aquelas experimentadas por viajantes que sofrem com o *jet lag*, e um papel na regulação de respostas emocionais frente à redução da duração dos dias durante o inverno em zonas temperadas e subárticas (transtorno afetivo sazonal [SAD]).

FOTOMICROGRAFIA PARA ORIENTAÇÃO: A figura mostra um corte mediano pela glândula pineal. A porção inferior da fotomicrografia mostra a extremidade anterior da glândula, enquanto o **recesso pineal** (1), um espaço similar a uma fenda, aparece na porção superior da fotomicrografia. As **áreas de coloração mais escura** (2) são resultado do sangramento no interior da glândula. Nesse aumento menor, os cálculos característicos, a **areia cerebral**, ou **corpos arenáceos** (3), aparecem como estruturas redondas muito densas.

Glândula pineal, ser humano, H&E, 180x.

A glândula pineal é envolvida por uma **cápsula** (1) bastante fina que é formada pela pia-máter. **Trabéculas de tecido conectivo** (2) se estendem da cápsula para a substância glandular, dividindo-a em lóbulos. Os **lóbulos** (3) geralmente aparecem como agrupamentos indiferenciados de células de vários tamanhos envolvidos pelo tecido conectivo. Vasos sanguíneos, geralmente **artérias** (4) e **veias** (5) menores, percorrem o tecido conectivo. As artérias originam capilares que envolvem e penetram os lóbulos para suprir o parênquima da glândula. Nesta amostra e mesmo nesse aumento pequeno, os **capilares** (6) são evidentes devido aos eritrócitos presentes em seus lúmens.

Glândula pineal, ser humano, H&E, 360x; figura menor, 700x.

Esta fotomicrografia é um aumento maior do parênquima da glândula pineal, bem como de um componente chamado de **areia cerebral** ou **corpos arenáceos** (7). Quando vistos em aumentos ainda maiores, os **corpos arenáceos** parecem apresentar uma estrutura lamelar indiferenciada. Caracteristicamente, coram-se intensamente com hematoxilina. A presença dessas estruturas é uma característica de identificação da glândula pineal. A observação cuidadosa por meio da microscopia de luz das células dentro da glândula revela dois tipos celulares específicos. Um tipo celular representa as células parenquimatosas. Estas são, sem dúvida, as mais abundantes, chamadas de pinealócitos ou células principais da glândula pineal. Os pinealócitos são neurônios modificados, com núcleos esféricos que se coram levemente devido à quantidade de eucromatina que contêm. O segundo tipo celular é a célula intersticial ou célula glial. Seus núcleos são menores e mais alongados do que aqueles dos pinealócitos. Uma distinção entre os dois tipos celulares é melhor observada em aumentos maiores (ver figura menor). Uma pequena **veia** (8) e vários **capilares** (9) podem ser reconhecidos graças aos eritrócitos contidos neles. A figura menor mostra várias **células gliais** (10) que podem ser identificadas pelos seus núcleos mais densamente corados. A maioria dos núcleos de outras células vistos nessa imagem pertence aos pinealócitos. A figura menor mostra também vários **fibroblastos** (11) presentes dentro das trabéculas.

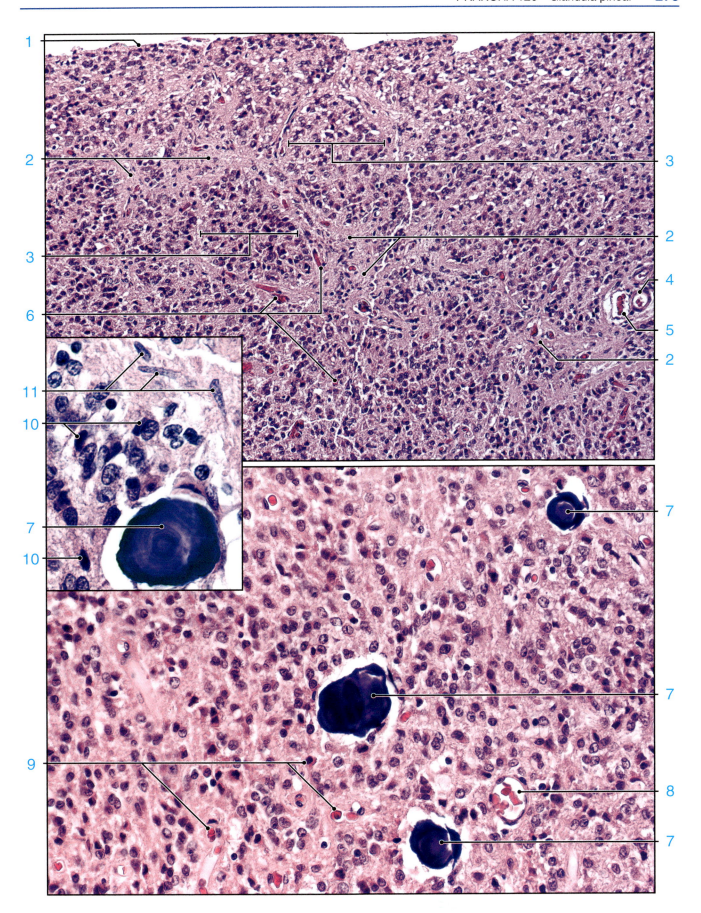

PRANCHA 120 Glândula pineal

PRANCHA 121 Glândula tireoide I

A glândula tireoide se localiza na parte anterior e inferior do pescoço. Ela origina-se do forame cego da língua e das células ultimobranquiais, derivadas das últimas bolsas faringeanas. Apresenta um lobo direito e um lobo esquerdo conectados por uma faixa estreita de tecido tireoidiano, chamado istmo. O istmo conecta a parte inferior dos dois lobos. A glândula é recoberta por uma cápsula fina de tecido conectivo que também penetra a glândula, formando septos que dividem o parênquima em massas irregulares. O parênquima apresenta dois tipos de células secretoras, as células foliculares, que formam folículos esféricos e as células parafoliculares. Os folículos localizam-se próximos uns aos outros, mas estão separados por uma quantidade pequena de tecido conectivo que contém uma extensa rede capilar. Cada folículo é repleto de uma substância viscosa denominada coloide, que contém o precursor hormonal inativo, a tireoglobulina. Sob estimulação, o coloide produzido pelas células foliculares é reabsorvido pelas mesmas células e é secretado como hormônios tetraiodotironina (T_4) e tri-iodotironina (T_3). Em seres humanos, as células parafoliculares, também chamadas de células C, estão presentes em número relativamente pequeno, localizadas em justaposição aos folículos, e repousando sobre a membrana basal das células foliculares. As células parafoliculares são maiores do que as células foliculares, um reflexo de seus núcleos grandes de coloração mais clara e de seu citoplasma, mais abundante. Elas secretam o hormônio tireocalcitonina.

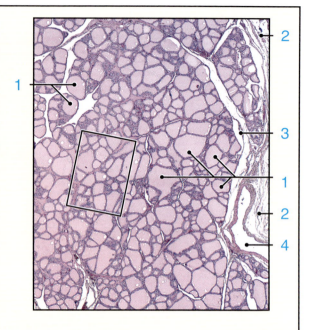

FOTOMICROGRAFIA PARA ORIENTAÇÃO: Esta fotomicrografia em aumento menor mostra a massa de **folículos** (1) densamente compactados que formam a glândula tireoide. Uma parte da fina **cápsula** (2) de tecido conectivo aparece nessa amostra, bem como os **septos de tecido conectivo** (3) que emanam da cápsula, subdividindo a glândula em lobos e lóbulos de vários tamanhos. Aparece também um ramo da **artéria** tireoidiana (4) que penetrou a cápsula para suprir uma parte da glândula.

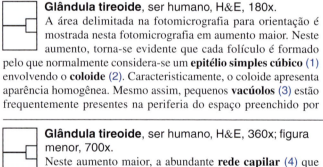

Glândula tireoide, ser humano, H&E, 180x.

A área delimitada na fotomicrografia para orientação é mostrada nesta fotomicrografia em aumento maior. Neste aumento, torna-se evidente que cada folículo é formado pelo que normalmente considera-se um **epitélio simples cúbico** (1) envolvendo o **coloide** (2). Caracteristicamente, o coloide apresenta aparência homogênea. Mesmo assim, pequenos **vacúolos** (3) estão frequentemente presentes na periferia do espaço preenchido por coloide, adjacente à superfície livre das células foliculares. Quando presentes, indicam taxa aumentada da reabsorção de coloide e tendem a ser mais prevalentes nos folículos que contêm um coloide mais viscoso. Ao examinar os folículos, deve-se notar que certas áreas entre os folículos podem mostrar um agregado ou massa de células foliculares (*setas*), reflexo de um folículo cortado tangencialmente, para incluir apenas a parede do folículo e, portanto, revelando apenas as células epiteliais.

Glândula tireoide, ser humano, H&E, 360x; figura menor, 700x.

Neste aumento maior, a abundante **rede capilar** (4) que envolve os folículos torna-se evidente, revelada pela eosinofilia dos eritrócitos nos capilares. Embora a maioria das células epiteliais foliculares sejam cúbicas, algumas células podem ser **cilíndricas** (5) ou mesmo **pavimentosas** (6). Nos folículos onde o coloide está sendo reabsorvido, o folículo se torna menor e as células epiteliais tomam a forma cilíndrica. Em folículos onde há pouca reabsorção, mas produção contínua de coloide, o folículo aumenta em tamanho e as células se tornam pavimentosas. Nesta amostra, observe também duas áreas que mostram **folículos** (7) cortados tangencialmente (agrupamentos de células epiteliais). A **figura menor** mostra uma **célula C** (8) que parece estar situada entre pelo menos três folículos. Provavelmente, faz parte do folículo à esquerda (*asterisco*) e, como tal, estaria incluída na membrana basal das células foliculares que fazem parte desse folículo.

PRANCHA 121 Glândula tireoide I 275

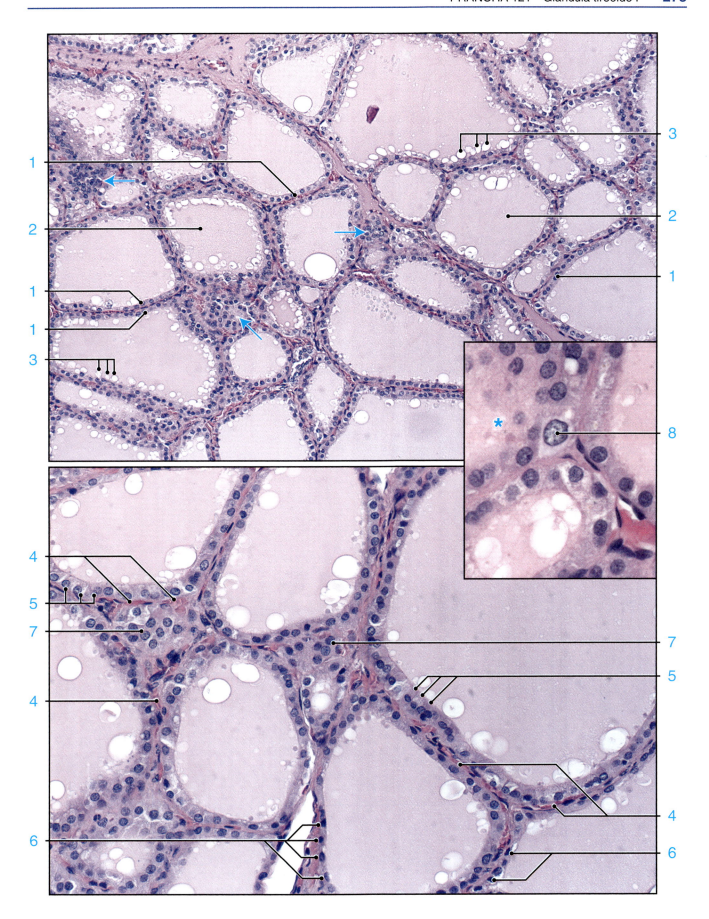

PRANCHA 122   Glândula tireoide II

Glândula tireoide, eletromicrografia de transmissão, 5.000x; figura menor, H&E, 700x.

Esta fotomicrografia mostra partes de dois folículos adjacentes. O espaço interfolicular inclui um pequeno **nervo amielínico** (1), a projeção citoplasmática de um **fibroblasto** (2), e um **capilar** (3). Partes da parede capilar são extremamente finas (*setas*) e o endotélio é do tipo fenestrado. A **figura menor** é uma fotomicrografia de uma área semelhante de uma amostra em H&E que ajuda na orientação. Na **figura menor**, um **capilar** (4) e vários **núcleos** (5) também estão presentes entre os folículos adjacentes. É difícil distinguir o tipo celular a que estes núcleos pertencem. As células epiteliais foliculares são cúbicas, e, em concordância com sua forma, seus núcleos são redondos. Nas células foliculares tireoidianas na eletromicrografia são vistos inúmeros traços de **retículo endoplasmático rugoso** (6). Também aparecem cisternas dilatadas do **complexo de Golgi** (7), embora estejam menos nítidas. O exame meticuloso revela também inúmeras **mitocôndrias** (8) distribuídas por toda a extensão do citoplasma. A distinção dos limites entre células foliculares é extremamente difícil. Isto se deve à interdigitação das projeções citoplasmáticas no aspecto lateral das células. A superfície apical da célula também é indistinta, devido à presença de inúmeras microvilosidades pequenas e irregulares que se projetam para dentro do **coloide** (9). Quando as células foliculares estão realizando endocitose ativa de coloide, grandes pseudópodos apicais se estendem para dentro dele. A ausência de tais pseudópodos nos folículos desta imagem indica que o coloide não está sendo ativamente reabsorvido.

Glândula tireoide, cão, impregnação com prata, 725x.

Esta fotomicrografia mostra vários folículos tireoidianos de cão. Nesta espécie animal as células C são numerosas em comparação à tireoide humana. A impregnação com prata reage com vários grânulos na célula, gerando a coloração castanha do citoplasma. O que aparece como agregado de células C na extremidade direita da fotomicrografia é um reflexo do corte tangencial de no mínimo dois folículos, gerando, desta forma, a aparência de um aglomerado de células C. Um corte mais regular dos folículos mostra as **células C** (10) incluídas em seu epitélio folicular. A aparência texturizada das células C é um reflexo de inúmeros grânulos dentro de seu citoplasma. As estruturas puntiformes ao longo da superfície apical dos folículos são barras terminais (*setas*).

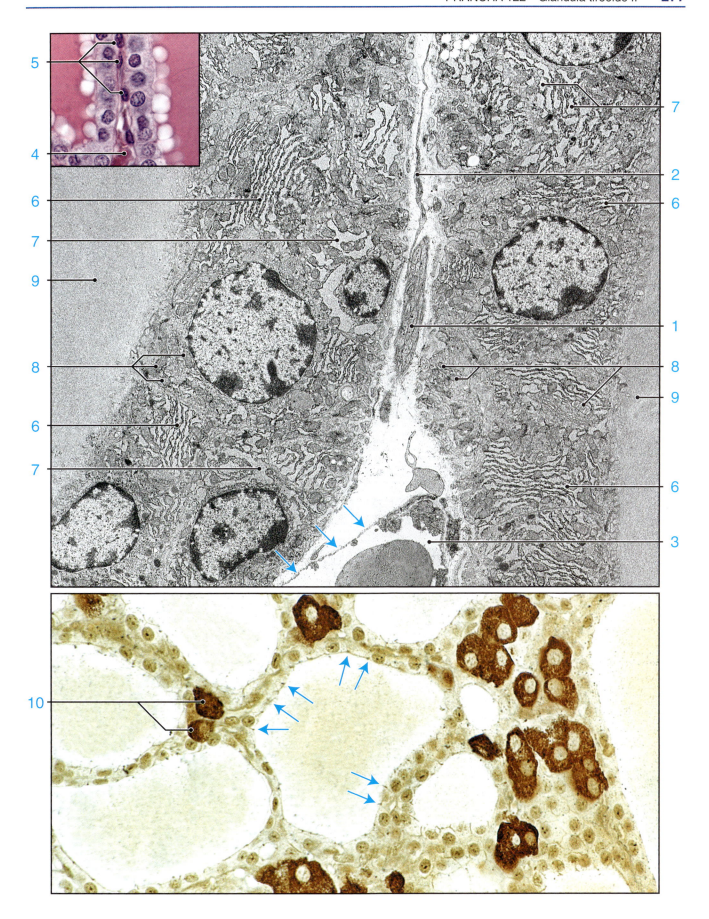

PRANCHA 123 Glândula paratireoide

As glândulas paratireoides são envolvidas por uma cápsula de tecido conectivo e se encontram sobre a glândula tireoide ou parcialmente imersas nela. Geralmente existem 4 dessas glândulas, mas ocasionalmente mais algumas podem estar presentes. Na maioria dos casos, estão arranjadas em dois pares, constituindo as glândulas paratireoides superior e inferior. O parênquima da glândula consiste em dois tipos celulares com base em sua aparência histológica: células principais, que são mais abundantes, e células oxifílicas. As células principais secretam o hormônio paratormônio (PTH), que controla os níveis séricos de cálcio e é essencial para a vida. Caso as glândulas paratireoides sejam removidas, ocorre a morte, pois os músculos, inclusive os do sistema respiratório, entram em contração tetânica devido à queda dos níveis de cálcio no sangue. A secreção de PTH estimula os osteócitos, resultando em uma liberação de cálcio do osso para o sangue.

As células oxifílicas são encontradas isoladamente ou em grupos. São consideravelmente maiores do que as células principais e seu citoplasma é bastante eosinofílico. Elas começam a surgir por volta da puberdade. Mais tarde, as células oxifílicas aumentam em número. Observações histoquímicas e ultra-estruturais revelam que o citoplasma das células oxifílicas é repleto de grandes mitocôndrias, um aspecto responsável por sua coloração eosinofílica. Atualmente, supõe-se que as células oxifílicas são células principais modificadas. Esse conceito se baseia no fato de que apenas as células principais estão presentes durante os primeiros anos de vida, bem como pelo fato de que as células principais são encontradas apenas em algumas poucas espécies mamíferas.

FOTOMICROGRAFIA PARA ORIENTAÇÃO: Esta fotomicrografia em pequeno aumento mostra parte de uma das glândulas paratireoides. Septos de tecido conectivo subdividem o parênquima da glândula em **lóbulos** (1) de vários tamanhos. Dentro dos septos de tecido conectivo estão numerosos **vasos sanguíneos** (2) e uma área contendo **tecido adiposo** (3).

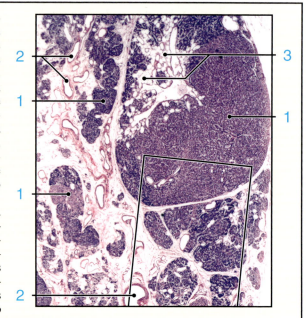

Glândula paratireoide, ser humano, H&E, 90x.
A área delimitada na fotomicrografia para orientação é vista nesta fotomicrografia em aumento maior. Neste aumento, é difícil distinguir células principais de células oxifílicas. Ainda assim, um dos lóbulos, baseado na coloração eosinofílica clara, parece ser composto inteiramente de **células oxifílicas** (1). A única outra característica proeminente é a presença de numerosos **vasos** (2) dentro dos lóbulos a percorrer o espaço do tecido conectivo. Os vasos que aparecem são **vênulas** e **veias menores** (3), uma **artéria** (4) e vários **vasos linfáticos** (5).

Glândula paratireoide, ser humano, H&E, 360x.
Neste aumento maior da área delimitada na fotomicrografia superior, células principais e células oxifílicas podem ser identificadas com clareza. As **células principais** (6) estão dispostas em cordões e agrupamentos. Seus núcleos estão próximos uns aos outros em função da baixa quantidade de citoplasma circundante. Já as **células oxifílicas** (7) são claramente diferenciadas das células principais devido à dispersão mais extensa de seus núcleos e do citoplasma eosinofílico. **Adipócitos** (8) e uma série de **vasos sanguíneos** (9) dentro dos septos de tecido conectivo também são facilmente identificados.

PRANCHA 123 Glândula paratireoide   **279**

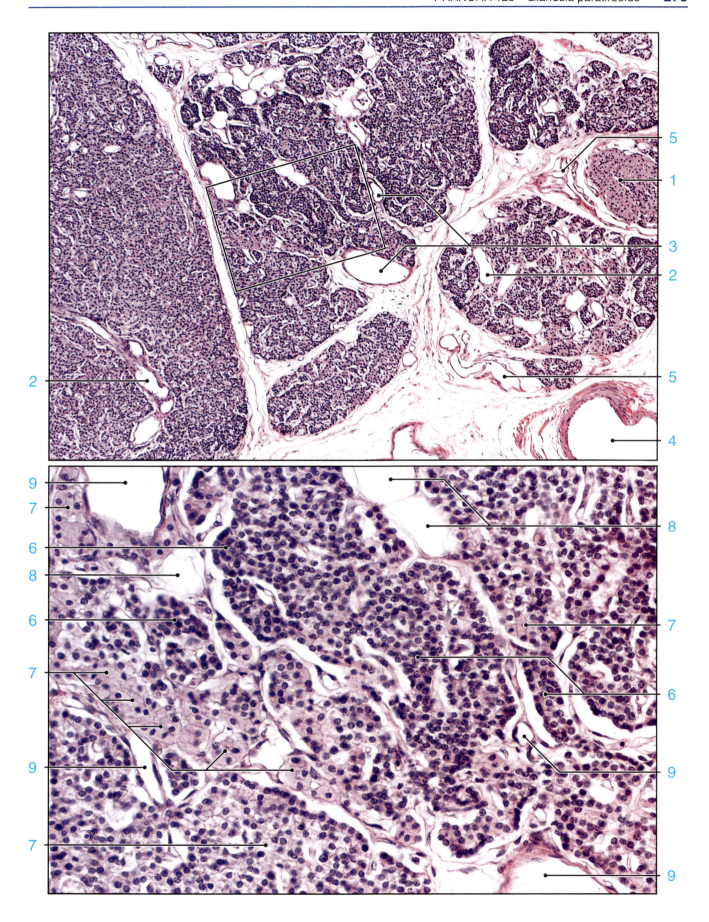

PRANCHA 124 **Glândula suprarrenal**

O par de glândulas adrenais ou suprarrenais são, nos seres humanos, corpos aproximadamente alongados e piramidais. Estão embutidas na gordura epirenal na extremidade superior do rim. O córtex, ou parte externa da glândula, compreende a maior parte da glândula e é organizado em três camadas definidas com base na organização das células. A camada externa, a zona glomerulosa, é constituída por células de cúbicas a cilíndricas baixas, arranjadas em grupos ovoides. As células são relativamente pequenas. Seus núcleos esféricos são densos e se coram intensamente. O tamanho pequeno dessas células deve-se principalmente ao seu citoplasma, relativamente escasso. Elas secretam mineralocorticoides, que atuam na regulação da homeostase do sódio-potássio e no balanço hídrico. A zona fasciculada subjacente consiste em grandes células poliédricas dispostas em cordões longos e retos, com espessura de uma ou duas células, separados por capilares sinusoides. Elas se coram discretamente devido, parcialmente, às gotículas lipídicas presentes em abundância. A principal secreção dessas células são os glicocorticoides, que regulam o metabolismo da glicose e dos ácidos graxos. A zona mais profunda, a zona reticular, apresenta células pequenas arranjadas em cordões anastomosados. Suas principais secreções são androgênios fracos e glicocorticoides. A parte central da glândula, a medula, apresenta células com pouca afinidade por corantes, referidas como células cromafinas ou medulares. As células são de dois tipos. Um tipo, que secreta noradrenalina (norepinefrina), contém grandes vesículas de cerne denso, quando vista por microscopia eletrônica. O segundo tipo celular contém vesículas que também são vistas na microscopia eletrônica, mas que apresentam-se pequenas e menos densas. Essas células secretam adrenalina (epinefrina). As veias que drenam dos capilares do córtex e da medula adrenal se unem para formar a grande veia central pela qual o sangue deixa a glândula suprarrenal. Essas veias são incomuns, pois possuem uma túnica média com células musculares lisas arranjadas em grupos que, em vez de se disporem circunferencialmente, estão organizados paralelamente à veia.

FOTOMICROGRAFIA PARA ORIENTAÇÃO: A fotomicrografia é um corte por meio da glândula suprarrenal. À direita, vemos sua superfície superior e seu **ápice** (1); à esquerda, seu aspecto basal voltado para o rim. O **córtex** (2) da glândula pode ser diferenciado da **medula** (3), onde vários segmentos da **veia central** (4) são evidentes. Esse vaso drena para a **veia medular** (5). Observe que na periferia da glândula o tecido medular está ausente, deixando os dois lados do córtex em aposição (6). O restante da micrografia apresenta **tecido adiposo perirrenal** (7).

Glândula suprarrenal, ser humano, H&E, 90x.
A área delimitada na fotomicrografia para orientação aparece aqui em aumento maior. A glândula é recoberta por uma **cápsula** (1) de espessura moderada. Abaixo dela encontra-se a **zona glomerulosa** (2), que apresenta espessura um pouco irregular. Devido ao menor tamanho das células nessa parte do córtex, os núcleos são relativamente próximos uns dos outros,

criando um aspecto mais basofílico nessa área. A **zona fasciculada** (3) é formada por cordões lineares de células separados por **capilares** (4), muitos dos quais repletos de eritrócitos e, portanto, visíveis. A **zona reticular** (5) consiste em cordões irregulares anastomosados de células, portanto se diferencia da zona fasciculada. Uma pequena área da **medula** (6) é visível na parte inferior da fotomicrografia.

Glândula suprarrenal, ser humano, H&E, 160x.
A fotomicrografia em aumento maior mostra a **cápsula** (7) e a **zona glomerulosa** (8). Note como as células da zona glomerulosa são arranjadas em grupos, principalmente ovoides, e como são pequenas, comparadas às células da **zona fas-**

ciculada (9). Observe também que as células da zona fasciculada, além de serem relativamente grandes, apresentam um citoplasma claro, reflexo das inúmeras gotículas lipídicas que elas contêm. Na parte mais profunda da **zona fasciculada** (10), as células contêm menos lipídeos e são menores.

Glândula suprarrenal, ser humano, H&E, 160x.
Esta fotomicrografia mostra parte da **zona reticular** (11) e abaixo dela a **medula** (12), que inclui um corte por meio da **veia central** (13). As células medulares são organizadas em agrupamentos ovoides e cordões curtos interconectados.

Em um dos lados, a veia central desta imagem apresenta uma camada espessa de **células musculares lisas** (14), dispostas longitudinalmente. A maior parte do restante da parede da veia mostra pouco ou nenhum músculo liso.

PRANCHA 124　Glândula suprarrenal

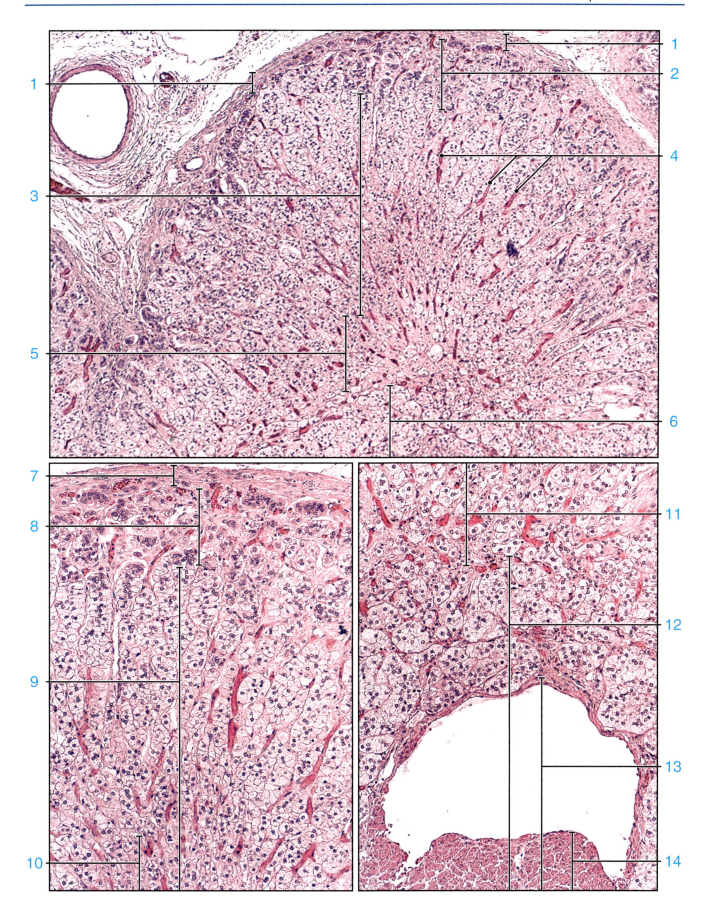

PRANCHA 125 Glândula suprarrenal fetal

Uma característica incomum da glândula suprarrenal fetal é sua organização e seu grande tamanho em relação a outros órgãos em desenvolvimento. Ela se origina de células mesodérmicas por volta da 4ª e da 5ª semana, formando uma grande massa celular eosinofílica que se torna a suprarrenal fetal funcional. Uma segunda onda de proliferação celular ocorre mais tarde, a partir do mesênquima, para envolver a massa celular primária. Por volta da 6ª e da 7ª semana da vida fetal, células da crista neural migram para dentro da glândula suprarrenal fetal em desenvolvimento, agregando-se para formar a medula suprarrenal. Por volta do 4º mês do desenvolvimento fetal, a glândula atinge sua massa limite em termos de peso corporal, tornando-se apenas um pouco menor que o rim. No nascimento, as glândulas suprarrenais já apresentam o tamanho e peso de um adulto. Produzem de 100 a 200 mg de compostos esteroidais por dia, aproximadamente duas vezes a quantidade sintetizada pelas glândulas suprarrenais de um adulto. A aparência da glândula suprarrenal fetal já desenvolvida é similar à do adulto. A parte externa da glândula, aquela que se originou da migração celular mesodérmica secundária, é referida como córtex permanente. Tem a aparência geral da zona glomerulosa do adulto. As células são arranjadas em grupos arqueados, estendendo-se em cordões curtos. Tornam-se contínuas com os cordões das células que se desenvolvem na migração celular mesodérmica inicial. A parte do córtex que formou esses cordões celulares é denominada de córtex (zona) fetal. Nesse estágio final do desenvolvimento, as células cromafins que invadiram a zona fetal, estão presentes em pequenos grupos celulares dispersos, ainda que dificilmente percebidas em preparações H&E. Dentro do primeiro mês pós-natal, o córtex fetal sofre uma involução rápida pela perda de suas células, o que reduz a glândula a um quarto do tamanho ao nascimento. O córtex permanente cresce e amadurece, formando o zoneamento característico do córtex adulto. Com o desaparecimento da zona fetal, as células cromafins agregam-se para formar a medula.

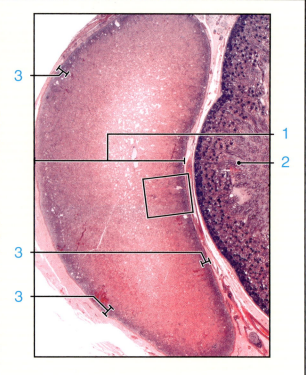

FOTOMICROGRAFIA PARA ORIENTAÇÃO: Este corte é de uma **glândula** suprarrenal **fetal** (1) próxima ao parto. A estrutura mais escura é o **rim** (2). A glândula suprarrenal mostra uma região externa de coloração basofílica que representa o **córtex permanente** (3). O restante da glândula consiste em zona fetal.

Glândula suprarrenal fetal, ser humano, H&E, 90x.
Esta imagem é um aumento maior da área delimitada na fotomicrografia para orientação. Mostra a **cápsula** (1), o **córtex permanente** (2) subjacente e a **zona fetal** (3), que ocupa a maior parte da fotomicrografia. A basofilia do córtex permanente deve-se principalmente à proximidade dos núcleos e ao citoplasma relativamente escasso e levemente corado dessas células. Ao contrário, as células da zona fetal são maiores, seus núcleos são mais dispersos e seu citoplasma mais abundante cora-se com eosina. Os espaços claros vistos na parte mais profunda da zona fetal são **seios sanguíneos** (4) dilatados.

Glândula suprarrenal fetal, ser humano, H&E, 255x.
A área delimitada na fotomicrografia superior é mostrada em aumento maior. Revela a **cápsula** (5), o **córtex permanente** (6) e a parte superior da **zona fetal** (7). Observe a parte superior do córtex permanente, formada por células bastante pequenas com núcleos em íntima aposição. As células próximas à cápsula estão arranjadas em grupos ovoides, enquanto aquelas localizadas mais profundamente no córtex permanente encontram-se arranjadas em forma de cordões. Alguns **capilares** (8) podem ser reconhecidos nas regiões em que eritrócitos preenchem os vasos. Compare as células da zona fetal com as células do córtex permanente, especialmente aquelas situadas na região superior do mesmo.

Glândula suprarrenal fetal, ser humano, H&E, 255x.
Essa fotomicrografia mostra as células da zona fetal próxima ao centro da glândula. Observe seu tamanho relativamente grande. As áreas de coloração mais clara nessas células devem-se à presença de inúmeras **gotículas lipídicas** (9), enquanto as áreas escuras, eosinofílicas, devem-se à presença de um vasto sistema de **retículo endoplasmático liso** (10). Entre os agrupamentos e cordões dessas células da zona fetal, encontram-se **seios sanguíneos** (11).

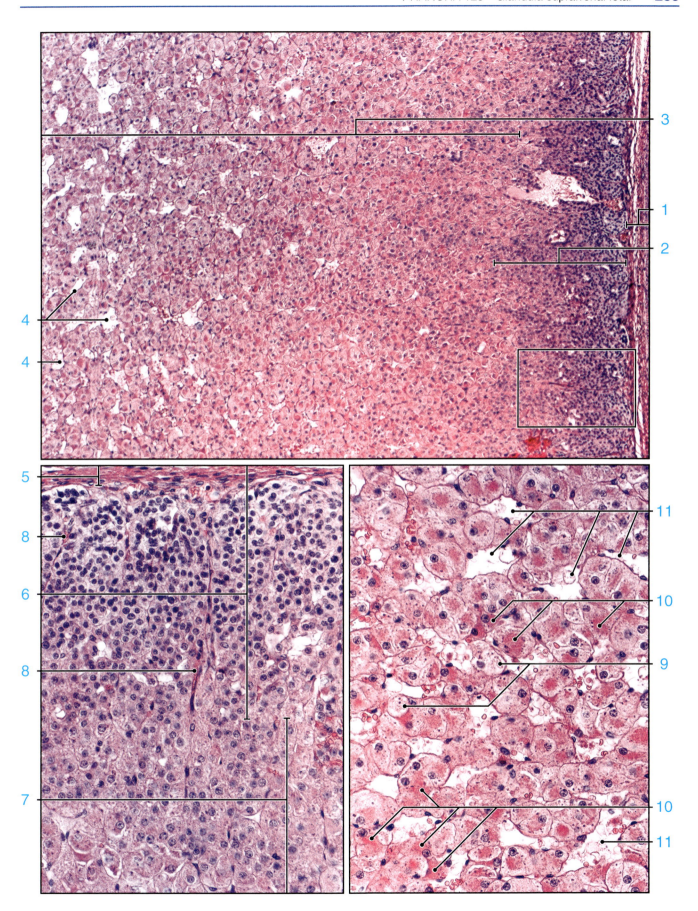

PRANCHA 125 Glândula suprarrenal fetal

CAPÍTULO 18
Sistema Genital Masculino

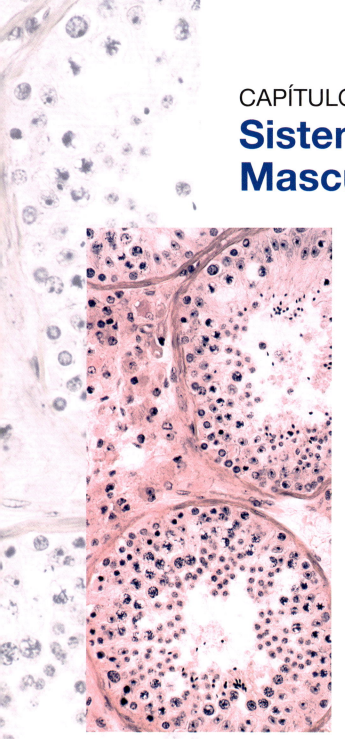

PRANCHA 126 Testículo I **286**
PRANCHA 127 Testículo II **288**
PRANCHA 128 Testículo III, testículo pré-púbere e rede testicular **290**
PRANCHA 129 Epidídimo e dúctulos eferentes **292**
PRANCHA 130 Funículo espermático e ducto deferente **294**
PRANCHA 131 Corpo do pênis **296**
PRANCHA 132 Próstata **298**
PRANCHA 133 Vesícula seminal **300**

PRANCHA 126 Testículo I

O sistema genital masculino consiste em uma série de estruturas tubulares que incluem os túbulos seminíferos e a rede testicular, presentes em cada um dos testículos, e um sistema de ductos condutores localizados fora dos testículos, que compreende os ductos do epidídimo e o ducto (vaso) deferente. As glândulas acessórias também fazem parte do sistema: a próstata, as vesículas seminais e as glândulas bulbouretrais (de Cowper).

Os testículos produzem os gametas masculinos (os espermatozoides), que são formados a partir das espermatogônias situadas nos túbulos seminíferos. Por meio de uma série de divisões mitóticas e de uma divisão meiótica, uma grande quantidade de espermátides é produzida a partir de cada espermatogônia. As espermátides amadurecem em tornam-se espermatozoides. Estes são então liberados para o lúmen dos túbulos e carregados pelo fluido e pela atividade peristáltica até a ampola do ducto deferente, onde são armazenados.*

Entre os túbulos seminíferos dos testículos, dispostas em grupos de vários tamanhos, as células intersticiais ou células de Leydig produzem o hormônio testosterona.

FOTOMICROGRAFIA PARA ORIENTAÇÃO: Esta fotomicrografia mostra parte de uma hemissecção de um **testículo humano** (1), incluindo parte do **epidídimo** (2) sobrejacente. O testículo dispõe de uma cápsula excepcionalmente espessa de tecido conectivo: a **túnica albugínea** (3), que aparece nitidamente mesmo neste pequeno aumento. Compare sua espessura com aquela da cápsula do **epidídimo** (4). A maior parte do testículo é formada por túbulos seminíferos que, neste aumento, são mal visualizados. O ducto epididimário tem diâmetro maior e apresenta um percurso extremamente tortuoso e, consequentemente, aparece em vários contornos, todos eles representando apenas um único ducto. A área delimitada pode ser vista em aumento maior na fotomicrografia superior da próxima página.

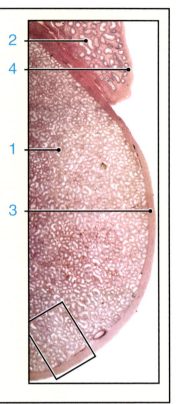

* N. de R.T.: Os espermatozoides são armazenados na porção distal do ducto epididimário no epidídimo.

Testículo, ser humano, H&E, 50x; figura menor, 285x.

Esta fotomicrografia da área delimitada na fotomicrografia para orientação mostra a **túnica albugínea** (1) e os **túbulos seminíferos** (2). Uma camada menos densa de tecido conectivo, a **túnica vascular** (3), encontra-se abaixo da túnica albugínea e contém a maioria dos **vasos sanguíneos** (4) maiores. Essa camada se estende para dentro dos testículos, preenchendo o espaço entre os túbulos, e contém os vasos sanguíneos menores. Em corte histológico, os túbulos seminíferos exibem uma variedade de contornos; alguns aparecem como contornos circulares, cortados transversalmente, enquanto outros apresentam forma em C ou S. Este padrão é um reflexo do percurso tortuoso dos túbulos. A figura menor mostra a túnica albugínea em aumento maior. Observe a escassez de fibroblastos entre as fibras colágenas densamente compactadas. A superfície do testículo é recoberta por um **epitélio simples cúbico** (5), a camada visceral da túnica vaginal que envolve a maior parte do testículo.

Testículo, ser humano, H&E, 365x.

Esta fotomicrografia mostra um aumento maior de parte de vários túbulos seminíferos, dois dos quais cortados transversalmente. Inclui também uma área intertubular proeminente, a qual contém muitas **células intersticiais ou de Leydig** (6) e **vasos sanguíneos** (7) de tamanhos variados. O epitélio seminífero de cada túbulo é envolvido por uma túnica própria que consiste em duas ou três camadas de **células mioides** (8). Neste aumento, é possível reconhecer várias etapas do desenvolvimento das células espermatogênicas. As **espermátides quase maduras** (9) apresentam núcleos pequenos e alongados intensamente corados. Localizam-se no lúmen. **Espermátides primárias** (10) têm núcleos redondos e, embora também sejam vistas próximas ao lúmen, se apresentam em camadas estratificadas. Os **espermatócitos** (11) estão mais afastados do lúmen e estão presentes em menor número. Eles apresentam núcleos redondos e maiores, com um padrão filamentoso da cromatina nuclear característico. As **espermatogônias** (12) são as menos frequentes, com núcleos redondos e pequenos localizados na periferia do túbulo, em contato com a membrana basal. As células não espermatogênicas, as **células de Sertoli** (13), também repousam sobre a membrana basal. Apresentam núcleos alongados, quase piramidais, com nucléolos redondos e densos.

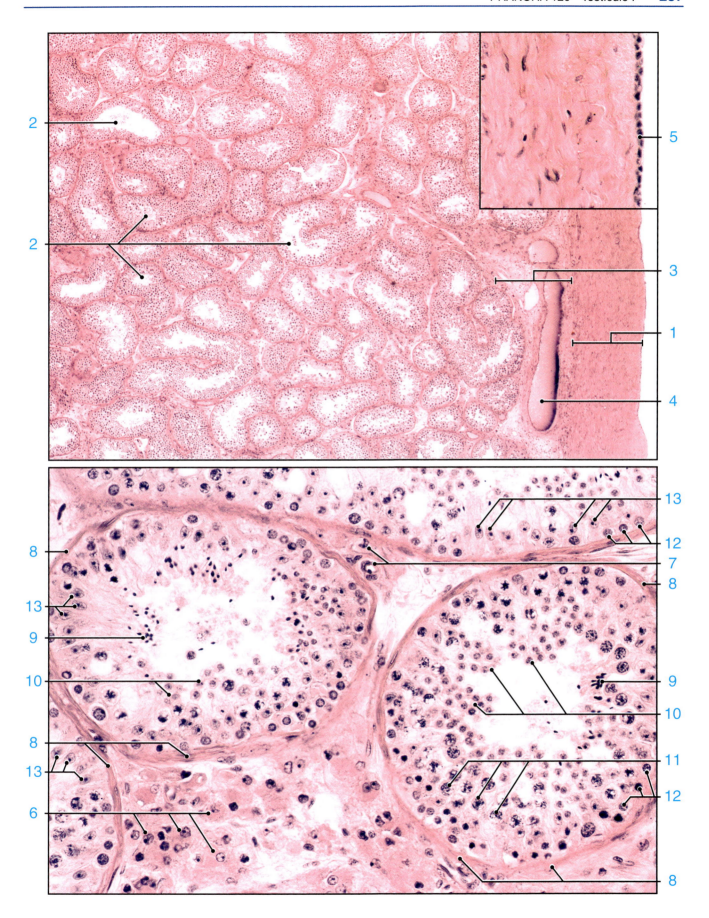

PRANCHA 127 Testículo II

O epitélio seminífero apresenta dois tipos celulares específicos: as células de Sertoli e as células espermatogênicas. Estas últimas passam por um padrão regular de replicação e se diferenciam em espermatozoides. As células de Sertoli formam o epitélio real dos túbulos. São células cilíndricas altas que repousam sobre a lâmina basal e que se estendem até o lúmen tubular. As células espermatogênicas estão entremeadas entre as células de Sertoli e apresentam vários estágios de diferenciação. São envolvidas em graus variáveis por projeções complexas das células de Sertoli ao longo de todo o processo de diferenciação. As espermatogônias são as células espermatogênicas menos diferenciadas. Como as células de Sertoli, elas repousam sobre a lâmina basal. As espermatogônias sofrem divisão para produzir novas espermatogônias (o que mantém a população de espermatogônias como células-tronco) ou passam por uma série de divisões subsequentes, para produzir uma população de novas espermatogônias que, por fim, originam os espermatócitos primários. Em seguida, os espermatócitos se dividem por meiose e formam os espermatócitos secundários. Os espermatócitos secundários dividem-se novamente, a fim de produzir espermátides. Por fim, as espermátides passam por um processo de maturação que resulta nos espermatozoides. Durante o processo da espermatogênese, as células espermatogênicas, após passarem pela barreira hematotesticular como espermatócitos primários, tornam-se fisicamente unidas às células de Sertoli por meio de junções especializadas, até que estejam prontas para serem liberadas para o lúmen tubular como espermatozoides.

Testículo, ser humano, H&E, 725x.

Esta imagem mostra contornos de dois túbulos seminíferos adjacentes, incluindo o lúmen de cada um. Na região inferior da fotomicrografia vemos a parte mais externa de um terceiro túbulo. Neste aumento maior, os núcleos das **células mioides peritubulares** (1) são facilmente reconhecidos. Perifericamente a essas células, **núcleos de fibroblastos** (2) podem, ocasionalmente, ser identificados. Estes sintetizam o componente colagenoso do interstício, enquanto as células mioides são responsáveis pelo movimento peristáltico dos túbulos seminíferos. A fotomicrografia também evidencia várias **células de Leydig** (3), que representam o componente endócrino dos testículos. As **células de Sertoli** (4), que repousam sobre a membrana basal, são melhor identificadas por meio de seus núcleos. Estes costumam aparecer em formato piramidal e contêm um nucléolo pequeno e denso com cariossomos proeminentes e arredondados. Imediatamente adja-

centes à membrana basal dos túbulos e à camada de células mioides encontramos as **espermatogônias** (5), do epitélio seminífero. Seus núcleos apresentam forma esférica. A divisão final das espermatogônias resulta na produção de **espermatócitos primários** (6), que podem ser reconhecidos por seus núcleos relativamente grandes e a aparência filamentosa de sua cromatina, em preparação para iniciar a meiose. As células derivadas da primeira divisão meiótica são espermatócitos secundários. Estas células estão presentes por pouco tempo, quando comparadas aos espermatócitos primários e, portanto, são raramente visualizadas. A divisão do espermatócito secundário resulta na produção de duas **espermátides** (7). Essas células se localizam próximo ao lúmen e têm núcleos pequenos e redondos. A maturação destas espermátides primárias envolve, entre outros processos, a condensação de seus núcleos, formando a **espermátide tardia** (8), reconhecida pelo formato alongado e pelo núcleo de aspecto bastante denso.

Testículo, ser humano, H&E, 890x.

A fotomicrografia mostra três estágios diferentes de seis associações celulares identificáveis que ocorrem no ciclo do epitélio seminífero humano. A fotomicrografia à esquerda representa o estágio III. As células com os núcleos redondos e pequenos são **espermátides primárias** (9), vistas em associação a **espermatócitos paquitênicos** (10). A fotomicrografia central representa o estágio V. Observe que as espermátides próximas ao lúmen estão consideravelmente avançadas em seu desenvolvimento. Os núcleos se tornaram alongados e apresentam formatos que se

aproximam ao de espermátides maduras. Os núcleos redondos e grandes indicam espermatócitos que ainda estão no estágio paquitênico. Por fim, a fotomicrografia à direita mostra o estágio I. As **espermátides** (11) mais próximas ao lúmen exibem núcleos altamente condensados, estando quase prontas para serem liberadas no lúmen. O citoplasma próximo a elas é remanescente do citoplasma, que se tornará corpo residual durante a liberação das espermátides no estágio II. Uma nova geração de **espermátides primárias** (12) também está presente neste estágio. Dois dos núcleos remanescentes são dos **espermatócitos paquitênicos** (13).

Testículo, ser humano, H&E, 510x.

Esta fotomicrografia é do mesmo testículo da amostra apresentada acima. O túbulo seminífero situa-se em uma área que reflete disfunção testicular. A maioria das células

nesse túbulo são **células de Sertoli** (14). As células espermatogênicas são poucas, e aquelas identificadas parecem ser espermátides tardias.

Testículo, ser humano, H&E, 350x.

Esta fotomicrografia, originária da mesma área geral da ilustração anterior, mostra degradação avançada de alguns túbulos seminíferos. Neste local, há uma ausência virtual de células de Sertoli. Na maior parte, o componente celular dos

túbulos foi substituído por **material fibroso** (15). O túbulo seminífero remanescente que aparece na fotomicrografia mostra uma população de **espermatogônias** (16), mas uma ausência de tipos celulares subsequentes. O **interstício** (17) contém inúmeras células de Leydig.

PRANCHA 127 Testículo II

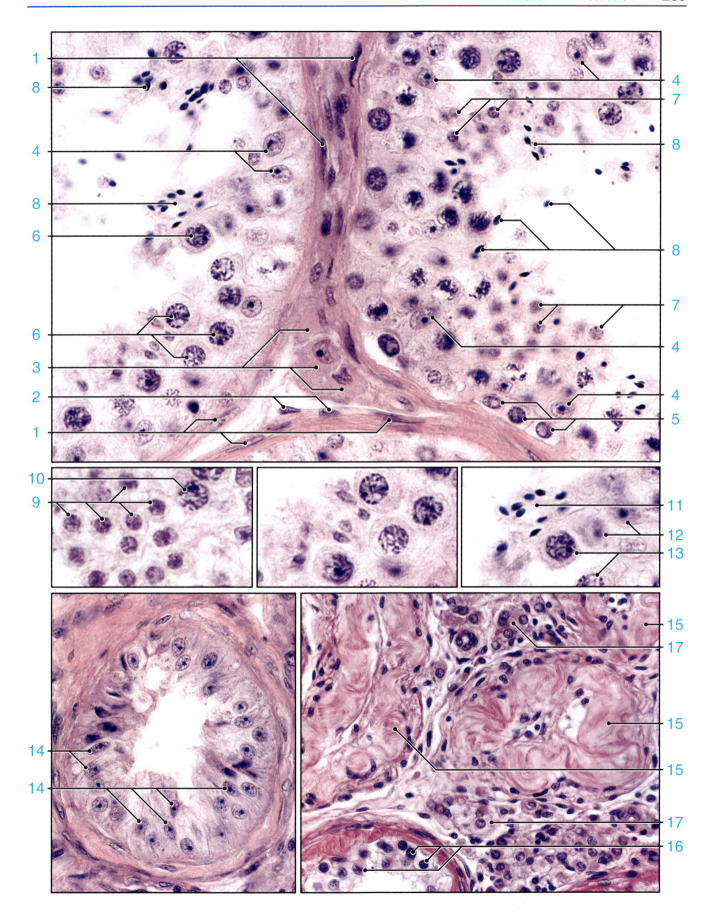

PRANCHA 128 Testículo III, testículo pré-púbere e rede testicular

O testículo pré-púbere é caracterizado por cordões de células formados por células sustentaculares (similares às células de Sertoli) e gonócitos. Os gonócitos são os precursores das espermatogônias e derivam das células germinativas primordiais, que invadem as gônadas em desenvolvimento. Na puberdade, esses cordões tornam-se canalizados para a formação de túbulos e os gonócitos passam por múltiplas divisões que, ao final, dão origem às espermatogônias.

No indivíduo adulto, os túbulos seminíferos terminam como túbulos retos revestidos apenas por células de Sertoli. Os túbulos retos conduzem para a rede testicular uma série de canais anastomosados no mediastino do testículo. A rede testicular marca o final do sistema tubular intratesticular.

FOTOMICROGRAFIA PARA ORIENTAÇÃO: Esta fotomicrografia mostra um corte sagital mediano por meio do **testículo** (1) de um recém-nascido. A parte anterior do testículo aparece à direita. No alto da fotomicrografia, veem-se os **dúctulos eferentes** (2) e a porção inicial do **ducto epididimário** (3). Esses dois segmentos do sistema de ductos excurrentes formam a cabeça do epidídimo. Abaixo e à esquerda aparece parte do **corpo do epidídimo** (4). O **mediastino testicular** (5) se localiza na concavidade do testículo.

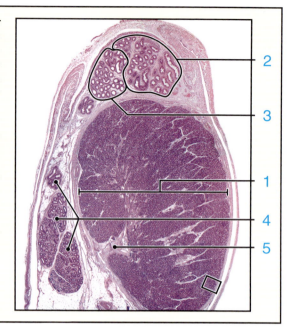

Testículo, recém-nascido humano, H&E, 125x.
A área delimitada inferiormente na fotomicrografia para orientação é exibida nesta fotomicrografia; apresenta a parte externa do testículo e inclui a **túnica albugínea** (1), bem como os cordões seminíferos e o **tecido intersticial** (2) circundante. O diâmetro dos cordões é menor que o dos túbulos do testículo de um adulto. Compare os diâmetros dos cordões seminíferos com aqueles dos túbulos seminíferos na Prancha 126 (ao determinar o tamanho relativo, observe o aumento menor dos túbulos na Prancha 126). Outra diferença entre a túnica albugínea pré-púbere e a adulta é que a primeira é mais celular e contém menos fibras colágenas.

Testículo, ser humano, pré-púbere, H&E, 250x.
Este aumento maior permite distinguir dois tipos celulares nos cordões seminíferos. O principal tipo celular, a **provável célula de Sertoli** (3), é o tipo celular predominante. Os seus núcleos situam-se na base das células. O segundo tipo celular, o **gonócito** (4), é identificado pelo seu núcleo denso e pelo citoplasma claro. Essas células sofrem divisão periódica; algumas das células se movem, então, em direção ao centro do cordão e finalmente se degeneram, enquanto outras, permanecendo na periferia do túbulo, mantêm a população dos gonócitos. Na puberdade, os gonócitos são estimulados a acelerar sua taxa de divisão e se tornam espermatogônias. Ao mesmo tempo, as prováveis células de Sertoli sofrem diferenciação e começam a secretar fluidos, formando um lúmen fluidificado. Em volta de cada cordão há uma camada fina de células semelhantes a **fibroblastos** (5). Algumas dessas células se diferenciarão em células mioides contráteis que envolvem o epitélio seminífero, enquanto outras preservarão a atividade fibroblástica no interstício. Além de pequenos vasos sanguíneos, **células de Leydig** (6) também estão presentes no interstício. Elas são as maiores células do testículo pré-púbere.

Testículo, macaco, H&E, 65x.
A porção do testículo aqui mostrada inclui parte do mediastino testicular. No alto da fotomicrografia aparecem vários **túbulos seminíferos** (7) e, abaixo, parte da **rede testicular** (8) situa-se dentro do mediastino testicular. Um dos **túbulos seminíferos** (9) foi cortado em sua região terminal, onde se torna um túbulo reto que contém apenas células similares às de Sertoli. No ponto onde as células de Sertoli não estão mais presentes, o túbulo se esvazia para dentro da rede testicular. Além do tecido conectivo denso, vemos também vasos sanguíneos, nervos e áreas de **tecido adiposo** (10) no mediastino testicular.

Testículo, macaco, H&E, 400x.
A fotomicrografia é um aumento maior da área delimitada na fotomicrografia acima. O **túbulo seminífero** (11) é contínuo com o **túbulo reto** (12), é relativamente curto e termina no local onde entra um canal da **rede testicular** (13). A rede testicular é identificada pelo epitélio simples cúbico. Repare que, devido ao ângulo em que o túbulo reto foi cortado, o epitélio que caracteriza a rede testicular parece começar na parte superior do túbulo antes de ser visto na parte inferior do mesmo.

PRANCHA 128 Testículo III, testículo pré-púbere e rede testicular 291

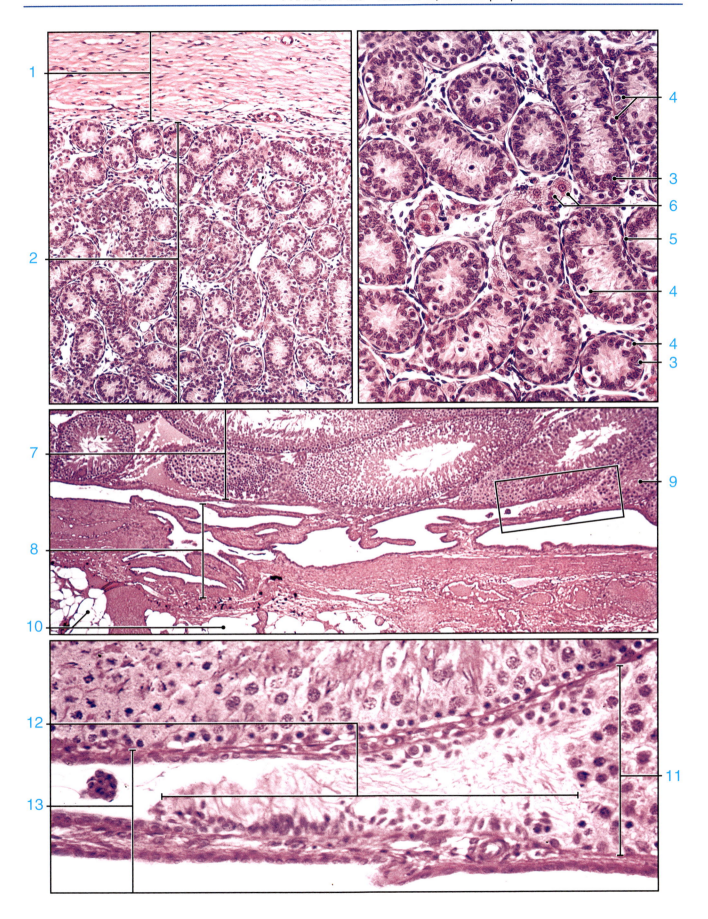

PRANCHA 129 Epidídimo e dúctulos eferentes

O epidídimo consiste em uma cabeça, um corpo e uma cauda, situado em adjacência às superfícies superior e posterior do testículo. A cabeça do epidídimo contém os dúctulos eferentes (aproximadamente 20 em número) e a parte proximal do ducto epididimário. Os dúctulos eferentes recebem o conteúdo da rede testicular e o esvaziam para dentro da porção proximal do ducto epididimário. Os dúctulos eferentes são altamente espiralados, formando de 6 a 10 massas cônicas cujas bases formam uma parte da cabeça do epidídimo. Eles se abrem em um único canal na base dos cones, onde entram no ducto epididimário. Os dúctulos eferentes reabsorvem a maior parte do fluido secretado nos túbulos seminíferos. A continuação do ducto epididimário, que também é altamente espiralada, ocupa o corpo e a cauda do epidídimo. O espermatozoide produzido nos túbulos seminíferos sofre um processo de maturação durante sua passagem pelo ducto epididimário, onde adquire motilidade. A maior parte do fluido que não foi reabsorvido pelos dúctulos eferentes será reabsorvida na porção proximal do epidídimo. O ducto epididimário termina no final da cauda do epidídimo, onde se torna contínuo com o ducto deferente (vaso deferente).

FOTOMICROGRAFIA PARA ORIENTAÇÃO: A fotomicrografia exibe a metade superior de um testículo de macaco hemisseccionado. No topo do testículo situa-se o epidídimo. A parte do epidídimo que contém uma série de dúctulos eferentes forma a **cabeça do epidídimo** (1). O **corpo do epidídimo** (2) aparece no polo superior do testículo. A cauda não foi incluída neste plano de corte, mas continua ao longo do aspecto posterior do testículo.

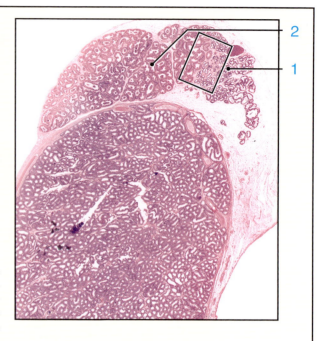

Epidídimo, dúctulos eferentes e ducto deferente, macaco, H&E, 75x.

A fotomicrografia revela, em pequeno aumento, parte dos dúctulos eferentes e do ducto epididimário localizados na área delimitada na fotomicrografia para orientação. Os **dúctulos eferentes** (1) são consideravelmente menores em diâmetro do que o **ducto epididimário** (2). Além disso, parecem estar arranjados em grupos, como indicado pela linha tracejada. Cada um desses grupos representa um único dúctulo que foi cortado em vários locais como resultado de seu percurso tortuoso. O ducto do epidídimo tem diâmetro bem maior do que os túbulos dos dúctulos eferentes, mas também é altamente contorcido. Alguns dos contornos do corte aparecem como **estruturas circulares** (3), enquanto outras mostram **contornos em forma de C ou S** (4). Na verdade, cada um desses contornos deriva de uma única estrutura contínua. Como os dúctulos eferentes, o ducto epididimário, em suas torções e curvas, se mantém unido por tecido conectivo frouxo.

Epidídimo, dúctulos eferentes, macaco, H&E, 180x; figura menor, 460x.

Esta fotomicrografia apresenta um aumento maior dos dúctulos eferentes vistos na área delimitada mais à esquerda na fotomicrografia acima. O epitélio dos dúctulos eferentes é pseudoestratificado. Apresenta **células ciliadas** (5), cilíndricas e altas, com núcleos alongados, e **células basais** (6) não ciliadas, com núcleos esféricos. Em volta do epitélio tubular há uma camada delgada de **células musculares lisas** (7). Os núcleos das células musculares lisas aparecem achatados e, embora seus núcleos pareçam similares aos núcleos dos fibroblastos no interstício, estes mostram uma orientação mais regular em volta do epitélio tubular. A **figura menor** é um aumento maior da área delimitada nesta fotomicrografia, que mostra mais nitidamente os cílios presentes na maioria das células. A linha escura próxima à superfície apical se deve à presença de corpos basais. Observe a diferença entre os núcleos das células cilíndricas e os núcleos das células basais.

Epidídimo, ducto deferente, macaco, H&E, 180x; figura menor, 320x.

Esta fotomicrografia é um aumento maior do ducto deferente da área delimitada mais à direita na fotomicrografia acima. Devido ao tamanho e à extrema tortuosidade do ducto deferente no corpo do epidídimo, o epitélio pode exibir uma aparência notadamente diferenciada em um corte transversal do ducto. Por exemplo, o epitélio da área delimitada, que é pseudoestratificado, foi cortado em ângulo reto em relação à parede tubular. Isso faz ele parecer mais delgado do que em outras regiões do mesmo ducto, onde a parede foi cortada em planos diagonais variáveis. Os núcleos das células cilíndricas altas parecem ser quase esféricos. Os **núcleos das células basais** (8) são achatados e ficam próximos à membrana basal do ducto. As células epiteliais cilíndricas dispõem de **estereocílios** (9), que surgem como elementos longos e delgados que se estendem para o lúmen do ducto. No ducto, também se observam **espermatozoides** (10), os quais aparecem como objetos muito pequenos intensamente corados. Uma camada delgada de células musculares lisas, similares àquelas vistas nos dúctulos eferentes, circunda o epitélio do ducto. Os aspectos citológicos mais importantes do epitélio do ducto deferente são vistos mais nitidamente na **figura menor**, que mostra um aumento maior da área delimitada nesta fotomicrografia.

PRANCHA 129 Epidídimo e dúctulos eferentes

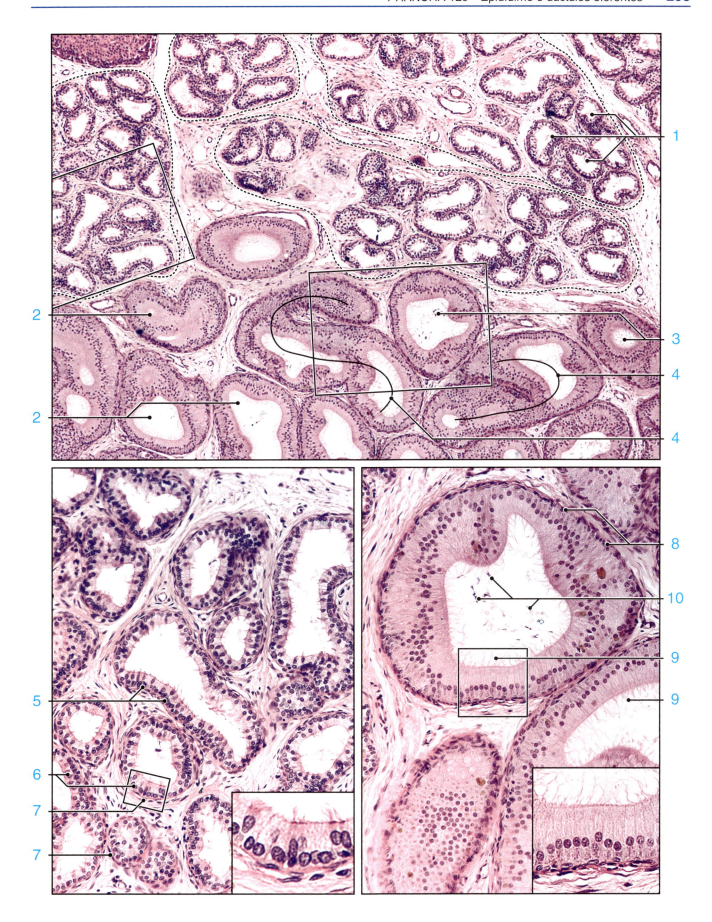

PRANCHA 130 Funículo espermático e ducto deferente

O funículo espermático contém uma variedade de estruturas que se estendem dos testículos à cavidade pélvica. De particular interesse histológico são o ducto deferente (vaso deferente) e o plexo venoso pampiniforme (as veias testiculares), um componente vascular incomum quanto à sua estrutura. O ducto deferente é a continuação do ducto epididimário. Ele termina no local onde se junta ao ducto excretor da vesícula seminal para formar o ducto ejaculatório. Este ducto, então, atravessa a glândula prostática e se abre na uretra. A porção terminal (cauda) do ducto epididimário contém espermatozoides armazenados. O espermatozoide entra no ducto deferente por meio de uma rápida contração peristáltica da sua parede muscular, resultante de um estímulo nervoso apropriado. O processo contrátil, como parte do reflexo ejaculatório, movimenta os espermatozoides rapidamente pelo ducto deferente e pelo ducto ejaculatório para dentro da uretra. As vesículas seminais adicionam fluido rico em frutose, que se torna parte do sêmen ejaculado quando da sua passagem por esta glândula. A frutose é o principal substrato metabólico para os espermatozoides.

Dentro do funículo espermático, as veias que drenam os testículos e o epidídimo formam o plexo pampiniforme. O plexo apresenta de 8 a 10 veias que envolvem a artéria testicular e que situam-se ventralmente ao ducto deferente. Supõe-se que o plexo produza um mecanismo de troca de calor por contracorrente, com o sangue arterial resfriado que ingressa nos testículos. As veias pampiniformes frequentemente tornam-se varicosas, geralmente no lado esquerdo, resultando em uma condição chamada varicocele.

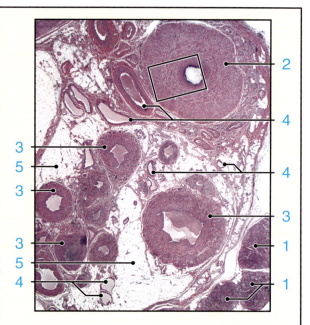

FOTOMICROGRAFIA PARA ORIENTAÇÃO: Esta fotomicrografia mostra um corte transversal por uma série de componentes do funículo espermático. Na periferia do funículo, vários feixes do **músculo cremaster** (1) são evidentes. Outros elementos que podem ser prontamente identificados são o **ducto deferente** (2), uma série de contornos da parede espessa de vasos com estrutura incomum pertencentes ao **plexo pampiniforme** (3), algumas **artérias** e **veias** com estruturas típicas (4) e uma grande quantidade de **tecido adiposo** (5).

Funículo espermático, ducto deferente, ser humano, H&E, 150x; figura menor, 550x.

A fotomicrografia mosta a área delimitada na fotomicrografia para orientação. O **epitélio** (1) que reveste o lúmen do ducto deferente apresenta um epitélio pseudoestratificado cilíndrico. O **lúmen** (2) contém material proteico precipitado, bem como alguns espermatozoides, que aparecem como estruturas pequenas, densamente coradas. O epitélio repousa sobre uma membrana basal e uma **lâmina própria** (3) subjacente, que consiste em tecido conectivo moderadamente denso. A parede muscular do ducto deferente apresenta três camadas relativamente espessas de músculo liso: uma **camada interna longitudinal de músculo liso** (4), uma **camada média circular de músculo liso** (5) e outra camada de músculo longitudinal que representa a **camada externa de músculo liso** (6). A figura menor mostra um aumento maior da área delimitada nesta fotomicrografia. Neste aumento, os dois tipos celulares que formam o epitélio são prontamente reconhecidos. Os núcleos redondos na base do epitélio fazem parte das **células basais** (7). Os núcleos alongados são das **células principais** ou **cilíndricas** (8). Essas células possuem **estereocílios** (9) relativamente longos, que se estendem para o lúmen do ducto deferente. As células basais servem como células-tronco, dando origem às células principais.

Funículo espermático, veia pampiniforme, ser humano, H&E, 90x; figura menor, 110x.

As veias do plexo pampiniforme, uma das quais aparece nessa imagem, são diferentes das veias comuns, pois possuem uma parede relativamente espessa. Quase toda a espessura da parede é composta de músculo liso disposto em duas camadas. A camada mais interna consiste em **feixes circulares de músculo liso** (10). A camada mais externa apresenta feixes de **músculo liso dispostos longitudinalmente** (11). Observe o **lúmen** (12) relativamente pequeno dos vasos, se comparado à espessura da parede. Os feixes de músculo liso, tanto da camada circular quanto da longitudinal, são mantidos unidos por tecido conectivo denso, que se estende da periferia do vaso e é contínuo com o tecido conectivo denso que une os outros vasos e estruturas do funículo espermático. A figura menor mostra um aumento maior da **camada interna circular de músculo liso** (13) e da **camada longitudinal de músculo liso** (14). Neste aumento, a **íntima** (15) do vaso não é bem reconhecível.

PRANCHA 130   Funículo espermático e ducto deferente

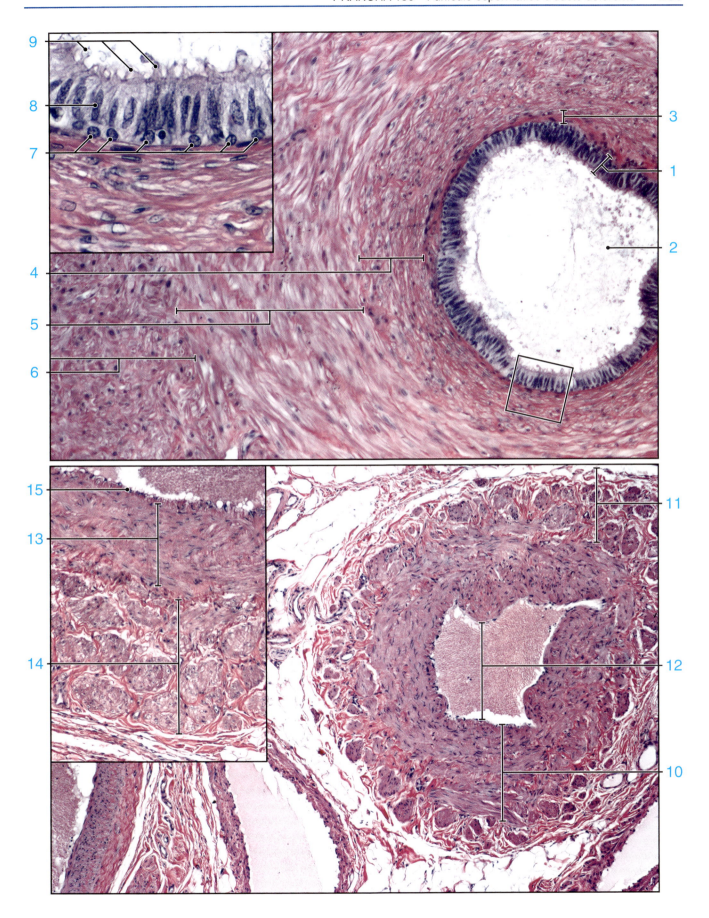

PRANCHA 131 Corpo do pênis

O corpo do pênis contém três corpos eréteis: os pares cilíndricos de corpos cavernosos, que se situam lado a lado, e o corpo esponjoso único, que contém a porção peniana da uretra e se encontra ventralmente aos corpos cavernosos. O corpo esponjoso se expande próximo à extremidade do pênis e forma a glande deste. Os corpos cavernosos se situam dentro de uma bainha espessa, muito densa e fibrosa de tecido conectivo, conhecida como túnica albugínea. O corpo esponjoso também é envolvido por uma túnica albugínea, porém esta contém tecido elástico e é um pouco mais delgada do que aquela que envolve os corpos cavernosos. Perifericamente à túnica albugínea encontra-se uma camada de fáscia profunda, um tecido conectivo moderadamente denso. A pele do pênis é bastante fina; sua derme é rica em fibras elásticas. A pele é contínua com o tecido conectivo subcutâneo subjacente, referido como a fáscia superficial do pênis, que se funde com a fáscia profunda subjacente.

FOTOMICROGRAFIA PARA ORIENTAÇÃO: Esta fotomicrografia exibe um corte transversal do pênis. O pênis se apresenta discretamente comprimido como consequência das alterações *post mortem* anteriores à fixação. Os pares de **corpos cavernosos** (1) são envolvidos por uma espessa **túnica albugínea** (2). O **corpo esponjoso** (3) situa-se ventralmente aos corpos cavernosos. A **uretra** (4) é identificada pelo espaço achatado existente dentro do corpo esponjoso. Em volta do corpo esponjoso há uma **túnica albugínea** (5) mais fina. Neste pequeno aumento, a **epiderme** (6) aparece como superfície externa densamente corada, irregular ou ondulada. A distinção entre a derme, a fáscia superficial e a fáscia profunda é bastante difícil nesta resolução.

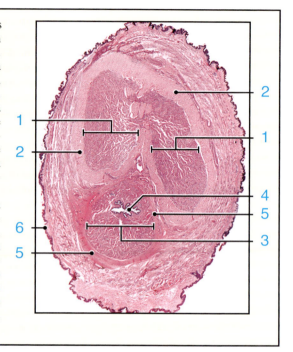

Pênis, corpo esponjoso e uretra peniana, ser humano, H&E, 50x; figura menor, 550x.

A fotomicrografia mostra a porção central do corpo esponjoso e a **uretra peniana** (1) que passa por ele cortada transversalmente. O corpo esponjoso contém inúmeros **espaços vasculares** (2) revestidos por endotélio, de formato irregular, envoltos por músculo liso de espessura variável. Em vários locais, a camada muscular é significativamente expandida, formando estruturas conhecidas como **coxins subendoteliais** (3). O território intersticial do corpo esponjoso é formado por **tecido conectivo denso** (4), o qual contém fibras nervosas, pequenos vasos sanguíneos e vasos linfáticos. Por toda sua extensão, a uretra peniana é revestida por **epitélio pseudoestratificado cilíndrico*** (5), exceto em sua região terminal, onde o epitélio muda para estratificado pavimentoso e torna-se contínuo com o epitélio da pele do pênis. A **figura menor** mostra o epitélio pseudoestratificado cilíndrico em aumento maior. Observe que os núcleos parecem estar situados em três níveis diferentes: basal, intermediário e superficial. Contudo, todas as células mantêm contato com a membrana basal e, sendo assim, o epitélio é pseudoestratificado. Em locais intermitentes, grupos de **células secretoras de muco** (6) estão presentes no revestimento epitelial. Adicionalmente, pequenas **glândulas mucosas** (7) estão presentes no interstício, em proximidade à uretra. Seus ductos esvaziam nela. O muco dessas glândulas, juntamente com o muco secretado pelas células mucosas que revestem a uretra, protege e lubrifica a superfície luminal da mesma.

* N. de R. T.: Alguns autores classificam esse epitélio como cilíndrico estratificado ou como de transição.

Pênis, corpo cavernoso, ser humano, H&E, 175x; figura menor, 280x.

Nesta fotomicrografia são mostradas as características estruturais essenciais dos corpos cavernosos. Eles diferem do corpo esponjoso por conter consideravelmente mais canais vasculares. Quando esses canais se enchem de sangue durante a ereção do pênis, os corpos cavernosos se tornam mais túrgidos ou rígidos do que o corpo esponjoso. A qualidade menos rígida do corpo esponjoso permite a passagem dos espermatozoides pela uretra durante a ejaculação. No aumento maior dessa fotomicrografia, as estruturas dos canais vasculares e o interstício são claramente visíveis. Observe a espessura irregular do componente de músculo liso dos **canais vasculares** (8). O músculo liso é arranjado em fibras musculares de orientação **circular** (9) e **longitudinal** (10); as fibras dispostas longitudinalmente são mais próximas ao lúmen (**figura menor**). Também formam os **coxins subendoteliais** (11). O **interstício** (12), assim como o do corpo esponjoso, é um tecido conectivo denso. Contém pequenos **vasos sanguíneos** (13) que suprem o interstício, os nervos e os vasos linfáticos.

PRANCHA 131   Corpo do pênis   297

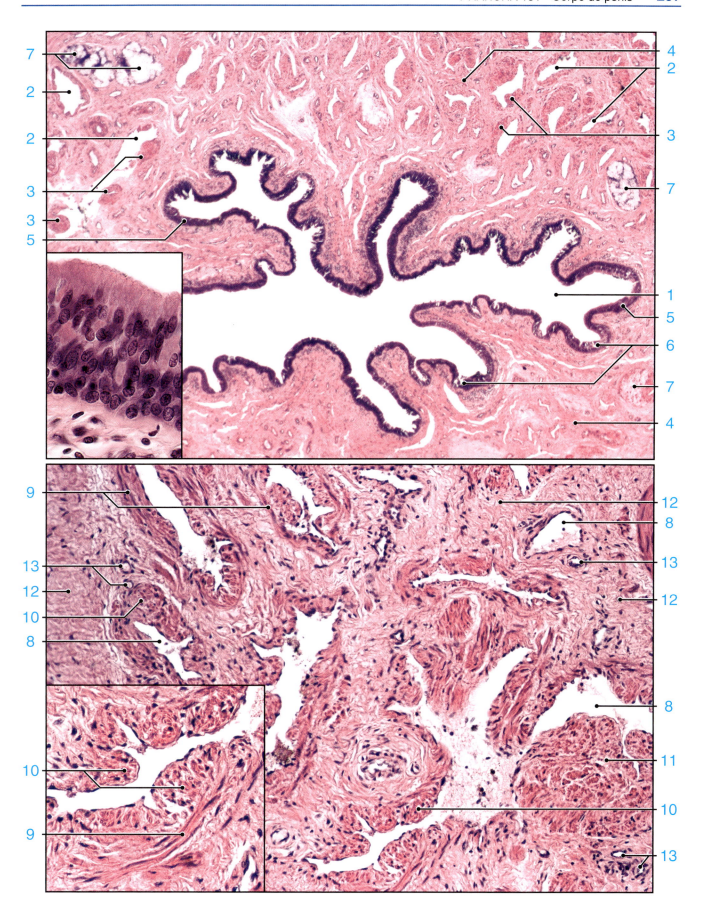

PRANCHA 132 Próstata

A próstata é a maior glândula sexual acessória no homem. Consiste em 30 a 50 glândulas tubuloalveolares que envolvem a uretra proximal. Devido a essa relação, a hiperplasia prostática benigna, uma condição comum na idade avançada, pode resultar em obstrução parcial ou total da uretra.

As glândulas prostáticas estão dispostas em três camadas concêntricas: uma camada mucosa, uma camada submucosa e uma camada periférica contendo as principais glândulas prostáticas. As glândulas mucosas secretam diretamente na uretra; os outros dois conjuntos de glândulas secretam seu conteúdo por meio de ductos que se abrem para os seios prostáticos na parede posterior da uretra. Todas as glândulas apresentam epitélio pseudoestratificado cilíndrico, que secreta vários componentes do sêmen, incluindo fosfatase ácida, ácido cítrico (um nutriente para o espermatozoide) e fibrinolisina (que mantém o sêmen liquefeito). Agregados de células epiteliais mortas e produtos de secreção precipitados formam *cálculos* nos alvéolos das glândulas; este é um aspecto característico que ajuda no reconhecimento da próstata.

O estroma é caracterizado por inúmeros feixes pequenos de músculo liso, podendo ser descrito como estroma fibromuscular. Na ejaculação ocorre a contração dos músculos, forçando a secreção em direção à uretra. A glândula é envolvida por uma cápsula fibroelástica que também contém feixes pequenos de músculo liso.

FOTOMICROGRAFIA PARA ORIENTAÇÃO: Esta fotomicrografia revela a parte externa da próstata. Apresenta principalmente a camada periférica, contendo as principais glândulas prostáticas. O aspecto mais característico e identificador da próstata é a presença de **cálculos prostáticos** (1), que podem ser observados mesmo neste aumento muito pequeno. Eles se situam no lúmen das glândulas tubuloalveolares e aparecem como estruturas homogêneas, redondas e eosinofílicas. Por toda a extensão da glândula, o **estroma** (2) varia em quantidade. É menos abundante na camada periférica, como pode se verificar nessa imagem, e mais abundante na camada mucosa.

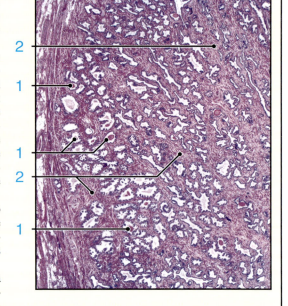

Próstata, ser humano, H&E, 50x.

Esta fotomicrografia de pequeno aumento mostra uma parte da glândula prostática. Um pequeno corte da **cápsula** (1) da glândula aparece no canto superior esquerdo. O restante da área é preenchido com componentes glandulares e o estroma da próstata. As glândulas tubuloalveolares secretoras da próstata apresentam grandes variações em sua forma, como evidenciado nessa fotomicrografia. Aparecem como túbulos, alvéolos isolados, alvéolos ramificados, ou túbulos ramificados. Cortes tangenciais pelos alvéolos podem até gerar a impressão de "ilhas epiteliais" (*pontas das setas*) no lúmen dos alvéolos. Isso se deve ao contorno extremamente irregular da superfície epitelial. Deve-se observar, também, que muitos dos alvéolos podem aparentar uma estrutura rudimentar (*setas*). Eles estão apenas em um estado inativo, predominante em pessoas idosas. Como observado acima, agregados de células epiteliais mortas e secreções precipitadas formam os **cálculos prostáticos** (2) no lúmen dos alvéolos; com a idade, o número e o tamanho dos cálculos aumentam gradativamente. Os cálculos são corados por eosina e podem ter aparência concêntrica, lamelar, como é claramente visível abaixo e à direita na fotomicrografia. Com o tempo, podem ficar impregnados com sais de cálcio e, assim, serem facilmente reconhecidos em raios X da parte inferior do abdome.

Próstata, ser humano, H&E, 175x; figura menor superior, 350x; figura menor inferior, 700x.

Neste aumento maior de parte da glândula prostática, o estroma fibromuscular é visto tanto subtendendo imediatamente o epitélio secretor das glândulas tubuloalveolares quanto em áreas não secretoras mais profundas. Na **figura menor superior**, que corresponde à área delimitada maior, a intensidade da coloração do **músculo liso** (3) o distingue claramente do tecido conectivo fibroso, estroma ao qual está intimamente unido. Não existem feixes ou camadas de músculo liso na próstata que sejam claramente delineados; na verdade, o músculo se distribui em arranjo aleatório por toda a extensão do estroma. **Cálculos** (4) são novamente evidentes no lúmen dos alvéolos, comprimindo o epitélio em tal grau que o torna quase irreconhecível. A **figura menor inferior** corresponde à área delimitada menor e mostra bem a natureza pseudoestratificada cilíndrica do **epitélio prostático** (5). Células basais bem delineadas (*pontas das setas*) aparecem junto de células secretoras cilíndricas alongadas. Um pequeno **vaso sanguíneo** (6) subtendendo imediatamente o epitélio pode ser reconhecido devido à presença de eritrócitos em seu lúmen. Uma infiltração linfática parece preencher o estroma ao longo da margem inferior da figura embaixo, o que sugere um processo inflamatório presente na glândula prostática.

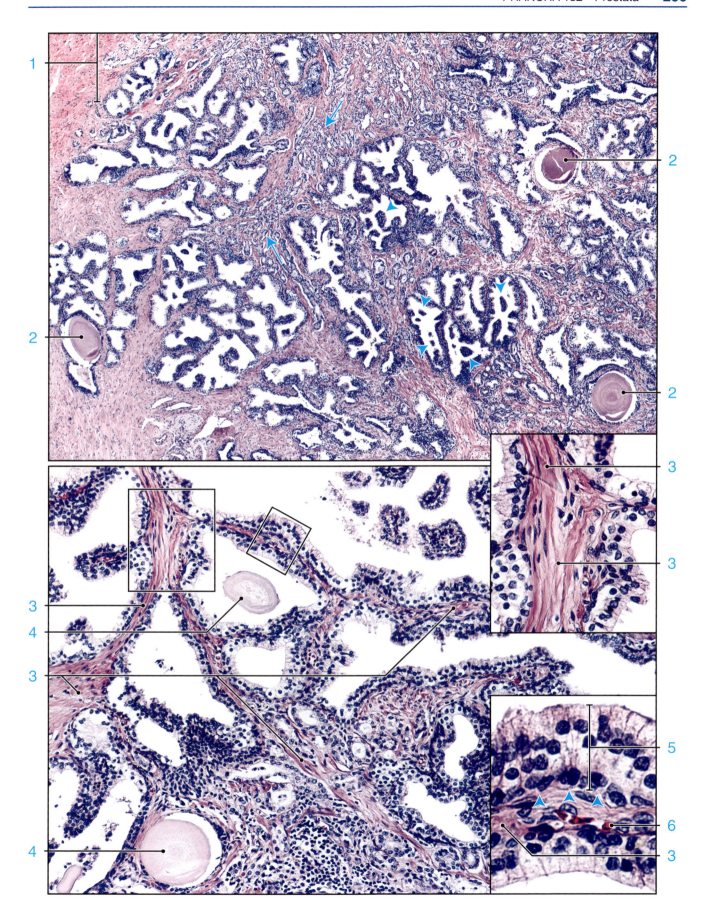

PRANCHA 132 Próstata

PRANCHA 133 Vesícula seminal

As vesículas seminais são estruturas pares que se desenvolvem a partir de evaginações de cada ducto deferente. Formam um tubo bastante espiralado e repousam sobre a parede posterior da bexiga urinária, paralelamente à ampola do ducto deferente. Um pequeno ducto excretor se estende de cada vesícula seminal se unindo à ampola do ducto deferente para formar o ducto ejatulatório. Um corte transversal da vesícula seminal mostra, caracteristicamente, vários lúmens; entretanto, são todos contornos de um único lúmen tubular contínuo tortuoso. O lúmen é revestido por um epitélio pseudoestratificado cilíndrico, lembrando muito o da próstata. Sua secreção é um material branco-amarelado viscoso que contém frutose, outros açúcares simples, aminoácidos, ácido ascórbico e prostaglandinas. Estas últimas, embora sejam secretadas pela próstata, são sintetizadas em quantidades maiores na vesícula seminal. A frutose é o principal nutriente para o espermatozoide no sêmen. A mucosa repousa sobre uma camada espessa de músculo liso, a muscular, que é diretamente contínua com a do ducto deferente. O músculo liso consiste em uma camada interna circular indistinguível e uma camada mais externa longitudinal. A contração do músculo liso durante a ejaculação força as secreções das vesículas seminais para os ductos ejaculatórios. O músculo liso é envolvido por tecido conectivo, formando a adventícia da glândula.

FOTOMICROGRAFIA PARA ORIENTAÇÃO: A fotomicrografia mostra um corte transversal por meio da vesícula seminal próximo a sua união com o ducto ejaculatório. Uma pequena parte da **glândula prostática** (1) está incluída neste corte. O restante da fotomicrografia revela quatro contornos da **vesícula seminal** (2) espiralada. O componente de músculo liso, a **muscular** (3), aparece em vermelho, enquanto o tecido conectivo, a **adventícia** (4), que mantém as estruturas espiraladas unidas, aparece em azul.

Vesícula seminal e próstata, ser humano, tricrômico de Mallory-Azan, 45x; figura menor, 175x.
A área delimitada na fotomicrografia para orientação é mostrada em aumento maior. Observe os **cálculos prostáticos** (1) que identificam prontamente o tecido prostático, que encontra-se aderido à vesícula seminal. O lado direito da micrografia revela a vesícula seminal. A **mucosa** (2) apresenta uma estrutura extensamente dobrada ou pregada. Cada uma das pregas tem um cerne de tecido conectivo que se estende até a sua base, onde continua no tecido conectivo subjacente. Em volta da mucosa vemos músculo liso, a **muscular** (3). A **figura menor** mostra em aumento maior o aspecto basal das pregas com sua **superfície epitelial** (4), o **tecido conectivo** (5) subjacente e uma parte da **muscular** (6).

Vesícula seminal, ser humano, tricrômico de Mallory-Azan, 365x; figura menor, 675x.
A mucosa da vesícula seminal é mostrada nesta fotomicrografia em aumento maior. O **epitélio** (7) das dobras mucosas repousa sobre uma camada muito fina de **tecido conectivo** (8). **Capilares** (9) dentro desse cerne de tecido conectivo são abundantes e podem ser prontamente observados. As dobras irregulares da mucosa dão a ela uma aparência de **espaços fechados** (10) similar àquela vista na glândula prostática. Na realidade, esses espaços são contínuos com o lúmen da vesícula seminal e fazem parte dele. A **figura menor** mostra o epitélio em aumento muito maior. O epitélio é pseudoestratificado, apresentando **células basais** (11) e **células cilíndricas** (12) altas. Os núcleos das células basais se localizam próximo à membrana basal e, geralmente, aparecem um pouco achatados ou ovalados em seu formato. Os núcleos das células cilíndricas são alongados e assumem o formato das células cilíndricas. Ao examinar as células basais, observe que estas prevalecem em algumas áreas, enquanto parecem esparsas em outras. A fotomicrografia da **figura menor** também destaca as **barras terminais** (13) das células cilíndricas, que aparecem como estruturas puntiformes.

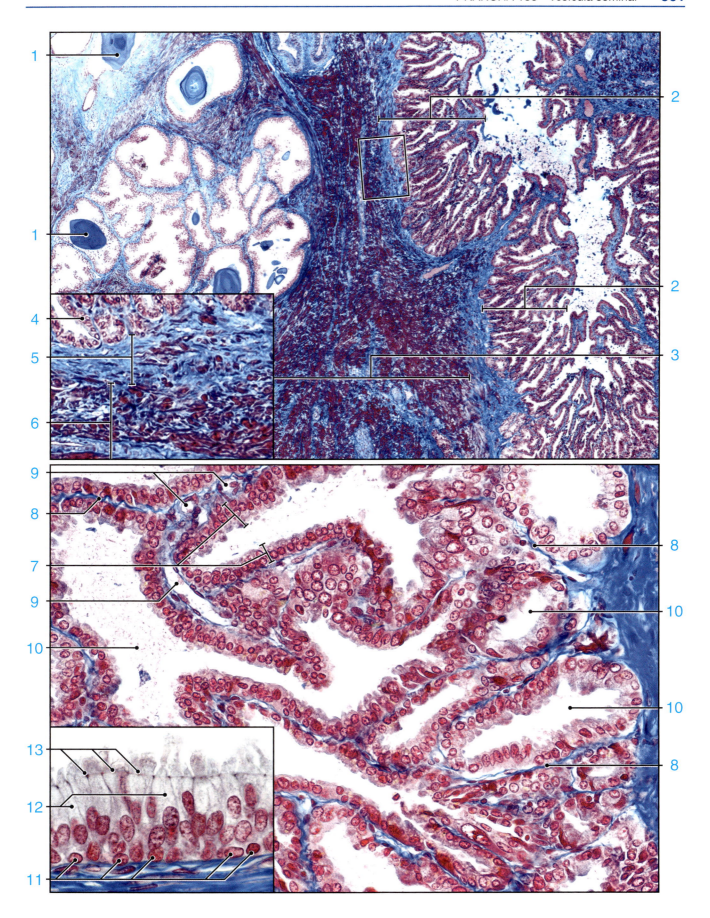

CAPÍTULO 19
Sistema Genital Feminino

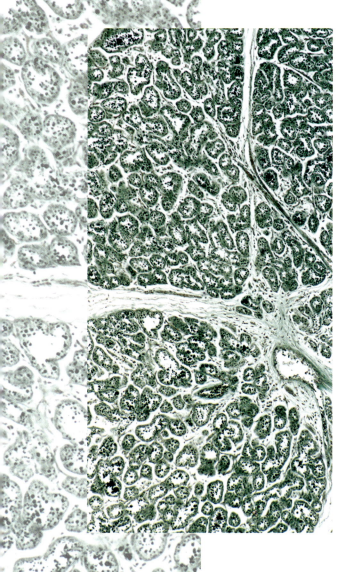

PRANCHA 134	Ovário I 304
PRANCHA 135	Ovário II 306
PRANCHA 136	Ovário III 308
PRANCHA 137	Corpo lúteo 310
PRANCHA 138	Corpo lúteo e corpo albicans 312
PRANCHA 139	Tuba uterina 314
PRANCHA 140	Útero I 316
PRANCHA 141	Útero II 318
PRANCHA 142	Cérvice 320
PRANCHA 143	Placenta I 322
PRANCHA 144	Placenta II 324
PRANCHA 145	Cordão umbilical 326
PRANCHA 146	Vagina 328
PRANCHA 147	Vulva 330
PRANCHA 148	Glândula mamária, repouso 332
PRANCHA 149	Glândula mamária, fase proliferativa 334
PRANCHA 150	Glândula mamária, lactação 336
PRANCHA 151	Mamilo 338

PRANCHA 134 Ovário I

Os ovários são dois órgãos pequenos e ovais cuja função é a produção de gametas (oócitos) e a síntese e secreção de hormônios esteroides (estrógenos e progestógenos). Cada ovário está ligado ao ligamento largo pela prega peritoneal, o mesovário, que se estende do ligamento largo para o hilo do ovário. O hilo é a estrutura por onde os componentes neurovasculares passam em direção ao estroma ovariano.

A parte periférica do ovário, o córtex, contém vários folículos primordiais. Nos folículos primordiais os oócitos estão parados em prófase da primeira divisão meiótica, circundados por uma única camada de células pavimentosas unidas por uma lâmina basal na sua superfície externa. Ao final da puberdade, sob a influência das gonadotrofinas hipofisárias, começam a sofrer alterações cíclicas conhecidas como ciclo ovariano. No início do ciclo ovariano, influenciado pelo hormônio hipofisário folículo-estimulante (FSH), alguns dos folículos primordiais passam por alterações que levam ao desenvolvimento de um folículo maduro (Graafiano) e a um oócito capaz de ovular*. O desenvolvimento do folículo envolve a hipertrofia do oócito, bem como a proliferação das células foliculares circundantes, que se tornam cúbicas; o folículo é então identificado como um folículo primário.

FOTOMICROGRAFIA PARA ORIENTAÇÃO: Um corte por meio de um **ovário** (1), seu **mesovário** (2), a **tuba uterina** (3) e o **infundíbulo** (4) da tuba uterina são vistos nesta fotomicrografia. O infundíbulo, em forma de funil, é a parte distal da tuba uterina que se abre para a cavidade peritoneal. Sua abertura é circundada pelas extensões digitiformes da fímbria, que alcançam a superfície ovariana no momento da ovulação.

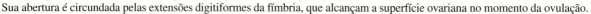

* N. de R.T.: A liberação do oócito é erroneamente chamada de ovulação, o termo mais correto seria oocitação.

Ovário, córtex, macaca, H&E, 120x.

Esta fotomicrografia em aumento menor mostra a área do córtex ovariano delimitada na fotomicrografia para orientação. O **epitélio germinativo**** (1) apresenta uma camada de epitélio simples cúbico na superfície ovariana e é contínuo com o epitélio simples pavimentoso (mesotélio) do mesovário. O epitélio germinativo (apesar de seu nome, ele não dá origem a células germinativas), recobre uma camada de tecido conectivo denso não modelado conhecida como **túnica albugínea** (2). O **córtex do ovário** (3) apresenta folículos em diferentes estágios de desenvolvimento. Os **folículos primordiais** (4) são vistos em distâncias variáveis abaixo da túnica albugínea, mas são mais numerosos na parte periférica do córtex. **Folículos primários iniciais** (5) são vistos em grande número nas regiões mais profundas do córtex. Nesta parte profunda estão os folículos mais maduros, incluindo um **folículo primário final** (6), no qual o oócito está circundado por várias camadas de células granulosas. Um **folículo secundário** (7) em estágio final de desenvolvimento também está presente. Ele foi cortado tangencialmente; deste modo, o oócito, ou antro, não é visível.

** N. de R.T.: Epitélio ovariano.

Ovário, córtex, macaca, H&E, 240x.

Esta fotomicrografia mostra um aumento maior do córtex do fragmento acima. Observa-se com facilidade a natureza do **epitélio germinativo** (8). Em geral, é um epitélio simples cúbico, embora algumas células vistas do lado esquerdo pareçam ligeiramente mais altas do que largas. Da mesma forma, em alguns casos, o epitélio pode ter um caráter pavimentoso em determinadas áreas devido à superfície estirada, como no caso de formações císticas ou de desenvolvimento do corpo lúteo da gravidez. A **túnica albugínea** (9) é formada por fibras colágenas espessas com numerosas células pequenas. Juntos, a túnica albugínea e o epitélio germinal se equivalem à serosa ou ao peritônio da cavidade abdominal. Esta parte externa do córtex mostra **folículos primordiais** (10) e **primários iniciais** (11). Observe as células pavimentosas circundando o oócito, nos folículos primordiais. Os folículos primários, ao contrário, exibem núcleos de células foliculares mais numerosos e mais espaçados. O oócito também é ligeiramente maior. Alguns dos oócitos primários parecem não apresentar núcleo porque, conforme o oócito aumenta em tamanho, a probabilidade de seu núcleo ser incluído no corte diminui.

Ovário, folículos primários iniciais, macaco, H&E, 280x.

Esta fotomicrografia mostra vários folículos primários iniciais de áreas profundas do córtex. Observe o tamanho significativamente maior dos **oócitos** (12). As **células foliculares** (13) circundantes são também mais numerosas. O folículo à direita, muito pequeno e com um núcleo excêntrico, parece ter tido um crescimento muito limitado e provavelmente sofrerá degeneração. É comum observar pequenos grupos de **núcleos de células foliculares** (14) aparentemente isolados no estroma ovariano. Tais estruturas representam células foliculares vistas lateralmente como um resultado de um corte tangencial por meio da periferia de um folículo. As numerosas células que apresentam núcleos alongados, muito similares aos dos fibroblastos, são células do estroma. Elas dão origem à teca interna e à teca externa dos folículos mais maduros, descritos posteriormente.

PRANCHA 134 Ovário I 305

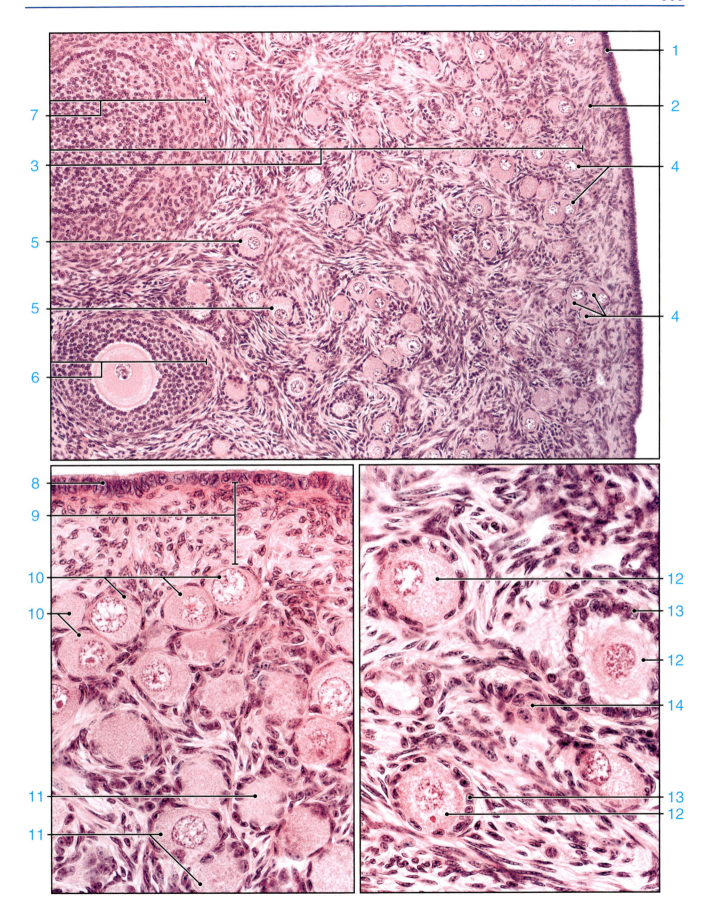

PRANCHA 135 Ovário II

Conforme o folículo primário cresce, a camada única de células foliculares que circunda o oócito dá origem ao estrato granuloso, que é um epitélio estratificado. Neste estágio, as células foliculares são identificadas como células granulosas. A lâmina basal precedente das células foliculares mantém-se posicionada entre a camada mais externa das células granulosas e o tecido conectivo adjacente. Conforme as células granulosas se proliferam, células do estroma que circundam o folículo se desenvolvem em teca interna, uma camada altamente vascularizada de células cúbicas secretoras. As células totalmente diferenciadas da teca interna possuem aspectos estruturais característicos de células produtoras de esteroides. Além disso, a teca interna contém fibroblastos, feixes de colágeno e uma rica rede de pequenos vasos. A teca externa representa a camada externa de células do tecido conectivo e se encontra circundada por fibras de colágeno e feixes de músculo liso.

Quando o estrato granuloso alcança uma espessura de 6 a 12 camadas de células, cavidades preenchidas por fluido aparecem entre as células granulosas. Essas cavidades coalescem e, por fim, forma-se um espaço em lua crescente, o antro. Neste estágio, o folículo é identificado como um folículo secundário (antral). Conforme o folículo secundário aumenta em tamanho, o antro, revestido por várias camadas de células granulosas, também aumenta. O estrato granuloso apresenta uma espessura relativamente uniforme, exceto na região próxima ao oócito, onde as células granulosas formam um aglomerado espesso, o cúmulo oóforo, que se projeta ao lúmen antral. As células que circundam diretamente o oócito permanecem com ele até a ovulação e são chamadas de células da coroa radiada.

Ovário, folículos primários, macaca, H&E, 450x.
Esta fotomicrografia mostra dois folículos primários em crescimento sob a influência do FSH. O menor, o **folículo primário inicial** (1), apresenta poucas camadas de **células foliculares** (2) circundando o oócito. O oócito maior, o **folículo primário final** (3), é circundado por algumas poucas camadas de células que, neste estágio, são identificadas como **células granulosas** (4). A camada mais interna de células granulosas está adjacente a uma espessa camada eosinofílica de material extracelular homogêneo, chamado de **zona pelúcida** (5). Células alongadas do tecido conectivo altamente celular, chamadas de **células** do estroma (6), circundam os folículos. As células do estroma que circundam um folículo em desenvolvimento desenvolvem-se em duas camadas, designadas teca interna e teca externa.

Ovário, folículo primário final, macaca, H&E, 450x; figura menor, 620x.
O folículo primário final desta fotomicrografia mostra uma massa de várias camadas de **células granulosas** (7) circundando o oócito. O oócito exibe um **núcleo** (8) grande. A **zona pelúcida** (9) aparece como uma camada espessa eosinofílica adjacente ao oócito. Neste estágio de desenvolvimento, o oócito também aumenta ligeiramente. A estrutura circundada pela zona pelúcida é o oócito. Células do estroma alongadas do tecido conectivo que circundam os folículos se desenvolverão em teca interna e teca externa. Como visto nesta figura, as células do estroma tornam-se epitelioides na **teca interna** (10), rica em células. O aumento maior da figura menor mostra a estrutura em camadas da parede folicular. À esquerda está o citoplasma do **oócito** (11), circundado por uma **zona pelúcida** (9) claramente visível. O estrato granuloso à direita nesta figura menor consiste em 5 ou 6 camadas de **células granulosas** (7).

Ovário, folículo secundário inicial, macaca, H&E, 160x.
Nesta fotomicrografia vemos o estágio um de um folículo secundário inicial. Um pouco antes deste estágio, formaram-se pequenos lagos de fluidos entre as células granulosas do folículo primário e, neste estágio, estes lagos se fundiram em uma cavidade bem definida, chamada **antro** (12), evidente neste **folículo secundário** (13). Um precipitado eosinofílico no antro representa remanescentes do líquido folicular, constituído de alta concentração de hormônios esteroides, proteínas plasmáticas, mucopolissacarídeos e ácido hialurônico.

Ovário, folículo secundário maduro, macaca, H&E, 120x.
Conforme a maturação avança, o antro neste folículo secundário torna-se maior e o **oócito** (14) é deslocado para um dos lados e circundado por um aglomerado de células granulosas, o **cúmulo oóforo** (15). As demais células granulosas que circundam o antro são chamadas de **estrato granuloso** (16). As células do estroma circundantes tornaram-se duas camadas distintas. A primeira camada, a **teca interna** (17), é uma camada mais celular. As células possuem aspectos estruturais característicos de células produtoras de esteroides (endócrinas). Além das células secretoras, a teca interna contém fibroblastos e uma rica rede de pequenos vasos sanguíneos. Já a segunda camada, a **teca externa** (18), é uma camada de tecido conectivo de células discretamente fusiformes. Ocasionalmente, a teca externa pode conter células musculares lisas.

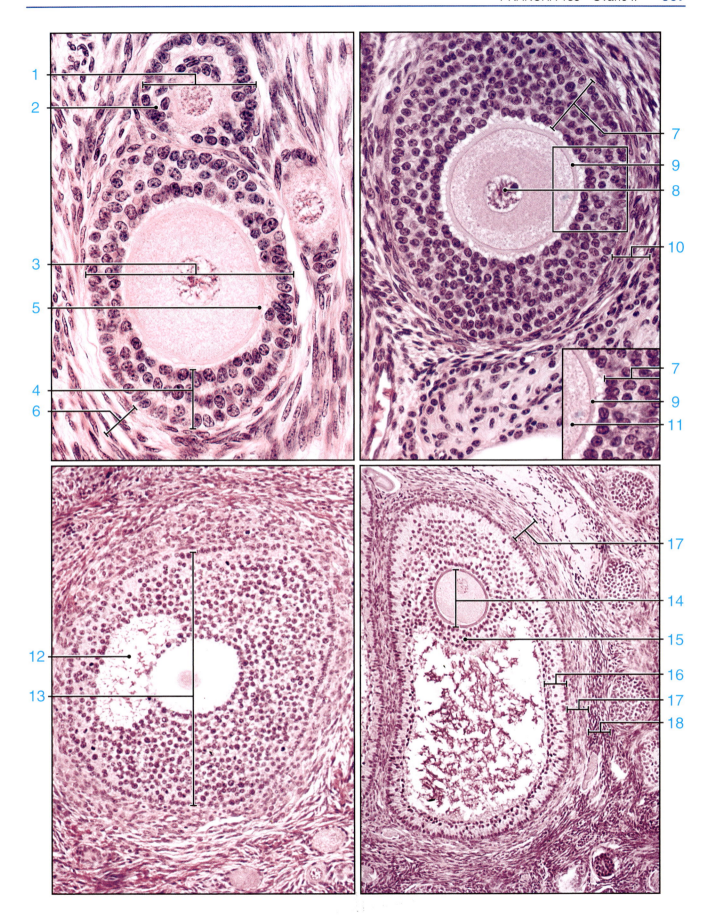

PRANCHA 136 Ovário III

O crescimento e a maturação dos folículos são sempre acompanhados de atresia. A atresia é um processo mediado por apoptose das células da granulosa e subsequente reabsorção dos folículos. É um evento normal nos ovários e inicia-se no período embrionário. Em qualquer corte por meio do ovário, podem ser vistos folículos de vários estágios em atresia. Em todos os casos, as células foliculares mostram núcleo picnótico e dissolução do citoplasma; o folículo é invadido por macrófagos e por outras células do tecido conectivo. O oócito se degenera, deixando para trás a proeminente zona pelúcida. Ela pode sofrer invaginações ou colapsar, mas normalmente mantém sua espessura e suas características de coloração. Assim, distúrbios na arquitetura normal do folículo e uma zona pelúcida parcialmente rompida, quando incluídas no plano de corte, servem como aspectos diagnósticos confiáveis de um folículo atrésico.

Ovário, folículo maduro (graafiano), macaco, H&E, 77x; figura menor, 420x.

Esta fotomicrografia mostra um folículo maduro (graafiano) que ocupa quase todo o lado esquerdo da imagem. O **estrato granuloso** (1), formado por várias camadas de células granulosas, circunda **uma grande cavidade** (2). A cavidade é preenchida por um precipitado eosinofílico, um remanescente do líquido folicular. A parede do folículo graafiano possui um aglomerado de células granulosas chamado de **cúmulo oóforo** (3). O cúmulo oóforo projeta-se para a cavidade folicular e contém o **oócito maduro** (4) circundado pela zona pelúcida. As células do cúmulo oóforo imediatamente em volta do oócito permanecem com ele após a ovulação e são chamadas de coroa radiada. A primeira camada de células do estroma a circundar o estrato granuloso representa uma camada altamente celular, ricamente vascularizada reprodutora de esteroides chamada de **teca interna** (5). A segunda camada de células do tecido conectivo, externa à teca interna, forma a **teca externa** (6). A **figura menor** mostra em aumento maior camadas da parede folicular da área delimitada. A superfície do ovário é visível à direita. Vários **folículos primordiais** (7) estão localizados abaixo do epitélio germinal. Além disso, na profundidade do córtex, são vistos dois **folículos primários** (8) em seus primeiros estágios de desenvolvimento.

Ovário, folículo primário atrésico, macaca, H&E, 77x.

Esta fotomicrografia mostra em aumento maior um único folículo primário atrésico. Conforme a atresia progride, o oócito torna-se menor e se degenera. Muitas vezes, somente partes da zona pelúcida permanecem na cavidade ocupada anteriormente pelo oócito. O folículo nesta fotomicrografia pode ser identificado em virtude da preservação de sua **zona pelúcida** (9). Em estado mais avançado de atresia, a **camada de células granulosas** (10) tende a se degenerar mais rapidamente do que as células da **teca interna** (11). As características de um folículo atrésico incluem a ausência de proliferação celular mitótica e a invasão de células da granulosa por cordões de tecido conectivo.

Ovário, folículo maduro (graafiano ou de graaf) atrésico, macaca, H&E, 77x; figura menor, 200x.

Esta fotomicrografia mostra dois folículos atrésicos. O maior é um **folículo maduro (graafiano)** (12) atrésico; o menor, adjacente ao maior, é um **folículo primário atrésico** (13). Alterações perceptíveis no estrato granuloso do folículo graafiano incluem a área (*setas*) onde as células da granulosa estão se descamando para o átrio do folículo. Além disso, a degeneração do oócito e do cúmulo oóforo é evidente nesta fotomicrografia. Normalmente, a atresia de um oócito em folículos maiores ou mais maduros é retardada e ocorre após alterações na parede folicular. A **figura menor** mostra em aumento maior a área delimitada na fotomicrografia das células imediatamente em volta do **oócito** (14): elas já perderam sua ligação com as demais células do cúmulo. A zona pelúcida e a borda do oócito não são distinguidas com facilidade.

PRANCHA 136   Ovário III

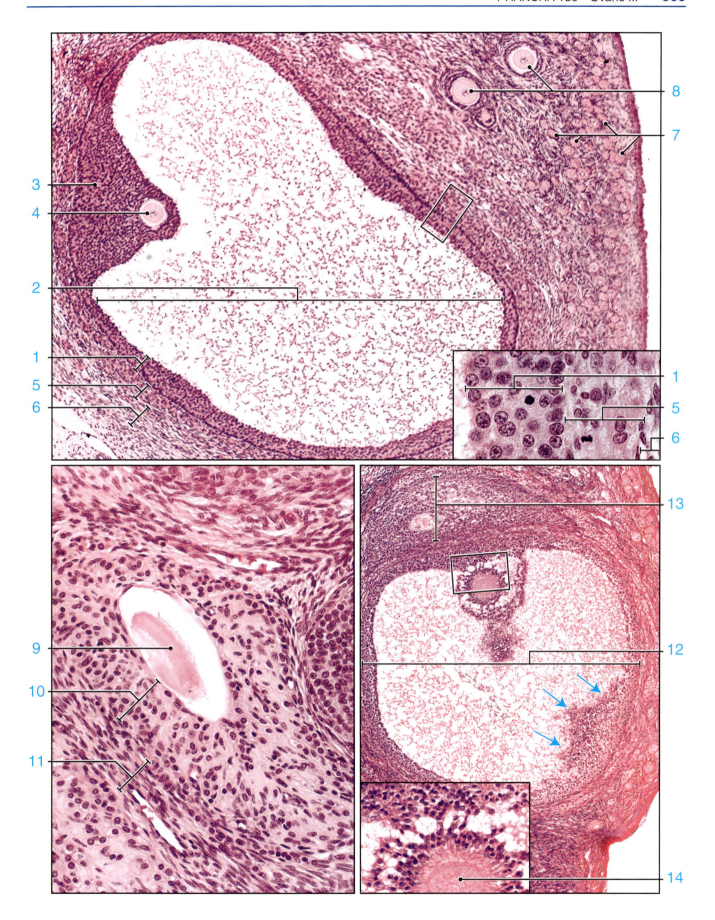

PRANCHA 137 Corpo lúteo

Após a liberação do oócito e das células associadas da coroa radiada do folículo maduro (graafiano) durante a ovulação, as células do estrato granuloso e as células da teca interna adjacente diferenciam-se em uma nova unidade funcional, o corpo lúteo menstrual. Durante o processo de luteinização, tanto as células da teca interna como as células da granulosa diferenciam-se em células lúteas. Estas células crescem rapidamente e se enchem de gotículas de gordura. Um pigmento lipossolúvel no citoplasma das células, o lipocromo, dá a elas sua aparência amarela em tecido fresco. As grandes células lúteas granulosas, localizadas centralmente, derivam das células granulosas; as pequenas células lúteas tecais, localizadas perifericamente, derivam das células da teca interna. Está presente no corpo lúteo uma rica rede vascular, para onde as células lúteas secretam progesterona e estrogênio. Estes hormônios estimulam o crescimento e a diferenciação do endométrio uterino na preparação para a implantação de um oócito fertilizado. Se a implantação ocorre, o corpo lúteo menstrual aumenta em tamanho para formar o corpo lúteo gravídico. As eletromicrografias de células lúteas demonstram que elas apresentam características típicas de células secretoras de esteroides: retículo endoplasmático liso em abundância, mitocôndrias tubulares e inclusões lipídicas.

FOTOMICROGRAFIA PARA ORIENTAÇÃO: A fotomicrografia mostra em aumento menor um corpo lúteo humano em estágio inicial de desenvolvimento. Ele se formou a partir do colapso das paredes de um folículo maduro (graafiano) com células das camadas granulosa e teca interna. As **células lúteas granulosas** (1) formam uma camada espessa e pregueada em volta do **antigo antro do folículo graafiano** (2). As **células lúteas tecais** (3), localizadas perifericamente dentro das pregas do corpo lúteo, coram-se mais intensamente. Isto se deve ao tamanho menor e densidade aumentada das células lúteas tecais nessas regiões.

Ovário, corpo lúteo menstrual, ser humano, H&E, 25x.

Esta fotomicrografia mostra um aumento maior de um corpo lúteo menstrual em desenvolvimento e o tecido conectivo do estroma circundante. Sob a influência hormonal, as células da granulosa do extinto folículo diferenciam-se em **células lúteas granulosas** (1), as quais ocupam quase toda a espessura do corpo lúteo em desenvolvimento. O dobramento da **parede do corpo lúteo** (2) fica mais pronunciado conforme as células da granulosa tornam-se maiores e o corpo lúteo amadurece. O antigo antro do folículo torna-se a **cavidade central do corpo lúteo** (3) e progressi-

vamente diminui de tamanho. Ao mesmo tempo, **vasos sanguíneos** (4) do estroma ovariano que circundam o corpo lúteo invadem a parede e a cavidade central. Células da antiga teca interna acompanham os vasos sanguíneos nas depressões mais externas da estrutura pregueada. Essas células da teca interna transformam-se em células do corpo lúteo, chamadas de **células lúteas tecais** (5), e são encontradas no fundo das reentrâncias externas da massa glandular, adjacentes ao tecido conectivo circundante. O estroma ovariano é altamente vascularizado e contém numerosos vasos sanguíneos, particularmente ramos das **artérias ovarianas** (6), vasos linfáticos e nervos. À direita, observam-se três **corpos albicans** (7).

Ovário, corpo lúteo menstrual, ser humano, H&E, 90x.

Esta fotomicrografia mostra um aumento maior do segmento de corpo lúteo delimitado na fotomicrografia superior. A **cavidade central do corpo lúteo** (8) está à esquerda, e o estroma ovariano adjacente, que contém **vasos sanguíneos** (9), à direita. As **células lúteas granulosas** (10) são grandes, levemente coradas e apresentam grandes núcleos esféricos, além de uma grande quantidade de citoplasma. As **células lúteas tecais** (11)

também contêm um núcleo esférico, mas são menores do que as células lúteas granulosas. Assim, quando identificados os dois tipos celulares, independentemente da localização, note que os núcleos das células lúteas tecais contíguas geralmente parecem estar mais próximos uns dos outros do que os núcleos das células lúteas granulosas contíguas. O tecido conectivo e os **pequenos vasos sanguíneos** (12) que invadem a massa de células lúteas granulosas podem ser identificados como estruturas achatadas e alongadas entre as células lúteas granulosas.

PRANCHA 137 Corpo lúteo

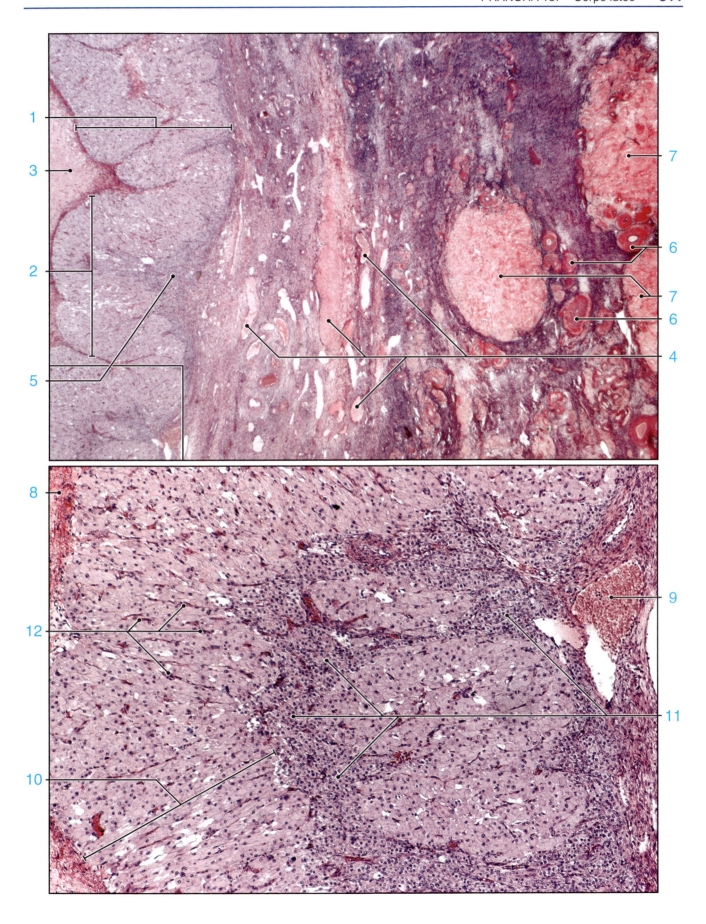

PRANCHA 138 Corpo lúteo e corpo albicans

O corpo lúteo menstrual se degenera e, após a menstruação, sofre lenta regressão e involução, formando o corpo albicans. O corpo lúteo é invadido por estroma de tecido conectivo e transforma-se gradualmente em uma cicatriz. Grandes células lúteas no corpo lúteo em degeneração diminuem de tamanho e sofrem apoptose. Um corpo albicans imaturo pode conter macrófagos carregados de pigmento hemosiderina. Um corpo albicans maduro é uma estrutura bem definida, com bordas convolutas, formado por tecido conectivo denso e por fibroblastos ocasionais, além de conter material hialínico intercelular, acumulado entre as células em degeneração do extinto corpo lúteo. O corpo albicans mergulha profundamente no córtex ovariano, à medida que é lentamente reabsorvido durante um período de vários meses. Corpos albicans persistentes costumam ser encontrados na medula do ovário e em geral são resquícios de antigos corpos lúteos gravídicos.

Ovário, corpo lúteo menstrual, ser humano, H&E, 255x.

A fotomicrografia mostra em aumento maior a parede do corpo lúteo. A maioria das células deste corte representam **células lúteas granulosas** (1). Cada uma delas apresenta um grande núcleo esférico e uma grande quantidade de citoplasma. O citoplasma contém pigmento amarelo (normalmente, não evidente em cortes corados com H&E), daí o nome, corpo lúteo. As **células lúteas tecais** (2) também apresentam núcleos esféricos, embora estas sejam consideravelmente menores do que as as células lúteas granulosas. Os núcleos das células lúteas tecais se mostram mais próximos uns dos outros do que os núcleos das células lúteas granulosas. O **tecido conectivo** (3) e pequenos vasos sanguíneos que invadem a massa do corpo lúteo podem ser identificados como constituintes achatados e alongados entre as células lúteas.

Ovário, corpo lúteo menstrual, ser humano, H&E, 255x.

A fotomicrografia mostra o corpo lúteo com uma parte da região central fibrosa. Na parte superior da imagem veem-se as **células lúteas tecais** (4); abaixo delas está o **tecido conectivo frouxo** (5), ocupando o extinto antro de um folículo maduro que se tornou um corpo lúteo. No processo de formação do corpo lúteo, o tecido conectivo do estroma ovariano invade o antigo antro. O acúmulo de fibroblastos na região próxima à borda das células lúteas tecais forma uma camada **fibrosa interna** (6) que reveste a cavidade central do corpo lúteo.

Ovário, corpo lúteo atrésico, ser humano, H&E, 45x.

A fotomicrografia mostra dois corpos lúteos menstruais atrésicos. Se ocorrer a gravidez, o corpo lúteo menstrual cresce e se desenvolve ainda mais e torna-se o corpo lúteo gravídico; caso não ocorra gravidez, o corpo lúteo torna-se atrésico e, por fim, é substituído pelo corpo albicans. **Grandes vasos sanguíneos** (7), originários do **tecido conectivo do estroma** (8), circundam o corpo lúteo em degeneração e penetram por meio de suas camadas, alcançando a cavidade central. O tecido conectivo que acompanha os vasos forma, em geral, uma **densa rede fibrosa** (9) entre as células lúteas granulosas que estão sofrendo apoptose. As células diminuem em tamanho, desenvolvem núcleos picnóticos e acumulam lipídeos em seu citoplasma. O tecido conectivo também invade a cavidade central, formando um **núcleo central fibroso** (10). Esta camada interna fibrosa contribuirá para o desenvolvimento de uma membrana hialina. Neste estágio, as células lúteas tecais não são visíveis.

Ovário, corpo albicans maduro, ser humano, H&E, 35x.

A fotomicrografia mostra em aumento maior um **corpo albicans maduro** (11), ou seja, uma cicatriz de tecido conectivo remanescente do extinto corpo lúteo. Observa-se uma estrutura bem delimitada de tecido conectivo denso, circundada por **estroma ovariano** (12), contendo remanescentes de membranas hialinizadas (*setas*) e fibroblastos distribuídos esparsamente.

PRANCHA 138 Corpo lúteo e corpo albicans 313

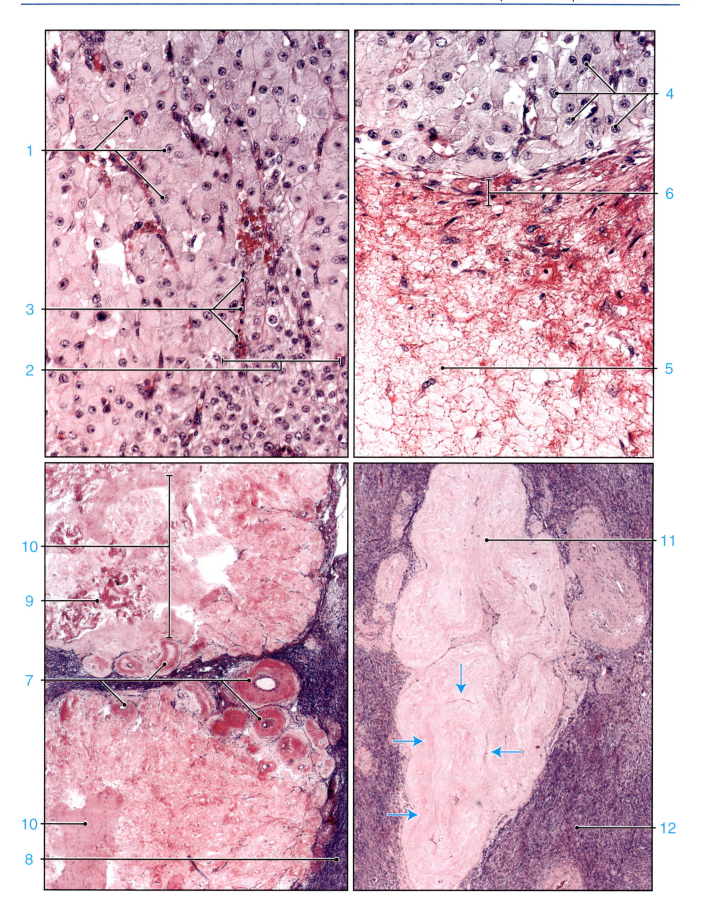

PRANCHA 139 Tuba uterina

As tubas uterinas (ovidutos, tubas falopianas)* são um par de estruturas tubulares que se estendem de cada lado do terminal superior do corpo do útero até os ovários, onde apresentam um terminal aberto dilatado (óstio abdominal) para a entrada do oócito na ovulação**. A tuba uterina é revestida por um epitélio simples cilíndrico que, sob influência hormonal, passa por alterações cíclicas. A altura das células epiteliais aumenta no meio do ciclo e diminui durante o período pré-menstrual. Do mesmo modo, a proporção entre células ciliadas e não ciliadas aumenta durante a fase folicular do ciclo ovariano.

Ao longo da tuba uterina o tamanho e o grau do dobramento da mucosa variam. As pregas mucosas são evidentes na porção distal, próximo à abertura abdominal, onde o tubo dilata-se externamente e é chamado de infundíbulo. Ele apresenta prolongamentos pregueados em franja, chamados de fímbrias, que facilitam a coleta do oócito ovulado do ovário. O infundíbulo termina na ampola, que constitui aproximadamente dois terços do comprimento da tuba uterina. A ampola apresenta pregas mucosas mais complexas e em maior quantidade, além de ser o local em que ocorre a fertilização. As pregas mucosas são menos numerosas na porção terminal da tuba uterina, na área próxima ao útero, onde o tubo é estreito e referido como istmo. A porção uterina ou intramural mede cerca de 1 cm de comprimento e passa por meio da parede uterina para terminar na cavidade uterina.

FOTOMICROGRAFIA PARA ORIENTAÇÃO: Esta é uma imagem em aumento menor de um corte transversal da ampola de uma tuba uterina. A **mucosa** (1) da tuba uterina exibe pregas longitudinais relativamente finas, que se projetam em direção ao lúmen. A **camada muscular** (2) é composta pelas camadas circular interna e longitudinal externa de músculo liso. A **serosa** (3), que é parte do ligamento largo peritoneal do útero, cobre externamente a tuba uterina. Os ramos tubários das **artérias e veias uterinas** (4) e ovarianas trafegam ao longo da tuba uterina. O **epoóforo** (5), resquício do ducto mesonéfrico (ducto wolffiano), está adjacente à tuba uterina e costuma ser encontrado próximo ao local de união do ligamento largo à tuba uterina.

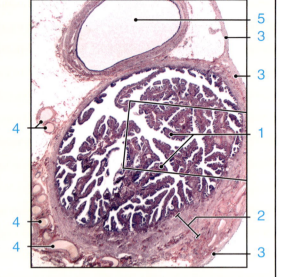

* Nomenclatura utilizada no passado.
** N. de R.T.: O termo mais correto seria oocitação que corresponde à liberação do oócito.

Tuba uterina, ser humano, H&E, 45x.

A fotomicrografia mostra um corte transversal por meio da ampola da tuba uterina. Muitas **pregas da mucosa** (1) altas e delgadas projetam-se para o **lúmen** (2). Devido à variedade de tamanhos das pregas da mucosa, o lúmen da ampola é altamente irregular. As pregas da mucosa são revestidas por **epitélio simples cilíndrico** (3). A **lâmina própria** (4) subjacente forma um cerne de tecido conectivo que contém numerosos **vasos sanguíneos** (5). A **muscular** (6) consiste em músculo liso, que forma uma camada relativamente espessa de fibras circulares, e uma camada externa, mais fina, de fibras longitudinais. As camadas não são claramente delimitadas e nenhum limite claro as separa. A camada mais externa da tuba uterina é formada pelo peritônio do ligamento largo, que possui todas as características de uma **serosa** (7).

Tuba uterina, ser humano, H&E, 175x.

A área da parede da tuba uterina delimitada na fotomicrografia superior é mostrada em aumento maior nesta fotomicrografia. A camada mais externa da parede (à direita) é a **serosa** (8), que apresenta uma camada de células mesoteliais pavimentosas e uma fina camada de tecido conectivo subjacente. A muscular está organizada em uma camada externa mais fina, a **camada longitudinal** (9), e uma camada interna relativamente espessa, a **camada circular** (10); muitas vezes, é difícil distinguir seus limites. Numerosos **vasos sanguíneos** (11) são visíveis nesta camada. As pregas da mucosa (à esquerda) repousam sobre a muscular, de onde o tecido conectivo se estende até a **lâmina própria** (12). A natureza do tecido conectivo é essencialmente a mesma da muscular até o **epitélio simples cilíndrico** (13), e, por esta razão, nenhuma submucosa é identificada.

Tuba uterina, ser humano, H&E, 255x.

A fotomicrografia mostra a extremidade de uma prega mucosa. A **lâmina própria** (14) no centro da prega mucosa contém um tecido conectivo altamente celular. Este apresenta células cujos núcleos são caracteristicamente arranjados de maneira aleatória. Eles variam na forma – podem ser alongados, ovais ou redondos. Seus citoplasmas não podem ser distinguidos da matriz extracelular. O epitélio que reveste a **mucosa** (15) consiste em células ciliadas identificadas pela presença de cílios bem delineados. Células não ciliadas (*setas*), também chamadas de células em forma de cavilha – "*peg cells*", são identificadas pela ausência de cílios e, algumas vezes, parecem estar comprimidas entre as células ciliadas.

Tuba uterina, ser humano, H&E, 515x.

A fotomicrografia exibe um aumento maior do **epitélio** (16) que reveste a tuba uterina e a **lâmina própria** (17) subjacente. A maioria das células epiteliais neste corte é ciliada, sendo facilmente identificada pela presença de cílios bem definidos. Estas células também apresentam uma linha de coloração escura próximo à sua superfície apical, uma indicação de corpos basais. Uma única célula não ciliada (*asterisco*) é identificada pela ausência de cílios.

PRANCHA 139 Tuba uterina   315

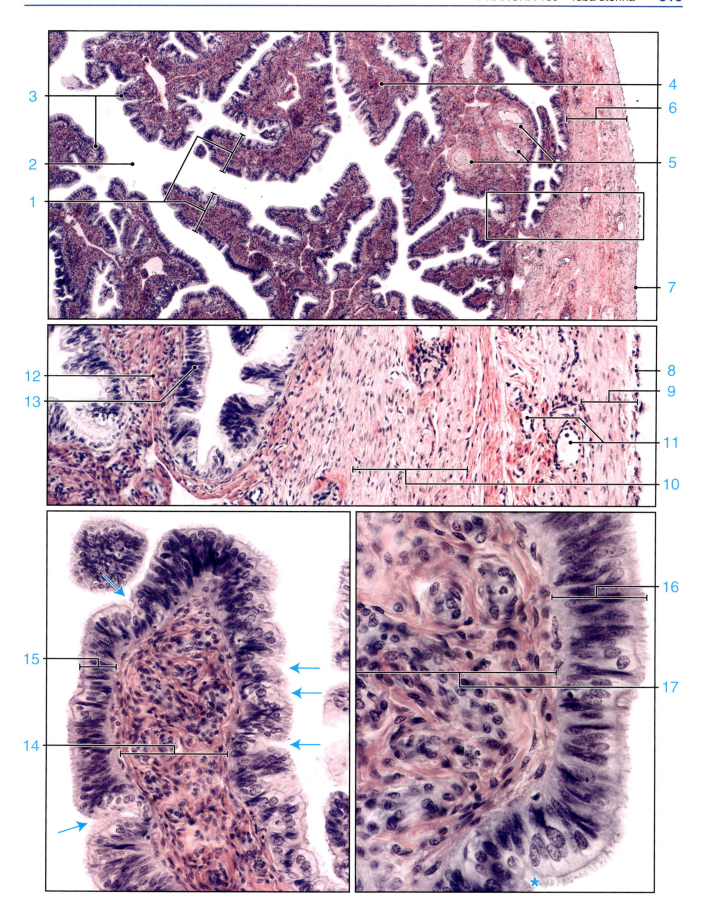

PRANCHA 140 Útero I

O útero é um órgão muscular oco, em formato de pera, com um corpo alongado e uma pequena cérvice. A cavidade uterina é estreita e apresenta forma triangular; superiormente, é contínua com os lúmens das tubas ovarianas e, inferiormente, comunica-se com o lúmen do canal cervical por um orifício interno. A parede uterina é composta por uma mucosa que reveste a cavidade uterina, chamada de endométrio; por uma muscular média, chamada de miométrio; e, externamente, por uma serosa ou peritônio. O miométrio consiste em uma camada externa longitudinal, uma camada interna circular e, interposta, uma espessa camada central, com fibras interdigitadas aleatoriamente. Os feixes de músculo liso do miométrio estão separados por tecido conectivo. Esta camada central também contém grandes vasos sanguíneos, que dão origem aos vasos que irrigam o endométrio. O endométrio passa por alterações cíclicas endocrinamente controladas durante o ciclo ovariano, como preparação para a implantação do embrião. Quando a implantação não ocorre, a parte mais superficial do endométrio, referida como estrato funcional, se degenera e é descartada, constituindo o fluxo menstrual. Sob a influência do estrogênio, o músculo liso e o tecido conectivo passam por alterações proliferativas menos pronunciadas. As alterações degenerativas dos fibroblastos e das células musculares lisas ocorrem na fase secretora do ciclo menstrual.

FOTOMICROGRAFIA PARA ORIENTAÇÃO: Esta é uma imagem em aumento menor de um corte transversal de um útero humano próximo ao orifício interno. A parede uterina é composta de uma camada mucosa, ou **endométrio** (1), que reveste a cavidade do útero e o canal cervical; uma camada muscular, ou **miométrio** (2), que ocupa quase que toda a espessura da parede uterina; e uma camada mais externa, a camada serosa, ou **perimétrio** (3), que é formado pelo peritônio. O peritônio se estende lateralmente e forma o **ligamento largo do útero** (4), que liga o útero às laterais da pelve, além de conter nervos e vasos sanguíneos e linfáticos dirigindo-se ao útero.

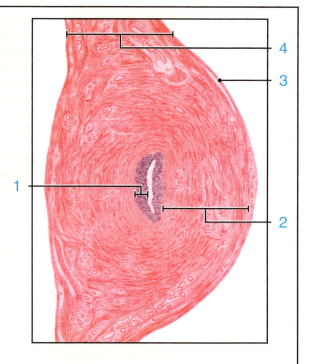

Útero, miométrio, ser humano, H&E, 15x; figura menor, 255x.

A fotomicrografia mostra em aumento maior o arranjo muscular do miométrio. O **endométrio** (1) está presente no alto da imagem. O miométrio subjacente consiste em três camadas distintas: uma **camada circular** (2) interna, abaixo da mucosa; uma **camada central** (3) interposta, mais espessa, composta de feixes musculares interdigitados aleatoriamente, além de numerosos e grandes **vasos sanguíneos** (4); e uma **camada longitudinal** (5) externa, coberta por uma camada serosa. A figura menor mostra um aumento maior do **perimétrio** (6), consiste em mesotélio e por uma fina camada de tecido conectivo subjacente. Observe a presença de nítidos feixes longitudinais de músculo liso logo abaixo da serosa. Eles são chamados de fascículos cervicoangulares e representam remanescentes vestigiais do ducto mesonéfrico (wolffiano).

Útero, miométrio, ser humano, H&E, 125x.

A área da camada central do miométrio delimitada na fotomicrografia superior esquerda é mostrada em aumento maior nesta fotomicrografia. Como indicado anteriormente, a camada central do miométrio é composta de **feixes de músculo liso** (7) interdigitados aleatoriamente, apresentando um arranjo espiral. Feixes musculares nesta camada estão separados por tecido conectivo frouxo que contém **vasos sanguíneos** (8).

Útero, início da fase proliferativa do endométrio, ser humano, H&E, 25x.

A fotomicrografia exibe um aumento maior de um **endométrio** (9) e o **miométrio** (10) subjacente. O **estrato funcional** (11), que foi descartado durante a menstruação, está sendo reconstruído. A renovação epitelial origina-se da proliferação das glândulas que permaneceram no **estrato basal** (12). O epitélio glandular se prolifera e cresce sobre a superfície. A proliferação de **glândulas endometriais** (13), de estroma de tecido conectivo e de vasos ocorre em resposta ao aumento dos níveis de estrogênio. No início da proliferação, as glândulas e vasos são lineares (não espiralados). Esta fotomicrografia mostra o endométrio no estágio proliferativo inicial, quando a renovação está completa. Neste estágio, o endométrio é relativamente fino e mais da metade dele consiste em estrato basal.

Útero, início da fase proliferativa do endométrio, ser humano, H&E, 125x.

A área delimitada na fotomicrografia inferior esquerda em maior aumento mostra uma **glândula endometrial** (14) no interior do estrato funcional. Sob a influência do estrogênio, as glândulas endometriais, o estroma e os vasos sanguíneos se proliferam (estágio proliferativo), de modo que a espessura total do endométrio aumenta. Observe que o **epitélio simples cilíndrico** (15) que reveste a superfície endometrial é similar ao epitélio que reveste as glândulas endometriais.

PRANCHA 140 Útero I **317**

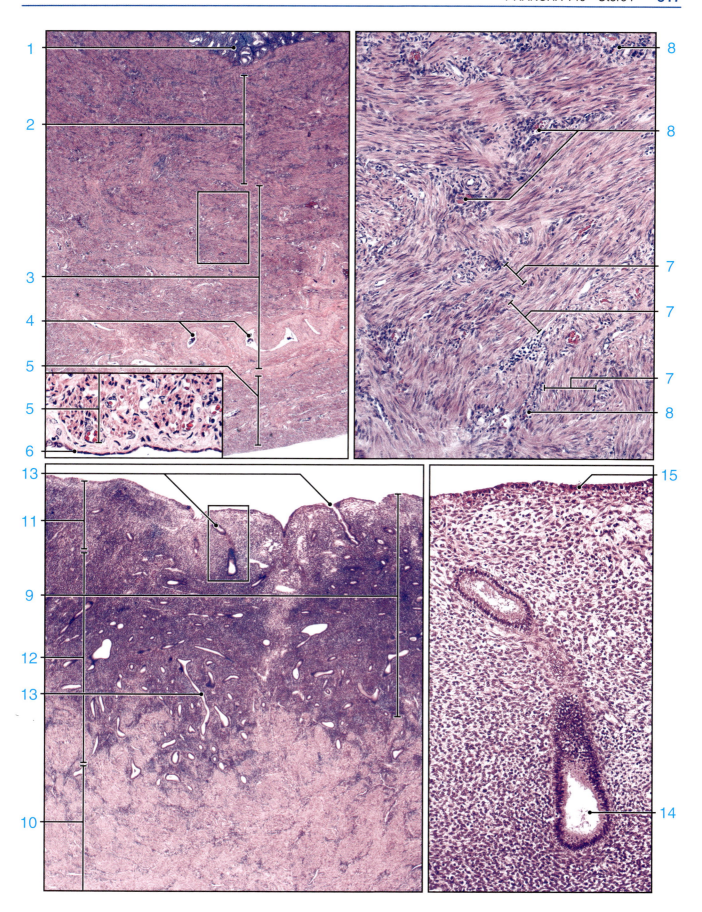

PRANCHA 141 Útero II

Alterações cíclicas durante o ciclo menstrual se refletem na ocorrência de uma transformação significante na camada funcional do endométrio. Há três fases reconhecíveis de alteração endometrial: proliferativa, secretora e menstrual, durando ao todo, em média, 28 dias. Do ponto de vista biológico, é mais coerente descrever as fases do ciclo iniciando com a proliferativa, depois com a secretora e terminando com a fase menstrual. Esta sequência acompanha o crescimento, a diferenciação e a subsequente destruição do estrato funcional do endométrio. Entretanto, clinicamente, o primeiro dia do ciclo menstrual é convencionalmente identificado como o primeiro dia de fluxo menstrual.

A fase proliferativa, que dura de 9 a 20 dias, é influenciada pelo estrogênio secretado pelos folículos ovarianos em crescimento; a fase secretora (que apresenta uma duração constante de 14 dias) é influenciada pela progesterona secretada pelo corpo lúteo; e a fase menstrual, que normalmente dura menos de 5 dias, reflete um declínio na secreção hormonal e a degeneração do corpo lúteo. Na fase proliferativa, glândulas são reconstruídas pela proliferação de células do estrato basal. As glândulas apresentam um lúmen estreito e são relativamente lineares, com uma leve aparência ondulada. Na fase secretora, as glândulas assumem uma forma espiralada mais pronunciada e secretam muco, que se acumula em saculações ao longo de seu comprimento. Na fase menstrual, precedida por contrações das artérias espirais, o estrato funcional torna-se isquêmico, causando o rompimento da superfície epitelial e ruptura dos vasos sanguíneos. Sangue, fluido uterino, células epiteliais e do estroma descamadas do estrato funcional constituem a menstruação.

Útero, final da fase secretora do endométrio, ser humano, H&E, 25x; figura menor, 175x.
A fotomicrografia mostra em aumento maior um endométrio no final da fase secretora. No alto da fotomicrografia é claramente visível uma camada espessa de **estrato funcional** (1). Logo abaixo há uma camada fina de **estrato basal** (2) e, no inferior da fotomicrografia, uma pequena área do **miométrio** (3) é visível. As **glândulas uterinas** (4) foram cortadas em plano longitudinal.

Estas glândulas são classificadas como glândulas simples, pois não se ramificam. Nesta fase, as glândulas uterinas exibem uma proeminente forma espiralada, com numerosas saculações rasas que dão a elas um aspecto serrilhado. Muitas vezes, a secreção luminal está presente. Em contraste com o curso espiralado característico das glândulas no estrato funcional, as glândulas no estrato basal assemelham-se mais àquelas do estágio proliferativo (**figura menor**).

Útero, final da fase secretora do endométrio, ser humano, H&E, 175x.
A glândula endometrial da área delimitada na fotomicrografia superior esquerda é mostrada em aumento maior. As **glândulas endometriais** (5) no final da fase secretora tornam-se dilatadas e espiraladas, e seu lúmen, preenchido com produtos de secreção, aparece saculado. O **estroma endometrial** (6) torna-se edematoso e é infiltrado por granulócitos do estroma. As células do estroma próximas aos vasos tornam-se arredondadas; elas adquirem mais citoplasma e suas bordas ficam totalmente visíveis. Estas células formam ilhas de células **pré-deciduais** (7). As artérias espirais se prolongam e tornam-se mais espiraladas, estendendo-se até a superfície do endométrio.

Útero, fase menstrual do endométrio, ser humano, H&E, 25x.
A fotomicrografia mostra um aumento maior do endométrio e do **miométrio** (8) durante a fase menstrual. O **estrato funcional** (9) passa por ruptura e dissolução. Essas alterações significantes são caracterizadas por ruptura de vasos sanguíneos, hemorragias intersticiais (extravasamento de sangue no estroma), fragmentação do endométrio, infiltração por neutrófilos e necrose. Em contraste, o **estrato basal** (10) mantém uma aparência relativamente constante durante todo o ciclo menstrual.

Útero, fase menstrual do endométrio, ser humano, H&E, 175x.
A área relativa ao estrato funcional delimitada na fotomicrografia inferior esquerda é exibida em aumento maior nesta fotomicrografia. Observe as **hemorragias** (11) intersticiais, a ruptura de **glândulas uterinas** (12) e a fragmentação do endométrio acompanhada de necrose na superfície luminal.

PRANCHA 141 Útero II **319**

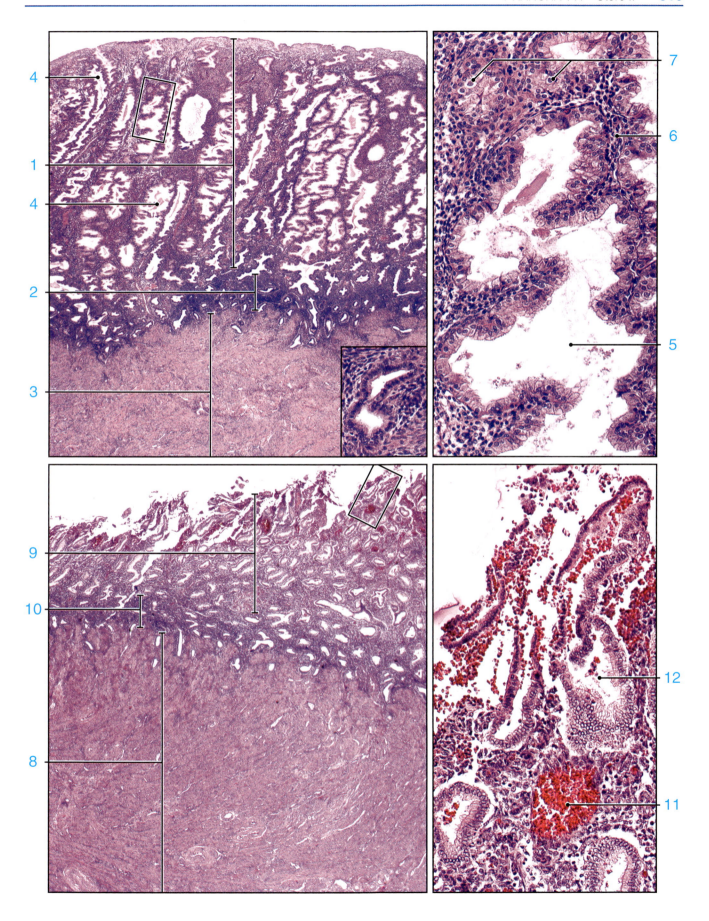

320 CAPÍTULO 19 Sistema genital feminino

PRANCHA 142 **Cérvice**

A cérvice é a porção inferior do útero estreita ou comprimida; parte dela se projeta para a vagina. O canal cervical atravessa a cérvice, propiciando um canal que conecta a vagina à cavidade uterina. A estrutura da cérvice lembra o restante do útero na medida em que consiste em mucosa (endométrio) e miométrio. Entretanto, há algumas diferenças importantes na mucosa.

O endométrio da cérvice não passa pelo crescimento cíclico e pela perda de tecido característica do corpo e do fundo do útero. Em vez disso, a quantidade e o caráter das secreções mucosas do epitélio simples cilíndrico cervical variam ao longo de todo o ciclo uterino sob a influência dos hormônios ovarianos. No meio do ciclo, há um aumento de 10 vezes na quantidade de muco produzido; este muco é menos viscoso e fornece um ambiente favorável para a migração do espermatozoide. Em outros momentos do ciclo, o muco restringe a passagem dos espermatozoides para o útero.

O miométrio é a camada mais espessa da cérvice. É formado por feixes entrelaçados de células musculares lisas em uma extensa e contínua rede de tecido conectivo fibroso.

Cérvice, parte vaginal, ser humano, H&E, 15x.

A parte vaginal da **cérvice** (1), projetando-se para a vagina (ectocérvice), é representada pelos dois terços superiores desta fotomicrografia. Esta parte da cérvice é coberta por epitélio estratificado pavimentoso não queratinizado que se estende a partir das paredes da vagina. O terço inferior da fotomicrografia mostra a parte supravaginal da cérvice, ou **endocérvice** (2). Inclui o **canal cervical** (3), representado pela conexão estreita entre o orifício interno (que se abre para a cavidade uterina) e o **orifício**

externo (4) (que se abre para a vagina). O canal cervical é revestido por epitélio simples cilíndrico. Na **zona de transição** (5), próximo ao orifício externo, há uma alteração abrupta no revestimento epitelial. O plano deste corte passa pelo eixo maior do canal cervical. Observe que somente um lado do corte longitudinal da cérvice é mostrado nesta fotomicrografia. A amostra real, se observada em corte transversal, apresentaria uma imagem no espelho do outro lado do canal cervical.

Cérvice, parte supravaginal, ser humano, H&E, 25x.

A fotomicrografia mostra a parte supravaginal da cérvice cortada ao longo do eixo maior do **canal cervical** (6). A mucosa do canal cervical difere daquela que reveste a par-

te vaginal da cérvice. O canal cervical contém **glândulas cervicais** (7), ausentes na parte vaginal da cérvice. Elas diferem das glândulas do útero, pois se ramificam extensivamente e secretam uma substância mucosa no canal cervical que lubrifica a vagina.

Cérvice, parte vaginal, ser humano, H&E, 240x.

Esta fotomicrografia mostra o **epitélio estratificado pavimentoso não queratinizado** (8) da parte vaginal da cérvice, delimitada superiormente na fotomicrografia superior esquerda. A junção entre o epitélio e o tecido conectivo apresenta um contorno relativamente uniforme, em contraste com o aspecto

irregular visto na vagina. Em outro aspecto, este epitélio apresenta as mesmas características gerais do epitélio vaginal, sendo também desprovido de glândulas. Outra similaridade é que a superfície epitelial da parte vaginal da cérvice sofre alterações cíclicas similares àquelas da vagina, em resposta aos hormônios ovarianos.

Cérvice, orifício externo, zona de transição, ser humano, H&E, 240x.

A área delimitada inferiormente na fotomicrografia superior esquerda é mostrada em aumento maior nesta fotomicrografia. Mostra uma mudança abrupta do **epitélio estratificado pavimentoso não queratinizado** (9) para **epitélio simples cilín-**

drico (10). Esta mudança ocorre na **zona de transformação** (11) na abertura vaginal do canal cervical (orifício externo). A mucosa do canal cervical é revestida por epitélio cilíndrico. Observe o grande número de linfócitos presentes na região da zona de transformação.

Cérvice, glândulas cervicais, ser humano, H&E, 240x.

Esta fotomicrografia mostra parte da **glândula cervical** (12) em aumento maior. Observe as células epiteliais altas e o citoplasma supranuclear levemente corado, um reflexo da dissolução da mucina durante a preparação do tecido. O aglomerado de

núcleos de vários formatos (*asterisco*), observado na parte inferior de uma das glândulas desta fotomicrografia, se deve ao corte tangencial por meio da parede da glândula. Não é incomum que glândulas cervicais se desenvolvam em cistos, como resultado de uma obstrução no ducto; tais cistos são chamados de cistos de Naboth.

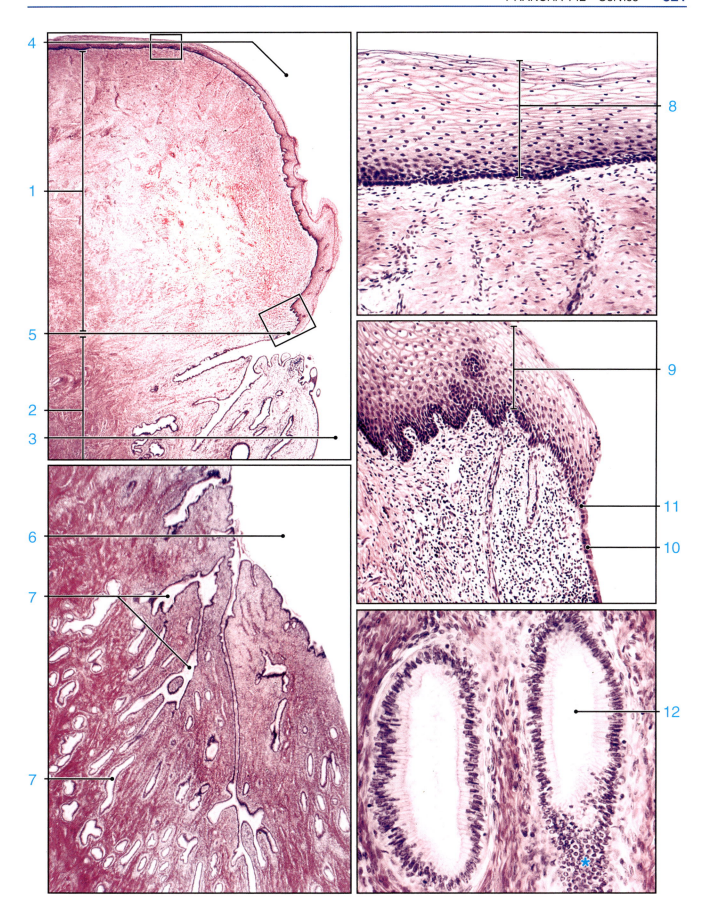

PRANCHA 143 Placenta I

A placenta é um grande órgão materno-fetal em formato discoide que se desenvolve durante a gravidez a partir de tecidos fetais e maternos. A termo, apresenta, em média, 20 cm de diâmetro e 3 cm de espessura. O cordão umbilical normalmente se insere próximo ao centro da placenta e se estende até o umbigo do feto. A placenta funciona não apenas como um órgão de transporte para nutrientes e produtos residuais, trocados entre a circulação fetal e materna, mas também com um importante órgão endócrino. Apresenta duas porções: uma porção fetal, que deriva do saco coriônico, e uma porção materna, que se desenvolve a partir da decídua basal (uma parte do endométrio transformado, abaixo do embrião em desenvolvimento). A porção fetal da placenta, voltada para a cavidade amniótica, é chamada de córion frondoso*, enquanto a porção materna, incorporada à parede uterina, é chamada de placa basal. Após o nascimento, a placenta se separa da parede uterina e é eliminada junto com as membranas amnióticas contíguas.

FOTOMICROGRAFIA PARA ORIENTAÇÃO: A fotomicrografia superior mostra um corte transversal da porção fetal da placenta. Neste aumento, a superfície amniótica da **placa coriônica** (1) está claramente visível. Grandes tributárias da veia umbilical que acompanham os ramos das **artérias umbilicais** (2) trafegam na superfície da placa coriônica. A área abaixo da placa coriônica contém várias **vilosidades coriônicas** (3) de diferentes tamanhos, originadas da placa coriônica. Parte de alguns poucos **septos placentários** (4) são perceptíveis. A fotomicrografia inferior mostra um corte transversal da porção materna da placenta. As **vilosidades coriônicas** (5) ocupam quase a totalidade da espessura deste corte. Uma pequena parte do **septo placentário** (6), oriundo do estrato basal, pode ser facilmente reconhecido. O **estrato basal** (7) é uma camada de tecido conectivo que forma a superfície que se comunica com o útero.

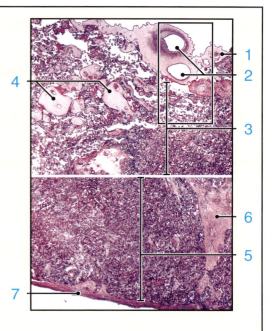

* N. de R.T.: Também chamado de córion viloso.

Placenta, porção fetal, ser humano, H&E, 70x; figura menor, 220x.

Esta fotomicrografia é um aumento maior da área delimitada na fotomicrografia para orientação superior e mostra um corte longitudinal da porção fetal da placenta, se estendendo da superfície amniótica (à direita) até o espaço interviloso contendo as vilosidades coriônicas (à esquerda). Nesta parte, a superfície amniótica é revestida pelo **âmnio** (1) (constituído por uma camada de epitélio simples cúbico) e o tecido conectivo subjacente da **placa coriônica** (2) (**figura menor**). Esta, por sua vez, é uma camada espessa de tecido conectivo que contém os vasos coriônicos. As **veias coriônicas** (3) são tributárias da veia umbilical e são acompanhadas pelas **artérias coriônicas** (4), ramos das artérias umbilicais. As artérias umbilicais trazem do feto em desenvolvimento sangue insuficientemente oxigenado. Ao nível da ligação do cordão umbilical, elas se dividem em artérias coriônicas, que apresentam uma parede muscular muito mais espessa que suas veias acompanhantes. As artérias e veias coriônicas se encontram na placa coriônica e se ramificam livremente antes de entrar nas vilosidades coriônicas. O **espaço interviloso** (5), visível abaixo da placa coriônica, está ocupado pelas **vilosidades coriônicas** (6) de diferentes tamanhos. Estas emergem da placa coriônica como hastes vilosas coriônicas e projetam-se no espaço interviloso, que contém o sangue materno. Algumas delas se estendem da placa coriônica até a placa basal; estas vilosidades são chamadas de vilosidades de ancoragem. Outras hastes vilosas, as vilosidades livres, simplesmente se arborizam para o espaço interviloso sem se ancorar ao lado materno. O espaço interviloso é atravessado por várias projeções em forma de cunha do estrato basal que se estendem para a placa coriônica. Estes **septos placentários** (7) dividem o espaço interviloso em regiões convexas irregulares, os cotilédones. Os septos placentários são infiltrados por **células deciduais** (8); eles não apresentam ramificações de vasos coriônicos e, na sua base, podem ser perfeitamente distinguidos das hastes vilosas ou das vilosidades livres.

Placenta, porção materna, ser humano, H&E, 120x; figura menor, 240x.

A fotomicrografia exibe um corte transversal da porção materna da placenta (placa basal), se estendendo do estrato basal (à direita) para o espaço interviloso contendo as vilosidades coriônicas (à esquerda). O **estrato basal** (9) origina-se da decídua basal, que representa o endométrio transformado em resposta ao nível aumentado de progesterona durante a gravidez. Esta transformação é comumente referida como reação decidual ou decidualização do endométrio. Juntamente com os elementos habituais do tecido conectivo, o estrato basal contém grandes células, muitas vezes de forma poligonal, chamadas de **células deciduais** (10). Elas lembram as células epiteliais e são mencionadas por ter uma aparência epitelioide. A **figura menor** mostra algumas células deciduais em aumento maior. Seu citoplasma contém áreas com acúmulo de glicogênio e gotículas lipídicas. Essas células derivam das células do estroma endometrial, normalmente são encontradas em grupos e, em função de suas características, são facilmente identificadas. Os septos placentários, que se originam da placa basal, muitas vezes contêm células deciduais, o que auxilia na identificação dessas estruturas.

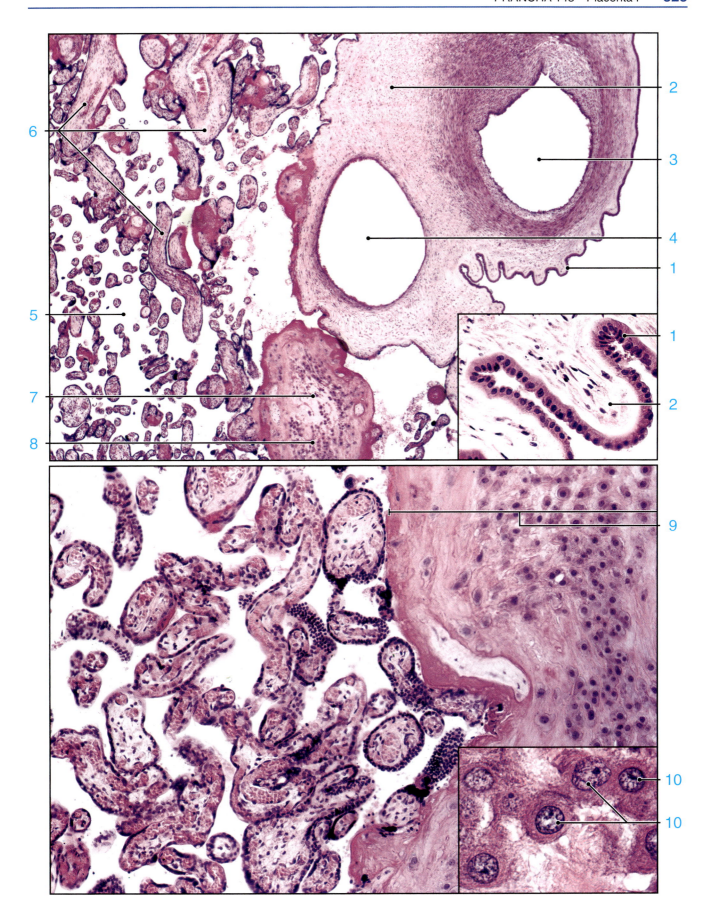

324 CAPÍTULO 19 Sistema genital feminino

PRANCHA 144 **Placenta II**

Durante as duas primeiras semanas de desenvolvimento, o embrião é nutrido por difusão simples. Devido ao rápido crescimento, um sistema de circulação útero-placentário se desenvolve para permitir trocas entre a circulação materna e fetal sem contato direto de uma com a outra. Esta separação do sangue materno e fetal permanece por toda a gravidez e é chamada de barreira placentária. Conforme o embrião se desenvolve, a atividade invasiva do sinciciotrofoblasto erode os capilares maternos, que se anastomosam com as lacunas trofoblásticas, formando os sinusoides sanguíneos maternos. Estes comunicam-se entre si e formam um único compartimento sanguíneo, revestido pelo sinciciotrofoblasto, chamado de espaço interviloso. No final da segunda semana de desenvolvimento, células do citotrofoblasto formam as vilosidades coriônicas primárias. Elas se projetam ao espaço sanguíneo materno. Na terceira semana de desenvolvimento, a invasão do mesênquima extraembrionário nas vilosidades coriônicas primárias forma as vilosidades coriônicas secundárias. No final da terceira semana, o mesênquima central se diferencia em tecido conectivo e vasos sanguíneos, que se conectam com a circulação embrionária. Essas vilosidades coriônicas terciárias constituem unidades funcionais para trocas de gases, nutrientes e produtos residuais entre a circulação materna e fetal. Assim, cada vilosidade terciária consiste em um cerne de tecido conectivo circundado por duas camadas distintas de células derivadas do trofoblasto. A camada mais externa apresenta sinciciotrofoblasto; imediatamente sob ela, há uma camada de células do citotrofoblasto. A partir do quarto mês, essas camadas tornam-se muito finas, para facilitar a troca de produtos por meio da barreira placentária. A parede da vilosidade vai tornando-se mais fina devido à perda da camada interna citotrofoblástica. As vilosidades coriônicas terciárias crescem inicialmente em comprimento, aumentando também em espessura e largura. As vilosidades se dividem ainda mais e tornam-se muito finas. Neste estágio, o sinciciotrofoblasto forma numerosos botões trofoblásticos que lembram as vilosidades coriônicas primárias; entretanto, o citotrofoblasto e o tecido conectivo crescem rapidamente nessas estruturas, transformando-as em vilosidades terciárias. As vilosidades que surgem das vilosidades terciárias permanecem livres e ou se projetam para o espaço interviloso ou se ancoram à placa basal. À termo, a barreira placentária consiste em sinciciotrofoblasto, uma camada interna, esparsa e descontínua de citotrofoblastos, a lâmina basal de trofoblastos, o tecido conectivo da vilosidade, a lâmina basal do endotélio e o endotélio dos capilares placentários fetais na vilosidade terciária. Esta barreira apresenta uma forte semelhança com a barreira ar-sangue dos pulmões, com a qual tem uma importante função análoga.

Placenta, vilosidades coriônicas, ser humano, H&E, 280x.

A fotomicrografia mostra um corte transversal do espaço interviloso de uma placenta a termo. Inclui **vilosidades coriônicas** (1) de diferentes tamanhos e o **espaço interviloso** (2) circundante. O tecido conectivo das vilosidades contém tributárias da **veia umbilical** (3) e ramos das artérias umbilicais. O espaço interviloso em geral contém sangue materno. O sangue materno foi drenado deste fragmento antes da preparação; por isso, são vistas somente algumas células sanguíneas maternas. A camada mais externa de cada vilosidade coriônica deriva da fusão de células citotrofoblásticas. Esta camada, conhecida como **sinciciotrofoblasto** (4), não apresenta limites intercelulares e seus núcleos são mais uniformemente distribuídos, dando a esta camada uma aparência similar à do epitélio cúbico. Em algumas áreas, os núcleos estão reunidos em aglomerados (*pontas de seta*); em outras, a camada do sinciciotrofoblasto parece relativamente livre de núcleos (*setas*).

Estes trechos do sinciciotrofoblasto podem ser mais enfraquecidos em locais onde a superfície da vilosidade parece desprovida de um revestimento. O sinciciotrofoblasto contém microvilosidades que se projetam para o espaço interviloso. Em amostras bem preservadas, podem aparecer como uma borda estriada (*ver a figura menor abaixo*).

O citotrofoblasto consiste em uma camada irregular de células mononucleares situadas abaixo do sinciciotrofoblasto. Em placentas imaturas, o citotrofoblasto forma uma camada celular quase completa. Na placenta a termo, **células citotrofoblásticas** (5) são distinguíveis apenas ocasionalmente. A maioria das células no centro da vilosidade são fibroblastos característicos do tecido conectivo e células endoteliais. Os núcleos dessas células coram-se bem com hematoxilina, mas o citoplasma mistura-se com a matriz extracelular. Outras células apresentam quantidade visível de citoplasma circundando o núcleo. Estas células provavelmente são **macrófagos placentários** (6), também chamados de células de Hofbauer.

Placenta, vilosidades coriônicas, ser humano, H&E, 320x; figura menor, 640x.

A fotomicrografia exibe as vilosidades coriônicas secundárias na terceira semana de desenvolvimento embrionário. Essas vilosidades são compostas por um **centro mesenquimal** (7) circundado por duas camadas distintas de trofoblasto. As vilosidades secundárias apresentam um número maior de **células cito-**

trofoblásticas (8) do que as vilosidades terciárias maduras, além de formarem uma camada quase completa de células imediatamente abaixo do **sinciciotrofoblasto** (9). O sinciciotrofoblasto reveste não somente a superfície das vilosidades coriônicas, mas também se estende até a placa coriônica. Eritrócitos maternos estão presentes no espaço interviloso. Ver também a **figura menor**.

Placenta, vilosidades coriônicas, ser humano, H&E, 320x.

Esta fotomicrografia em aumento maior mostra um corte transversal por meio de vilosidades coriônicas terciárias imaturas de uma placenta em fase intermediária de desenvolvimento, circundada pelo **espaço interviloso** (10). Neste estágio, as vilosidades coriônicas cresceram por proliferação de seu mesênquima central, do **sinciciotrofoblasto** (11) e das células endoteliais fetais.

O sinciciotrofoblasto que circunda a vilosidade coriônica (*centro da imagem*) forma um **botão trofoblástico** (12), o qual posteriormente será invadido por células do **citotrofoblasto** (13) e por tecido conectivo, e rapidamente desenvolverá novos vasos sanguíneos. Além dos fibroblastos, vários **macrófagos placentários** (**células de Hofbauer**) (14) podem ser identificados devido à quantidade de citoplasma circundando seus núcleos.

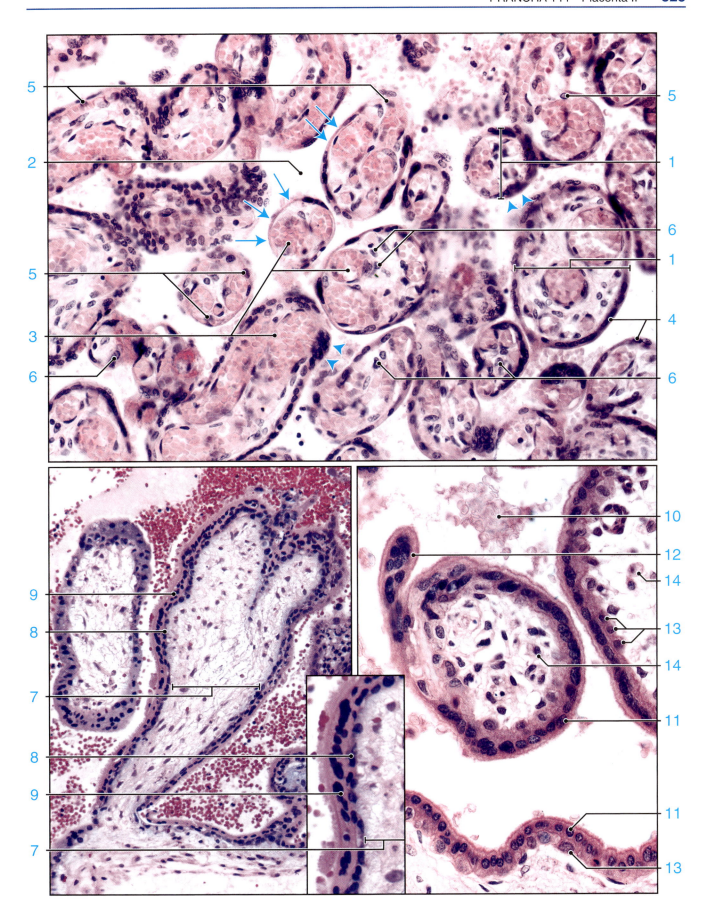

PRANCHA 145 Cordão umbilical

No ser humano, o cordão umbilical une o embrião em desenvolvimento (feto, nos estágios finais) à placenta. Desenvolve-se de tecido embrionário e origina-se do pedículo do embrião que contém resquícios do saco vitelino e do alantoide. O cordão umbilical se estende do umbigo do feto até a superfície amniótica da placenta. No instante do parto, se parece com um cordão branco, brilhante e translúcido de aproximadamente 60 cm de comprimento e 2 cm de diâmetro. É constituído principalmente de tecido conectivo mucoso embrionário, chamado de geleia de Wharton, que caracteriza o cordão nos estágios finais do desenvolvimento fetal. O cordão umbilical é revestido por epitélio simples cúbico*, exceto na área próxima ao feto, onde o epitélio torna-se estratificado pavimentoso. A matriz extracelular da geleia de Wharton é uma substância fundamental que contém proteoglicanos e glicosaminoglicanos. Suas fibras colágenas, dispostas em uma malha tridimensional, são extremamente finas. Os fibroblastos são os únicos tipos celulares dentro da geleia de Wharton, e nela são amplamente dispersos. Nos estágios iniciais do desenvolvimento fetal, há duas artérias e duas veias no cordão umbilical. As artérias transportam sangue desoxigenado e sem nutrientes do feto para a placenta. As veias transportam sangue oxigenado e rico em nutrientes para o feto. Conforme o desenvolvimento fetal prossegue, uma das veias umbilicais regride, desaparecendo completamente. Assim, a termo, o cordão umbilical contém duas artérias e somente uma veia. No cordão umbilical não há nervos, pequenos vasos sanguíneos ou vasos linfáticos.

FOTOMICROGRAFIA PARA ORIENTAÇÃO: Este corte transversal de um cordão umbilical a termo exibe duas **artérias umbilicais** (1) e uma única **veia umbilical** (2). Como as paredes das artérias apresentam várias camadas de músculo liso, seus lúmens ficam bastante reduzidos após a fixação. A veia umbilical normalmente permanece aberta. A **veia umbilical** (3) quase obliterada apresenta fibras colágenas mais densamente agregadas do que aquelas do tecido conectivo mucoso circundante. Neste aumento, o **epitélio** (4) do cordão umbilical aparece como uma borda externa fina intensamente corada.

* N. de R.T.: Para alguns autores: epitélio pavimentoso simples.

Cordão umbilical, artéria, ser humano, H&E, 65x.

Esta fotomicrografia é um aumento maior da artéria umbilical da área delimitada superiormente na fotomicrografia para orientação. Sua túnica média relativamente espessa é composta de feixes de músculo liso dispostos em duas camadas distintas: uma **camada interna longitudinal** (1) e uma **camada externa circular** (2). Ambas as camadas são densamente infiltradas por matriz extracelular, que separa os feixes musculares uns dos outros. A artéria umbilical não possui uma membrana elástica interna, sendo difícil visualizar o limite entre a túnica íntima e a túnica média. Da mesma forma, não há uma membrana elástica externa. A parede da artéria contém uma rede delicada de fibras elásticas. Diferentemente de outras artérias, não há túnica adventícia. A massa do cordão umbilical constitui-se de **tecido conectivo mucoso** (3).

Cordão umbilical, veia, ser humano, H&E, 65x

Esta fotomicrografia é um aumento maior da veia umbilical da área delimitada inferiormente na fotomicrografia para orientação. Em comparação com a artéria umbilical, a veia umbilical geralmente apresenta um lúmen de grande diâmetro e uma **parede muscular** (4) delgada. É composta de uma única camada de fibras musculares lisas que, dispostas circularmente, misturam-se a outras fibras musculares lisas dispostas em direção oblíqua e longitudinal. Assim como a artéria umbilical, a veia umbilical não apresenta túnica adventícia.

Cordão umbilical, artéria, ser humano, H&E, 255x.

A fotomicrografia mostra um aumento maior de uma parte da parede arterial. Os núcleos na superfície pertencem às **células endoteliais** (5). Os núcleos abaixo do endotélio pertencem às **células musculares lisas** (6) que foram cortadas transversalmente. Observe que não há membrana elástica interna entre o endotélio e as células musculares subjacentes. Estas fazem parte da camada muscular longitudinal interna da média. Há uma região intermediária estreita em que as **células musculares cortadas obliquamente** (7) são visíveis. Na parte inferior da fotomicrografia, vemos **fibras musculares cortadas longitudinalmente** (8), as quais pertencem à camada circular de músculo liso da média. **Matriz de tecido conectivo mucoso** (9) ocupa o espaço entre as células musculares.

Cordão umbilical, superfície, ser humano, H&E, 255x; figura menor, 510x.

A fotomicrografia mostra um aumento maior do revestimento do cordão umbilical e o tecido conectivo subjacente. Uma camada única de epitélio amniótico reveste a superfície do cordão umbilical. Entretanto, na região próxima à inserção fetal do cordão umbilical, o epitélio simples cúbico torna-se **estratificado** (10) e se assemelha à epiderme fetal. A **figura menor** mostra a área delimitada em aumento maior. Perceba a estratificação do epitélio. O **tecido conectivo mucoso** (11) subjacente contém **fibroblastos fusiformes** (12) que foram cortados em vários planos; eles estão separados por uma matriz intercelular que contém fibras colágenas delgadas imersas na substância fundamental gelatinosa.

PRANCHA 145   Cordão umbilical

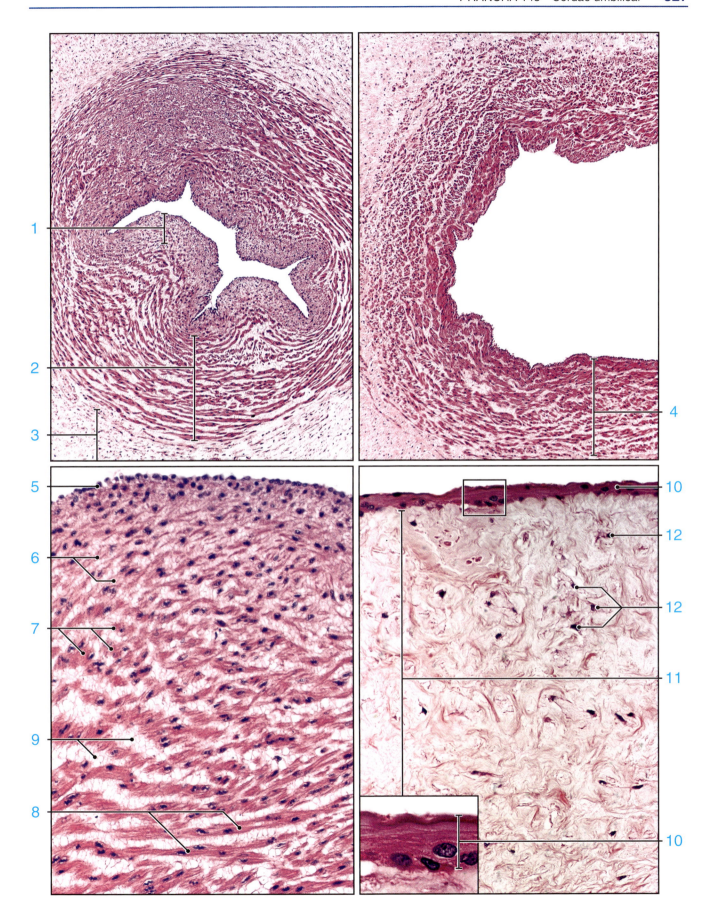

PRANCHA 146 Vagina

A vagina é um tubo fibromuscular elástico que se estende do vestíbulo da vagina no períneo, ao longo do assoalho pélvico, até a cavidade pélvica. A vagina está unida à margem circular da cérvice uterina. A parede da vagina consiste em três camadas: a camada mucosa, internamente; a camada muscular, intermediariamente; e a camada adventícia, externamente. A camada mucosa apresenta epitélio estratificado pavimentoso não queratinizado e lâmina própria subjacente, a qual se projeta para a camada epitelial formando papilas de tecido conectivo. O epitélio da vagina está sujeito a alterações cíclicas correspondentes ao ciclo ovariano. A coloração clara da superfície vaginal reflete a grande quantidade de glicogênio armazenado nas células epiteliais. (Durante a preparação de rotina de lâminas com coloração H&E, o glicogênio não é corado.). Maior durante a ovulação, a quantidade de glicogênio nas células epiteliais varia devido à influência do estrogênio, enquanto a taxa de descamação sofre influência da progesterona. O glicogênio liberado das células em descamação é usado pelos *lactobacillus vaginalis*, produzindo ácido lático. Este composto acidifica o fluido vaginal transudato que umidifica a superfície vaginal e inibe a sua colonização por fungos e bactérias potencialmente patogênicas.

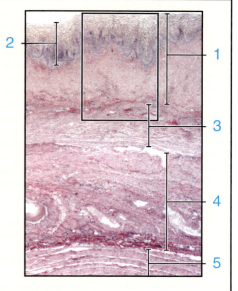

FOTOMICROGRAFIA PARA ORIENTAÇÃO: Esta fotomicrografia mostra um corte da parede vaginal posterior. A superfície vaginal (acima) é revestida pela **camada mucosa interna** (1). A camada mais externa contém um **epitélio estratificado pavimentoso não queratinizado** (2) levemente corado. Abaixo da camada mucosa está a **camada muscular** (3) e a **camada adventícia** (4). Neste corte, a última apresenta vários vasos sanguíneos e linfáticos. Além disso, mistura-se com a adventícia do reto. A **muscular externa** (5) do reto é visível na região inferior da imagem.

Vagina, ser humano, H&E, 90x.

A mucosa da vagina apresenta **epitélio estratificado pavimentoso não queratinizado** (1) e um **tecido conectivo denso não modelado** (2) subjacente, que muitas vezes parece mais celular do que em outros órgãos. O tecido conectivo é rico em fibras elásticas e contém vários **vasos sanguíneos** (3) e linfáticos. O limite entre o epitélio estratificado pavimentoso não queratinizado e o tecido conectivo denso não modelado é identificado pela presença de pequenas células compactadas do **estrato basal** (4). As papilas do tecido conectivo projetam-se para a margem inferior do epitélio, dando uma aparência irregular à junção entre o epitélio e o tecido conectivo. As papilas podem ser seccionadas obliquamente ou transversalmente e, assim, podem aparecer como ilhas de tecido conectivo (*setas*) dentro das porções mais profundas do epitélio. O epitélio é caracteristicamente espesso e, embora possam ser encontrados grânulos de querato-hialina nas células superficiais, a queratinização não ocorre no epitélio vaginal humano. Núcleos podem ser observados em toda a espessura do epitélio. A **camada muscular** (5) da parede vaginal apresenta músculo liso disposto em duas camadas mal definidas. A camada externa está disposta longitudinalmente e a interna, circularmente. Normalmente, as fibras musculares lisas estão organizadas em feixes entrelaçados circundados por tecido conectivo.

Vagina, ser humano, H&E, 70x.

Este aumento maior da camada muscular da parede vaginal evidencia a irregularidade do arranjo dos feixes musculares. No lado direito da fotomicrografia, observa-se um pequeno **feixe de músculo liso cortado longitudinalmente** (6). Adjacente a ele, há um **feixe de músculo liso cortado transversalmente** (7). Este se encontra em contato com um **vaso linfático** (8) cortado longitudinalmente, com uma valva visível. À esquerda do vaso linfático há outro **feixe de músculo liso cortado longitudinalmente** (9). Um pequeno **vaso sanguíneo** (10) está presente próximo ao vaso linfático.

Vagina, ser humano, H&E, 110x.

O **epitélio vaginal** (11) da área delimitada na fotomicrografia superior é mostrado em aumento maior nesta fotomicrografia. As papilas de tecido conectivo cortadas obliquamente e transversalmente aparecem no epitélio como ilhas de tecido conectivo (*setas*). Note que as células epiteliais, mesmo na superfície, ainda apresentam núcleos, não havendo evidência de queratinização.

Vagina, ser humano, H&E, 225x.

Esta fotomicrografia apresenta um aumento maior da porção basal do **epitélio** (12) entre as papilas de tecido conectivo. Repare na disposição regular das células epiteliais basais. Após se dividirem, estas células se diferenciam e migram em direção à superfície do epitélio. Elas começam a acumular glicogênio e, conforme se movem para a superfície, apresentam uma disposição mais irregular. O tecido conectivo altamente celular imediatamente abaixo do **estrato basal** (13) do epitélio tem como característica a infiltração por **linfócitos** (14), cuja quantidade varia de acordo com o estágio do ciclo ovariano. Os linfócitos invadem o epitélio no período menstrual.

PRANCHA 146 Vagina 329

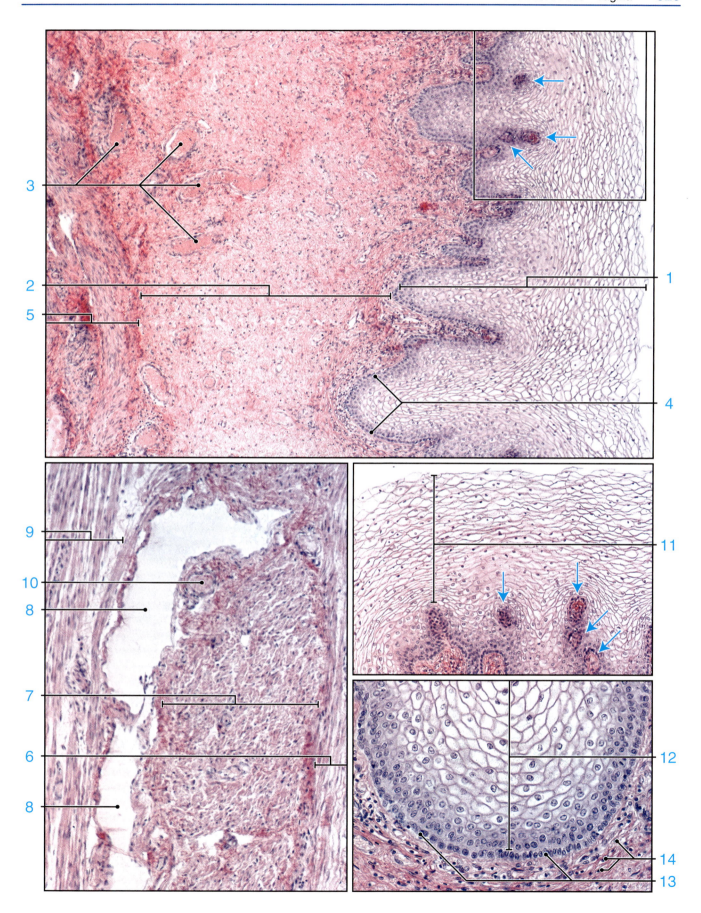

PRANCHA 147 Vulva

A vulva representa a parte urogenital do períneo feminino que contém a genitália externa feminina. Inclui o monte pubiano, grandes e pequenos lábios, clitóris e vestíbulo da vagina. Os limites laterais da vulva são formados pelos grandes lábios. Os grandes lábios consistem em duas grandes pregas de tecidos adiposo e conectivo. Mediais aos grandes lábios e separados pelo sulco interlabial estão os pequenos lábios. Os grandes lábios apresentam uma fina camada de músculo liso que se assemelha ao músculo dartos do escroto. Os grandes lábios são cobertos por epitélio estratificado pavimentoso derivado de duas camadas germinativas. A superfície interna dos grandes lábios é revestida por epitélio estratificado pavimentoso não queratinizado derivado do endoderma; este é contíguo com o epitélio estratificado pavimentoso queratinizado derivado do ectoderma, que recobre a superfície externa dos grandes lábios. As extremidades das junções posteriores dos grandes lábios formam uma linha nítida; contudo, pode haver epitélio não queratinizado (tal como nesta amostra) nas superfícies labiais externas. A superfície externa dos grandes lábios contém numerosos folículos pilosos, glândulas sebáceas e sudoríparas écrinas e apócrinas; a superfície interna é lisa, desprovida de pelos e contém glândulas sebáceas e sudoríparas.

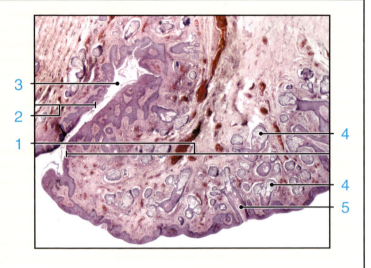

FOTOMICROGRAFIA PARA ORIENTAÇÃO: Esta fotomicrografia é um aumento menor de um corte frontal de um **grande lábio** (1). A superfície interna do grande lábio é separada do **pequeno lábio** (2) pelo **sulco interlabial** (3). A superfície interna do grande lábio não apresenta pelos e contém **glândulas sebáceas** (4) cujos ductos se abrem diretamente para a superfície epitelial. A superfície externa do grande lábio (região inferior da imagem) contém numerosos **folículos pilosos** (5) com glândulas sebáceas associadas. O tecido conectivo denso subjacente é altamente vascularizado.

Grande lábio, ser humano, H&E, 180x.

A fotomicrografia mostra um aumento maior da **epiderme** (1) que reveste a superfície externa dos grandes lábios. Este corte mostra a zona de transição entre o epitélio estratificado pavimentoso queratinizado da pele, que reveste a superfície externa dos grandes lábios, e o epitélio não queratinizado encontrado na superfície interna dos lábios. A aparência escura da pele dos grandes lábios é um resultado do grande número de melanócitos e queratinócitos pigmentados no **estrato basal** (2) da epiderme. Dois **folículos pilosos** (3) contendo as **hastes pilosas** (4) são visíveis neste corte. Suas estruturas histológicas são similares aos demais folículos pilosos do corpo, contendo uma haste pilosa circundada por bainhas radiculares interna e externa. Os folículos pilosos estão associados a numerosas **glândulas sebáceas** (5), formando a unidade pilossebácea. O sebo, um produto da secreção holócrina da glândula sebácea, é secretado no infundíbulo do folículo piloso por meio do **canal pilossebáceo** (6). A área abaixo do epitélio é composta de tecido conectivo denso não modelado e contém vasos sanguíneos e feixes de músculo liso.

Grande lábio, unidade pilossebácea, ser humano, H&E, 125x.

Esta fotomicrografia mostra um aumento maior da unidade pilossebácea da área delimitada na fotomicrografia superior. As secreções da glândula sebácea incluem produto secretor rico em lipídeos e os restos celulares que são secretados para o curto **canal pilosebáceo** (7), esvaziando sua secreção, o sebo, no infundíbulo do folículo piloso. Neste aumento, o folículo piloso mostra a **bainha radicular externa** (8) circundando a **haste capilar** (9). Vários segmentos de glândulas sebáceas cortadas transversalmente são vistos na derme da pele que reveste os grandes lábios.

Grande lábio, ser humano, H&E, 240x; figura menor, 300x.

Esta fotomicrografia mostra um aumento maior do epitélio estratificado pavimentoso não queratinizado. O epitélio é pigmentado devido à presença de **melanócitos** (10) e **queratinócitos pigmentados** (11) no estrato basal da epiderme. Os queratinócitos neste epitélio apresentam **halos perinucleares** (12), um aspecto característico do epitélio da vulva. Observe que os núcleos dos queratinócitos estão presentes nas camadas superiores da epiderme. Esta é uma área de transição entre os epitélios não queratinizado e queratinizado. A presença de grânulos de querato-hialina na camada superior do epitélio (**figura menor**) é o primeiro passo no processo de queratinização.

Grande lábio, ser humano, H&E, 320x.

A fotomicrografia mostra um aumento maior de uma glândula sebácea, que surge como um aglomerado de células com citoplasma pouco corado ou delicadamente reticulado. Estas células contêm numerosas gotículas lipídicas que se perdem durante a coloração de rotina com H&E. As **células basais** (13) na periferia da glândula estão bem preservadas. Conforme as células amadurecem, acumulam quantidades maiores de lipídeos e movem-se progressivamente em direção ao canal pilossebáceo. As secreções sebáceas também incluem a célula inteira; desta forma, em uma glândula funcional, as células precisam ser repostas constantemente.

PRANCHA 147 Vulva 331

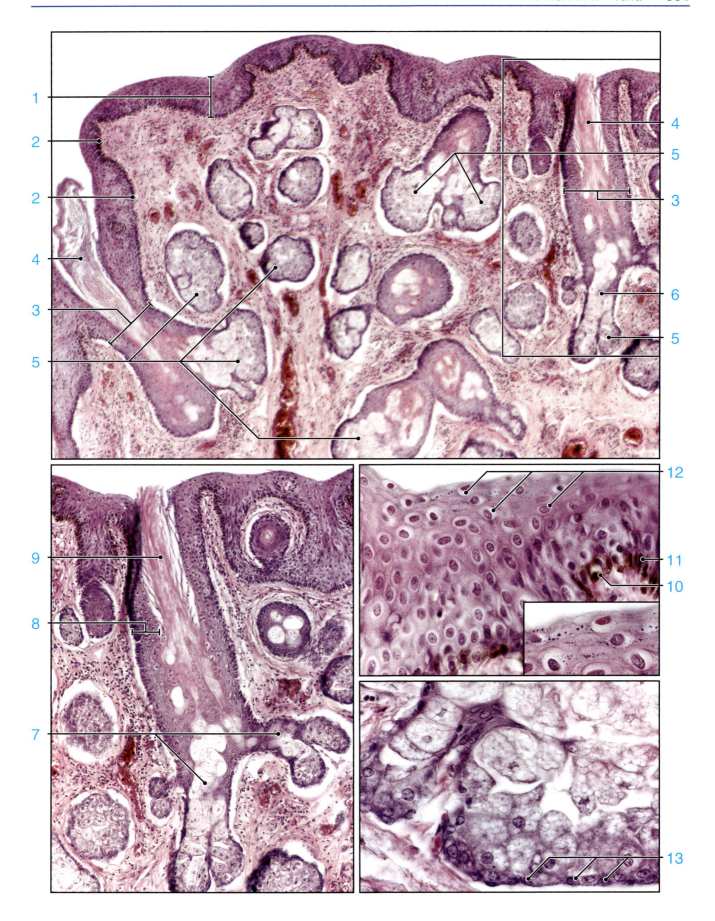

PRANCHA 148 Glândula mamária, repouso

As glândulas mamárias são órgãos que passam por alterações com a idade, com o ciclo menstrual e com o estado reprodutivo. São classificadas como glândulas tubuloalveolares ramificadas, que se desenvolvem a partir de células epiteliais da epiderme da região torácica. Estão localizadas no tecido subcutâneo da região peitoral de cada lado da parede torácica anterior. A estrutura da glândula mamária é essencialmente a mesma em ambos os sexos até a puberdade. Na puberdade, sob a influência do estrogênio, as glândulas mamárias começam a se desenvolver nas mulheres. Elas aumentam em tamanho principalmente devido à deposição de tecido adiposo. Na puberdade, o sistema de ductos das glândulas é ampliado e se ramifica no estroma, mas não alcança um estado funcional completo até o final da gestação. Nos homens púberes, a testosterona inibe o crescimento da glândula mamária.

Nas mulheres, cada glândula mamária é organizada em 15 a 20 lobos irregulares. Cada lobo se divide em um número de lóbulos contendo unidades secretoras lobulares. Cada unidade lobular é formada por parênquima de glândula mamária (alvéolos secretores, na glândula mamária em lactação, e ductos terminais, na glândula mamária em repouso) e estroma. Os alvéolos e os ductos terminais drenam para os ductos intralobulares. Os ductos intralobulares drenam para os ductos interlobulares, que se esvaziam em um seio lactífero sob o mamilo. O estroma interlobular da glândula mamária é formado por tecido conectivo denso não modelado infiltrado por uma quantidade variável de tecido adiposo. Já o estroma intralobular é constituído de tecido conectivo frouxo, que circunda os componentes epiteliais lobulares da glândula.

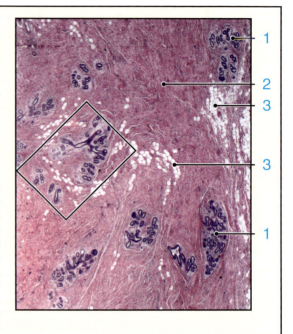

FOTOMICROGRAFIA PARA ORIENTAÇÃO: Esta fotomicrografia mostra um corte de uma glândula mamária feminina pós-puberal em repouso. Neste aumento menor, vários **lóbulos** (1) podem ser vistos. Cada lóbulo apresenta ductos terminais, circundados por **tecido conectivo frouxo** (2) inserido em um estroma de tecido conectivo denso. **Células adiposas** (3) são visíveis no tecido conectivo.

Glândula mamária, repouso, ser humano, H&E, 90x; figura menor, 350x.

Esta fotomicrografia mostra um aumento maior da área delimitada na fotomicrografia para orientação. O parênquima da glândula mamária em repouso é formado por ramificações de ductos lactíferos que dirigem-se à **unidade ducto-lobular terminal** (1). Cada unidade representa um aglomerado de **ductos terminais** (2) ramificados que formam um lóbulo. Durante a gravidez e após o parto, as células dos ductos terminais se diferenciam em células alveolares secretoras funcionais, que produzirão leite. Cada lóbulo tem um **ducto coletor intralobular** (3) que transporta as secreções para o **ducto interlobular** (4). As estruturas na unidade de ducto-lobular terminal são circundadas por um estroma intralobular, formado por tecido conectivo frouxo especializado, sensível a hormônios, circundando os dúctulos terminais. A **figura menor** mostra em aumento maior os dúctulos terminais (2) circundados pelo tecido conectivo frouxo do **estroma intralobular** (5). O epitélio do ducto terminal na glândula mamária em repouso é cúbico; além disso, em sua base (*setas*), são encontradas células mioepiteliais. Como em outros locais, as células mioepiteliais localizam-se do lado epitelial da membrana basal. O **tecido conectivo denso não modelado** (6) forma os septos interlobulares e contém **células adiposas** (7) distribuídas aleatoriamente.

Glândula mamária, repouso, unidade ducto-lobular terminal, ser humano, H&E, 180x.

Esta fotomicrografia é um aumento maior da área à direita da fotomicrografia superior e mostra duas unidades ducto-lobulares terminais. O **estroma intralobular** (8) circundando os **ductos terminais** (9) é formado por um tecido conectivo frouxo especializado, que contém muito mais células por unidade de área do que outras regiões do corpo e uma grande variedade de tipos celulares. Observe o aglomerado de **linfócitos** (10) e, na **figura menor**, de plasmócitos (*pontas de setas*) e de fibroblastos com núcleos alongados. Os ductos de cada lóbulo drenam para os **ductos intralobulares** (11), que então esvaziam no **ducto interlobular** (12).

PRANCHA 148   Glândula mamária, repouso   **333**

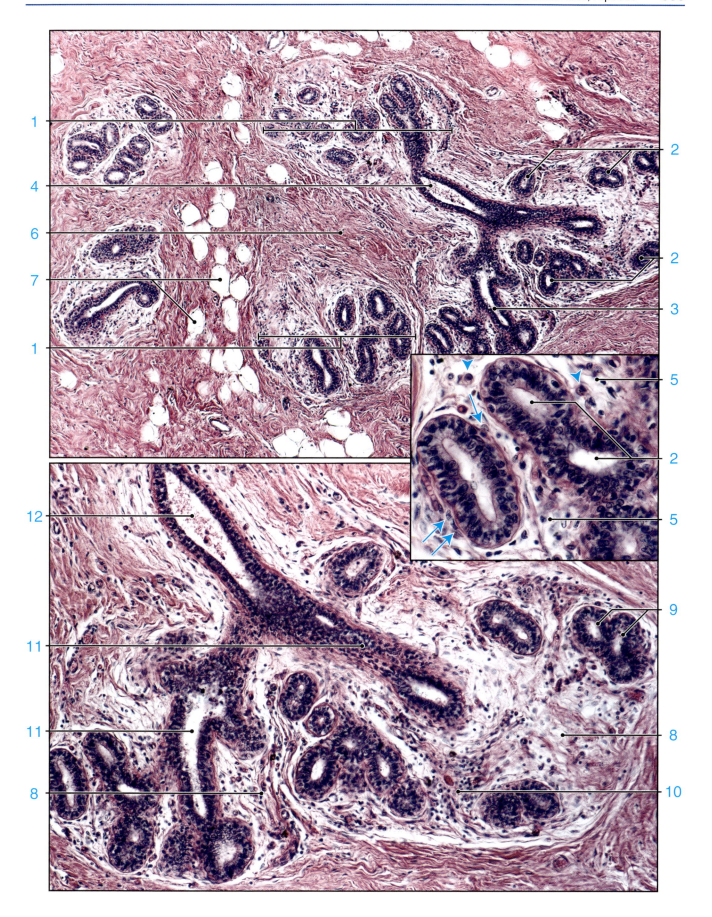

PRANCHA 149 Glândula mamária, fase proliferativa

As glândulas mamárias vivenciam sua fase proliferativa mais veloz durante gravidez, na preparação para a lactação. Isto ocorre em resposta a estrógenos e a progesterona, inicialmente secretados pelo corpo lúteo e depois pela placenta, a prolactina, secretada pela glândula hipófise, e gonadocorticoides, secretados pelo córtex adrenal. O estrogênio atua principalmente sobre o sistema de ductos, enquanto a progesterona promove o desenvolvimento alveolar. Durante o primeiro trimestre de gravidez, os ductos terminais se ramificam e se alongam. Seu revestimento, formado por células epiteliais, se prolifera e se diferencia a partir de células-tronco. Durante o segundo trimestre, o componente glandular (parênquima) da glândula mamária aumenta graças à diferenciação dos alvéolos a partir das extremidades em crescimento dos ductos terminais. Células mioepiteliais se proliferam entre a base das células epiteliais e a lâmina basal tanto na porção alveolar como nos ductos da glândula. As células mioepiteliais projetam seus prolongamentos contráteis em uma rede em volta do alvéolo e de outros componentes do sistema de ductos. Durante o terceiro trimestre da gravidez, os alvéolos amadurecem. As células glandulares epiteliais tornam-se cúbicas, com núcleos posicionados na superfície celular basal. Elas desenvolvem um extenso retículo endoplasmático rugoso; vesículas secretoras e gotículas lipídicas aparecem no citoplasma. O tecido conectivo frouxo intralobular que circunda os alvéolos torna-se infiltrado de linfócitos e plasmócitos. O tecido conectivo denso não modelado interlobular do estroma fica mais fino,

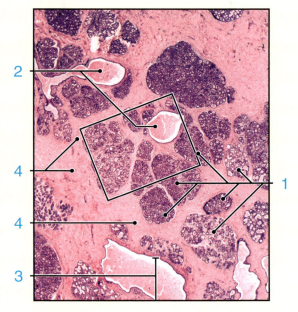

formando septos entre os lóbulos. No parto, as células glandulares tornam-se totalmente ativas e secretam grandes volumes de leite. Os alvéolos estão dilatados e constituem a maior parte do volume da glândula mamária. O tecido conectivo denso interlobular é reduzido a uma cápsula fibrosa circundando cada lóbulo. A funcionalidade da glândula mamária é mantida pela prolactina secretada pela glândula hipófise em resposta aos estímulos da amamentação.

FOTOMICROGRAFIA PARA ORIENTAÇÃO: Esta fotomicrografia exibe um corte de uma glândula mamária durante o final da gravidez. O aumento menor mostra vários **lóbulos** (1) com alvéolos totalmente desenvolvidos. Vários **ductos intralobulares** (2) estão dilatados e contêm produto secretor, que é drenado para **ductos interlobulares** (3) maiores. Os lóbulos estão separados por finos **septos de tecido conectivo** (4).

Glândula mamária, terceiro trimestre de gravidez, ser humano, H&E, 90x.

Esta fotomicrografia é um aumento maior da área delimitada na fotomicrografia para orientação e mostra um corte por meio de uma glândula mamária em proliferação no terceiro trimestre de gravidez. O desenvolvimento funcional completo da glândula mamária ocorre em fases. Primeiro, o desenvolvimento do sistema de ductos se inicia durante o primeiro trimestre da gravidez. No segundo trimestre, o desenvolvimento dos elementos alveolares é mais evidente. Esta fotomicrografia mostra os **lóbulos** (1) separados por **septos** estreitos **de tecido conectivo** (2). O es-

troma intralobular (3), representado por tecido conectivo frouxo que circunda os alvéolos em desenvolvimento, é mais celular. Os alvéolos estão bem desenvolvidos, e muitos deles apresentam em seu lúmen o produto de secreção precipitado. Cada um dos alvéolos está conectado a um ducto intralobular, embora esta relação possa ser de difícil identificação. O epitélio dos ductos intralobulares é similar em aparência ao epitélio alveolar: tanto alvéolos quanto ductos intralobulares apresentam uma camada única de células epiteliais cúbicas subtendidas por células mioepiteliais, não visíveis neste aumento. Observe que um pequeno ducto intralobular se abre para um ducto maior, o ducto interlobular (*setas*).

Glândula mamária, terceiro trimestre de gravidez, ser humano, H&E, 360x; figura menor, 700x.

A área delimitada na fotomicrografia superior, com um único **lóbulo** (4) da glândula mamária, é mostrada em aumento maior nesta fotomicrografia. Os lóbulos são circundados por **septos de tecido conectivo** (5). O tecido conectivo denso não modelado que forma estes septos difere do **estroma de tecido conectivo frouxo** (6) intralobular que circunda os alvéolos em desen-

volvimento e os ductos terminais. Este último é altamente celular e contém um número grande de **plasmócitos** (7) e **linfócitos** (8) (figura menor). A figura menor mostra o **epitélio secretor** (9) em um aumento muito maior. Observe o epitélio simples cúbico. O núcleo de uma **célula mioepitelial** (10) é visível na base do epitélio. Ocasionalmente, alvéolos são vistos se fundindo uns aos outros (*asteriscos*). Estas estruturas representam lumens alveolares se abrindo para o ducto intralobular.

PRANCHA 149   Glândula mamária, fase proliferativa   335

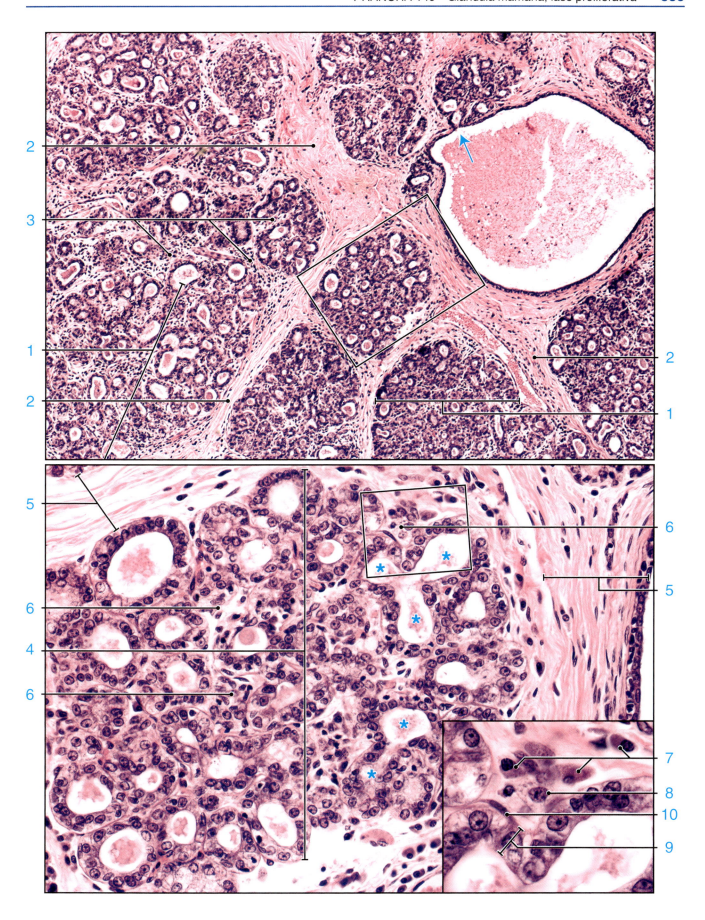

PRANCHA 150 Glândula mamária, lactação

Ambos os mecanismos de secreção merócrina e apócrina estão envolvidos na produção de leite durante o período de lactação. O componente proteico do leite é sintetizado, concentrado e secretado por exocitose. O componente lipídico se origina de gotículas no citoplasma das células glandulares alveolares. Essas gotículas coalescem em gotículas maiores no citoplasma apical das células glandulares alveolares, fazendo a membrana plasmática apical se projetar em direção ao lúmen alveolar. As gotículas maiores são circundadas por uma camada fina de citoplasma e são envolvidas por membrana plasmática conforme vão sendo liberadas. Durante este período, o leite é expelido das glândulas mamárias por contração das células mioepiteliais em resposta ao hormônio ocitocina, que é produzido pela glândula hipófise em resposta à amamentação. Nos primeiros dias após o nascimento, as glândulas mamárias secretam colostro. Este "pré-leite" é uma secreção alcalina com maiores quantidades de proteína, vitamina A, sódio e cloreto, e menores quantidades de lipídeos, carboidratos e potássio que o leite. O colostro contém altos níveis de anticorpos maternos (IgA secretora), o que proporciona ao neonato imunidade passiva a muitos antígenos. Os anticorpos IgA são produzidos por plasmócitos do estroma intralobular e são transportados por meio das células glandulares em um processo similar ao que ocorre em outros órgãos. Alguns dias após o parto, a secreção de colostro para e ocorre a produção de leite rico em lipídeos.

No final do período de amamentação, a lactação cessa. O número de células glandulares alveolares é reduzido por apoptose, e as células remanescentes tornam-se inativas e diminuem de tamanho. Os alvéolos e ductos regridem ao padrão encontrado em glândulas mamárias em repouso. O tecido conectivo interlobular se expande e é preenchido por tecido adiposo.

Glândula mamária, lactação, ser humano, verde de metila – tetróxido de ósmio, 90x.

Esta fotomicrografia mostra um corte de uma glândula mamária em lactação. Vários **lóbulos** (1) são claramente delimitados pelos **septos de tecido conectivo** (2). **Ductos interlobulares** (3) e **vasos sanguíneos** (4) estão incorporados ao tecido conectivo dos septos. Em muitos aspectos, a glândula em lactação é similar à glândula em proliferação observada durante o terceiro trimestre de gravidez; entretanto, há diferenças específicas. As células glandulares alveolares tornam-se totalmente ativas e produzem uma grande quantidade de leite, o que provoca o aumento do lúmen alveolar. Observe que, em geral, os **alvéolos** (5) apresentam aparência mais uniforme e seus lúmens são maiores do que os observados nas glândulas mamárias proliferativas durante o terceiro trimestre.

Glândula mamária, lactação, ser humano, verde de metila – tetróxido de ósmio, 360x; figura menor, 700x.

Esta fotomicrografia exibe um aumento maior da glândula mamária da área delimitada na fotomicrografia superior. **Alvéolos** (6) bem desenvolvidos são circundados por tecido conectivo frouxo do **estroma intralobular** (7). Uma pequena parte do **septo interlobular** (8) é penetrada por pequenos **vasos sanguíneos** (9) contendo eritrócitos (corados em castanho). O uso da coloração verde de metila com tetróxido de ósmio evidencia a presença de lipídeos na glândula. A **figura menor** mostra as gotículas lipídicas (coradas em preto) no citoplasma das células alveolares, bem como no lúmen dos alvéolos.

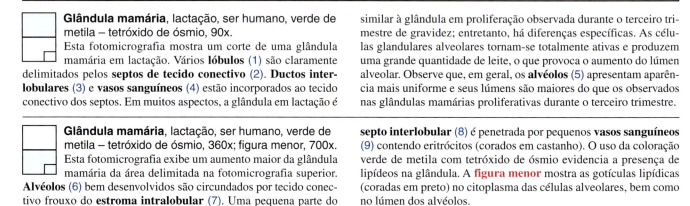

PRANCHA 150   Glândula mamária, lactação   **337**

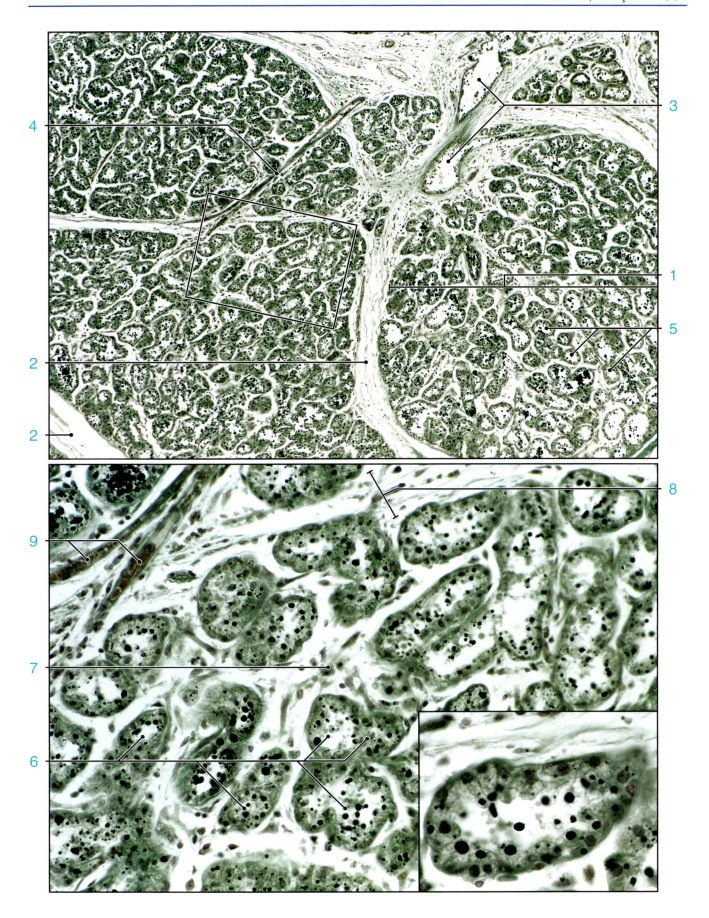

PRANCHA 151 Mamilo

O mamilo, também conhecido como papila mamária, representa uma pequena projeção cônica ou cilíndrica da pele no centro da auréola, a área pigmentada que circunda o mamilo. A extremidade do mamilo contém de 15 a 20 orifícios para os ductos lactíferos, dispostos em forma cilíndrica.

A epiderme da auréola e do mamilo adulto é altamente pigmentada e enrugada por causa da contração de fibras musculares lisas dispostas radial e circunferencialmente no tecido conectivo denso e dispostas longitudinalmente ao longo dos ductos lactíferos. Numerosas terminações nervosas sensoriais estão presentes no mamilo. Determinados estímulos fazem com que o mamilo fique ereto, como resultado da contração do músculo liso subjacente. O epitélio estratificado pavimentoso queratinizado forma a epiderme da auréola e do mamilo. Apresenta papilas dérmicas alongadas que penetram profundamente a superfície epidérmica. A auréola apresenta glândulas sebáceas dispersas, glândulas sudoríparas e orifícios agrupados de glândulas mamárias modificadas (de Montgomery). Estas glândulas apresentam uma estrutura intermediária entre as glândulas sudoríparas e as glândulas mamárias, produzindo pequenas elevações na superfície da auréola. Os ductos lactíferos da glândula mamária se abrem para o mamilo. Eles são uma extensão do seio lactífero, localizado abaixo da pele da auréola.

FOTOMICROGRAFIA PARA ORIENTAÇÃO: Esta fotomicrografia em aumento menor mostra um corte sagital por meio do mamilo. O contorno enrugado do mamilo é revestido por **epitélio estratificado pavimentoso** (1). O cerne do mamilo consiste em **tecido conectivo denso não modelado** (2), contendo feixes de fibras musculares lisas e elásticas, e os **ductos lactíferos** (3), que se abrem na extremidade do mamilo.

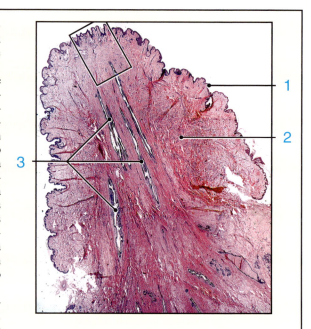

Mamilo, ser humano, H&E, 45x.

A **epiderme** (1) do mamilo é formada por um epitélio estratificado pavimentoso queratinizado característico. Nesta região, ele aparece extremamente pigmentado e enrugado, por causa de suas **papilas dérmicas** (2) alongadas. O epitélio invagina em **fissuras** (3) que sinalizam os orifícios dos ductos lactíferos. Próximo a esses orifícios, os ductos lactíferos são revestidos por epitélio estratificado pavimentoso. O revestimento epitelial dos ductos mostra uma transição gradual de epitélio estratificado pavimentoso para uma camada dupla de células cúbicas no **seio lactífero** (4) e, finalmente, uma única camada de células cilíndricas ou cúbicas por todo o resto do sistema de ductos. **Restos de células queratinizadas** (5) são normalmente encontradas obturando os orifícios do ducto lactífero. Grandes **glândulas sebáceas** (6) ocupam o espaço abaixo da epiderme. Sua secreção holócrina, o sebo, é liberada diretamente na superfície epidérmica ou, muitas vezes, nos orifícios dos **ductos lactíferos** (7). A região central do mamilo apresenta tecido conectivo denso não modelado contendo feixes de músculo liso.

Mamilo, ser humano, H&E, 180x; figura menor, 450x.

Esta fotomicrografia é um aumento maior da área delimitada que circunda um seio lactífero, na fotomicrografia superior. Feixes de **músculo liso** (8) em cortes longitudinal e transversal atravessam o cerne de tecido conectivo denso não modelado.

A parede do **seio lactífero** (9) é enrugada e revestida por epitélio estratificado cúbico intensamente corado. Logo abaixo do epitélio há uma camada fina de **tecido conectivo frouxo** (10) altamente celular. A **figura menor** mostra um aumento maior do seio lactífero e seu epitélio, que apresenta duas camadas de células cúbicas.

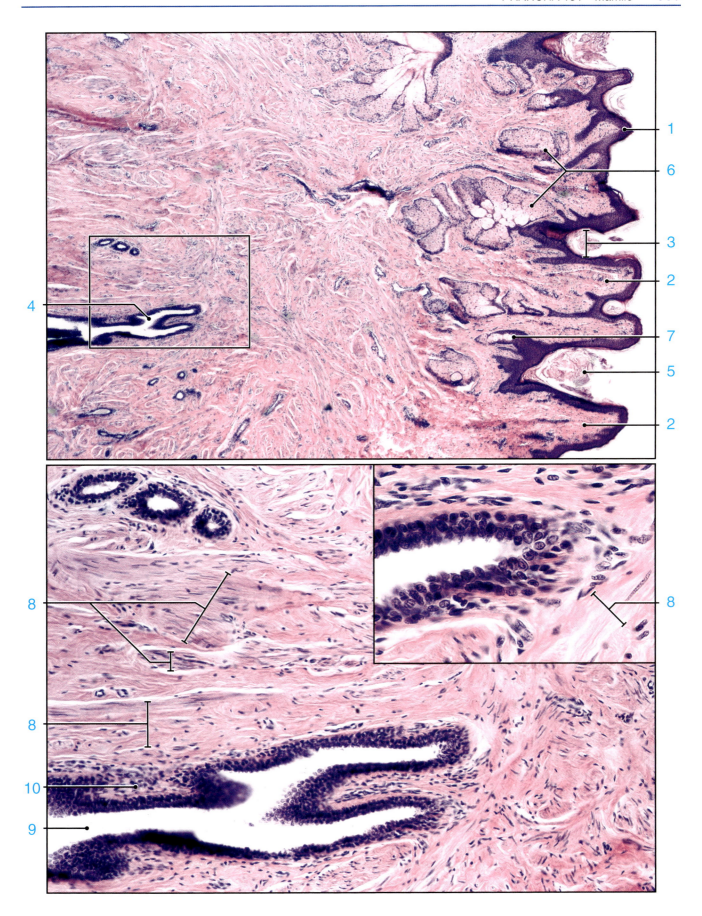

CAPÍTULO 20
Olho

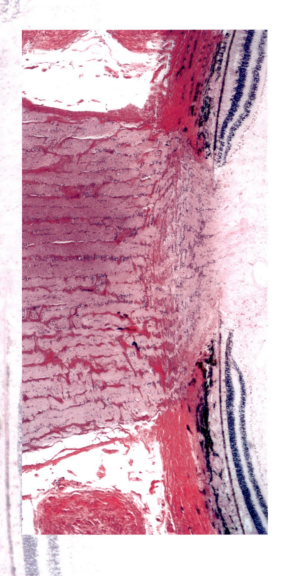

PRANCHA 152 Estrutura geral do olho **342**
PRANCHA 153 Segmento anterior do olho **344**
PRANCHA 154 Esclera, córnea e cristalino **346**
PRANCHA 155 Segmento posterior do olho **348**
PRANCHA 156 Desenvolvimento do olho **350**
PRANCHA 157 Pálpebra **352**

342 CAPÍTULO 20 Olho

PRANCHA 152 **Estrutura geral do olho**

O olho humano é um órgão sensorial, esférico e complexo que capta e transforma estímulos visuais. Pode ser comparado a uma câmera digital que tem um sistema óptico para captar e focalizar a luz, um diafragma para regular a quantidade de luz e um detector luminoso (i.e., CCD*) para capturar e converter a imagem em impulsos elétricos. A parede do olho apresenta três camadas ou revestimentos concêntricos: a retina, a camada interna; o revestimento vascular ou úvea, a camada intermediária; e o revestimento corneoescleral, a camada fibrosa externa. A córnea e o cristalino condensam e convergem a luz sobre a retina. A íris, localizada entre a córnea e o cristalino, regula o tamanho da pupila, por onde a luz entra no olho. Células fotorreceptoras (bastonetes e cones) na retina detectam a intensidade (bastonetes) e a cor (cones) da luz que chega a eles e codificam os vários parâmetros para a transmissão ao encéfalo via nervo óptico (nervo craniano II).

O olho mede aproximadamente 25 mm de diâmetro e está suspenso na órbita óssea por seis músculos estriados extrínsecos que controlam seus movimentos. Estes músculos extraoculares estão coordenados de modo que os olhos movimentem-se sincronicamente, em um movimento simétrico em torno de seu eixo. Uma fina camada de tecido adiposo circunda parcialmente os olhos e os amortece, conforme se movem no interior da órbita.

---

* N. de R.T.: CCD de *charge-coupled device* (dispositivo de carga acoplada).

Desenho de um olho humano seccionado, plano horizontal, modificado de E. Sobotta.

A camada mais interna do olho, a **retina** (1), consiste em uma série de camadas de células. Entre elas estão as células receptoras (bastonetes e cones), neurônios (p.ex., células bipolares e ganglionares), células de sustentação e o epitélio pigmentar da retina (ver Prancha 155). A região fotossensível da retina situa-se nos três quintos posteriores do globo ocular. No limite anterior da região fotossensível, na **ora serrata** (2), a espessura da retina se reduz, e continua adiante para formar uma região da retina sem fotossensibilidade que reveste a superfície interna do **corpo ciliar** (3) e a **íris** (4). Esta extensão anterior da retina é altamente pigmentada – o pigmento, a melanina, é evidente na borda interna escura dessas estruturas.

O revestimento vascular ou úvea, a camada intermediária do globo ocular, é composto pela coroide, pelo corpo ciliar e pela íris. A coroide é a camada vascular; é relativamente fina e difícil de identificar na figura, exceto por sua localização. Com base nisso, a **coroide** (5) é identificada pela sua localização imediatamente externa à camada pigmentada da retina. Ela também é altamente pigmentada; o pigmento coroide é visto como uma camada discreta em várias partes do corte.

Anterior à ora serrata, o revestimento vascular é mais espesso: aqui, é chamado de **corpo ciliar** (3). Esta estrutura (ver Prancha 156) contém o músculo ciliar, que faz ajustes do cristalino para fo-

calizar a luz. O corpo ciliar também contém prolongamentos onde as fibras zonulares se fixam. Essas fibras funcionam como ligamentos suspensórios do **cristalino** (6). A **íris** (4) é o componente mais anterior da camada coroide e contém um orifício central, a pupila.

A camada mais externa do globo ocular, a camada corneoescleral, apresenta a **esclera** (7) e a **córnea** (8). Ambas apresentam fibras colágenas como principal elemento estrutural; entretanto, a córnea é transparente, e a esclera é opaca. Os músculos extrínsecos do olho se inserem na esclera e realizam os movimentos do globo ocular. Não estão incluídos nesta figura exceto por duas pequenas áreas de **inserção muscular** (9) localizadas nas porções superior e inferior da esclera. Posteriormente, a esclera é atravessada pelo **nervo óptico** (10) emergente. A região da retina neural onde as fibras nervosas convergem para fazer parte do nervo óptico forma a **papila** ou **disco óptico** (11), também chamado de ponto cego por não ser sensível à luz. Uma depressão rasa na retina, lateral à papila óptica, é a **fóvea central** (12), a porção mais delgada e mais sensível da retina.

O cristalino é apresentado na Prancha 154. Imediatamente posterior ao cristalino está a grande cavidade do olho, a **cavidade vítrea** (13), que é preenchida por um material gelatinoso espesso, o humor ou corpo vítreo. Anteriormente ao cristalino existem duas câmaras adicionais do olho, que são preenchidas por humor aquoso: as **câmaras anterior** e **posterior** (15) separadas pela íris.

PRANCHA 152   Estrutura geral do olho   **343**

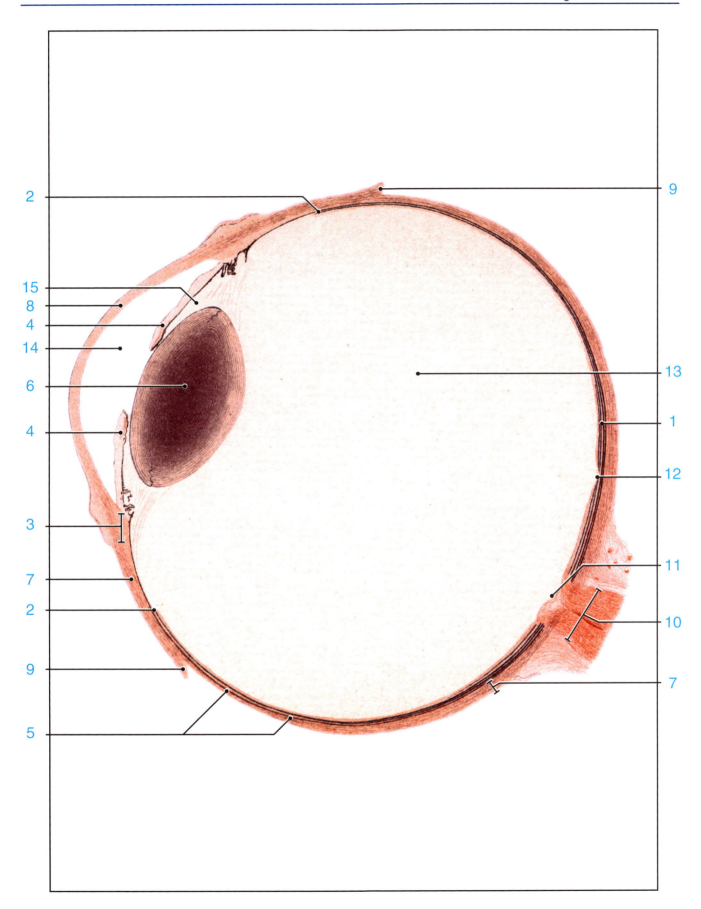

PRANCHA 153 Segmento anterior do olho

O segmento anterior é a porção do olho anterior à ora serrata. Contém a extensão anterior da retina neural, bem como dois espaços preenchidos por fluido (as câmaras anterior e posterior) e as estruturas que as limitam. Essas estruturas são a córnea e a esclera, a íris, o cristalino e o corpo ciliar. O cristalino está suspenso atrás da íris e conecta-se com o corpo ciliar pelo ligamento suspensório do cristalino, composto de fibras zonulares. A câmara posterior é limitada posteriormente pela superfície anterior do cristalino e anteriormente pela superfície posterior da íris. O corpo ciliar forma os limites laterais. O humor aquoso flui, por meio da pupila, da câmara posterior em que é produzido para a câmara anterior, a qual ocupa o espaço entre a córnea e a íris. O fluido da câmara anterior é drenado pelo canal de Schlemm, ou seio venoso escleral.

FOTOMICROGRAFIA PARA ORIENTAÇÃO: Esta fotomicrografia em aumento pequeno identifica as estruturas que formam os limites e os componentes do segmento anterior do olho. Inclui a **córnea** (1), a **esclera** (2), a **íris** (3), o **cristalino** (4) e o **corpo ciliar** (5).

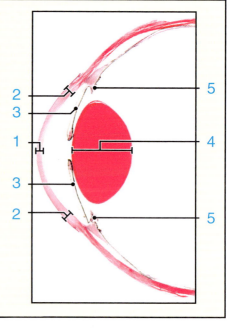

Olho, segmento anterior, ser humano, H&E, 45x; figura menor, íris, margem pupilar, 75x.

Esta figura exibe uma parte do segmento anterior do olho que inclui a **córnea** (1), a **esclera** (2), a **íris** (3), o **corpo ciliar** (4), a **câmara anterior** (5), a **câmara posterior** (6), o **cristalino** (7) e as **fibras zonulares** (8).

A relação entre a córnea e a esclera está claramente ilustrada. A junção entre as duas é assinalada por uma alteração na coloração, em que a córnea aparece mais clara do que a esclera. O **epitélio corneal** (9) é contínuo com o **epitélio conjuntival** (10) que cobre a esclera. Repare que o epitélio torna-se bastante espesso na junção corneoescleral, lembrando aquele da mucosa oral. O epitélio conjuntival é separado do componente densamente fibroso da esclera por um tecido conectivo frouxo vascular. Juntos, este tecido conectivo e o epitélio formam a **conjuntiva** (11). A junção dos tecidos epitelial e conectivo da conjuntiva é irregular; em contraste, a superfície inferior do epitélio corneal apresenta-se uniforme.

Lateral à junção da córnea e da esclera está o **canal de Schlemm**, ou seio venoso escleral (12). Este canal apresenta uma rota circular em volta do perímetro da córnea. Ele se comunica com a câmara anterior por meio de uma rede trabecular tecidual frouxa, os espaços do ângulo iridocorneal (de Fontana). O canal de Schlemm também se comunica com veias episclerais. Por meio desta comunicação, o canal de Schlemm fornece uma rota para que o fluido da câmara anterior alcance a corrente sanguínea.

A figura menor mostra a borda da íris. Observe a forte pigmentação de sua superfície posterior, que é revestida pelo mesmo epitélio de duas camadas do corpo e do processo ciliar. No epitélio ciliar, a camada externa é pigmentada e a camada interna, não. Na íris, ambas as camadas do **epitélio da íris** (13) são fortemente pigmentadas. Uma parte do **músculo do esfíncter pupilar** (14) é vista acima do epitélio.

Olho, corpo ciliar, ser humano, H&E, 90x; figura menor, processo ciliar, 350x.

Imediatamente interno à margem anterior da **esclera** (15) está o **corpo ciliar** (16). A superfície interna do corpo ciliar forma elevações em forma de cristas dispostas radialmente, os **processos ciliares** (17), onde as **fibras zonulares** (18) estão ancoradas. De fora para dentro, os componentes do corpo ciliar são: o **músculo ciliar** (19), a camada coriocapilar que circunda o tecido conectivo, representando o **revestimento vascular no corpo ciliar** (20), a **lâmina vítrea** (21, figura menor) e o **epitélio ciliar** (22, figura menor). O epitélio ciliar, mostrado na figura menor, consiste em duas camadas, a **camada pigmentar** (23) e a **camada não pigmentar** (24). A lâmina vítrea é uma continuação da mesma camada da coroide; nesta parte, ela serve como membrana basal para as células epiteliais ciliares pigmentadas.

O músculo ciliar está disposto em três padrões. A camada mais externa localiza-se imediatamente interna à esclera. Estas são as fibras de Brücke, dispostas meridionalmente. As mais externas destas fibras continuam posteriormente na camada vascular e são chamadas de músculo tensor da coroide. A camada intermediária é o grupo radial. Irradia-se da região da junção esclerocorneal para o corpo ciliar. A camada mais interna de células musculares está disposta circularmente. Nesta fotomicrografia são vistas em corte transversal. A **artéria circular** (25) e a **veia circular** (26) da íris, cortadas transversalmente, localizadas anteriormente ao grupo circular de células musculares, são pouco distinguíveis.

PRANCHA 153 Segmento anterior do olho   **345**

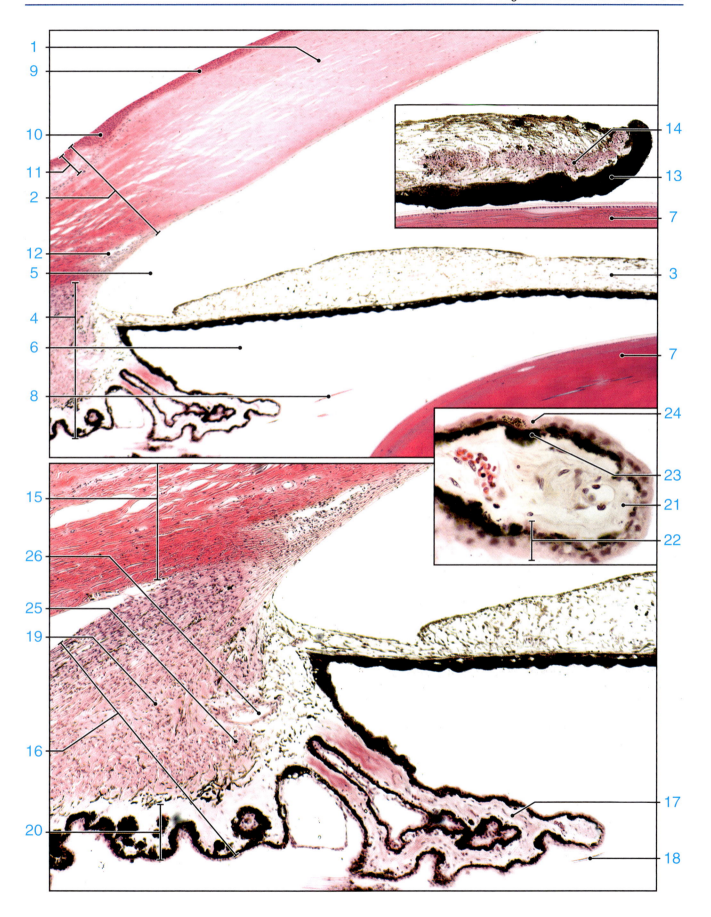

346 CAPÍTULO 20 Olho

PRANCHA 154 Esclera, córnea e cristalino

A córnea transparente é o dióptrico primário (elemento refrativo) do olho. Sua superfície anterior é revestida pelo epitélio corneal, um epitélio estratificado pavimentoso não queratinizado que repousa sobre a membrana de Bowman. O estroma da córnea consiste em lamelas alternadas de fibrilas colágenas e ocasionalmente fibroblastos (queratócitos). As fibrilas em cada lamela são extremamente uniformes em diâmetro e estão espaçadas com uniformidade; as fibrilas nas lamelas adjacentes estão dispostas umas em relação às outras quase em ângulo reto. Este arranjo ortogonal altamente uniforme de fibrilas é responsável pela transparência da córnea. Do mesmo modo, a superfície posterior da córnea é revestida por uma única camada de células pavimentosas, o endotélio corneal, que repousa sobre uma lâmina basal espessa chamada membrana de Descemet. Quase todas as trocas metabólicas da córnea avascular ocorrem por meio do endotélio corneal. Uma lesão nesta camada leva ao edema da córnea e pode produzir perda temporária ou permanente da transparência.

O cristalino é uma estrutura epitelial bicôncava, transparente e avascular suspensa pelas fibras zonulares. A tensão dessas fibras mantém o cristalino aplainado; a tensão reduzida permite que ele fique menos achatado, ou acomodado, para inclinar os raios luminosos localizados próximos ao olho e focalizá-los na retina.

Olho, esclera, ser humano, H&E, 130x.
Esta fotomicrografia em aumento menor mostra a espessura total da região da esclera imediatamente lateral à junção corneoescleral, ou limbo. À esquerda da *seta* está a esclera; à direita está uma pequena porção do tecido corneal. O **epitélio conjuntival** (1) apresenta espessura irregular e repousa sobre um

tecido conectivo frouxo vascular. Juntos, este epitélio e o tecido conectivo subjacente representam a **conjuntiva** (2). A aparência branca opaca da esclera se deve ao arranjo denso e não modelado das fibras colágenas que formam o **estroma escleral** (3). O **canal de Schlemm** (4) é visto à esquerda, próximo à superfície interna da esclera.

Olho, epitélio da junção esclerocorneal, ser humano, H&E, 360x.
Esta fotomicrografia em aumento maior mostra a transição do **epitélio corneal** (5) em **epitélio conjuntival** (6), mais

espesso e irregular, que reveste a esclera. Observe que a **membrana de Bowman** (7), abaixo do epitélio corneal, é um pouco perceptível, mas desaparece próximo ao epitélio conjuntival.

Olho, esclera, seio venoso escleral ou canal de Schlemm, ser humano, H&E, 360x.
Esta fotomicrografia mostra o **canal de Schlemm** (8) em aumento maior do que o observado na fotomicrografia

superior esquerda. O espaço não é um artefato, como evidenciado pela presença de **células endoteliais de revestimento** (9) voltadas para o lúmen.

Olho, córnea, ser humano, H&E, 175x.
Esta fotomicrografia de aumento maior mostra a espessura total da córnea e pode ser comparada com a esclera mostrada na fotomicrografia superior esquerda. O **epitélio corneal** (10) apresenta uma espessura uniforme e o **estroma corneal** (11) subjacente tem uma aparência mais homogênea que o estroma escleral (3 na fotomicrografia superior esquerda). Os espaços em branco vistos nesta fotomicrografia são artefatos. **Núcleos de que-**

ratócitos* (12) do estroma corneal localizam-se entre as lamelas. O epitélio corneal (10) repousa sobre uma membrana basal espessa chamada **membrana de Bowman** (13). A superfície posterior da córnea é revestida por um epitélio simples pavimentoso chamado **endotélio corneal** (14); sua membrana basal espessa é conhecida como **membrana de Descemet** (15).

---

* N. de R.T.: Fibroblastos.

Olho, epitélio corneal, ser humano, H&E, 360x.
Esta fotomicrografia é um aumento maior mostrando o **epitélio corneal** (16) com as células superficiais pavimentosas, a **membrana de Bowman** (17), muito espessa e de

aparência homogênea, e o **estroma corneal** (18) subjacente. Note que o tecido estromal apresenta uma aparência homogênea, um reflexo do arranjo compactado de suas fibrilas colágenas. Os núcleos achatados pertencem aos queratócitos.

Olho, endotélio corneal, ser humano, H&E, 360x.
Esta fotomicrografia mostrar a superfície posterior da córnea. Observe a **membrana de Descemet** (19), espessa e

homogênea, e o **endotélio simples pavimentoso corneal** (20) subjacente.

Olho, cristalino, ser humano, H&E, 360x.
Esta fotomicrografia mostra uma porção do cristalino próxima ao seu equador. O cristalino é todo formado de células epiteliais circundadas por uma **cápsula do cristalino** (21), de aparência homogênea, à qual as fibras da zônula se ligam. A cápsula do cristalino é a espessa lâmina basal das células epiteliais. Na superfície anterior do cristalino há uma única camada de **células epiteliais cúbicas** (22); entretanto, na mar-

gem lateral, elas tornam-se extremamente alongadas, formando camadas que se estendem por meio do centro do cristalino. Essas colunas alongadas de citoplasma epitelial são chamadas de **fibras do cristalino** (23). Novas células são produzidas na margem do cristalino para substituírem as células mais velhas no seu interior. Eventualmente, as células mais velhas perdem seu núcleo, como evidenciado nas porções mais profundas do cristalino nesta fotomicrografia.

PRANCHA 154 Esclera, córnea e cristalino **347**

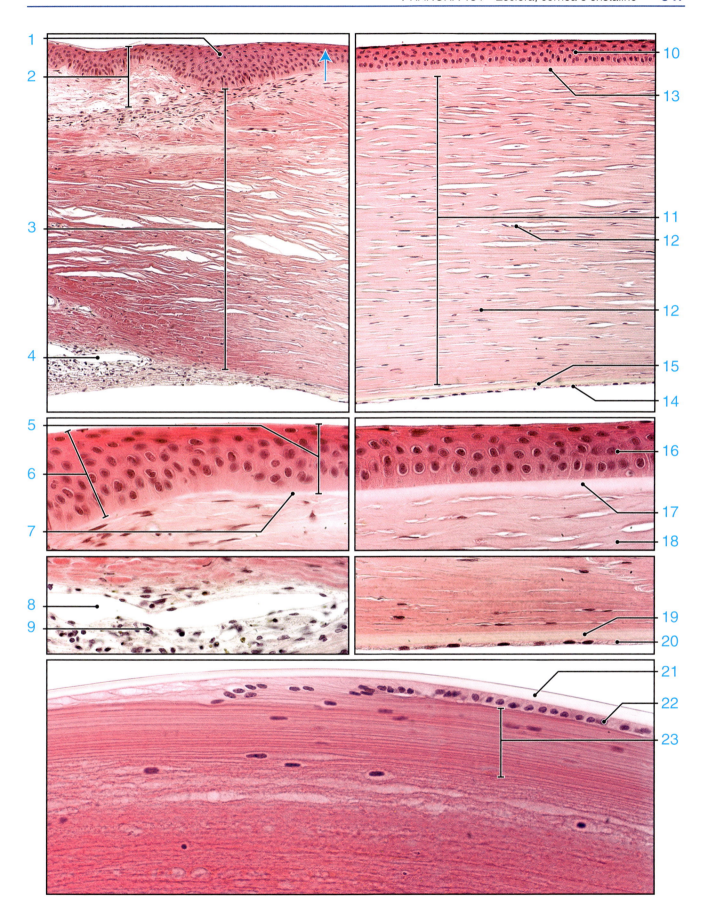

348 CAPÍTULO 20 Olho

PRANCHA 155 Segmento posterior do olho

A retina e o nervo óptico são projeções do prosencéfalo. O revestimento fibroso do nervo óptico é uma extensão das meninges encefálicas. A retina neural é uma estrutura em multicamadas composta de fotorreceptores (bastonetes e cones); neurônios, alguns dos quais são especializados como neurônios condutores ou de associação; e células de suporte (células de Müller). Externamente à retina neural está uma camada de epitélio pigmentar retiniano simples cúbico. As células de Müller são comparáveis, pois as células gliais do sistema nervoso central, em especial as astrocitos, devido aos prolongamentos das células de Müller, se ramificam por praticamente toda a espessura da retina. A membrana limitante interna é a lâmina basal das células de Müller; a membrana limitante externa é na realidade formada pelos limites e junções apicais das células de Müller. Este nível é também caracterizado pela presença de junções de ancoragem célula a célula (zônulas de adesão) entre os prolongamentos das células de Müller.

Os neurônios da retina estão dispostos em três camadas: uma camada profunda de bastonetes e cones; uma camada intermediária (nuclear interna) de células bipolares, horizontais e amácrinas; e uma camada superficial de células ganglionares. Os impulsos nervosos originados nos bastonetes e cones são transmitidos para a camada nuclear interna e daí para a camada de células ganglionares. As conexões sinápticas ocorrem na camada plexiforme externa (entre os bastonetes e cones e os neurônios da camada nuclear interna) e na camada plexiforme interna (entre os neurônios da camada nuclear interna e as células ganglionares), resultando em somação e integração neuronal. Finalmente, os axônios das células ganglionares se projetam ao encéfalo como componentes do nervo óptico.

Olho, camadas da retina, ser humano, H&E, 325x.
Com base nas características estruturais evidentes em cortes histológicos, a retina é dividida em dez camadas, começando da mais externa, como listadas abaixo e marcadas nesta micrografia:

Epitélio pigmentar retiniano (1), a camada mais externa da retina;

Camada de bastonetes e cones (2), a camada fotorreceptora da retina;

Membrana limitante externa (4), uma linha formada por junções de ancoragem entre os prolongamentos das células de Müller;

Camada nuclear externa (4), contendo os núcleos dos bastonetes e cones;

Camada plexiforme externa (5), contendo os prolongamentos neurais e as sinapses de bastonetes e cones com as células bipolares, amácrinas e horizontais;

Camada nuclear interna (6), contendo núcleos das células bipolares, horizontais, amácrinas e de Müller;

Camada plexiforme interna (7), contendo prolongamentos e sinapses das células bipolares, horizontais, amácrinas e ganglionares;

Camada de células ganglionares (8), contendo os corpos celulares e núcleos das células ganglionares;

Camada das fibras do nervo óptico (9), contendo os axônios das células ganglionares;

Membrana limitante interna (10), consistindo da lâmina basal das células de Müller;

Esta figura também mostra a camada mais interna do **revestimento vascular**, ou **coroide** (11), e uma membrana desprovida de células, a **lâmina vítrea** (12), também chamada de membrana de Bruch. Imediatamente externa à membrana de Bruch está a camada coriocapilar do revestimento vascular. Esses vasos irrigam a parte externa da retina.

Olho, retina e nervo óptico, ser humano, H&E, 65x.
O local onde o **nervo óptico** (13) deixa o globo ocular é chamado de **disco óptico** (14), caracteristicamente assinalado por uma depressão, como fica evidente na figura. Como não há células receptoras no disco óptico, esta área não é sensível ao estímulo luminoso, sendo algumas vezes referida como ponto cego.

As fibras que formam o nervo óptico originam-se na retina, mais especificamente na camada de células ganglionares (ver acima). Elas atravessam a esclera por meio de vários orifícios para formar o nervo óptico. A região da esclera que contém esses orifícios é chamada de **lâmina crivosa** ou **placa cribiforme** (15). O nervo óptico apresenta a artéria e a veia central da retina (não mostrado aqui) que também atravessam a lâmina crivosa. Ramos da **artéria** e da **veia central da retina** (16) proveem a porção interna da retina.

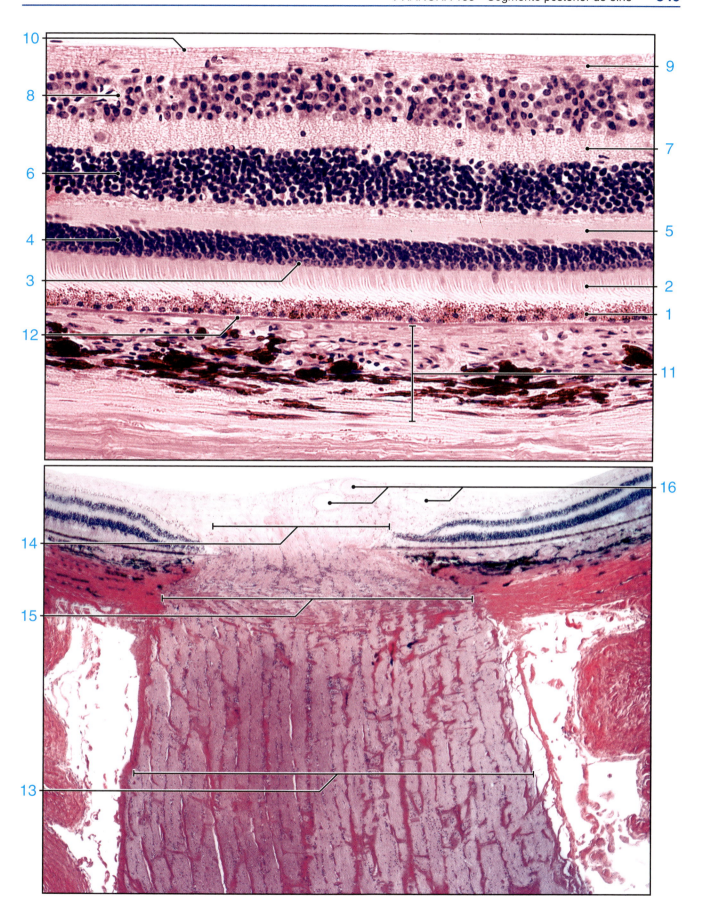

PRANCHA 155 Segmento posterior do olho

PRANCHA 156 Desenvolvimento do olho

Os olhos se desenvolvem como evaginações do prosencéfalo em desenvolvimento. Mesmo antes de as cristas neurais se fecharem para formar o tubo neural, as áreas pareadas de onde as vesículas ópticas se projetarão do tubo neural são visíveis como sulcos ópticos no terminal cranial do neuroectoderma. Uma vez formado o tubo neural, cada vesícula óptica cresce lateralmente em direção à lâmina basal do ectoderma da cabeça, e sua conexão com o prosencéfalo se estreita para dar origem ao pedículo óptico. No local onde a vesícula óptica se aproxima da cabeça, o ectoderma se espessa para formar o placoide do cristalino. Então, tanto os placoides do cristalino como as vesículas ópticas se invaginam; os placoides do cristalino tornam-se as vesículas do cristalino e as vesículas ópticas tornam-se os cálices ópticos de paredes duplas. Na quinta semana de desenvolvimento as vesículas do cristalino se separam da superfície ectodérmica e passam a ficar na abertura do cálice óptico. A região de onde a vesícula do cristalino se separou torna-se mais uma vez espessa para originar o epitélio corneal. Depois, células mesenquimais migram à matriz extracelular acelular abaixo do epitélio, dando origem ao estroma e ao endotélio corneal.

A camada externa do cálice óptico forma uma camada única de células pigmentadas que se diferenciarão em epitélio pigmentado da retina, camada pigmentada do epitélio ciliar e camada pigmentada anterior da íris. A camada interna origina as nove camadas da retina neural, a camada não pigmentada do epitélio ciliar e a camada pigmentada posterior da íris.

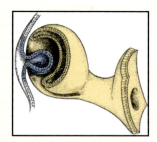

Olho em desenvolvimento, ser humano (8 semanas), Tricrômico de Masson, 220x.

Esta fotomicrografia em aumento menor mostra um olho humano em desenvolvimento de aproximadamente oito semanas. Todas as estruturas básicas do olho adulto já estão formadas, mas as **pálpebras** (1) ainda estão fechadas e o **ectoderma superficial** (2) da cabeça ainda cobre a futura fissura palpebral. **Folículos pilosos** (3) dos cílios em formação são vistos em uma das pálpebras em desenvolvimento. Há considerável retração entre as duas camadas do cálice óptico, provocando interrupção da continuidade da camada interna, de modo que a **retina neural** (4) em desenvolvimento está muito afastada da **camada do epitélio pigmentado da retina** (5). A retina neural em desenvolvimento também fica livre das extensões anteriores do **cálice óptico** (6), que estão se desenvolvendo em **corpo ciliar** (7) e **íris** (8). A **córnea** (9) é reconhecível abaixo das pálpebras, e o **cristalino** (10) em desenvolvimento ainda está muito próximo da superfície posterior da córnea. Muitos núcleos ainda estão presentes nas **fibras do cristalino** (11) em desenvolvimento, justamente no centro do cristalino. O **nervo óptico** (12) em desenvolvimento é visível passando por meio da retina neural no polo posterior do olho. Pequenos **vasos sanguíneos** (13), representando ramificações da artéria e da veia hialoide, podem ser vistos no **corpo vítreo** (14) e contíguos à superfície posterior do cristalino em desenvolvimento.

Olho, segmento anterior, ser humano (8 semanas), Tricrômico de Masson, 540x.

Esta fotomicrografia em aumento maior mostra parte da retina neural rompida abaixo do **corpo ciliar** (15) e da **íris** (16) em desenvolvimento. A estrutura em bicamada dos epitélios da íris e ciliar é evidente nesta fotomicrografia. O **epitélio corneal** (17) e o **endotélio corneal** (18) são vistos em aposição ao **estroma corneal** (19) em desenvolvimento. Mesmo neste aumento, a organização em paralelo dos queratócitos e das lamelas estromais é evidente. Numerosas células mesenquimais estão presentes (não visível) no que se tornará a **câmara anterior** (20). O epitélio anterior e a região equatorial do cristalino são evidentes, e a orientação das células epiteliais para formar as **fibras do cristalino** (21) é mais óbvia e muito mais efetiva nesta fase do que no cristalino já formado.

Olho, segmento posterior, ser humano (8 semanas), Tricrômico de Masson, 540x.

Esta fotomicrografia em aumento maior mostra o **nervo óptico** (22) em desenvolvimento saindo do olho por meio da **retina neural** (23) e da **esclera** (24). enquanto a espessura e a riqueza de células são evidentes na retina neural em desenvolvimento, nesta estrutura não é possível distinguir as camadas com clareza.

O excesso de núcleos na região do **disco óptico** (25) representa tanto a proliferação de células da glia, que acompanharão e mielinizarão os axônios do nervo óptico conforme ele deixa o olho, bem como alguns vasos sanguíneos entrando e deixando o olho ao longo do nervo óptico em desenvolvimento. Pequenos **vasos sanguíneos** (26) são distinguíveis no **corpo vítreo** (27).

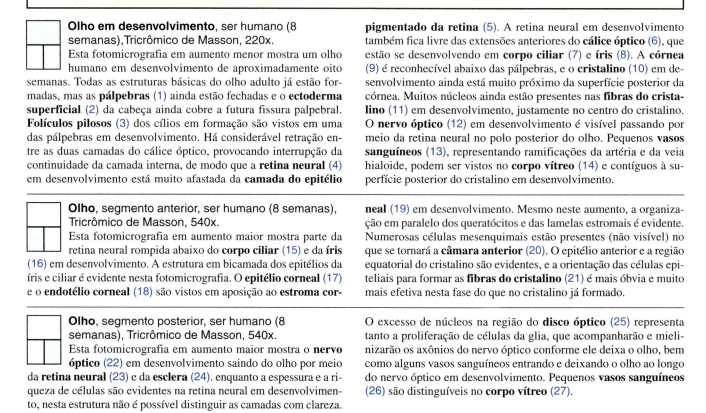

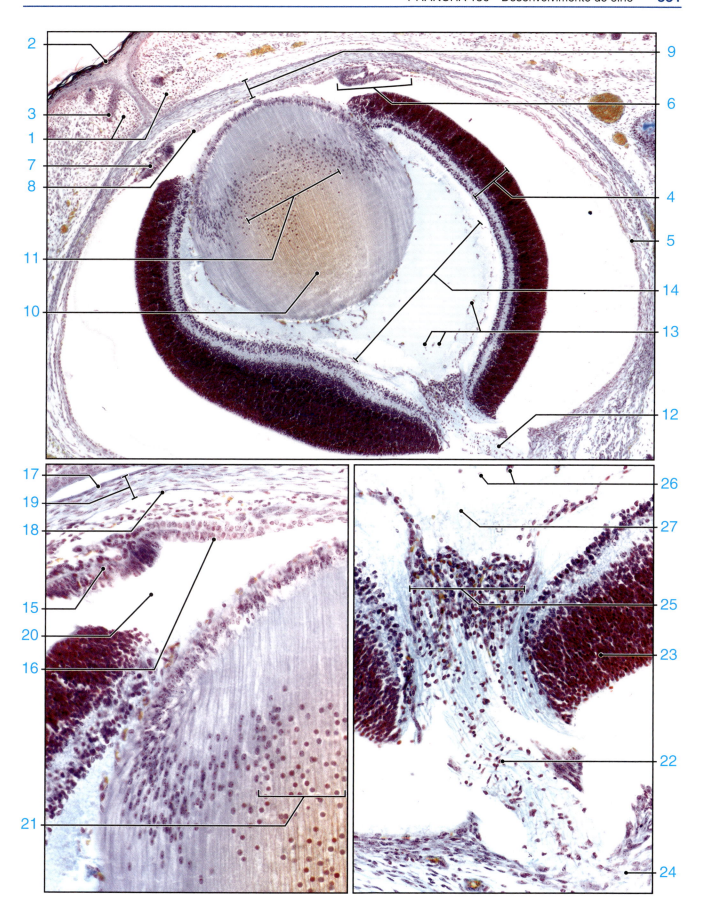

PRANCHA 156 Desenvolvimento do olho

PRANCHA 157 Pálpebra

As pálpebras superior e inferior são dobras modificadas da pele da face que protegem a superfície anterior do olho. A pele das pálpebras é frouxa e elástica para se adaptar a seus movimentos. Dentro de cada pálpebra há um suporte flexível, a placa tarsal, formada de tecido elástico e fibroso denso, e glândulas tarsais incorporadas (glândulas de Meibômio). A borda inferior da placa tarsal se estende até a margem livre da pálpebra, e sua borda superior serve para inserção de fibras musculares lisas do músculo tarsal superior (de Müller). As pálpebras são cobertas posteriormente por uma camada da conjuntiva palpebral. O músculo orbicular do olho, um músculo da expressão facial, forma uma fina bainha oval de fibras musculares esqueléticas dispostas circularmente, sobrejacente à placa tarsal. O tecido conectivo das pálpebras contém fibras tendíneas do músculo levantador da pálpebra superior, o qual abre a pálpebra. Além das glândulas sudoríparas écrinas, que secretam diretamente na pele, a pálpebra apresenta glândulas sebáceas (glândulas de Zeis) e glândulas apócrinas dos cílios (glândulas de Moll), ambas associadas aos cílios, e pequenas glândulas lacrimais acessórias.

FOTOMICROGRAFIA PARA ORIENTAÇÃO: Este é um corte perpendicular à superfície da pálpebra. A superfície externa da pálpebra é revestida por **pele (1)**; a superfície interna, voltada para o globo ocular, é revestida pela **conjuntiva palpebral (2)**. Adjacentes à conjuntiva palpebral estão as **glândulas tarsais (3)**, e, localizado mais profundamente, está o **músculo orbicular do olho (4)**. Partes de vários **cílios (5)** são vistas na região da junção conjuntivocutânea.

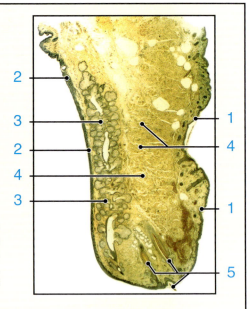

Pálpebra e placa tarsal, superfície posterior, ser humano, ácido pícrico, 75x.

Esta fotomicrografia de um corte sagital da pálpebra mostra a **placa tarsal (1)** com glândulas sebáceas incorporadas, as **glândulas tarsais** ou **de Meibômio (2)**. Apresentam numerosos alvéolos, que aparecem nesta fotomicrografia como saliências amarelas do **ducto excretor (3)**, que caminha paralelamente a outros ductos no plano da placa tarsal. A secreção sebácea das glândulas tarsais deixa os ductos excretores por meio de seus orifícios na borda livre da pálpebra, localizados posteriormente à linha dos cílios. A placa tarsal localiza-se internamente à **conjuntiva palpebral (4)**, que consiste em um epitélio estratificado cilíndrico, contendo numerosas células caliciformes. Fibras musculares estriadas da **porção palpebral do músculo orbicular do olho (5)** estão presentes mais internamente à placa tarsal. Nesta preparação, o músculo e o tecido conectivo coram-se em amarelo, e as células epiteliais da pele, a conjuntiva e o epitélio glandular coram-se em verde.

Pálpebra, superfície anterior, ser humano, ácido pícrico, 75x; figura menor, músculo orbicular do olho, 160x.

Esta fotomicrografia exibe a parte anterior da pálpebra, revestida pela **pele (6)**, e o **tecido subcutâneo (7)** subjacente, contendo **vasos sanguíneos (8)** e vasos linfáticos. Fibras musculares estriadas do **músculo orbicular do olho (9)**, dispostas concentricamente, formam uma fina bainha interiormente à pele e ao tecido conectivo subjacente. A **figura menor** mostra em aumento maior as fibras musculares estriadas cortadas transversalmente.

Pálpebra, cílios, ser humano, ácido pícrico, 75x.

Os **cílios (10)** emergem da extremidade mais anterior da margem da pálpebra, a frente dos orifícios das glândulas tarsais. São pelos curtos, rijos e curvados que se originam de **folículos pilosos (11)**. As pequenas e modificadas **glândulas sebáceas das pálpebras,** as **glândulas de Zeis (12)** secretam para o folículo do cílio. Repare, também, nas pequenas glândulas sudoríparas que se originam como glândulas simples tubulares em espiral, as **glândulas sudoríparas apócrinas**, ou **glândulas de Moll (13)**. Elas também secretam seu conteúdo nos folículos pilosos dos cílios.

Pálpebra, conjuntiva palpebral, ser humano, ácido pícrico, 240x.

Esta fotomicrografia em aumento maior mostra a **conjuntiva palpebral (14)** composta por várias camadas de células cilíndricas e células caliciformes. O epitélio repousa sobre uma lâmina própria composta de tecido conectivo frouxo. A conjuntiva, bem como o tecido conectivo subjacente, está infiltrada por **linfócitos (15)**; os núcleos pequenos, redondos e densos, são característicos de linfócitos.

Pálpebra, junção conjuntivocutânea, ser humano, ácido pícrico, 240x.

Esta fotomicrografia em aumento maior mostra o **epitélio estratificado pavimentoso não queratinizado (16)** na junção conjuntivocutânea. Esta junção se localiza na extremidade livre da pálpebra, normalmente entre os ductos das glândulas tarsais e os cílios.

Pálpebra, pele palpebral, ser humano, ácido pícrico, 240x.

Esta fotomicrografia em aumento maior mostra a pele palpebral, que apresenta um **epitélio estratificado pavimentoso queratinizado (17)**.

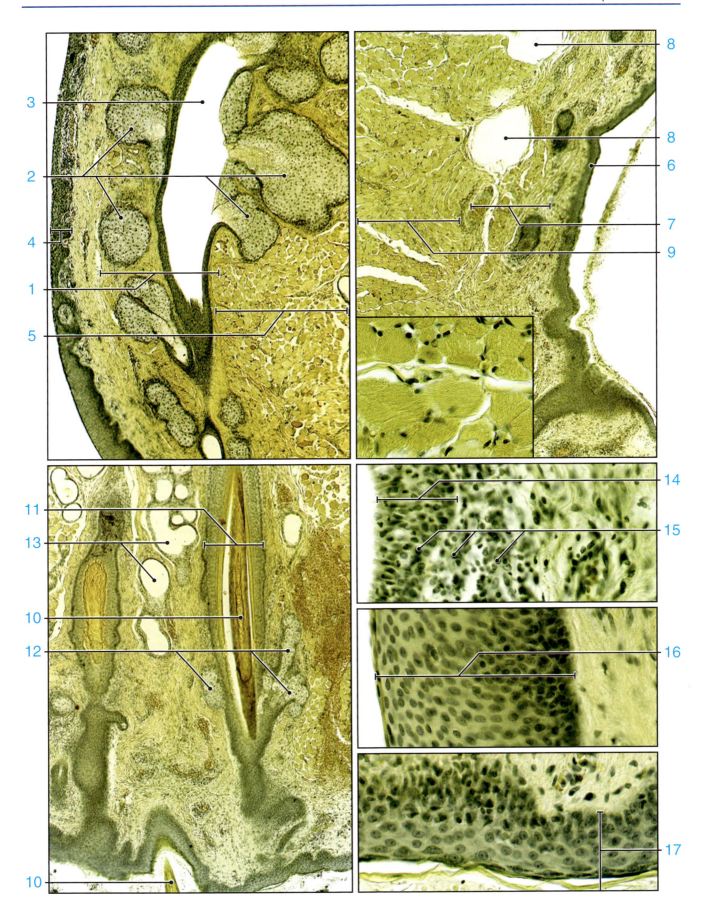

CAPÍTULO 21
Orelha

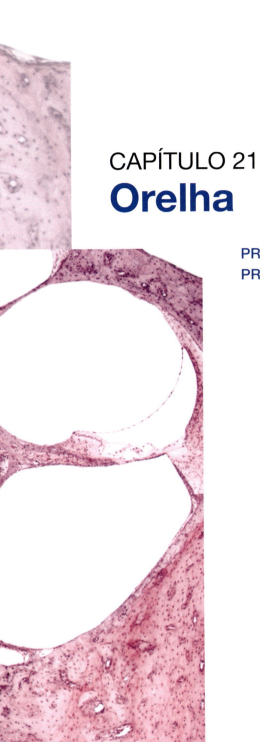

PRANCHA 158 Orelha **356**
PRANCHA 159 Órgão espiral **358**

PRANCHA 158 Orelha

A orelha interna, localizada no osso temporal, compreende um sistema de câmaras e canais que contém uma cadeia de canais membranosos. Essas estruturas são chamadas, respectivamente, de labirinto ósseo e labirinto membranoso. Em alguns locais o labirinto membranoso forma o revestimento do labirinto ósseo; em outros locais, há uma separação dos dois. Dentro do espaço revestido pelo labirinto membranoso há um fluido aquoso chamado de endolinfa. Externamente ao labirinto membranoso, entre a membrana e o labirinto ósseo, há um fluido adicional, chamado de perilinfa.

O labirinto ósseo é dividido em três partes: cóclea, canais semicirculares e vestíbulo. A cóclea e os canais semicirculares contêm estruturas membranosas com a mesma configuração; entretanto, os componentes membranosos do vestíbulo apresentam formas mais complexas, sendo compostos por ductos e duas câmaras, o utrículo e o sáculo. A cóclea contém os receptores para a audição, o órgão espiral; os canais semicirculares, por sua vez, contêm os receptores para os movimentos da cabeça; e o utrículo e o sáculo, por fim, contêm receptores para as posições da cabeça.

Orelha, cobaia, H&E, 20x.

Neste corte por meio da orelha interna, o osso circunda toda a cavidade interna. Em função de seu caráter labiríntico, cortes da orelha interna aparecem como múltiplas câmaras e ductos separados. Entretanto, todos estão interconectados (exceto os espaços perilinfático e endolinfático, que estão separados). A câmara maior é o **vestíbulo** (1). O lado esquerdo desta câmara (*setas*) liga-se à **cóclea** (2). Abaixo da *seta* e à direita, está o **ligamento oval** (3), circundando a base do **estribo** (4) – ambas as estruturas foram cortadas obliquamente e não são vistas na sua totalidade. O **nervo facial** (5) está em um túnel ósseo à esquerda do ligamento oval. A comunicação do vestíbulo com um dos canais semicirculares é marcada por uma *ponta de seta*. Na região superior direita da fotomicrografia há cortes transversais do labirinto membranoso, passando por meio dos componentes do **sistema de ductos semicirculares** (6).

A cóclea é uma estrutura em espiral que apresenta uma forma geral de um cone. O fragmento ilustrado aqui apresenta três voltas e meia (em seres humanos, apresenta duas voltas e três quartos). O corte passa por meio do eixo central da cóclea. A cóclea compreende um eixo ósseo chamado de **modíolo** (7), do qual se origina o **nervo coclear** (8) e o **gânglio espiral** (9). Por causa do plano de corte e da forma espiral do túnel coclear, o túnel é cortado transversalmente em sete locais (por isso três voltas e meia). Note a **crista ampular** (10). Uma observação mais detalhada da cóclea e do órgão espiral é apresentada na Prancha 159.

Orelha, cobaia, H&E, 225x; figura menor, 770x.

A fotomicrografia mostra um aumento maior de um dos canais semicirculares e da crista ampular (10, na fotomicrografia superior) no interior do canal observado na região inferior direita da fotomicrografia superior. O receptor para movimento, a crista ampular (note suas conexões na figura superior), está presente em cada um dos canais semicirculares. A **superfície epitelial** (11) da crista apresenta dois tipos celulares: as células de sustentação (suporte) e as células ciliadas (receptoras). Estas últimas podem ser ainda subdivididas em dois tipos com a ajuda da microscopia eletrônica. É difícil distinguir as células ciliadas das células de sustentação com base em suas características específicas; entretanto, elas podem ser diferenciadas com base em sua localização. A **figura menor** mostra que as **células ciliadas** (12) situam-se mais superficialmente em relação às **células de sustentação** (13). Uma massa gelatinosa, a **cúpula** (14), em cima o epitélio da crista ampular. Cada célula receptora envia uma projeção ciliar para a profundidade da substância da cúpula.

O epitélio repousa sobre um **tecido conectivo** (15) frouxo celular que também contém as fibras nervosas associadas às células receptoras. As fibras nervosas são de difícil identificação por não estarem organizadas em um feixe distinto.

PRANCHA 158 Orelha

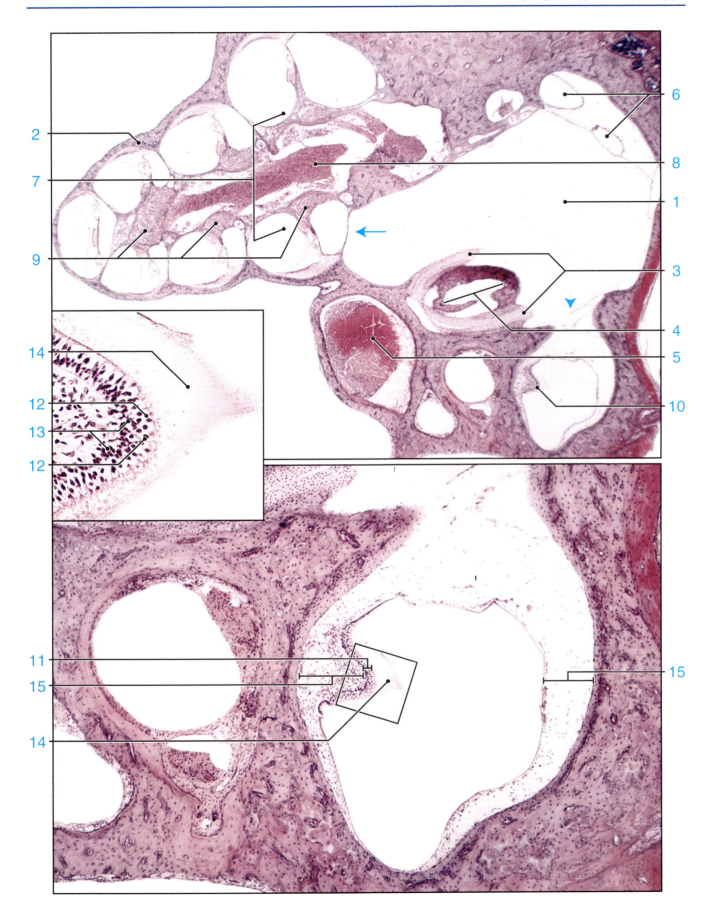

PRANCHA 159 Órgão espiral

A célula pilosa, um mecanorreceptor não neural, é o receptor celular mais frequente do sistema vestibulococlear. Células pilosas são células epiteliais que possuem numerosos estereocílios, que são microvilosidades modificadas também chamadas de cílios sensoriais. Elas convertem energia mecânica em energia elétrica, que em seguida é transmitida ao encéfalo via nervo vestibulococlear (nervo craniano VIII). Células ciliadas estão associadas a terminações nervosas aferentes e eferentes. Todas as células ciliadas apresentam um fundamento comum em relação a sua função celular receptora, que envolve a inclinação ou a flexão dos seus estereocílios. A maneira específica pela qual os estereocílios são inclinados varia de receptor para receptor, mas, em cada caso, o estiramento da membrana plasmática causado pela inclinação dos estereocílios gera alterações no potencial de membrana que são transmitidas às terminações nervosas aferentes associadas a cada célula. Terminações nervosas eferentes sobre as células ciliadas regulam a sua sensibilidade.

Orelha, cobaia, H&E, 65x; figura menor, 380x.

A fotomicrografia mostra um corte por meio de uma das voltas da cóclea. O componente funcional mais importante da cóclea é o órgão espiral, contido na área delimitada e exibido em aumento maior na fotomicrografia abaixo. Outra estrutura presente na fotomicrografia é o **ligamento espiral** (1), um espessamento do periósteo na parte externa do túnel. Duas membranas, a **membrana basilar** (2) e a **membrana vestibular** (3), unem-se ao ligamento espiral e dividem o túnel coclear em três canais paralelos: a **rampa vestibular** (4), a **rampa timpânica** (5) e o **ducto coclear** (6). Tanto a rampa vestibular quanto a rampa timpânica são espaços perilinfáticos; elas se comunicam no ápice da cóclea. Já o ducto coclear é o espaço do labirinto membranoso,

preenchido com endolinfa. Acredita-se que a endolinfa seja formada pela **estria vascular** (7), porção do ligamento espiral voltada para o ducto coclear. A estria vascular é altamente vascularizada e contém células "secretoras" especializadas.

Uma plataforma óssea, a **lâmina espiral óssea** (8), se estende do modíolo até a membrana basilar. Ramos do **nervo coclear** (9) acompanham a lâmina espiral até o modíolo, onde o tronco principal do nervo é formado. Os componentes do nervo coclear são neurônios bipolares cujos corpos celulares são mostrados em aumento maior na **figura menor**. A lâmina espiral sustenta uma elevação celular, o **limbo espiral** (10). A superfície do limbo espiral é composta de células cilíndricas.

Orelha, cobaia, H&E, 180x; figura menor, 380x.

Os componentes do órgão espiral, começando pelo **limbo espiral** (11), são: **células limitantes internas** (12); **células pilosas** e **falângicas internas** (13); **células pilares internas** (14); (a sequência continua, repetindo-se inversamente) **células pilares externas** (15); **células pilosas** (16) e **falângicas externas** (17); e **células limitantes externas** ou **células de Hensen** (18). Com exceção das células pilosas, chamadas células receptoras, as demais células são chamadas coletivamente de células de sustentação. As células ciliadas e falângicas podem ser diferenciadas nesta figura por sua localização (ver a **figura menor**) e porque seus núcleos estão bem alinhados. Uma vez que as células ciliadas repousam sobre as células falângicas, pode-se concluir que os três núcleos superiores pertencem às células ciliadas externas, enquanto os três núcleos inferiores pertencem às células falângicas externas.

As células de sustentação se estendem da **membrana basilar** (19) até a superfície do órgão espiral (que não é evidente aqui, mas

pode ser vista na **figura menor**), onde formam uma **membrana reticular** (20). A superfície livre das células receptoras encaixa-se em orifícios na membrana reticular, e os cílios destas células projetam-se em direção à **membrana tectória** (21), com quem fazem contato. Esta última é uma extensão cuticular das células cilíndricas do limbo espiral. Em preparações adequadas, as fibras nervosas podem ser vistas desde as células pilosas até o **nervo coclear** (22).

No trajeto entre a membrana basilar e a membrana reticular, grupos de células de sustentação estão separados de outros grupos por espaços que formam túneis em espiral. Estes túneis são chamados de **túnel interno** (23), **túnel externo** (24) e **túnel espiral interno** (25). Além das células de sustentação, existem dois grupos adicionais de células de sustentação externa, as **células de Claudius** (26) e as **células de Böttcher** (27).*

---

* N. do R.T.: Essas células não fazem parte do órgão espiral; elas revestem a camada mais externa da membrana basilar.

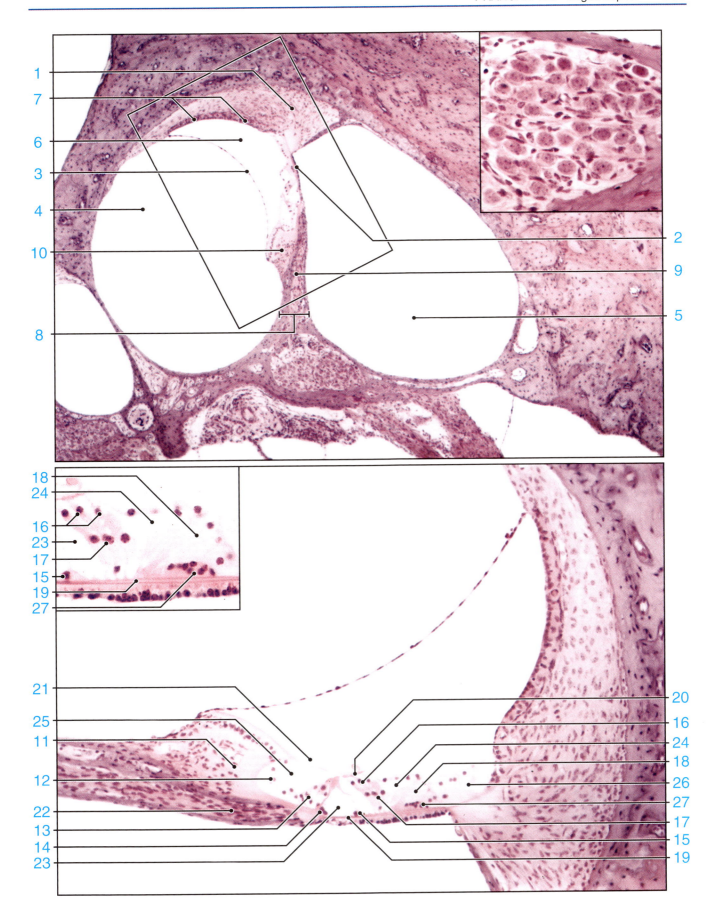

Índice

Acidófilos, 268, 270
Ácinos, 216, 218, 226-228
   mucoso, 182, 184, 238
   seromucoso, 184
   seroso, 180,182
Actina, filamentos finos, 72
Adeno-hipófise, 268, 270
Adventícia
   aorta, 120
   arteríola, 124
   ducto linfático, 126
   ducto torácico, 126
   esôfago, 192
   traqueal, 240
   ureter, 260
   vagina, 328
   vesícula biliar, 224
   vesícula seminal, 300
Agranulócitos, 62,64
Alça de Henle, 252, 256, 258
Alvéolos
   esôfago, 192
   glândulas mamárias, 332, 336
   próstata, 298
   respiratórios, 244, 246
Ameloblastos, 188
Âmnio, 322
Anel de Waldeyer, 132
Anel traqueal, 240
Ângulo iridocorneal (de Fontana), 344
Antro, 306
Aorta, 120
Apêndice, 206, 210
Aponeurose epicraniana, 162
Arco vertebral, 32
Áreas gástricas, 196
Areia cerebral, 272
Artéria(s), 118, 122, 136, 146, 182.
   arqueadas, 250
   central, 140, 142, 348
   circular, 344
   coriônicas, 322
   coronárias, 118
   distribuidoras. *Ver* Artérias musculares
   esplênica, 140
   hepática, 216
   interlobulares, 250, 252
   musculares, 122
   pulmonar, 244

   umbilicais, 322, 326
   uterinas, 314
Arteríolas, 118, 122, 124, 128, 160
Articulação esternoclavicular, 38
Articulação temporomandibular, 38
Atresia, 308
Átrios, 88, 116
Aurícula, 38
Axila, pele, 158
Axônios, 82, 98, 100, 102, 106, 112

Baço, 140-143, 142
   polpa vermelha, 142
   zona marginal, 140
Bandas
   A, 72,74, 76
   H, 74
   I, 74, 76
Barras terminais, 2, 300
Barreira
   hematoencefálica, 102
   placentária, 324
Basofilia, 150
Basófilos, 62, 268, 270
Bastonetes, 348
Borda
   em escova, 254
   estriada, 200, 208
   pregueada, osteoclastos, 52
   vermelha, lábio, 170
Botões gustatórios, 176, 178
Botões trofoblásticos, 324
Bronquíolos, 2, 244, 246
Brônquios, 244
Brônquios extrapulmonares, 240

Cálculos prostáticos, 296, 300
Cálice
   menor, 256, 258
   óptico, 188, 350
   renal, 256
Camada
   basal, 150, 152, 316, 318, 322, 328, 330
     pele fetal, 156
   circular, miométrio uterino, 316
   córnea, 150, 152, 154, 160, 166, 170
   espinhosa, 150
   fibrosa, coração, 116

   funcional, 316, 318
   germinativa, 150, 152, 154, 170, 212, 306, 308
   granular, cerebelo, 110
   intermédia, 188
   lúcida, 150
   nuclear externa, olho, 348
   nuclear interna, olho, 348
   plexiforme externa, olho, 348
   plexiforme interna, olho, 348
   posterior, 342-345
   reticular, pele, 156
   subendotelial, 118
Canais semicirculares, 356
Canais vasculares,42, 296
   central, medula espinal, 112
   de Havers, 44, 46
   de Schlemm, 344, 346
   de Volkmann, 44
   mandibular, 186
   pilossebáceo, 330
   portal, 216
Canalículos, 46, 56
Canalículos biliares, 2, 216, 218, 220
Capilares
   fibras musculares, 72, 74
   ilhotas pancreáticas, 228
   tecido adiposo, 28
   tireoide, 274
   vesícula seminal, 300
Cápsula de Bowman, 2, 252, 254, 258
Cartilagem, 31-39
   calcificada, 50, 52
   colar ósseo em volta da, 48
   de Meckel
   elástica, 38
   epifisária, 50
   espículas, 50
   hialina, 32, 34, 36, 240
   matriz, 238
   osso e, 42
   parede brônquica, 244
   pineal, 50
   placas, brônquios, 244
Cavidade
   nasal, 234
   oral, 169-189, 188, 234
   vítrea, 342
Ceco, 206
Célula lactotrófica, 268

362 Índice

Células absortivas, ileocecal, 206
Células alfa (α), 228
Células amácrinas, 348
Células apoptóticas, 260
Células B, 136
Células basais
    ducto deferente, 4, 294
    dúctulos eferentes, 292
    epiglote, 4
    glândulas sebáceas, 162
    grande lábio, 330
    língua, 178
    mucosa olfatória, 234
    vesícula seminal, 300
Células binucleadas, 218, 260, 262
Células bipolares, retina, 348
Células C, 274, 276
Células caliciformes
    colo, 208
    duodeno, 200
    epiglote, 4
    jejuno, 202
    junção ileocecal, 206
    secretoras de muco, 230
    traqueia, 240
Células centroacinares, 226, 228
Células ciliadas, orelha, 356, 358
Células citotrofoblásticas, 324
Células cromafins, 280
Células cúbicas, 258, 346
Células da neuróglia, 108
Células de Betz, 108
Células de Böttcher, 358
Células de Cajal, 108
Células de Clara, 244, 246
Células de Claudius, 358
Células de Golgi Tipo II, 110
Células de Hensen, 358
Células de Hofbauer, 324
Células de Ito, 220
Células de Kupffer, 216, 218, 220, 222
Células de Langerhans, 154, 156
Células de Leydig, 8, 286, 288, 290
Células de Martinotti, 108
Células de Merkel, 154
Células de Müller, 348
Células de Purkinje, 110, 118
Células de Schwann, 80, 82, 98, 100, 106, 206, 208
Células de secreção serosa, 4
Células de Sertoli, 286, 288, 290
Células de sustentação, 290, 356
    de sustentação externa, 358
    língua, 178
Células deciduais, 322
Células do estroma, 306
Células em cesto, cerebelo, 110
Células em descamação, 6, 152
Células em escova, 242
Células em forma de cúpula, 262
Células endosteais, 46
Células endoteliais, 72, 74, 122, 124, 128, 136, 138, 142, 218, 220, 254, 326
Células enteroendócrinas, 206
Células eosinofílicas em bastão, 68, 158
Células epitelioreticulares, 144
Células estreladas, 108, 110

Células falângicas internas, orelha, 358
Células foliculares, 274, 304, 308, 318
Células fusiformes, 108
Células gliais, 272
Células granulosas, cérebro, 108, 242
Células granulosas, ovário, 304, 306, 308
    lúteas, 310, 312
Células horizontais, retina, 348
Células inflamatórias, traqueia, 240
Células intersticiais, 8, 286, 288
Células limitantes internas, orelha, 358
Células lúteas, 310
Células lúteas tecais, 310, 312
Células mesangiais, 254
Células mesenquimais, 54, 156
Células mesenquimais osteoprogenitoras, 36
Células mesoteliais simples pavimentosas, 246
Células mioepiteliais, 158, 160, 334, 336
Células mioides, 286, 288, 290
Células mioides peritubulares, 288
Células mononucleares progenitoras, 52
Células neuroepiteliais, 178
Células neutrofílicas em bastão, 68
Células osteoprogenitoras, 36, 46, 54, 58
Células oxifílicas, 278
Células pilares, 358
Células pilares externas, orelha, 358
Células pilares internas, orelha, 358
Células piramidais, 108
Células pré-deciduais, 318
Células principais, 4, 196, 278, 294
Células queratinizadas, 6, 152, 212, 338, 352
Células reticulares, 22, 64, 66, 134, 138
Células satélites, 104, 106
Células secretoras, 160
Células secretoras de muco, 4, 8, 12, 264, 296
Células serosas, 4, 184
Células superficiais, 6, 8
Células T, 136, 144
Células-tronco linfoides multipotentes, 144
Cemento, dente, 186
Centros de ossificação secundários, 48
Centros germinativos, 132, 134, 140, 142, 210
Cerebelo, 110
Cérebro, 108
Cérvice, útero, 92, 316, 320
Cílios
    dúctulos eferentes, 292
    epiglote, 4
    epitélio respiratório, 242
    laringe, 236
    mucosa olfatória, 234
    traqueia, 240
Cílios, olho, 352
Cisterna terminal, 76
Cistos de Naboth, 320
Clitóris, 330
Cóclea, 356
    ducto, 358
    nervos, 358
Colágeno
    adventícia aórtica, 120
    cartilagem hialina, 32
    colo, 12
    couro cabeludo, 14
    endoneuro, 98
    epineuro, 102

    estroma corneal, 346
    fibras elásticas e, 20
    fibras reticulares, 22
    junção musculotendínea, 78
    menisco, 38
    tecido conectivo denso modelado, 18
    tipo I, 42
    tipo II, 34
    tonsilas, 132
    tuba uterina, 94
    túnica adventícia, 128
    túnica íntima, 118
Colar ósseo, 48
Coloide, tireoide, 274, 276
Colo, 4, 12, 208
Colunas renais, 258
Complexo de Golgi, 56, 62, 276
Concha nasal, 234
Condrócitos, 32, 38, 42, 48, 238
Cone epidérmico, 150
Cones, 348
Conjuntiva, 346
Conjuntiva palpebral, 352
Coração, 88, 116-119. *Ver também* Músculo cardíaco
Corda tendínea, 116
Cordão umbilical, 326
Cordas esplênicas (de Bilroth), 140, 142
Córion frondoso, 322
Córnea, 324, 344, 346, 350
Corno dorsal, medula espinal, 112
Corno ventral, medula espinal, 112
Coroa radiada, células, 306
Coroide, olho, 324
Corpo albicans, 310, 312
Corpo arenáceo, 272
Corpo ciliar, 324, 344, 350
Corpo esponjoso, 264, 296
Corpo lúteo, 310, 312, 318
Corpo vítreo, 350
Corpos basais, 4, 314
Corpos cavernosos, 296
Corpos de Herring, 270
Corpos vertebrais, 32, 36
Corpúsculos de Hassall, 144, 146
Corpúsculos de Meissner, 150, 166
Corpúsculos de Pacini, 124, 150, 164-167
Corpúsculos renais, 2, 250, 252, 254
Corpúsculos tímicos, 144
Córtex
    glândulas suprarrenais, 280
    linfonodo, 134, 136
    rim fetal, 258
    timo, 144, 146
Córtex cerebral, 108
Couro cabeludo, 14, 162
Coxins subendoteliais, 296
Crescimento aposicional, 48
Criptas intestinais (de Lieberkühn), 4, 198, 200, 204, 208, 212
Criptas tonsilares, 132
Crista ampular, 356
Cristalino, olho, 324, 344, 346
    fibras do, 350
    placódios (substituir placódios por placoides) do, 350
    vesículas do, 350

Índice   363

Cromóforos, 268, 270
Cúmulo oóforo, 306, 308
Cúpula, 356

Decídua basal, 322
Dendritos, 106, 110, 112
Dentes, 186, 188
Dentina, 186, 188
Derme, 20, 150, 156, 164, 166. *Ver também* Epiderme; Pele
Desmossomos, 86, 144, 154
Disco epifisário (placa epifisária), 36, 48, 164
Disco óptico, 324, 348
Discos intercalados, 84, 86, 88, 116
Discos intervertebrais, 38
Dobras circulares, 200, 204
Ducto de Wolff, 314, 316
Ducto deferente (vaso deferente), 4, 286, 292, 294, 300
Ducto epididimário, 290
Ducto mesonéfrico (de Wolff), 314, 316
Ductos
  de Bellini, 256
    glândula écrina, 160
    glândula sebácea, 162
Ductos alveolares, 246
Ductos de Stensen, 180
Ductos estriados, parótida, 180
Ductos excretores
  glândula parótida, 180
  glândula sublingual, 184
  glândula submandibular, 182
  pálpebra, 352
Ductos intercalados, 180, 184, 226, 228
Ductos interlobulares
  glândula mamária, 332, 334, 336
  glândulas sublinguais, 184
  pâncreas, 228, 230
Ductos intralobares
  glândula mamária, 332, 334
  pâncreas, 228
Ductos lactíferos, 338
Ductos terminais, 332, 334
Ductos torácicos, 126-127
Dúctulos eferentes, 290, 292
Duodeno, 200

Ectoderma, 350
Elementos contráteis, 72
Encéfalo, fetal, 188
Endocárdio, 88, 98, 116
Endocérvice, 320
Endolinfa, 356, 358
Endométrio, 316, 318, 320, 322
Endomísio, 72, 74, 80, 84
Endoneuro, 98, 100, 102
Endotélio, 88, 116, 118, 120, 276, 324, 346
Endotendíneo, 18
Enterócitos, 4, 198, 202
Eosinófilos, 62, 64
Epicárdio, 116
Epiderme. *Ver também* Pele
  extremidade do dedo, 150, 166
  fina, 152
  grande lábio, 330
  mamilo, 338

pele fetal, 156
pênis, 296
tipos celulares, 154
Epiderme primitiva, 156
Epidídimo, 286, 290, 292
Epífise, 42
Epífise cerebral, 272
Epiglote, 4, 38, 238
Epimísio, 72, 80
Epineuro, 98, 100, 102
Epitélio, 2-9
  de transição, 8, 260
  estratificado, 6, 238, 320, 328
  pseudoestratificado, 4, 158, 236, 238
  simples, 2, 4
Epitélio ciliar, 344
Epitélio da conjuntiva, 344, 346
Epitélio de transição, 8, 260, 262, 264
Epitélio estratificado cilíndrico, 6, 264
Epitélio estratificado cúbico, 6, 160, 238, 326
Epitélio estratificado não queratinizado, 178
Epitélio estratificado pavimentoso
  células basais, 132
  cérvice, 320
  epiglote, 238
  glândula mamária, 6
  junção gastresofágica, 194
  laringe, 236
  língua, 174
  mamilo, 338
  não queratinizado, 6, 320, 328, 352
  queratinizado, 6, 212, 352
  tonsilas, 132
Epitélio germinativo, 304
Epitélio juncional, 186
Epitélio pavimentoso, 236
Epitélio pseudoestratificado, 4, 158, 236, 238
Epitélio pseudoestratificado ciliado, 244, 246
Epitélio pseudoestratificado cilíndrico, 264, 296
Epitélio pseudoestratificado cilíndrico ciliado, 236, 238, 240
Epitélio secretor, 334
Epitélio simples cilíndrico
  cérvice, 320
  colo, 4
  ducto pancreático, 230
  ducto papilar, 256
  glândula salivar, 4
  glândula simples tubular, 210
  jejuno, 4
  junção anocutânea, 212
  língua, 4
  secretor de muco, 12
  tuba uterina, 314
  vesícula biliar, 224
Epitélio simples cúbico
  bronquíolos, 246
  cordão umbilical, 326
  ducto pancreático intralobar, 228
  fígado, 2
  junção anocutânea, 212
  pâncreas, 2
  pulmão, 2
  superfície livre, 2
  tireoide, 274
  túnica vaginal, 286
Epitélio simples pavimentoso, 2, 116, 346

Epitendíneo, 18
Eponíquio, 164
Epoóforo, 314
Eritroblastos, 66
Eritrócitos, 16, 62, 64, 66, 220
Eritropoiese, 66
Esclera, 324, 344, 346, 348
Escroto, 92
Esfíncter anal, 212
Esfíncter gastroduodenal (pilórico), 198
Esmalte, 186, 188
Esôfago, 6, 192-195
Espaço de Disse, 222
Espaço interviloso, 322, 324
Espaço perissinusoide, 222
Espaços vasculares, 296
Esperma, 288, 292, 294
Espermátides, 286, 288
Espermatócitos, paquíteno, 288
Espermatogonia, 286, 288
Espermatozoide, 286, 288
Espículas ósseas, 52, 54
Esponjosa, 116
Estereocílios, 4, 294, 358
Estômago, 194, 196
Estria vascular, 358
Estribo, 356
Estroma intraloba r, 332, 334, 336

Fascículos, 72, 98
Feixe de His, 88
Fenda sináptica, 82, 106
Feto,
  cabeça, 188
  cálice óptico, 350
  cartilagem hialina, 36
  dente, 188
  encéfalo, 188
  esqueleto, 36, 50
  fígado, 220
  formação óssea, 50
  glândula suprarrenal, 282
  língua, 188
  mandíbula, 188
  maxila, 188
  olho, 350
  pele, 156
  rim, 258-259
Fibras de Brücke, 344
Fibras de condução, artérias coronárias, 118
Fibras de Purkinje, 88, 116
Fibras elásticas, 20, 34, 38
  artérias, 118, 120, 128
  pele, 156
Fibras intrafusais, 80
Fibras reticulares, 22
Fibras zonulares, olho, 344, 346
Fibroblastos
  couro cabeludo, 14
  em forma de fuso, 326
  epiglote, 38
  epineuro, 102
  gânglio simpático, 106
  geleia de Wharton, 326
  menisco, 38
  núcleos, 14, 18, 38, 72, 80, 98, 228

364 Índice

perineuro, 102
rim, 250
tireoide, 276
trabécula pineal, 272
tuba uterina, 94
túnica adventícia, 128
túnica íntima, 118
Fibrocartilagem, 14, 38
Fibrosa, coração, 116
Fígado, 2, 216-223
Figuras mitóticas, 20, 134, 202, 208
Filamentos de queratina, 150. *Ver também* To-
nofilamentos
Filamentos espessos, 72, 74
Filamentos finos, 72
Fímbrias, 304, 314
Fissura ventral, medula espinal, 112
Folha cerebelar, 110
Folículos de Graaf (graafianos), 304, 308, 310
Folículos primários, 304, 306, 308
Folículos primitivos, 308
Folículos secundários, 304, 306
Fotorreceptores, 342, 348
Fóvea central, 324
Fundo, estômago, 196
Funículo (cordão) espermático, 294

Gálea aponeurótica, 162
Gametas,
espermatozoides, 286, 288
oócitos, 304, 306, 308
Gânglio espiral, 356
Gânglios, 104, 106, 348
Gânglios autônomos, 104
Gânglios da raiz dorsal, 104-105
Gânglios entéricos, 104
Gânglios sensitivos, 104
Gânglios simpáticos, 104-106, 106-107
Geleia de Wharton, 326
Gengiva, 186
Glândula adrenal. *Ver* Glândula suprarrenal
Glândula de Cowpers, 206
Glândula hipófise, 268, 270
lobo anterior, 268
Glândula mamária, 6, 12, 332, 334, 336
Glândula pineal, 272
Glândula suprarrenal, 280-283
Glândulas
de Bowman, 234
de Brünner, 198
de Littré, 264
de Moll, 352
de Skeene, 264
de Zeis, 352
Glândulas, tipos na pele, 158
Glândulas apócrinas, 158, 160, 330, 336, 352
Glândulas bulborretais (de Cowpers), 206
Glândulas cárdicas, estômago, 194
Glândulas de Brünner, 200, 230
Glândulas de von Ebner, 176. *Ver também* Glân-
dulas salivares linguais serosas
Glândulas esofágicas mucosas, 194
Glândulas fúndicas, 196
Glândulas gástricas, 194, 196
Glândulas meibomianas, 352

Glândulas mucosserosas, 236
Glândulas pilóricas, 198
Glândulas salivares
ducto, epitélio, 6
epitélio simples cilíndrico, 4
serosa,174, 176, 178
Glândulas salivares linguais serosas, 176, 178
Glândulas salivares serosas, 174, 176
Glândulas sebáceas
axila, 158
couro cabeludo, 162
folículos, 152, 352
grandes lábios, 330
junção anocutânea, 212
mamilo, 338
pele, 152, 158, 170
Glândulas secretoras de muco, 132, 192, 198,
224, 238, 244, 264, 296
Glândulas seromucosas, 240
Glândulas sublinguais, 180, 184
Glândulas submandibulares, 180, 182
Glândulas submucosas, 192
Glândulas sudoríparas, 20, 26, 150, 158, 166.
Ver também Glândulas apócrinas; Glândulas
sudoríparas écrinas
Glândulas sudoríparas écrinas, 158, 160, 162,
330
Glândulas tubulares, 210
Glândulas tubuloalveolares, 296
Glândulas uterinas, 318
Glicogênio, 28, 34, 220, 222, 322
Glóbulos vermelhos. *Ver também* Eritrócitos
Glomérulos, 110, 252, 254, 258
Glote, laringe e, 236
Gonócitos, 290
Gotículas lipídicas, 222, 282, 322, 336
Grandes lábios, 330
Granulócitos, 62, 68
Granulócitos neutrofílicos, 52
Granulopoiese, 68
Grânulos de Birbeck, 154
Grânulos de melanina, 152, 154, 170
Grânulos de querato-hialina, 6, 150, 154, 156
Grânulos de secreção, 202
Grânulos de zimogênio, 226
Grânulos revestidos por membrana, 154
Grupos isogênicos, 32

Hematopoiese, 220
Hepatócitos, 2, 216, 220
Heterocromatina, 38, 154, 222
Hidroxiapatita, cristais, 42, 52, 56
Hilo, linfonodo, 134
Hipoderme, 150, 152, 158, 166
Hiponíquio, 164

Íleo, 204
Ilhotas pancreáticas (de Langerhans), 8, 226,
228
Impressões digitais, 150
Incisura de Schmidt-Lanterman, 98
Infundíbulo
hipófise, 268
tuba uterina, 304, 314

Intestino delgado, 90
Íris, 324, 344, 350

Jejuno, 4, 202
Junção anocutânea, 212
Junção esclerocorneal, 344
Junção gastresofágica, 194
Junção gastroduodenal (pilórica), 198
Junção ileocecal, 206
Junção musculotendínea, 78
Junção neuromuscular, 82
Junções abertas, 86, 94

Lábios, 170
Labirinto cortical, 250, 252
Labirinto membranoso, 356
Labirinto ósseo, 356
Lactação, 336
Lacunas de Howship, 52
Lacunas de Morgagni, 264
Lamelas circunferenciais, 44
Lamelas elásticas, 38
Lamelas intersticiais, 44
Lamelas lipídicas, 154
Lâmina basal, 28, 102, 106, 254, 324
Lâmina crivosa, 348
Lâmina dental, 188
Lâmina espiral óssea, 358
Lâmina própria
brônquio, 244
colo, 12, 208
ducto deferente, 294
epiglote, 238
esôfago, 192
junção gastresofágica, 194
junção ileocecal, 206
laringe, 236
traqueia, 240,
tuba uterina, 314
uretra, 264
vagina, 328
vesícula biliar, 224
Lâmina vítrea, 344, 348
Laringe, 38, 236
Leucócitos, 62
Ligamento, 18
Ligamento espiral, 358
Ligamento largo, útero, 316
Ligamento periodontal, 186
Ligamento vocal, 236
Limbo espiral, 358
Linfa (fluido linfático), 134
Linfócitos
baço, 142
epitélio, 132, 328
glândula mamária, 334
lâmina própria, 208, 210
migração, 136
núcleos, 144, 224
próstata, 296
seio subcapsular, 134
tecido conectivo, 262, 352
traqueia, 240
vesícula biliar, 224

Índice **365**

Linfonodos, 22, 122, 134-139
Língua, 4, 6, 172-179, 188
Linhas Z, 72, 74, 76, 86
Lipócito perisinusoidal, 220
Lipocromos, 310
Lisossomos, 222
Lobo posterior, hipófise, 268
Lóbulos renais, 252
Lóbulos tímicos, 144

Macrófagos, 94, 142, 152, 246, 324
Macrófagos alveolares, 246
Mácula aderente, 86
Mácula densa, 254
Mamilo, 338
Mandíbula, 54, 188
Mastócitos, 27
Matriz calcificada, 52
Matriz óssea, 52, 54
Matriz pericelular, 32
Matriz ungueal, 164
Maxila, feto, 188
Mediastino testicular, 290
Medula
    glândula suprarrenal, 280
    linfonodo, 134, 136
    rim, 256
    rim, fetal, 258
    timo, 144, 146
Medula espinal, 36, 112
Medula óssea, 42, 48, 64, 66
Megacariócito, 64
Melanócitos, 152, 154, 212, 330
Melanossomos, 154
Membrana basal, 142, 240, 242
Membrana basilar, 358
Membrana de Bowman, 346
Membrana de Bruch, 348. *Ver também* Lâmina
  vítrea
Membrana de Descemet, 346
Membrana interna elástica, 122, 128
Membrana limitante externa, olho, 348
Membrana limitante interna, olho, 348
Membrana plasmática, 52
Membrana reticular, orelha, 358
Membrana tectória, 358
Membrana vestibular, 358
Menisco, 14, 38
Mesênquima, 48, 54, 324
Mesênquima extraembrionário, 324
Mesentério, 2, 20
Mesoderma, 80, 282
Mesotélio, 2
Mesovário, 2, 304
Metamielócitos, 68
Microvilosidades, células caliciformes, 200
Mielina, 98, 100-103, 106
Mieloblastos, 68
Mielócitos, 68
Miocárdio, 88
Miofibras, 74
Miofibrilas, 74, 80, 86
Miofibroblastos, 16, 140
Miométrio, 316, 318, 320
Miosina II, 72, 74

Miotubos, 80
Mitocôndria
    adipócito, 28
    células foliculares, tireoide, 276
    células perineurais, 102
    disco intercalado, 86
    neurônio, 82, 106
Modíolo, 356
Monócitos, 16, 52, 64
Monte pubiano, 330
Mucosa
    apêndice, 210
    colo, 208
    fundo, estômago, 196
    glândulas tubulares, 210
    jejuno, 202
    lábio, 170
    língua, 172
    olfatória, 234
    traqueal, 240
    tuba uterina, 314
    ureter, 260
    vesícula biliar, 224
    vesícula seminal, 300
Muscular, 22, 224, 244, 300, 314, 316
Muscular da mucosa, 12, 192-195, 198, 200-
  205, 208-211, 230
Muscular externa, 192-197, 200-207, 210-213,
  328
Músculo, 22, 36, 50, 54, 72, 74, 78, 80, 326 *Ver*
    também Músculo cardíaco; Músculo esque-
    lético; Músculo liso
Músculo cardíaco, 22, 84-89, 116
Músculo ciliar, 344
Músculo cremaster, 294
Músculo do esfíncter pupilar, 344
Músculo esquelético, 72-77, 80, 82 *Ver também*
  Músculo estriado
Músculo estriado, 72, 80, 172. *Ver também* Mús-
  culo esquelético
Músculo liso
    artérias coronárias, 118
    bexiga urinária, 262
    bronquíolos, 244, 246
    brônquios, 244
    cálice renal, 256
    cérvice uterino, 92
    colo, 12
    densidades citoplasmáticas, 128
    ducto deferente, 294
    ducto torácico, íntima, 126
    dúctulo eferente, 294
    endocárdico, 88
    escroto, 92
    esôfago, 192
    folículo piloso, 162
    íleo, 204
    intestino delgado, 90
    junção ileocecal, 206
    mamilo, 338
    miométrio, 316
    núcleos, 124, 228
    parede aórtica, 120
    parede arteriolar, 128
    próstata, 296
    rim, 250

    septo atrioventricular, 116
    suprarrenal, 280
    tuba uterina, 94
    túnica íntima, 118
    ureter, 260
    útero, 316
Músculo orbicular da boca, 170
Músculo orbicular do olho, 352
Músculo tarsal superior de Müller, 352
Músculo traqueal, 240
Músculo vocal, 236

Néfrons, 252, 256, 258
Nervo alveolar inferior, 186
Nervo facial, 356
Nervo olfatório, 234
Nervo óptico (nervo craniano II), 324, 348, 350
Nervo vestibulococlear (nervo craniano VIII),
  358
Nervos da raiz dorsal, 112
Nervos mielinizados, 8, 112
Nervos sensitivos, 166
Neuro-hipófise, 268
Neurópilo, 108
Neutrófilos, 62
Neutrófilos com núcleos em bastão, 64
Nodo atrioventricular (AV), 88
Nodo sinoatrial (SA), 88
Nodos linfáticos, 22, 122, 134-139
Nódulo de Ranvier, 100
Nódulos esplênicos, 140
Nódulos linfáticos, 204, 210, 212, 216, 236, 240
Normoblastos, 66
Núcleos picnóticos, 146, 162

Odontoblastos, 188
Olho, 341-353
    camadas, 342
    câmara anterior, 324, 350
    cílios, 352
    córnea, 346
    cristalino, 346
    desenvolvimento, 350
    esclera, 346
    estrutura geral, 342
    pálpebras, 350, 352
    retina, 324, 348, 350
    segmento anterior, 344
    segmento posterior, 348
Oócitos, 304, 306, 308. *Ver também* Gametas
Ora serrata, 324
Orelha, 356, 358
Órgão espiral, 358
Orifício externo, cérvice, 320
Ortocromatófilos, 66
Ossificação intramembranosa, 54
Osso, 41-59
    cartilagem, 42
    centros de ossificação secundários, 48
    compacto, 42
    corneto, 234
    desenvolvimento, 48, 56, 58
    desenvolvimento do esqueleto, 36
    desgastado, 44
    diáfise, 48

366 Índice

diálise, 48
espícula, 188
formação óssea endocondral, 32, 36, 50, 52
formação óssea intramembranosa, 54
lacunas, 44
lamela circunferencial, 44
osso esponjoso, 42
reabsorção, 50
remodelamento, 52
zonas, 50
Osso cortical, 46
Osso endocondral, 36, 48, 50, 52
Osso esponjoso trabecular, 42
Osteoblastos, 48, 52, 54, 56, 58
Osteócitos, 36, 42, 44, 46, 52, 56
Osteoclastos, 42, 52
Osteoides, 56
Ósteons, 42, 44, 45, 52
Ovário, 304-313

Palato duro, 234
Pálpebras, 350, 352
Pâncreas, 2, 8, 226-231
  ductos, 2, 230
Pâncreas exócrino, 8
Papila dental, 188
Papila dérmica, 164, 170, 186, 338
Papila mamária, 338
Papila óptica, 324
Papilas, tecido conectivo, 172
Papilas circunvaladas, 172, 176
Papilas filiformes, 174
Papilas folhadas, 172, 178
Papilas fungiformes, 172, 176
Paracórtex, 136
Paratireoide, 278
Parede ventricular, 88
Parênquima, 138, 272, 278
Parênquima hepático, 218
Parte distal, 268, 270
Parte intermédia, 268
Parte nervosa, 268, 270
Parte tuberal, 268
Pele. *Ver também* Derme; Epiderme
  axila, 158
  epitélio, 20
  epitélio estratificado pavimentoso, 6
  espessa, 150-151
  face, 152, 170
  fibras elásticas, 20
  fina, 152-153, 154
  glândula sebácea, 162
  glândulas, 158
  junção anocutânea, 212
  órgão sensorial, 166
  palpebral, 352
  pênis, 296
Pelo, 164
  axila, 158
  bainha de tecido conjuntivo, 164
  desenvolvimento, 350
  glândulas sebáceas e, 162
  grandes lábios, 330
  haste, 164, 330
  junção anocutânea, 212
  músculo liso, 162

pálpebra, 352
pele fetal, 156
pele fina, 152
Pênis, 296
Pequenos lábios, 330
Pericitos, 46
Pericôndrio, 32, 34, 38, 238
Periderme, pele fetal, 156
Perilinfa, 356
Perimétrio, 316
Perimísio, 72, 80
Perineuro, 8, 98, 100, 102
Periósteo, 42, 52, 54, 56, 234
Peritônio, 140
Pia-máter, 108, 110
Pineal, 272
Pinealócitos, 272
Pirâmides medulares, 258
Pirâmides renais, 256, 258
Pituícitos, 268, 270
Pituitária. *Ver* Hipófise.
Placa coriônica, 322
Placa cribiforme, 348
Placa epifisária (disco epifisário), 36, 48, 164
Placa ungueal, 164
Placas de ancoragem intracelular, 86
Placas de crescimento, 42
Placas de Peyer, 204
Placenta, 322-325
Plaquetas, 62, 64
Plasmócitos, 12, 182, 184, 208, 334
Plexo de Auerbach, 206, 210
Plexo de Meissner, 206
Plexo mientérico, 210. *Ver também* Plexo de
  Auerbach
Plexo venoso pampiniforme, 294
Plexo venoso superficial, 152
Pneumócitos, 246
Podócitos, 254
Polirribossomos, 106
Polpa dental, 186
Polpa vermelha, baço, 142
Pontes citoplasmáticas, 154
Pontes epidérmicas, 150
Poros gustatórios, 178
Prega vocal, 236
Pregas juncionais, 82
Pregas mucosas, 224, 300, 314
Pregas subneurais, 82
Processo transverso, 32
Proeritroblastos, 66
Promielócitos, 68
Pronormoblastos, 66
Prostaglandinas, 314
Próstata, 286, 294, 296, 300
Proteína precipitada, 80
Protusões vilosas, 198
Pulmão, 2, 36, 244, 246

Queratina, 164
Queratinização, 6, 156, 164, 176, 330
Queratinócitos, 150, 152, 154, 156, 330
Queratinócitos pigmentados, 330
Queratócitos, esclera, 346
Querato-hialina, grânulos, 6, 150, 154, 156

Raios medulares, 250, 256
Raiz, dente, 186
Rampa timpânica, 358
Recesso pineal, 272
Rede testicular, 290
Retículo endoplasmático rugoso (REr), 56, 94,
  102, 106, 226, 276
Retículo estrelado, 188
Retículo sarcoplasmático, 74, 76
Retina, 324, 348, 350
  revestimento vascular, 348
Retina neural, 350
Reto, 328
Rim, 2, 250-258
Rubriblastos, 66
Rugas, fundo, estômago, 196

Saco dental, 188
Sacos alveolares, 246
Sáculo, 356
Sangue, 62-69
Sarcômeros, 74, 76, 78
Sarcoplasma, 76
Sebo, 152
Seio coronário, 116, 118
Seio subcapsular, 22, 134, 138
Seios de Rokitansky-Aschoff (R-A), 224
Seios lactíferos, 332, 338
Seios medulares, 134
Seios venosos, 140, 142
Septo nasal, 234
Septos
  placenta, 322
  tecido conectivo, 184, 274, 334, 336
  timo, 144
Serosa, 192, 194, 314, 316
Sinapses axodendríticas, 106
Sinciciotrofoblasto, 324
Sínfise púbica, 38
Sinusoides, 2, 216, 218, 222
Sinusoides sanguíneos, 2, 282
Sistema cardiovascular, 115-129
Sistema de ductos semicirculares, 356
Sistema digestório
  cavidade oral, 169-189
  esôfago, 192-195
  fígado, 216-223
  pâncreas, 226-231
  trato gastrintestinal, 196-213
Sistema endócrino, 267-283
  hipófise, 268-271
  paratireoide, 278
  pineal, 272
  suprarrenal, 280-283
  tireoide, 274-277
Sistema genital feminino, 303-339
  cérvice, 320
  cordão umbilical, 326
  corpo albicans, 312
  corpo lúteo, 310, 312
  glândula mamária, 332, 334, 336
  mamilo, 338
  ovários, 304-308
  placenta, 322-325
  tubas uterinas, 314
  útero, 316-319

vagina, 328
vulva, 330
Sistema genital masculino, 285-301
dúctulos eferentes, 292
epidídimo, 292
pênis, 296
próstata, 296
testículos, 286-291
vesículas seminais, 300
Sistema respiratório, 233-246
alvéolos, 246
bronquíolos, 244, 246
epiglote,238
epitélio, 240-243
laringe, 236
mucosa olfatória, 234
pulmão, 2, 246
traqueia, 240
Sistema T (tubular transverso), 76
Sistema tegumentar, 159-167. *Ver também* Epiderme; Pele
Sistema urinário, 249-264
bexiga, 8, 262
rim, 250-259
ureter, 260-263
uretra, 8, 264, 295
Somatótrofos, 268
Submucosa
apêndice, 210
colo, 208
duodeno, 200
esôfago, 192
fundo, estômago, 196
íleo, 204
jejuno, 202
junção anocutânea, 212
junção ileocecal, 206
laringe, 236
nódulo tonsilar, 132
traqueia, 240
Substância branca, 108, 112
Substância cinzenta, 108, 112
Sulco dental, 186
Sulco interlabial, 330
Superfícies articulares, 42

Teca externa, 304, 306, 308
Teca interna, 304, 308
Tecido adiposo, 25-29
branco, 26, 28
colo, 208
e cordão espermático, 294
e tecido conectivo, 14
e vasos linfáticos, 124
epicárdio, 116
extremidade do dedo, 150
glândula paratireoide, 278
glândula parótida, 180
glândulas mamárias, 332
junção gastresofágica, 194
marrom, 26
medula óssea, 64
pâncreas, 226
perirrenal, 280
vesícula biliar, 224

Tecido conectivo, 11-23
denso, 12, 20, 52, 116, 158, 174, 186, 334
denso modelado, 18
denso não modelado, 14, 26, 38, 124, 328, 332, 338
frouxo, 172, 312, 332, 334, 338
Tecido linfático, 131-147, 210
Tecido nervoso, 8, 97-112
corpos celulares, 104, 106, 208
feixes, 104, 166
gânglio simpático, 106
junção neuromuscular, 82
mielinizado, 8
não mielinizado, 106, 276
Tecido subcutâneo, 162
Tendinócitos, 18, 78
Tendões, 18, 50
Teniae coli, 208
Terminações de Ruffini, 166
Testículos, 8, 286-291
Timo, 8, 144, 146
estroma, 144
Tireoide, 274, 276
Tonofilamentos, 154. *Ver também* Filamentos de queratina
Tonsilas faríngeas (adenoides), 132
Tonsilas linguais, 132, 172
Tonsilas palatinas, 132
Trabéculas, 42, 134, 140
Traqueia, 236, 240, 242
Trato gastrintestinal, 196-213
apêndice, 210
colo, 208
duodeno, 200
fundo, estômago, 196
íleo, 204
jejuno, 202
junção anocutânea, 212
junção gastresofágica, 194
junção gastroduodenal, 198
junção ileocecal, 206
Tríade, músculo esquelético, 76
Trofoblasto, 324
Tuba auditiva, 38
Tubas uterinas (fallopianas), 16, 94, 304, 314
Tubos coletores, rim, 254, 258
Túbulo contorcido distal, rim, 252, 254
Túbulo contorcido proximal, 2, 252, 254, 258
Túbulo reto, 290
Túbulo reto distal, rim, 254
Túbulo reto proximal, rim 254
Túbulos contorcidos, 252, 254
Túbulos renais, 252, 254
Túbulos seminíferos, 8, 288, 290
Túbulos T, 76, 86
Túnel espiral interno, 358
Túnel externo, orelha, 358
Túnel interno, orelha, 358
Túnica adventícia, 118, 122, 128
Túnica albugínea, 286, 290, 296, 304
Túnica íntima, 118, 120, 126, 128, 294
Túnica média, 22, 118, 122, 128
Túnica própria, 286
Túnica vaginal, 286
Túnica vasculosa, 286

Unhas, 164
Unidade ducto-lobular terminal, 332
Unidades de secreção serosa, 180
Urotélio, 256, 260
Útero, 316-321
cérvice, 92, 316, 320
ligamento largo, 316
miométrio, 316

Vacúolos, tireoide, 274
Vagina, 320, 328
Valva mitral, 116
Valvas
linfáticas, 124, 136, 328
Varicocele, 294
Vaso deferente, 4, 286, 292, 294, 300
Vasos coronários, 118-119
Vasos linfáticos, 14, 92, 124, 134, 136, 192, 262, 328, 352
Vasos linfáticos eferentes, 134
Vasos retos, 256
Vasos sanguíneos. *Ver também* artérias e veias específicas
aorta, 120
barreira placentária, 324
colo, 208
córtex cerebral, 108
esôfago, 192
estômago, fundo, 196
glândula mamária, 336
jejuno, 202
lábio, 170
músculo, 72, 122
músculo cardíaco, 84
pálpebra, 352
próstata, 298
tecido conectivo, 260
timo, 146
útero, 316
vesícula biliar, 224
Veia central
fígado, 216, 218, 220
glândula suprarrenal, 280
retina, 348
Veia circular, 344
Veia esplênica, 140
Veia hepática, 216
Veia medular, 280
Veia porta, 216
Veia trabecular, 142
Veia umbilical, 324, 326
Veias
artérias musculares e, 122
baço, 142
camadas, 118
espessura da parede, 122
glândula submandibular, 182
mucosa olfatória, 234
região hilar, 136
timo, 146
túnica adventícia, 122
Veias arqueadas, 250
Veias coriônicas, 322
Veias interlobulares, 250, 252
Veias musculares, 122

Veias testiculares. *Ver* Plexo venoso pampini-
  forme
Ventrículos, 116
Vênulas, 16, 28, 124, 138, 240
Vênulas endoteliais altas (VEA), 136
Vênulas musculares, 118
Vênulas pós-capilares, 118
Vênulas retas, 256
Vesícula biliar, 224
Vesículas olfatórias, 234
Vesículas pinocitóticas, 202
Vesículas seminais, 286, 300

Vesículas sinápticas, 82, 106
Vestíbulo
  orelha, 356
  vagina, 330
Vilosidades
  coriônicas, placenta, 322
  duodeno, 198, 200, 230
  íleo, 204
  jejuno, 202
  junção ileocecal, 206
Vilosidades coriônicas, 322, 324
Vulva, 330

Zona de cartilagem calcificada, 50
Zona de cartilagem de repouso, 50
Zona de hipertrofia, 50
Zona de proliferação, 50
Zona de reabsorção, 50
Zona de transformação, 320
Zona fasciculada, 280
Zona glomerulosa, 280
Zona marginal, baço, 140
Zona pelúcida, 306, 308
Zona reticular, 280